身体はトラウマを記録する

脳・心・体のつながりと回復のための手法

THE BODY KEEPS THE SCORE

Brain, Mind, and Body in the Healing of Trauma

Bessel van der Kolk, M.D.

ベッセル・ヴァン・デア・コーク

柴田裕之＝訳　杉山登志郎＝解説

紀伊國屋書店

身体はトラウマを記録する

——脳・心・体のつながりと回復のための手法

Bessel van der Kolk

THE BODY KEEPS THE SCORE

Brain, Mind, and Body in the Healing of Trauma

This edition published by arrangement with Viking,
an imprint of Penguin Publishing Group,
a division of Penguin Random House LLC
through Tuttle-Mori Agency, Inc., Tokyo

本書に寄せられた賛辞

科学者の果てしない好奇心と、研究者の該博な知識と、真実を語る者の情熱が見事に融合したのが、ヴァン・デア・コーク博士によるこの名著だ。

――ジュディス・ハーマン（『心的外傷と回復』著者）

トラウマの分野における過去数十年間の目覚ましい発展を総括する能力に関して、ベッセル・ヴァン・デア・コークの右に出る者はない。彼の研究のおかげもあって、慢性的な児童虐待やネグレクトによるものから、戦争や自然災害に起因するものまで、今やトラウマは、個人や社会、文化の衰弱の主要な原因と一般に認められている。ヴァン・デア・コークは、見事なまでに明快で魅力に満ちたこの力作で、私たち読者（専門家も一般大衆も）を彼自身の旅に伴い、自分の研究、同僚や学生、そして何をおいても患者から学んだ事柄の数々を示してくれる。端的に言えば、『身体はトラウマを記録する』は傑作だ。

息を呑むほどの幅広さと奥深さを持つ『身体はトラウマを記録する』は、トラウマの研究と治療の傑出した先駆者による画期的大作だ。この必読の書は、進展を続けるトラウマ研究の神経科学を、勢いづく各種の新しい身体志向のセラピーや伝統的な心身の鍛練法と統合する。それらのセラピーや鍛練法は、症状を緩和するだけにとどまらず、私たちを自らの生命力や「今、ここにおける存在」と結びつけてくれる。

——オノ・ヴァン・デア・ハート（国際トラウマティック・ストレス学会元会長）

この堂々たる大作で、ベッセル・ヴァン・デア・コークは魅惑的な旅へと読者を誘《いざな》う。この旅は、患者と彼らの闘いにまつわる物語に満ちあふれており、読者はいっときも目が離せない。そして、どの物語も歴史や研究、神経科学を通した解釈が行き届いており、才能豊かなこの語り手によって嚙み砕かれた言葉で綴られている。過去四〇年にわたってトラウマを理解し、治療しようとしてきた著者自身の果敢な努力を私たちは知ることになる。その努力の結果、新天地が開かれ、精神医学と精神療法の現状に疑問が突きつけられた。『身体はトラウマを記録する』を読むと、人を衰弱させるトラウマの影響が手に取るようにわかり、また内的な感覚として捉えられるとともに、治療への斬新な取り組みの、目を見張るような説明を通して、未来への希望が湧いてくる。この傑出した作品は、セラピストばかりでなく、トラウマが引き起こす途方もない苦しみを理解したい、防ぎた

——ピーター・リヴァイン（『心と身体をつなぐトラウマ・セラピー』著者）

い、あるいは治療したいと望む人なら誰もが、絶対に読むべき一冊だ。

――パット・オグデン（センサリーモーター・サイコセラピー・インスティテュート創設者）

なんという力作だろう。深い共感と洞察に満ちあふれ、思いやりのある視点に立つ本書は必ずや、トラウマの犠牲者の治療をこれまで以上に人間味のあるものにし、自己調節的な治癒行為のレパートリーとセラピーの選択肢を劇的に増やすとともに、トラウマとその効果的治療に関する、より深い創造的思考と研究を促してくれることだろう。体は現に記録をつけており、ヴァン・デア・コーク博士は卓越した才能を発揮して、さまざまな人の研究をじつに説得力のあるかたちで説明しながらそれを論証するとともに、この分野が発展し、それに伴って博士自身も進化していくなかで、先駆者として彼がたどった道のりと、重ねた経験を綴り、そして何より、ヨーガや動き、演劇を通してマインドフルネスを（思考や情動にばかりか）体にもたらすことによって人々を巧みに助ける方法の発見を語る。これはセラピーの世界に吹き込む、素晴らしい待望の新風であり、可能性だ。

――ジョン・カバットジン（『マインドフルネスストレス低減法』著者）

本書は、広範な治療処置のじつに興味深い探究書であり、治癒のプロセスの主導権を握る方法や、安心感を得る方法、苦しみの泥沼から脱する道を見つける方法を、読者に示してくれる。

――フランシーン・シャピロ（EMDR（眼球運動による脱感作と再処理法）セラピーの創始者）

トラウマの影響の理解と、圧倒されるような人生経験をものともせずに成長し続ける能力に関しては、広範にわたる知識、臨床における勇敢さ、回復を助ける創造的戦略の点でベッセル・ヴァン・デア・コークは群を抜いている。『身体はトラウマを記録する』は、一般読者がトラウマの複雑な作用を理解するための最先端の作品であり、苦しみを軽減するばかりでなく、生き延びるのが精一杯の状態を抜け出して人生で成功を収めるための、科学的知見に基づいた多種多様な取り組みの案内書だ。

——ダニエル・J・シーゲル（UCLA医科大学臨床教授）

『身体はトラウマを記録する』は、明快で、人の心を捉えて離さず、途中でページを繰るのをやめるのが難しい作品であり、胸を打つ症例記録に満ちている。自ら数々の枢要な貢献をしつつ、多様なトラウマ学者や臨床家と彼らの考えを一つにまとめることに職業人生を費やしてきたトラウマ治療の大家ヴァン・デア・コークは、過去三〇年間にメンタルヘルスの分野で起こったうちでも最重要と言ってよい一連の大躍進を取り上げる。トラウマが心をこなごなに打ち砕くことは以前から知られていたが、トラウマが脳内のつながりばかりか、心と体のつながりをも断ち切ることが本書で明らかになり、このうえなく深刻なトラウマを抱えた人でさえ、あらゆる部分を再びまとめ上げるのを可能にする、胸躍るような新しい取り組みの数々について、私たちは学ぶことができる。

——ノーマン・ドイジ（『脳はいかに治癒をもたらすか』著者）

記録をつけ、教科書となってくれた患者のみなさんに捧げる

目次

*本文中の［ ］は著者による注、割注は訳者による注を示す。

プロローグ　トラウマと向き合う

トラウマ（心的外傷）と出合うのには、兵士として戦闘に参加する必要もなければ、シリアやコンゴの難民キャンプを訪れる必要もない。トラウマは、私たちにも、家族にも、友人にも、近所の人にも降りかかるからだ。アメリカの疾病管理予防センターが行なった研究によれば、アメリカ人の五人に一人が子供のときに性的虐待を受け、四人に一人が体に痕《あと》が残るほど親に殴打され、三組に一組のカップルの間で身体的暴力が発生するという。私たちの四人に一人がアルコール依存症の親族のいる家庭で育ち、八人に一人が母親が殴打されるのを目撃している(1)。

私たち人間は、きわめて回復力《レジリエンス》に富む種だ。太古の昔以来、残忍な戦争や、数えきれぬほど多くの災難（天災と人災の両方）、各自の人生で経験する暴力や裏切りから立ち直ってきた。とはいえ、トラウマ体験は必ず痕跡を残す。それは、歴史や文化に影響の及ぶ大規模なもののこともあれば、もっと身近で、私たちの家族に影を落とすもののこともあり、その場合には、暗い秘密が代々ひっそりと伝わっていったりもする。トラウマ体験はまた、私たちの心や情動、喜んだり親密な関係を結んだりする能力、さらには生物学的作用や免疫系にまで痕跡を残す。

トラウマは、直接それを体験した人ばかりではなく、その周囲の人にも影響を与える。戦闘から帰還した兵士は、逆上したり、感情が欠落していたりして、家族を怖がらせかねない。心的外傷後ストレス障害（PTSD）の夫を持つ女性は抑うつ状態になりやすく、抑うつ状態の女性の子供は自信がなく不安な気持ちで成長する危険がある。子供のころに家庭内暴力を目の当たりにすると、大人になったときに信頼に満ちた、安定した人間関係を築くのが難しくなることが多い。

トラウマは当然ながら、耐え難いものだ。レイプの被害者や戦闘から帰還した兵士、性的虐待を受けた子供は、自分の体験について考えるとひどく気が動転し、その体験を頭の中から追い出そうとし、まるで何もなかったかのように振る舞い、生活を続けるよう努める。恐怖の記憶を抱え、どうしようもないほどの無力感と弱さに羞恥を覚えながら生きていくのには、途方もないエネルギーが必要とされる。

誰もがトラウマを乗り越えようと望むものの、生命の維持に専念する脳の部位（理性的な脳のずっと下にある）は、危険性を否定するのがあまり得意ではない。トラウマ体験が終わってからはるかのちにでさえ、危険な気配をほんのわずかでも感じると、その部位が再活性化し、混乱した脳の回路を動員し、大量のストレスホルモンを分泌しかねない。すると、不快な情動や強烈な身体的感覚、衝動的で攻撃的な行動が突然引き起こされる。こうした心的外傷後の反応は、理解できない、抗し難いものに感じられる。トラウマのサバイバー（過去にトラウマを体験し、その影響が残っている人）は、とても手に負えないという気がして、自分は芯まで損なわれ、救いようがないのではないかと恐れ始めることが多い。

振り返ってみると、私が初めて医学の勉強に興味を抱いたのは、一四歳ぐらいのときに参加したサマーキャンプでだったと思う。体の老廃物を除去し、それから体内の均衡を保つ化学物質を再吸収するという腎臓の複雑な機能を、いとこのマイケルが夜通し説明してくれた。私は一睡もせず、人体の奇跡的な機能の仕方を語るマイケルに聴き入った。のちに、外科であれ、心臓科であれ、小児科であれ、何について学んでいようと、自分の医学研修のどの段階でも、人体の働きを理解することが治療のカギであるのは、私には明らかに思えた。ところが、精神科の研修ローテーションに入ると、私は唖然となった。心というものは信じ難いほど複雑で、それは人間どうしのつながりや結びつきにしても同様だ。その一方で、精神科医は自分が扱っている問題の起源についてほとんど知らなかったのだ。私たちの生体を構成している他の系についてと同じぐらい詳しく、脳や心や愛について知ることができる日が、いつか来るのだろうかと私は思った。

今もなお、その種の詳しい理解を得られるのがずっと先であることは明らかだが、新たに三つの科学分野が誕生したおかげで、トラウマと虐待とネグレクト（養育放棄）の影響についての知識が爆発的に増えた。その三つの新分野とは、脳が精神機能をどう支えているかを研究する神経科学、心と脳の発達に対する有害な経験の影響を研究する発達精神病理学、私たちの行動が周囲の人々の情動と生物学的作用と物の見方にどう影響するかを研究する対人関係神経生物学だ。

これらの新しい分野における研究で明らかになったのだが、トラウマは現に生理的な変化を引き起こす。たとえば、脳の警報システムが再調整されたり、ストレスホルモンの活動が増したり、情報を篩《ふるい》にかけて、関係のないものを捨て、関係のあるものを残すシステムが改変されたりする。生きているという身体的な感覚、体を通して感じたり表現したりする感覚を伝達する脳領域をトラウマが損なうことも、今ではわかっている。トラウマを負った人が脅威を過剰に警戒し、自然な日常生活が送れなくなる理由も、こうした変化で説明がつく。また、トラウマを負った人がなぜあれほど頻繁に同じ問題行動を繰り返し、経験から学習するのに苦労するのかも、これで理解しやすくなる。彼らの行動は、道徳的な欠陥のせいでもなければ、意志の弱さや性格の悪さの表れでもなく、脳内で実際に起こった変化に起因することが、今では知られている。

トラウマの根底にある基本的なプロセスについての知識がこのように途方もなく増えたおかげで、心の痛手を和らげるばかりか、修復さえする可能性も開けた。今や私たちは、脳そのものが本来備えている神経可塑《かそ》性を利用する手法を開発したり体験を考案したりしてサバイバーを助け、彼らが今このときに思う存分生きていると感じ、自分の人生を歩んでいけるようにすることができる。それには基本的に三つの方法がある。(1)他者と話し、(再び)つながり、トラウマの記憶を処理しながら、自分に何が起こっているのかを知って理解するというトップダウンの方法。(2)不適切な警告反応を抑制する薬を服用したり、脳が情報をまとめる方法を変えるような他の技術を利用したりする方法。(3)トラウマに起因する無力感や憤激、虚脱状態とは相容れないと体の芯から感じられる体験をすることによるボトムアップの方法。個々のサバイバーにこのうちどれが最適かは、実際にやってみないとわからない。私が治療した人の大半は、一つの方法だけではうまくいかなかった。

このトラウマの治療が、私のライフワークになっている。そして、三〇年前に設立したトラウマセンターの同僚や学生たちが、これまでずっとその取り組みを支えてきてくれた。私たちはいっしょに、トラウマを負った大勢の大人や子供を治療してきた。児童虐待や自然災害、戦争、事故、人身売買の犠牲者、身近な人や赤の他人に暴行を受けた人々だ。私たちは長年、毎週の治療チームミーティングでどの患者についても詳しく話し合い、さまざまな治療法が個々の患者にどれだけ効果があるかを注意深く追うことを続けてきた。

トラウマセンターの最大の任務は常に、治療を求めてやって来た大人や子供に対処することだったが、私たちは当初から、さまざまな人にトラウマ性ストレスが与える影響を調査し、どの治療が誰に有効かを突き止めることにも心を砕いてきた。そこで、国立精神保健研究所や国立補完代替医療センター（国立補完統合保健センターの旧称）、疾病管理予防センター、多数の民間財団から研究補助金の提供を受け、薬物療法から、話すこと、ヨーガ、ＥＭＤＲ（眼球運動による脱感作《だつかんさ》と再処理法）、演劇、ニューロフィードバックまで、多種多様な治療法の効果を調べてきた。

問題は、人はどうすれば過去のトラウマから引きずっているものの束縛を脱し、自分という船の船長に戻ることができるか、だ。話すことや理解、人間的なつながりは役に立つし、過敏な警報システムは薬で鈍らせることができる。だが本書を読んでもらえれば、過去の痕跡は、トラウマが引き起こす無力感や憤激、虚脱状態とはまったく相容れない身体的経験をし、それによって自分の人生の主人公の座を取り戻すことでも変えうるのがわかる。人によってふさわしい手法は異なるので、私は特定の治療法にこだわることはなく、本書で論じる治療形態をすべて実践している。そのそれぞれが、個々の問題の性質と各人の気質次第で、大きな変化をもたらしうる。

私は本書を、手引きとしてだけではなく、一種の呼びかけとしても書いた。トラウマの実情に本気で直面し、どう対処するのが最善かを探り、社会全体として、利用可能な手段を一つ残らず使ってトラウマの防止に全力を挙げていただければ、これほど幸いなことはない。

第1部　トラウマの再発見

第1章　ヴェトナム帰還兵に学ぶ

私が現在の私になったのは、一二歳だった一九七五年の、どんより曇ったひどく寒い冬の日のことだった。……ずいぶん昔の話だが、過去について世間で言われていることは間違っている。……今振り返ればわかるのだが、私はこの二六年間というもの、あの人気《ひとけ》のない路地をずっと覗き込んできたのだ。

――カーレド・ホッセイニ『君のためなら千回でも』（邦訳はハヤカワepi文庫、他）

人生が一つの物語さながら滑らかに展開するように見える人がいるけれど、私の人生は進んでは止まり、止まっては進むの繰り返しだった。トラウマを抱えていると、そうなるものだ。トラウマは筋の展開を妨げる。……降って湧いたように起こり、それからまた人生は続いていく。それに対する備え方など、誰も教えてはくれない。

――ジェシカ・スターン『否認――恐怖の回想録（*Denial: A Memoir of Terror*）』

一九七八年、独立記念日の翌週の火曜日、私はボストン退役軍人クリニックで常勤の精神科医として勤務し始めた。新しい診療室の壁に、お気に入りのブリューゲルの絵「盲人の寓話（盲人が盲人を手引きする）」の複製を掛けていると、廊下の先の受付のあたりが騒がしくなった。次の瞬間、だらしない格好の大柄な男性がドアを開けて飛び込んできた。汚れた三つ揃いのスーツを着て、「ソルジャー・オブ・フォーチュン」誌を小脇に抱えている。ひどく興奮しており、酔っぱらっているのは明らかだったので、この巨漢にいったい何をしてあげられるだろうと、私は危ぶんだ。ともかく椅子を勧め、どうしましたかと訊いてみた。

彼はトムといい、一〇年前には海兵隊に所属してヴェトナムで軍務に就いていた。彼は独立記念日の週末を家族と過ごす代わりに、ボストンのダウンタウンにある自分の法律事務所にこもり、酒を飲みながら古い写真を眺めていた。やかましい音や花火、暑さ、初夏の鬱蒼とした緑を背景にして姉の裏庭でとる食事のどれもがヴェトナムを思い出させるので、頭がおかしくなることを、それまでの何年もの経験から承知していたためだ。彼は気が動転したときに家族のそばにいるのが怖かった。妻や二人の幼い息子に対して、人でなしのように振る舞ってしまうからだ。子供たちが騒ぐと頭に血が上るので、二人に危害を加えないように、いつもあわてて家を飛び出す。酔っぱらって正体を失うか、ハーレーダビッドソンに乗って危険なまでにスピードを出すかしないと、気が鎮まらなかった。

夜になっても救いは訪れない。「ナム」の水田で待ち伏せに遭う悪夢に、眠りが絶えず遮られる。その待ち伏せで、彼の小隊は全員が死傷してしまう。彼はぞっとするようなフラッシュバックにも襲われ、死んだヴェトナムの子供たちを目にした。悪夢は身の毛がよだつほど恐ろしいので、眠りに落ちるのが怖くて、酒を飲みながら明け方まで起きていることがよくあった。朝、妻が起きてみると、トムが居間のソファで酔いつぶれているので、そばを通るときには妻も子供たちも忍び足になり、妻が静かに朝食を作って子供たちに食べさせ、学校に送るのだった。

トムは私に自分の経歴を説明してくれた。一九六五年に高校を卒業。成績優秀で、卒業生総代に選ばれた。代々兵役に就く家の出だったので、彼も卒業後ただちに海兵隊に入隊した。父親は第二次大戦中、パットン将軍の指揮下で戦った人で、トムは父の期待に疑問を差し挟むことなどまったくなかった。運動が得意で頭も良く、明らかにリーダーの資質を備えていたトムは、基礎訓練を終えたときには、自分は強靭で有能で、どんなことにも対応できるチームの一員であるように感じることができた。ヴェトナムではたちまち小隊長となり、八人の海兵隊員を指揮した。機関銃弾を雨あられと浴びながら、やっとの思いで泥道を進むような苦境を切り抜ければ、人は、自分や戦友たちはなんとすごいのだろうという気がしてきてもおかしくない。

戦地での勤務を終えて名誉除隊となったトムは、ひたすらヴェトナムのことを忘れようとした。そして傍目《はため》には、首尾良く忘れたように見えた。復員兵援護法で大学に進み、ロースクールを卒業し、高校時代の恋人と結婚し、二人の息子をもうけた。だがトムは、どうしても妻に真の愛情を覚えることができず、心が乱れた。彼女の手紙のおかげで、ジャングルの狂気の中でも生き延びられたというのに。彼はごく普通の生活を送っているふりをしてみた。そうすることで、かつての自分に戻れると期待してのことだ。今や彼は弁護士業で成功しており、絵に描いたような完璧な家庭を持っていたが、自分は正常ではないことに気づいていた。心の中では、死んでいるように感じていたのだ。

私が精神科医として出会った帰還兵はトムが最初だったが、彼の話には多くの面でなじみがあった。私は戦後のオランダで、空襲で廃墟と化した建物の中で遊びながら育った。父はドイツ占領下で歯に衣着せずナチスを批判したため、収容所送りになった。父は戦時中の体験をけっして語らなかったが、猛烈な怒りを爆発させることがよくあり、そのたびに幼いころの私はあっけにとられた。これはいったいどうしたことだろう。毎朝、家族がまだ寝ているうちに、父が静かに階下に降りていくのが聞こえた。祈りを捧げ、聖書を読むためだった。その父が、あれほど恐ろしい癇癪《かんしゃく》持ちだとは。社会的正義の追求に献身する人が、あれほどの怒りに満ちているなどということが、どうしてありうるのか。私は叔父も同じ振る舞いをするのを目の当たりにし、それも腑に落ちなかった。叔父はオランダ領東インド諸島（現インドネシア）で日本の捕虜となり、強制労働のためにビルマ（現ミャンマー）に送られ、クワイ川に架かる有名な橋の建設に従事した。叔父もめったに戦争の話をしなかったし、やはりしばしば手に負えない怒りを爆発させた。

トムの話に耳を傾けているうちに、私は思った。叔父と父は、悪夢やフラッシュバックを経験したのだろうか。あの二人も、愛する人々から切り離された気がしていて、人生に真の喜びを見出せなかったのだろうか。私の頭の片隅には、おびえた――そして、しばしば私をおびえさせた――母親の記憶もあったに違いない。母自身、子供時代にトラウマを体験しており、ときおりそれをほのめかすことがあったし、今考えると、頻繁にその体験が再現されていたのだろう。母に小さかったころのことを尋ねると、きまって気を失い、そのあと、なぜこんなに動揺させるのかと責めるので、私はおろおろした。

　私が明らかに関心を抱いているのに安心したトムは、自分がどれほどおびえて混乱しているか、腰を据えて語りだした。彼は自分がまさに父親のようになりつつあるのではないかと恐れていた。彼の父はいつも腹を立てていて、子供たちとはめったに話すことがなく、たまに口を開けば、バルジの戦いで一九四四年のクリスマスのころに命を落とした戦友たちと比べてけなすのだった。

　診療時間が終わりに近づいていたので、私は医師がたいていすることをした。トムの話のうち、自分に理解できたと思う唯一の部分、すなわち彼の悪夢に焦点を絞ったのだ。私は医学生だったときに睡眠研究所で働き、人々の睡眠と夢のサイクルを観察したり、悪夢についていくつか論文を書くのを手伝ったりしたことがあった。また、一九七〇年代に使われだしたばかりの向精神薬の有用な効果に関する初期研究にも参加した。そこで、トムの問題の全容はまったくつかめていなかったものの、悪夢については理解できたし、化学の力で生活を改善することの価値を熱烈に信じていたので、悪夢の発生率を抑え、程度も軽くする効果が明らかになっていた薬を処方した。そして、二週間後にもう一度来てもらうことにした。

　約束の日にトムが現れると、私は薬が効いたかどうか、意気込んで尋ねた。すると彼は、まったく服用していないと言う。私は苛立《いらだ》ちを努めて隠しながら理由を訊いた。「気がついたのです。もし薬を呑んで悪夢を見なくなったら、私は友を見捨てたことになり、彼らの死が無駄だったことになってしまいます。私はヴェトナムで亡くなった友人たちの生きた慰霊碑でなくてはならないのです」と彼は答えた。

私は唖然とした。トムは死者に対する忠誠のために、自分の人生を送れずにいた。戦友を思うあまり彼の父親が自分の人生を送れなかったのとちょうど同じように。父も子も、戦場体験のせいで残りの人生の意義が失われた。どうしてこのようなことになってしまったのか。それに関して私たちに何ができるのか。私はトラウマの謎を解明するために、おそらくこれから先の職業人生を費やすことになるだろうと、その朝悟った。人は恐ろしい経験によって、なぜ絶望的なまでに過去に囚われてしまうのか。心と脳の中で何が起こり、人は凍りついたままになり、逃れたいと死に物狂いで願う所から抜け出せなくなってしまうのか。この男性の戦争は、一九六九年二月、ダナンからの長い空の旅のあと、ボストンのローガン国際空港で両親に抱き締められたときに、なぜ終わらなかったのか。

戦友たちの慰霊碑として生涯を送らなければならないというトムの気持ちを聞いて、私は教えられた。彼は単に嫌な記憶を持っていたり、脳の化学的な働きが損なわれていたりする――あるいは、脳内の恐怖回路が変化してしまっていたりする――だけでなく、それよりはるかに複雑な異常に苦しんでいたのだった。水田で待ち伏せ攻撃を受ける前、トムは友に対して献身的で忠実で、興味も楽しみもたくさんあり、人生を謳歌する人間だった。ところが、あのぞっとするような一瞬に負ったトラウマが、すべてを変えてしまった。

ボストン退役軍人クリニックでの勤務期間中、私は同じような反応を見せる人々と大勢知り合った。そうした帰還兵は、些細な欲求不満に直面しただけでも、たちまち荒れ狂うことが多かった。

クリニックの外来エリアの石膏ボードの壁は、彼らに拳で殴りつけられ、くぼみだらけで、激怒した帰還兵から保険の支払い請求代理人や受付係を守るために、警備員は絶えず大忙しだった。当然ながら私たちは彼らの行動に怖い思いをしたが、私は興味津々でもあった。

自宅では、妻と私は幼い子供たちを相手に、同じような問題に取り組んでいた。子供たちは、ホウレンソウを食べるように言われたり、暖かいソックスを履くように言われたりすると、いつも癇癪を起こすのだった。それではなぜ私は、わが子の未熟な行動はまったく気にも留めないのに、帰還兵たちの状態はひどく心配していたのか（もちろん、体の大きさもあった。彼らは、自宅にいる小さな子供たちとは比べ物にならないほど甚大な害を与える可能性があったが、それは別としても）。それは、こういうわけだ。適切な配慮をすれば、子供たちが欲求不満や失望への対処法を徐々に学ぶだろうことには、私は自信満々だったが、患者の帰還兵たちを助けて、戦争で失った自己制御や自己調整の技能を再習得させられるかどうかは怪しく思われたのだ。

あいにく、精神科の研修は不十分で、私はトムら帰還兵が突きつけてくる難題への対処法はまったく教わっていなかった。私は退役軍人クリニックの図書館に行き、戦争神経症やシェルショック（砲弾ショック）、戦闘疲労をはじめ、患者たちの問題の解明に役立つかもしれない用語や診断を片端から思い浮かべ、それに関する本を探した。ところが驚いたことに、図書館には、こうした症状についての本は一冊もなかった。アメリカ軍が最後の一兵までヴェトナムから引き揚げて以来五年もたつというのに、戦時のトラウマの問題を顧みる人など、依然として誰もいなかったのだ。ようやく、ハーヴァード・メディカルスクールのカウントウェイ医学図書館で、『戦争の外傷性神経症』

を見つけた。エイブラム・カーディナーという精神科医が一九四一年に出した書物だ。カーディナーが診た第一次大戦の帰還兵についての所見が記されており、第二次大戦のせいで戦争神経症の兵士が大量に発生するであろうことを見込んで刊行された本だった[1]。

カーディナーは私が目にしていたのと同じ現象を報告している。戦争のあと、彼の患者たちは、自分は役立たずだという感覚に襲われた。以前は十分役割を果たしていた人でさえ、自分の殻に閉じこもり、物事に関心を失った。カーディナーが「外傷性神経症」と呼んだものを、今日私たちは「心的外傷後ストレス障害（PTSD）」と呼んでいる。外傷性神経症の患者は、絶えず脅威を警戒し、脅威に過敏に反応するようになるとカーディナーは記している。「この神経症はその核心において、生理学的な神経症である[2]」という彼の結論に、私はとりわけ目を奪われた。言い換えれば、心的外傷後ストレスは、一部の人が思っていたような妄想ではなく、生理的な基盤を持つということだ。その症状は、もともとのトラウマに対する全身の反応に由来することを、カーディナーは早くも当時、理解していたのだった。

カーディナーの説明によって、私は自分の所見の裏付けを得たので、ほっとする思いだったが、帰還兵をどうやって救えばいいかについては、そこにはほとんど何の指針も示されていなかった。この問題に関する文献の不足は大きな障害ではあったものの、私の崇敬する恩師エルヴィン・セムラッドは、教科書は疑ってかかるようにと学生に教えた。本物の教科書は一冊しかない、それは患者だという。彼らから学べることだけを――そして、自分自身の経験から学べることだけを――信頼すべきだ、と。これは単純そのものに聞こえるが、セムラッドは自ら得た知識を頼りとするよう私たちに迫りつつも、その過程がじつに困難であることも併せて警告した。人間は希望的観測の名人で、真実を覆い隠すのが得意だからだ。「我々の苦しみの最大の源泉は、自分自身に語る嘘である」と彼が言っていたのを、私は今も覚えている。ボストン退役軍人クリニックで勤務しているうちに、現実を直視することにはどれほど激しい痛みが伴うかに、私はまもなく気づいた。それは、患者にも私自身にも言えることだった。

兵士が戦闘でどのような経験をするかを、私たちは本当に知りたいとは思わない。自分たちの社会でどれだけ多くの子供が性的虐待をはじめとする虐待に遭い、どれだけ多くのカップルが関係を持っている間に相手に暴力を振るうか(じつは、三分の一近く)を、本当に知りたいとは思わない。家庭は無情な世界における安全な避難所であり、祖国は啓蒙された文明的な人々の住む場所だと、私たちは考えたがる。残酷な行為はダルフールやコンゴのような遠い土地でだけ起こるものと思いたがる。苦しみは目の当たりにするだけでもつらい。それならば、トラウマを負った当の本人がそれを思い出すのに忍びず、薬物やアルコールに手を出したり、自傷行為に及んだりして、耐え難い思い出を締め出すことが多くても、何の不思議があるだろう。

圧倒されるような経験によって人生がどのように粉砕されるかを理解するための探究を行ない、どうすれば彼らに思う存分生きているという感覚を取り戻してもらえるかを突き止めるうえで、トムをはじめとする帰還兵たちは私の最初の教師となった。

トラウマと自己の喪失

ボストン退役軍人クリニックで私がまず行なった研究では、手始めに帰還兵たちに、ヴェトナムで彼らの身に何が起こったかを系統立てて質問した。彼らは何のせいで限界を超えてしまったのか、そしてその体験の結果、神経が参ってしまう人もいれば、そのまま人生を歩み続けられる人もいるのはなぜかを、私は知りたかった。(3) 私が面接した人のほとんどは、厳しい基礎訓練を受けたり危険を共有したりすることで団結し、準備は万端だと感じながら戦場に赴いた。彼らは家族や恋人の写真を交換し、お互いの欠点には目をつぶった。そして、戦友のためなら命を危険にさらす覚悟ができていた。彼らのほとんどが、胸にしまい込んでいた秘密を仲間に打ち明け、シャツやソックスを共有する者さえいた。

彼らの多くが、トムとアレックスのように深い友情を育んでいた。トムはヴェトナムでの初日に、マサチューセッツ州モールデン出身のイタリア系アメリカ人アレックスと知り合い、たちまち意気投合した。二人はいっしょにジープに乗り、同じ音楽を聴き、故郷からの手紙を見せ合った。二人して酔っぱらい、酒場で働く同じヴェトナム人娘たちを追いかけ回した。

ヴェトナムに着いてから約三か月後、トムは日没直前に小隊を率いて徒歩で水田の見回りに出た。突然、緑の壁のような周囲のジャングルから集中砲火を浴び、トムの周りで仲間がばたばた倒れた。なす術《すべ》もなく、ぞっとしながら見守るなか、ものの数秒のうちに自分以外の全員が死傷した様子を、トムは私に語った。そのとき目にしたものの一つは、けっして頭から拭い去ることができないだろうという。足先を宙に突き上げ、水田に突っ伏しているアレックスの後頭部だ。それを思い出しながらトムは泣いた。「あいつは私にとって、唯一の親友でした」。その後、夜になると、トムには部下の悲鳴が聞こえ続け、目には彼らの体が水の中に倒れ込む様子が映り続けた。あの待ち伏せ攻撃を思い出させるような音や臭い、光景(たとえば、独立記念日に爆竹が炸裂する音)は何であれ、ヘリコプターで水田から救出されたあの日と同じように、彼の体を麻痺させ、恐怖と憤激を覚えさせるのだった。

ことによると、トムにとって待ち伏せ攻撃の頻繁なフラッシュバックよりももっとつらかったのは、そのあとの出来事の記憶だった。親友の死にまつわるトムの憤激がどのようにして次の惨事につながったかは、私には容易に想像がついた。身のすくむような恥ずかしさに何か月も向き合ってからようやく、彼はその惨事を私に語ることができた。太古の昔から、ホメロスの『イリアス』に登場するアキレウスのように、歴戦の勇士は戦友が倒されると、言語に絶する復讐行為でそれに応えてきた。トムは待ち伏せ攻撃の翌日、逆上して近くの村を襲い、子供たちを殺し、罪のない農夫を撃ち、ヴェトナム人女性をレイプした。そのあとは、生きて帰郷することの意味を完全に見失ってしまった。恋人に面と向かって、彼女とまったく同じような女性を残忍にレイプしたことなどどうして告げられるだろう。あるいはまた、自分が殺した子供のことを思い出すだろうから、息子が歩けるようになって最初の一歩を踏み出すところを眺めることなど、どうしてできるだろう。トムにとってアレックスの死は、自分の一部――善良で、高潔で、信頼に値する部分――が永久に破壊されるのに等しい経験だった。わが身に降りかかってきたことの結果であろうが、自分自身がしたことの結果であろうが、トラウマはほとんどの場合、親密な関係を持つのを難しくする。言いようもないほど忌まわしい経験をしたあと、自分自身や他人を再び信頼することを、どうやって学べというのか。あるいは逆に、残忍な暴行を受けたあと、親密な関係に身を委ねることなど、どうしてできるだろう。

トムは毎回約束の日にきちんとやって来た。私は彼の命綱――彼が持てなかったような父、待ち伏せ攻撃で死んだアレックスの身代わり――になっていたのだ。過去を思い出すことを自らに許すには、多大な信頼と勇気がいる。トラウマを負った人にとって非常につらいことは多々あるが、トラウマを引き起こした出来事の最中に自分がどう振る舞ったかについて抱いている恥ずかしさと向き合うのもその一つだ。客観的に見て、恥ずかしく思って当然の場合（残虐行為を働いた場合など）か、思わなくてもいい場合（子供が虐待者を懐柔しようとした場合など）かは関係ない。この現象について初めて論文を執筆したのがサラ・ヘイリーで、ボストン退役軍人クリニックで私の隣の診療室に入っていた医師だ。ＰＴＳＤという診断を最終的に生み出す原動力となった、「患者が残虐行為を報告するとき」と題する論文[4]で、彼女は、兵士が戦争中にとってしまうことの多い身の毛もよだつような行動について語る（そして聴く）ことのほとんど耐え難い難しさを取り上げた。他者から与えられた苦しみと向き合うだけでもつらいのに、トラウマを負った人の多くは、その状況下で自分自身がしたこと、あるいはしなかったことについて感じている恥ずかしさに、心の奥底でなおいっそう苦しめられている。彼らは、はなはだしい恐怖、依存心、興奮、あるいは激怒を感じてしまったがために、自分を見下しているのだ。

後年、私は児童虐待の犠牲者を診たときにも同じような現象に出合った。彼らのほとんどが、生き延びたり虐待者とのつながりを維持したりするために自分がとった行動に対する痛烈な恥辱感で苦しんでいた。よくあるように、虐待者が子供にとって近しい人、子供が依存している人の場合には、そうした苦しみを味わっていることがとくに多かった。その結果、自分が犠牲者なのか、自発的に関与しているのか、わからなくなることがある。すると、愛情と恐怖、苦痛と快感の区別に混乱が生じる。このジレンマには、本書の各所で立ち戻ることにする。

麻痺

トムの症状のうちで最悪だったのは、彼が情動的に麻痺しているように感じたことだったかもしれない。彼は是が非でも家族を愛したかったが、妻子に対して深い感情をどうしても呼び起こせなかった。まるで心が凍りついてしまい、ガラスの壁の向こうで生きているかのように、誰とも情動的な隔たりを感じた。この麻痺した感覚は、自分自身にも拡がっていた。束の間、激怒したり、恥ずかしく思ったりする以外、トムはほとんど何も感じられなかった。ひげを剃ろうと鏡を見ても、そこに映っているのがとても自分とは思えないと私に語った。法廷で弁論を行なう自分の声を耳にすると、離れた所から自分自身を観察し、たまたま自分と外見や話し方が似ているこの男は、どうしてこれほど説得力のある議論を展開できるのかと訝《いぶか》るのだった。訴訟に勝ったときには満足そうなふりをし、負けたときには、まるでそうなるのがわかっていたかのような気がし、判決が出る前から、甘んじて敗北を受け容れるのだった。彼は敏腕な弁護士だったにもかかわらず、目的意識も方向性も欠いたまま、いつも宙に漂っているかのように感じていた。

唯一、このあてどのなさをときおり免れる方法があった。それは、目の前の訴訟に全身全霊を捧げることだ。治療の期間中、トムは殺人の罪で告発された犯罪組織の一員を弁護しなければならなくなった。その裁判の間じゅう、彼は勝訴するための作戦の立案に完全に打ち込んだ。本当に胸が躍る仕事だったので、それに没頭して、何度も徹夜した。まるで戦闘に参加しているようだと彼は言った。思う存分生きていると感じ、他のいっさいがどうでもよくなった。ところが、裁判に勝った途端、活力も目的意識も失われてしまった。再び悪夢を見るようになり、憤激の発作も再発した。それがあまりに激しかったので、けっして妻子を傷つけることなどないように、モーテルに泊まり込まざるをえなかったほどだ。だが、独りでいるのも恐ろしかった。戦争の悪霊たちがこぞって戻ってくるからだ。トムは自分に暇を与えず、働き、酒を飲み、薬物を服用し、悪霊たちと向き合うのを避けるためなら何でもやった。

彼は「ソルジャー・オブ・フォーチュン」誌をめくりながら、当時アフリカで猛威を振るっていた多くの地域戦争に傭兵として参加するという空想に耽った。その春、彼はハーレーを引っ張り出して、エンジンを轟かせながらニューハンプシャー州のカンカマガス・ハイウェイを疾走した。オートバイの振動とスピード、そして危険のおかげもあって落ち着きを取り戻し、なんとかモーテルをあとにして家族のもとに帰ることができた。

知覚の改変

ボストン退役軍人クリニックで行なった別の研究は、悪夢を対象として始まったが、けっきょく、トラウマが人々の知覚と想像力をどう変えるかを調べるものになった。この悪夢の研究に最初に参加してくれたのが元衛生兵のビルで、彼はその一〇年前、ヴェトナムで激しい戦闘を経験していた。除隊後、神学校に入り、最初の担当としてボストン郊外の会衆派教会の教会区に赴任した。そこで何事もなく過ごしていたが、それは妻との間に最初の子供が生まれるまでのことだった。看護師をしていた妻は、出産後すぐに復職し、彼は家にとどまって、毎週の説教や教会区のその他の仕事をこなし、子供の面倒を見ることになった。ところが、赤ん坊と二人きりになった初日に、赤ん坊が泣き始めると、ヴェトナムの死にかけた子供たちの耐え難い姿が、突然どっと彼の頭に浮かんできた。

ビルはしかたなく妻に電話して赤ん坊の世話を任せ、パニック状態で退役軍人クリニックにやって来た。そして、赤ん坊の泣き声がひっきりなしに聞こえ、火傷を負って血まみれの子供たちの顔が目に浮かび続けると訴えた。私の同僚の医師たちは、精神病に間違いないと考えた。当時の教科書には、幻聴や幻視は妄想型統合失調症（本書には、「精神分裂病」という名称が使用されていた時代も出てくるが、現在の名称である「統合失調症」という訳語を一貫して使用する。ただし邦訳書の題名は除く）の症状であると書かれていたからだ。この診断を提供した教科書にはみな、原因も挙げられていた。ビルの精神病はおそらく、赤ん坊が生まれたために妻の愛情が自分から逸《そ》れたと感じたことが引き金となった、というのだ。

その日私が外来診療室に着いたとき、ビルは心配顔の医師たちに囲まれていた。彼らは強力な抗精神病薬を注射して閉鎖病棟へ送り込む準備をしていた。私は症状の説明を受け、意見を求められた。前の仕事で、統合失調症患者の治療が専門の病棟で勤務していた私は、おおいに興味をそそられた。だが、医師たちの診断は、どこかしっくりこなかった。私は、少し話をさせてもらいたいとビルに声をかけて事情を聞いたあと、ジークムント・フロイトが一八九五年にトラウマについて述べたことを、図らずも言い換えて口にしていた。「この人は記憶に苦しんでいるのだと思います」。私はビルに、力になりたいと申し出て、パニックを抑える薬を与えてから、数日後に戻ってきて私の悪夢研究(5)に参加してもらえないかと頼んだ。彼は同意してくれた。

研究の一環として、私たちは参加者にロールシャッハテストを受けてもらった(6)。単純明快な質問に答えることを求める検査とは違い、ロールシャッハテストでは、答えをごまかすことはほぼ不可能だ。このテストは、インクの染みという、基本的に意味のない刺激から人が姿や形を構築するところを観察する無類の方法を提供してくれる。人間は何にでも意味を見出す生き物なので、インクの染みからもたいてい何かしらの光景や物語を創り出す。申し分ない夏の日に草原に横たわり、はるか頭上に漂う雲にさまざまなものの姿を見るのと同じだ。カードの染みを何に見立てるかで、その人の心の働きについて、多くがわかる。

ビルはロールシャッハテストの二枚目のカードを目にした途端、ぞっとして叫んだ。「これはヴェトナムで吹き飛ばされるのを見た子供です。真ん中のところに、黒焦げになった肉と、傷が見えます。そして、血がいたるところで噴き出しています」。彼は喘《あえ》ぎ、額に玉の汗を浮かべながら、そもそもこのクリニックに来るきっかけとなったのと同じようなパニックに陥っていた。私は帰還兵がフラッシュバックについて語るところは何度も聞いていたが、フラッシュバックの現場を目の当たりにしたのは初めてだった。明らかに、ビルはまさにそのとき私の診療室で、最初のときと同じ光景を目にし、同じ臭いを嗅ぎ、同じ身体的感覚に見舞われていた。死にゆく赤ん坊をなす術もなく腕に抱えていたときから一〇年後、ビルはインクの染みに反応して、そのときのトラウマを追体験していたのだ。

私は診療室でフラッシュバックを経験するビルをわが目で見たおかげで、自分が治療しようとしている帰還兵を絶えず襲う苦悩に気づくことができ、また、解決法を見つけることがどれほど重要かがあらためて身に染みた。トラウマを引き起こす出来事は、たとえどれほど身の毛のよだつようなものであっても、必ず一過性のものであるだけましで、フラッシュバックのほうがいっそうつらいものになりうることが、このときわかった。いつまたフラッシュバックに見舞われるか知れたものでなく、いったんフラッシュバックが始まったら、いつまで続くかも知りようがない。私がフラッシュバックの効果的な治療法を身につけるまでには、何年もかかった。そしてその過程で、ビルは私にとってじつに貴重な助言者となった。

私たちは、さらに二一人の帰還兵にロールシャッハテストを受けてもらった。すると、彼らの反応は一貫していた。二枚目のカードを目にすると、一六人が戦時のトラウマを体験しているかのように反応した。二枚目のロールシャッハカードは、最初の色付きのカードで、いわゆる「色彩ショック」の反応を引き起こす。帰還兵たちはこのカードを、「これは、友人のジムが迫撃砲の砲弾で体を引き裂かれたあとの腸《はらわた》だ」とか、「これは、いっしょに昼食をとっているときに友人のダニーが砲弾で頭を吹き飛ばされたあとの首だ」というふうに解釈した。修道士が踊っているところ、チョウがひらひら舞っているところ、オートバイに乗った男たちといった、たいていの人が目にする月並みな光景や、ときに奇抜な画像が見えるという人は一人もいなかった。

これらの帰還兵の大半は、目にしたものでおおいに気が動転したのに対して、残る五人の反応はなおさら驚くべきものだった。彼らは頭がすっかり虚ろになってしまったのだ。ある人は、「何でもありません。ただのインクの染みです」と答えた。もちろんそのとおりなのだが、正常な人間は曖昧な刺激を目にすると、想像力を使ってそこに何かを読み込むものだ。

トラウマを負った人々は、身の周りのありとあらゆるものに自分のトラウマを重ね合わせたり、何であれ周囲で起こっている出来事を読み解くのに苦労したりする傾向があることが、このロールシャッハテストで明らかになった。それ以外の反応はほとんどなかった。さらに、トラウマは想像力にも影響を与えることがわかった。インクの染みに何も見出さなかった五人は、心を遊ばせる能力を失っていた。だがそれは、それ以外の一六人も同じだった。これらのインクの染みに過去の光景を見ていた彼らには、想像力の特徴である精神的柔軟性が見られなかった。彼らはただひたすら、古い映像を再生していたのだ。

想像力は満足のいく生活を送るのには不可欠だ。私たちは想像力のおかげで、旅行や食べ物やセックス、恋に落ちることや相手をぎゃふんと言わせることなど、人生を面白くしてくれるありとあらゆる事柄について空想に耽り、決まりきった日常生活から抜け出すことができる。想像力は、新たな可能性を心に描く機会を与えてくれる。それは、望みを実現させるのに欠かせない出発点だ。私たちの創造力に火をつけ、退屈を紛らし、痛みを和らげ、喜びを強め、ごく親密な人間関係を豊かにしてくれる。人は有無を言わせずひっきりなしに過去へ、最後に強烈なかかわりや深い情動を感じたときへと引きずり戻されていると、想像力が働かなくなり、心の柔軟性を失う。想像することができなければ、希望も、より良い未来を思い浮かべる機会も、行くべき場所も、到達するべき目標も持ちようがない。

ロールシャッハテストからは、トラウマを負った人は他の人とは根本的に違うふうに世の中を眺めていることもわかった。たいていの人にとって、道をやって来る人は、ただの歩行者にすぎない。だがレイプの被害者は、今にも自分を性的に虐待しようとしている人と捉え、パニックを起こすかもしれない。厳格な教師は、平均的な子供にとっては威圧的な存在かもしれないが、継父にさんざん殴られている子供には拷問者のように見えかねず、その子は急にかっとなって襲いかかったり、恐れおののいて部屋の隅で身をすくめたりするかもしれない。

トラウマにはまり込む

私たちのクリニックには、精神医学の助けを求める帰還兵が押し寄せてきた。ところが、きちんと対応できる医師が深刻なまでに不足していたため、順番待ちのリストに登録することしかできず、その間にも彼らは自分自身や家族にむごたらしい仕打ちを続けた。そのうち、暴力犯罪や酔った挙句の喧嘩騒ぎで逮捕される帰還兵が急速に増えているのが目につき始めた。恐ろしいほどの数の自殺者も出ていた。そこで私は許可を取りつけ、若いヴェトナム帰還兵たちが「本当」の治療を受けられるまでの一時凌《しの》ぎのグループを編成した。

元海兵隊員のグループのための最初のセッションでは、まず口を開いた男性がきっぱり言い放った。「戦争については話したくない」。私は、ここでは何を話してもかまわないと応じた。いたたまれないような沈黙が三〇分続いたあと、とうとう一人の帰還兵が自分のヘリコプターが墜落したときのことを話し始めた。すると驚いたことに、他の参加者もたちまち活気づき、自分のトラウマ体験について熱を込めて語った。全員が翌週も、その次の週も戻ってきた。グループで集まると、それまではただの恐怖と空しさの感覚にすぎなかったものに、共感や重要性が見つかったのだ。彼らは自分の戦争体験には不可欠だった戦友意識が蘇ってくるのを感じた。そして、自分たちが新たに見出した仲間の一員に私もなるように言って聞かず、誕生日に海兵隊大尉の軍服を贈ってくれた。あとから振り返れば、そのような行為には問題の一部が表れていた。すなわち、彼らにとって人は仲間かそうでないかの二つに一つ、同じ仲間に属しているか、まったく意味のない存在かのどちらかなのだった。トラウマを負ったあとには、世の中はそのトラウマを知っている人と知らない人にすぱっと二分される。トラウマ体験を共有しなかった人は信頼できない。なぜなら、その体験が理解できないからだ。悲しいことに、そういう人には配偶者や子供、同僚が含まれることが多かった。

その後私は別のグループも編成した。今度はパットン将軍の指揮下にあった元兵士たちで、このときには七〇歳を優に超えており、誰もが私の父親ほどの年齢だった。私たちは月曜日の朝八時に集まった。ボストンでは冬には吹雪でときおり公共交通機関が麻痺するが、驚いたことに、猛吹雪のときにさえ全員揃った。雪の中をクリニックまで何キロメートルも歩いてきた人も何人かいた。彼らはクリスマスに、軍支給の一九四〇年代の腕時計を贈ってくれた。海兵隊員のグループの場合と同じで、仲間として迎え入れられるまで、私は彼らの医師にはなれなかったのだ。

こうした経験には心を動かされたが、妻や子供、恋人、家族との関係、上司とのかかわり方や仕事の充足感、飲酒量の多さといった、日常生活で直面する問題について語るよう彼らに促すと、グループセラピーの限界が明らかになった。彼らはたいていためらい、逆らい、代わりにまた、ヒュルトゲンの森でドイツ兵の心臓に短剣を突き刺したときのことや、乗っていたヘリコプターが被弾してヴェトナムのジャングルに墜落したときのことを詳しく語るのだった。

トラウマが生じたのが一〇年前であろうと四〇年以上前であろうと、私の患者たちは戦時体験に囚われてしまい、現在の人生をしっかりと歩むことができなかった。あれほどの痛みを引き起こしたまさにその出来事が、彼らにとって存在意義の唯一の源泉にもなってしまったのだ。彼らが思う存分生きていると感じるのは、トラウマを引き起こした過去に立ち返っているときだけだった。

心的外傷後ストレスの診断

ボストン退役軍人クリニックでは当初、私たちは帰還兵に、アルコール依存症や薬物濫用、うつ病、気分障害、はては統合失調症まで、ありとあらゆる種類の診断を下し、教科書にある治療法はすべて試した。だが、どれほど努力しても、じつはほとんど成果が出ていないことがはっきりした。強力な薬を処方すると、彼らは頭がぼうっとしてしまい、まともに機能できなくなった。トラウマを引き起こした出来事について細かい部分まで正確に語るように勧めると、問題解決の手助けになるどころか、図らずも本格的なフラッシュバックを招いてしまうことが多かった。彼らの多くが治療から脱落した。私たちが力になれなかったばかりでなく、事態を悪化させてしまうことさえあったからだ。

転機が訪れたのは一九八〇年で、ニューヨークの精神科医カイム・シェイタンとロバート・J・リフトンに助けられて、アメリカ精神医学会に働きかけていたヴェトナム帰還兵の一団が、この年、心的外傷後ストレス障害（ＰＴＳＤ）という診断を新たに設けてもらうことに成功した。ＰＴＳＤは、程度の差こそあれ私たちの帰還兵患者全員に共通の、一群の症状を網羅するものだった。症状を体系的に突き止め、それをまとめて一つの障害にすることで、恐怖と無力感に圧倒されていた人々の苦しみにようやく名前がついた。ＰＴＳＤの概念的枠組みが定まったので、私たちが患者の理解の仕方を根本から変える舞台が整った。その結果、研究と効果的治療法を見つけるための試みが、やがて爆発的に増えた。

この新しい診断はさまざまな可能性に満ちていたので、それに元気づけられた私は、トラウマ記憶の生物学的側面に関する研究を退役軍人管理局（一九八九年に退役軍人省となる）に提案した。ＰＴＳＤを抱えた人の記憶は、他の人の記憶と異なるだろうか。たいていの人の場合、不快な出来事の記憶はやがて薄れたり、当たり障りのないものに変わったりする。だが、私たちの患者の大半は、自分の過去を、遠

い昔に起こった話にすることができなかった。(7)

助成金申請は却下された。それを伝える書状の冒頭には、「PTSDが退役軍人管理局の使命に関連していることは、いまだかつて立証されていない」とあった。無論その後、退役軍人クリニックの使命は、PTSDと脳損傷の診断を中心に構成されるようになり、トラウマを負った退役軍人に「科学的根拠に基づく治療」を行なうため、かなりの資金が投入されている。だが、当時の状況は異なり、私は現実の見方が自分の見方とはこれほど食い違う組織で勤務し続ける気がしなかったので辞表を提出し、精神科医になるための研修を積んだハーヴァード大学の提携病院である、マサチューセッツ・メンタルヘルスセンターで一九八二年に職を得た。そこでの新たな任務は、精神薬理学という、精神疾患の症状を緩和するための薬の処方に関する、生まれたばかりの学問分野を教えることだった。

この新しい仕事で、私は退役軍人クリニックで別れを告げてきたはずの問題に、ほぼ毎日のように直面した。戦闘帰還兵との経験のおかげで私はトラウマの影響におおいに敏感になっていたので、抑うつ状態の患者や不安な患者が性的虐待や家庭内暴力について語るときには、以前とはまったく異なる態度で聴き入った。とくに驚いたのは、子供のころに性的虐待を受けたという女性患者の多さだ。これは腑に落ちなかった。当時の精神医学の標準的な教科書には、アメリカでは近親姦は極端に稀《まれ》で、発生率は女性一〇〇万人につきおよそ一件だと書かれていたからだ。(8)そのころアメリカには約一億人しか女性がいなかったから、いったいどういうわけで該当者の半分近い四七人もが、病院の地下にある私の診療室にやって来たのか、不思議でならなかった。

そのうえ、その教科書にはこうあった。「父娘間の近親姦が、その後の深刻な精神障害の原因として果たす役割については、ほとんど意見の一致を見ていない」。近親姦の過去を持つ私の患者は、「その後の精神障害」と無縁とは、およそ言い難かった。彼女らはひどい抑うつ状態に陥り、混乱し、剃刀《かみそり》の刃で自分を傷つけるといったとっぴな自傷行動をしばしばとった。続いて教科書は実質的に近親姦を是認し、「このような近親姦行動は、当人が精神病になる可能性を減じるとともに、外部世界への適応状態を向上させる」(9)と説明している。だが実際には、近親姦は女性の幸福や健康に壊滅的な影響を与えることがわかった。

多くの面で、これらの患者は私がボストン退役軍人クリニックに残してきたばかりの帰還兵たちとあまり変わらなかった。彼女らもまた悪夢やフラッシュバックを経験した。そして、ときおり爆発的な憤激の発作を起こしては、しばらく情動の活動を停止するということを繰り返した。患者のほとんどが、他人と仲良くやっていくのに非常に苦労し、有意義な人間関係を維持するのが難しかった。

今ではわかっているとおり、私たちの人生を台無しにする惨事は戦争だけではない。交戦地帯で軍務に就く兵士のおよそ四分の一が、深刻な心的外傷後の問題を起こすことが見込まれているが、(10)その一方で、アメリカ人の大多数が人生のどこかで暴力的な犯罪に遭遇するし、より正確な報告で明らかになったように、アメリカではレイプの被害者の女性は一二〇〇万人にのぼる。レイプの過半数は、一五歳未満の女子に対して起こる。(11)多くの人にとって、悲劇は家庭で始まる。アメリカでは毎年約三〇〇万人の子供が虐待やネグレクトの被害者になることが報告されている。そのうち一〇〇万件は深刻で疑いの余地がないので、地元の児童保護サービスあるいは法廷が行動を起こさざるをえない。(12) 言い換えると、国外の交戦地帯で軍務に就く兵士一人につき、一〇人の子供が自宅で危険にさらされている計算になる。これはとりわけ悲劇的だ。恐怖と苦痛の源泉が敵の戦闘員ではなく自分の養育者であるときには、未熟な子供は回復するのが非常に難しいのだから。

新しい理解

私がトムと出会ってからの三〇年間に、トラウマの影響と表れ方についてだけではなく、トラウマを負った人が立ち直るのを助ける方法についても、私たちはじつに多くを学んだ。一九九〇年代初期以降、脳画像装置によって、トラウマを負った人の脳の中で何が実際に起こっているかが目に見えるようになってきた。脳についての知識は、トラウマがもたらした害を理解するうえで不可欠であることがわかり、その知識に導かれて、従来とはまったく異なる治療法が考案されてきた。

私たちの最も奥底にある感覚や、体の現実のありようと私たちとの関係といった、自分という人間の核心を成すものに、トラウマ体験がどのような影響を及ぼすかについても、理解が進んできた。トラウマは単に過去のある時点で起こった出来事ではなく、その体験によって心と脳と体に残された痕跡でもあることを私たちは学んだ。その痕跡は、人体が現在をどうやって生き抜いていくかを、引き続き左右し続ける。

トラウマは、心と脳が知覚を管理する方法を根本から改変する。私たちがどう考えるかや何について考えるかだけでなく、考える能力そのものまでも変える。トラウマの犠牲者が自分に何が起こったのかを説明する言葉を見つけるのを助けるのは、じつに有意義であることはわかったが、普通はそれだけでは足りない。何が起こったかを語ったところで、いつ襲われたり暴行されたりしても不意を衝かれないようにと過剰に警戒したままになっている体の、自動的な身体反応やホルモンの反応は、必ずしも変わらないからだ。真の変化を起こすためには、体はもう危険が過ぎ去ったことを知り、今の現実の中で生きる必要がある。私たちはトラウマを理解するための研究をしているうちに、心の構造についてばかりか、心が癒えるさまざまな過程についても、前とは違う考え方をするようになったのだった。

第2章　心と脳の理解における大変革

疑いが深いほど悟りも大きくなる。疑いが浅いほど悟りも小さくなる。疑いがなければ悟りもない。

——C・C・チャン『禅の修行（*The Practice of Zen*）』

あなたは自分のものである短い時間の断片を生きるが、その時間の断片はあなた自身の人生であるばかりか、あなたのものと同時に送られている、他のあらゆる人生の要約でもある。……あなたの何者たるかは、歴史の表れなのだ。

——ロバート・ペン・ウォーレン『束の間（*World Enough and Time*）』

一九六〇年代末、メディカルスクールの一年目と二年目の間に一年間休学していたとき、私は偶然、精神的な苦痛に対する医学的取り組みの根本的な変化を目の当たりにした。私はマサチューセッツ・メンタルヘルスセンター（ＭＭＨＣ）の研究棟の一つで、病棟スタッフというじつに実りの多い仕事に就き、患者のためのレクリエーション活動を担当した。MMHCはずっと以前から国内有数の精神科病院と見なされており、ハーヴァードのメディカルスクール教育体制の重要な一部門だった。私の病棟の研究目標は、初めての神経衰弱様状態を統合失調症と診断された若い人を治療するためには、精神療法と薬物療法のどちらが優るかを見極めることだった。

MMHCでは、フロイトの精神分析に端を発する談話療法が、依然として精神疾患治療の主流だった。だが、一九五〇年代初期に、フランス人科学者たちがクロルプロマジン（ウインタミン、コントミン）という新しい化合物を発見した。この化合物は、患者を「鎮静化」し、興奮や妄想を抑えることができた。そのおかげで、うつ病やパニック障害、不安神経症、躁病といった深刻な精神機能障害を治療したり、統合失調症の最も不穏な症状に対処したりする薬を開発できるかもしれないという希望が湧いた。

私はただのスタッフだったから、病棟の研究面にはいっさいかかわっていなかったし、患者たちがどのような治療を受けているかもまったく知らされていなかった。患者はみな私と同世代で、ハーヴァード大学やマサチューセッツ工科大学、ボストン大学の学生だった。自殺を企てたり、ナイフや剃刀の刃で自分の体を傷つけたりした人もいれば、ルームメイトに襲いかかったり、予測できない無分別な行動で親や友人の肝を冷やしたりした人も数人いた。私の仕事は、地元のピザレストランで食事をしたり、近くの州有林でキャンプをしたり、レッドソックスの試合を観戦したり、チャールズ川でセーリングをしたりといった、大学生がよくやる活動に彼らを絶えず参加させることだった。

これはまったく未知の分野だったので、私は研究棟のミーティングのときには全身を耳にして座り、患者たちのわかりにくい発言や理屈を解き明かそうと試みた。理不尽に感情を爆発させたり、おびえきって自分の殻に閉じこもったりする彼らへの対応の仕方も学ばなければならなかった。ある朝私は、一人の患者が病室で恐怖に顔を凍りつかせ、身を守るように片腕を挙げた格好で、彫像のように立っているのを発見した。彼女はそこで少なくとも一二時間、身じろぎもしなかった。あれは「緊張病」というのだと医師たちが教えてくれたが、私が調べたさまざまな教科書にさえ、どうすればいいのかは書かれていないので、やむなく、その症状が消えるまで放置するしかなかった。

暁前のトラウマ

私は研究棟で幾度となく夜や週末を過ごしたので、医師たちが短い回診時間中にはけっして目にしないようなものを目の当たりにした。患者たちは眠れないと、ガウンをきっちりと身にまとった姿で、照明を落としたナースステーションにふらりと現れ、話をしていくことがよくあった。夜の静寂の中だと心を開きやすくなるようで、多くの場合は親に、ときには親族やクラスメイトあるいは近所の人に叩かれたり、暴行されたり、性的虐待を受けたりした顛末《てんまつ》を私に語った。夜、母親が父親や恋人に殴打されるのや、親が恐ろしい脅し文句を怒鳴り合っているのや、家具が壊れる音がするのを耳にして、途方に暮れ、おびえきってベッドに横たわっていた思い出を打ち明けてくれた。酔っぱらって帰ってくる父親について話してくれた患者たちもいる。階段を上がってくる足音を耳にし、今にも父親が入ってきて、ベッドから引きずり出され、してもいない悪さのせいで罰せられるのではないかと、身構えていたという。女性のうちには、ベッドの中で眠れずに、身動きもできず、来るべきもの——兄弟あるいは父親が性的虐待をしにくるの——を待ち受けていたときのことを思い返す人も何人かいた。

若い医師たちは朝の回診中に、担当している患者を指導医に見せた。このとき、病棟スタッフは黙って見学することが許された。医師たちは、私が耳にしたような話を報告することはめったになかった。だが、その後の多くの研究で、そうした夜中の告白が彼らの疾患と結びついていることが確かめられた。精神科の医療を求める人の半数以上が、子供のころに暴行を受けたり、捨てられたり、ネグレクトされたり、レイプまでされたり、家庭内暴力を目撃したりしていることが、今ではわかっている[1]。ところが、そうした経験は回診中は話題に上らないようだった。私はしばしば驚いたのだが、患者の症状は淡々と語られ、自殺念慮や自己破壊的行動を抑え込むために厖大《ぼうだい》な時間がかけられ、彼らの絶望感や無力感の原因を理解することは二の次だった。また、彼らが何を成し遂げてきたかや、どんな志を抱いているか、誰のことを心にかけ、愛し、あるいは憎んでいるか、何にやる気を掻き立てられ、夢中になるか、何のせいで身動きがとれなくなっているか、何で心が安らぐか、言い換えれば彼らの人生模様にはほとんど注意が払われないことにも、私は衝撃を受けた。

数年後私は、若い医師として、このような方針の治療が実践されている純然たる例に直面した。そのころ私はカトリック教会の病院で夜間のアルバイトをしており、そこでは、うつ病に対する電気ショック治療を受けるために入院していた女性たちの理学的検査が仕事だった。好奇心に満ちた移民である私は、カルテから顔を上げては、彼女たちの人生について訊くのだった。すると多くの女性が、つらい結婚生活や、手に負えない子供、妊娠中絶をした罪悪感などについての話を打ち明けてくれた。そして、話しながら見るからに晴れ晴れとした顔になり、いかにもありがたそうに、話を聴いてくれたことへの感謝を口にすることがよくあった。洗いざらい語って胸のつかえがとれたので、まだ電気ショックを受ける必要があるのか訝る人もいた。そうした検査を終えるときには、私はいつも悲しくなった。翌朝行なわれる治療のせいで、そのときの会話の記憶がそっくり消し去られることがわかっていたからだ。その仕事は長続きしなかった。

マサチューセッツ・メンタルヘルスセンター（MMHC）の研究棟での勤務日以外には、たびたびカウントウェイ医学図書館へ行って、私が救うべき患者たちについて勉強した。ある土曜日の午後、今日もなお崇敬されている一冊の書物に出合った。オイゲン・ブロイラーの一九一一年の教科書『早発性痴呆または精神分裂病群』だ。ブロイラーの所見に目が釘付けになった。

統合失調症の身体的幻覚のうち、性的なものが圧倒的に頻度が高く、最も重要である。患者は正常・異常な性的充足による恍惚と歓喜をすべて経験するが、この上なく非現実的な空想をもってしなければ思い起こせないような、ありとあらゆる淫《みだ》らで胸の悪くなる行ないも、それよりなお頻繁に経験する。男性患者は精液を吸い取られ、苦痛を伴う勃起を引き起こされる。女性患者は残忍極まりないやり方で凌辱され、傷つけられる。……そうした多くの幻覚は象徴的な意味合いを持ったものでありながら、その大半は、現実の感覚と合致している。(2)

私は考え込んだ。MMHCの患者たちにも幻覚があった。医師たちは幻覚について日常的に質問し、幻覚は患者の重い精神異常の証と捉えた。だが、私が深夜に聞いた話が本当なら、そうした「幻覚」はじつは現実の体験の断片的記憶である可能性はないだろうか。幻覚は、病んだ脳がでっち上げたものにすぎないのだろうか。人は一度も経験したことのない身体的感覚を勝手に作り上げられるのだろうか。創造性と病的想像との間には、明確な境界があるだろうか。記憶と想像の間には？　これらの疑問は今なお未解決のままだが、子供のころに虐待された人は、何ら明白な身体的原因がない感覚（たとえば腹痛）をしばしば感じたり、危険を警告する声や、凶悪犯罪の咎《とが》で責める声を聞いたりすることが、さまざまな研究で明らかになっている。

研究棟の多くの患者が暴力的な行動や奇異な行動、自己破壊的行動をとっていたことに疑問の余地はない。とくに、欲求不満のときや、邪魔されたり誤解されたりしたと感じたときには、その手の行動をよくとった。癇癪を起こしたり、皿を投げつけたり、窓を割ったり、ガラスの破片で自分の体を切ったりした。当時私は、ちょっとしたお願い（たとえば、「髪に何かこびりついていますから、取らせてくださいね」）に激怒や恐怖の反応を示す人がいる理由がわからなかった。私はたいてい、経験豊かな看護師の指示に従った。看護師たちは、引き下がるべきときには合図をしてくれたし、それでも駄目なときには、患者を拘束するように合図した。看護師が注射できるように患者を床に組み敷いたあと、たまに満足感を覚える自分に、私は驚き、不安になった。そして、私たちの専門教育のじつに多くが、恐ろしい、頭を混乱させる現実に直面したときに主導権を握り続ける助けとなるよう企画されていることに、徐々に気づいた。

シルヴィアという、目を奪われるような魅力的な一九歳のボストン大学の学生がいた。たいてい、死ぬほどおびえた様子で、ほとんど口も利かず、研究棟の片隅に独りで座っていたが、ボストンの大物マフィアの愛人だという噂のせいで、謎めいた雰囲気を漂わせていた。あるとき、一週間以上も食事を拒んで急激に体重が落ち始めたので、医師たちは強制的に栄養を与えることにした。三人がかりで押さえつけ、もう一人がゴム製の栄養チューブを喉に押し込み、看護師が液体栄養剤を胃に流し込まなければならなかった。後日の深夜、シルヴィアは恐る恐るためらいがちに打ち明けてくれた。子供のころ、兄と伯父に性的虐待を受けたという。そのとき私は気づいた。私たちの行った「親身の治療」は、彼女には集団レイプのように感じられただろう、と。こういった経験のおかげで、私は自分の教える学生たちのために、次のような規準を定めることができた。自分の友人や子供に対してしないようなことを患者に対してする場合は、患者の過去のトラウマを図らずも再現することにならないかどうか自問してみること。

レクリエーションのリーダーの役割を果たしているうちに、他にも気づいたことがある。患者たちは総じて、はなはだ不器用で、動きがぎくしゃくしていた。キャンプに行くと、私がテントを張っている間、彼らのほとんどがどうしていいかわからず、脇に突っ立っていた。チャールズ川では一度、突風に見舞われたときにヨットが転覆しかけた。位置を変えてヨットのバランスをとる必要があることを理解できず、身を固くして帆の陰に寄り集まっていたからだ。バレーボールをすると、患者よりスタッフのほうがきまって身のこなしが良かった。共通点は他にもあった。彼らにとっては精一杯くつろいだ会話でも、堅苦しく、友人どうしなら当たり前の自然な仕草や表情が見られなかった。こうした観察結果の妥当性は、体に働きかけるセラピーを行なうピーター・リヴァインとパット・オグデンに出会って初めて明らかになった。トラウマが人々の体にどのようにとどまっているかについては、のちの章でたっぷり論じることにする。

苦痛を理解する

研究棟で一年過ごしたあと、私はメディカルスクールに復学し、その後、新米の医学博士として、マサチューセッツ・メンタルヘルスセンター（ＭＭＨＣ）に戻り、精神科医になるための研修を受けた。受講資格を得られたときには胸が躍ったものだ。ＭＭＨＣは著名な精神科医を輩出しており、その一人がエリック・カンデルで、彼はのちにノーベル生理学・医学賞を受賞している。アラン・ホブソンは私の研修期間中に、このセンターの地下にある研究室で、夢の生成を行なう脳細胞を発見したし、抑うつ状態の化学的基盤に関する最初の研究もＭＭＨＣで行なわれた。とはいえ私たち研修医《レジデント》の多くにとって、最大の目玉は患者だった。毎日彼らと六時間を過ごし、それから私たちは先任の精神科医たちに会い、所見を述べ合い、疑問を投げかけ、いちばん気の利いた発言をしようと競った。

私たちの偉大なる恩師エルヴィン・セムラッドは、一年目は精神医学の教科書を読まないようにとしきりに言った（この知的断食のおかげで、私たちのほとんどが、やがて貪欲に読書し、旺盛な執筆活動をするようになったのかもしれない）。真偽の怪しい精神医学の診断を私たちが当てにしてしまって、現実の認識が曇るのを、セムラッドは望まなかったのだ。今でも覚えているが、私は彼にこう尋ねたことがある。「先生なら、この患者を何と呼びますか。統合失調症でしょうか、それとも統合失調感情障害でしょうか」。すると彼はひと呼吸置き、顎を撫でた。どうやら、思いに耽っているらしい。「私なら、マイケル・マッキンタイアと呼ぶと思うね」と彼は答えた。

人間の苦痛のほとんどは愛と喪失にかかわっており、治療にあたる者の仕事は、喜びも悲しみもすべて引きくるめて、人生の現実を人々が「認め、経験し、その重みに耐える」のを助けることだとセムラッドは私たちに教えた。「我々の苦しみの最大の源泉は、自分自身に語る嘘である」と彼は繰り返し言っては、自分の経験のあらゆる面に関して自分に正直であれと強く私たちに促した。人は自分の知っていることを知り、感じているものを感じないかぎり、けっして良くなれないとしばしば言った。

こんなこともあった。ハーヴァード大学のこの高名な老教授が、夜、妻のお尻が自分の体に触れているのを感じると、どれほど心休まる思いで眠りに落ちることができるかを告白したので、私は驚いた。これほど素朴な人間の欲求を抱えていることを打ち明けてくれたおかげで、そのような欲求が人生にとってどれだけ基本的なものかに、私たちは気づくことができた。その欲求に応じそこなうと、私たちの思想がいかに高尚で、世間での実績がいかに卓越したものであっても、人間として十分な成長は望めない。治癒は経験的知識に依存していると彼は私たちに語った。内臓の次元まですべて含め、自分の体の実情を認めることができて初めて、人は自分の人生を完全に取り仕切ることができるのだ。

ところが、精神医学という職業領域は、それとは異なる方向へ進んでいた。一九六八年、「アメリカ精神医学ジャーナル」誌は、私が病棟スタッフを務めていた研究棟での研究結果を掲載した。薬を服用するだけの統合失調症患者のほうが、ボストンの一流セラピストと週に三度話した患者よりも経過が良かったことを、その結果は明確に示していた。(3) 医療と精神医学の分野では、この研究をはじめ、多くの節目を経て、精神の問題への取り組み方が徐々に変わっていった。耐え難い感情や関係の果てしなく多様な表出という捉え方が、それぞれ明確に区別された「障害」という脳疾患モデルに取って代わられたのだ。

人間の苦痛に対する医学の取り組み方は、これまで常に、そのときどきに利用可能な技術によって決まってきた。啓蒙思想の時代以前は、常軌を逸した行動は、神や罪、魔術、魔女、悪霊などのせいにされた。一九世紀に入ってようやく、フランスとドイツの科学者が、世の中の複雑さに対する適応として行動を研究し始めた。そして今や、新しいパラダイムが登場しつつあった。怒り、肉欲、傲慢、物欲、金銭欲、怠惰をはじめ、私たち人間がこれまでずっと扱いに苦労してきたあらゆる問題は、適切な化学物質の投与で治すことができる「障害」として再定義されたのだ。(4) 多くの精神科医は、「本物の科学者」になれてほっとし、喜んだ。研究室や動物実験、高価な設備、込み入った診断検査手法を持っているメディカルスクールの同級生たちと肩を並べ、フロイトやユングのような理論家の曖昧模糊とした理論を捨て去ることができたからだ。精神医学のある主要な教科書は、次のようにさえ書いている。「今や精神疾患の原因は、脳の異常、化学的不均衡と考えられている[5]」

私も同業者たちと同様に、この薬理学革命を熱狂的に受け容れた。一九七三年、私はＭＭＨＣで精神薬理学のチーフレジデントの第一号になった。また、ボストンで躁うつ病の患者にリチウム（リーマス）を初めて投与した精神科医も私だったかもしれない（私はオーストラリアでジョン・ケイドが行なったリチウムの研究について読んでおり、病院の委員会にリチウムを試す許可を得たのだ）。それまで三五年間、毎年五月には躁状態に、一一月には自殺の恐れがあるほどの抑うつ状態になっていた女性は、リチウムを与えると、私が担当していた三年間、その繰り返しが収まり、安定した状態を保ち続けた。私は、あちこちの古い精神科病院（本書には、現在では差別的とされる名称が使用されていた時代も出てくるが、「精神科病院」という訳語を一貫して使用する）の重症病棟に収容されていた慢性病患者たちに抗精神病薬クロザピン（クロザリル）を試す、アメリカ初の研究チームにも加わった[6]。彼らの見せた反応には奇跡的なものもあった。人生の大半を、それぞれ独自の隔絶された恐ろしい現実の中に閉じ込められて過ごしてきた人々が、今や家族や地域社会に戻ることができた。闇と絶望の泥沼にはまっていた患者たちが、人間どうしの接触の素晴らしさや、仕事と遊びの喜びに反応し始めた。このような驚くべき結果を目にした私たちは、ついに人間の悲惨さを克服できると、楽観的な気持ちを抱いた。

抗精神病薬は、アメリカの精神科病院で暮らす人の数を減らす主要な要因だった。一九五五年には五〇万人以上だったその数は、一九九六年には一〇万人を割っていた[7]。このような治療法の出現前の世界を知らない今日の人にとっては、この変化はほとんど想像を絶することだろう。メディカルスクールの一年生だった私がイリノイ州のカンカキー州立病院を訪ねたときには、がっしりした体格の病棟スタッフが、家具はなく、排水溝がついた娯楽室で、何十人もの不潔で錯乱した裸の患者たちにホースで水をかけて洗っているのを目にした。今ではこの記憶は、現に目撃したものというよりも、悪夢のように思える。一九七四年に研修期間を終えた私が初めて就いたのは、ボストン州立病院の最後から二番目の院長の職だった。そこはかつては権威ある病院として何千もの患者を収容していた。広大な敷地には何十棟もの建物が建ち、温室や庭園、作業場がいくつもあったが、そのころにはそのほとんどが荒れ果てていた。私が勤務している間に、患者たちは少しずつ「コミュニティ」に分散させられていった。「コミュニティ」というのは、さまざまな保護施設や養護施設を指す一般的な名称で、大多数の患者が最終的にそうした場所に行き着き、世間から忘れ去られて名もなくひっそり暮らすことになった（皮肉にも、この病院は「asylum」として始まった。「asylum」は「避難所」という意味だったが、しだいに良くない言外の意味合いを帯びるに至った。実際には、病院は誰もが患者の名前と性癖を知っている、保護された生活共同体として機能していた）。私がボストン退役軍人クリニックに勤務するようになってすぐの一九七九年、ボストン州立病院の門はすべて永久に閉ざされ、そこはゴーストタウンと化した。

ボストン州立病院で勤務している間も、私はMMHCの精神薬理学研究所で研究を続けた。この研究所はそのころ、新しい研究の方向性に的を絞っていた。一九六〇年代に、国立保健研究所の科学者たちは、血液や脳の中のホルモンと神経伝達物質を単離して計測する技術の開発に着手した。神経伝達物質というのは、ニューロン（神経細胞）からニューロンへと情報を伝達し、私たちが周りの世界と効果的に関われるようにする化学物質だ。

神経伝達物質ノルエピネフリンの値の異常が抑うつ状態と、ドーパミンの値の異常が統合失調症と、それぞれ結びついていることを示す証拠を科学者たちが今まさに発見しつつあったので、特定の脳の異常を標的とする薬が開発できるという希望が生まれた。その希望が完全に実現することはついになかったとはいえ、薬が精神的な症状にどのように作用しうるかを計測する私たちの努力は、精神医学における新たな根本的変化につながった。研究者たちは自らの発見を正確かつ体系的に伝える方法を見つける必要があり、そのために開発されたのが、いわゆる「研究診断基準」で、それには私も下っ端の研究助手としてかかわった。この研究診断基準が土台となって、最終的には、精神医学的問題を診断する最初の体系的システムである、アメリカ精神医学会の『精神疾患の診断・統計マニュアル』(DSM)ができ上がった。このマニュアルは通例、「精神医学のバイブル」と呼ばれている。画期的な一九八〇年のDSM第三版の序言は、きちんと分をわきまえて控え目で、この診断システムが不明確であることを認めている。実際、あまりに不明確なので、科学捜査や保険の目的ではけっして使用されるべきではないとしているほどだ。(8) だが、このあと見るように、その慎み深さは、悲劇的なまでに短命だった。

逃避不能ショック

トラウマ性ストレスについて残っている多数の疑問で頭がいっぱいだった私は、神経科学という誕生しつつある分野からいくつかの答えが得られるかもしれないと胸を躍らせながら、アメリカ神経精神薬理学会の会合に出席し始めた。この学会の一九八四年の会合では、医薬品開発に関してじつに興味深い講義が数多くあったが、私がコロラド大学のスティーヴン・マイヤーの発表を聞いたのは、ボストンへ帰る飛行機の出発予定時刻のほんの数時間前になってからだった。マイヤーは、ペンシルヴェニア大学のマーティン・セリグマンと共同研究を行なった。彼の論題は、動物における学習性無力感だった。マイヤーとセリグマンは、錠を下ろした檻に犬を閉じ込め、痛みを伴う電気ショックを繰り返し与えた。二人はそれを「逃避不能ショック」と呼んだ。(9) 犬好きの私は、自分にはそのような研究は絶対にできないだろうと思ったが、この残虐な行為が犬たちにどんな影響を及ぼすかには好奇心をそそられた。

マイヤーとセリグマンは、何度か電気ショックを与えたあと、檻の扉を開き、再び犬たちにショックを与えた。それまでショックを与えられていなかった対照群の犬たちは、ただちに逃げ出したが、以前に逃避不能ショックを与えられていた犬たちは、扉が全開になっていたにもかかわらず、まったく逃げようとしないで、ただその場に横たわり、くんくん鳴きながら脱糞していた。トラウマを負った動物、あるいは人間は、逃げ出す機会があったとしても、ただそれだけでは自由の身になる道を必ずしもたどるとはかぎらない。マイヤーとセリグマンの犬と同様、トラウマを負った多くの人はあっさりと諦めてしまう。彼らは新たな選択肢を試す危険を冒さずに、旧知の恐れにがんじがらめにされたままになるのだ。

私はマイヤーの説明に釘付けになった。彼とセリグマンが哀れな犬たちにやったのとまさに同じことが、トラウマを負った人間の患者たちの身に起こっていた。私の患者たちも、恐ろしい害——

避けようのない害――を彼らになす人（あるいはもの）にさらされたのだ。私は自分が治療した患者たちのことを、頭の中でさっと思い返してみた。ほぼ全員が何らかのかたちで身動きがとれなくなり、行動を起こして状況を打破することができずにいた。闘争／逃走反応が妨げられてしまい、その結果は極端な動揺あるいは虚脱状態だった。

マイヤーとセリグマンは、トラウマを負った犬たちが、正常な状態のときよりもはるかに多くのストレスホルモンを分泌することも発見した。これは、トラウマ性ストレスの生物学的基盤について私たちが突き止め始めていたことを裏づけていた。イェール大学のスティーヴ・サウスウィックとジョン・クリスタル、エルサレムのハダーサ・メディカルスクールのアリ・シャレヴ、国立精神保健研究所のフランク・パトナム、のちにハーヴァード大学に所属するロジャー・ピットマンら、一群の若手研究者たちが、トラウマを負った人々は現実の危険が過ぎ去ったずっとあとになっても大量のストレスホルモンを分泌し続けることを、揃って発見していた。また、ニューヨークのマウントサイナイ医科大学のレイチェル・イェフダは、ストレスホルモンのコルチゾール値がPTSDでは低いという、一見すると矛盾する発見を私たちに突きつけた。この発見がようやく腑に落ちるようになったのは、彼女の研究によって、以下のことが明らかになってからだった。すなわち、コルチゾールは万事安全という信号を送ってストレス反応に終止符を打つこと、ところがPTSDでは、脅威が過ぎ去ったあとも体のストレスホルモンが基準値に戻らないことだ。

理想的には、ストレスホルモン系は脅威に対して電光石火の反応を見せる一方で、素早く私たちに平静を取り戻させるべきだ。ところがPTSDの患者の場合、ストレスホルモン系は、このバランス技ができない。危険が去ったあとも、闘争／逃走／凍結の信号を発し続け、例の犬たちの場合と同様、正常に戻らない。そして、ストレスホルモン分泌の継続は、動揺やパニックのかたちで表れ、長期的には、健康を台無しにする。

その日私は飛行機に乗りそこねた。どうしてもスティーヴン・マイヤーと話をしたかったからだ。彼のワークショップは、私の患者たちの根本的な問題についての手掛かりばかりか、解決のための潜在的なカギまで与えてくれた。たとえば、扉が開いているときに電気ショックを与える檻から逃れることを、トラウマを受けた犬たちに教えるには、どうすれば逃げられるかを体で経験できるよう、檻から繰り返し引きずり出すしかないことを彼とセリグマンは発見した。私も患者を手助けし、自らを守る手立てはまったくないという、彼らの基本姿勢を変えてあげられないだろうか。私の患者たちも、自分に主導権があるという体の芯からの感覚を取り戻すには、身体的な経験が必要なのではないか。自分がはまり込み、身動きがとれなくなっているトラウマに似た、潜在的脅威となる状況から、体を動かして逃げ出すことを、彼らに教えられないだろうか。治療法に関する本書の第5部で論じるとおり、それは可能であるというのが、私が最終的にたどり着いた結論の一つだった。

その後、マウスやラット、猫、サル、ゾウを使った動物研究が行なわれ、興味をそそるデータがさらに得られた。[10]たとえば、研究者たちが大きなやかましい音を流すと、暖かい巣でたっぷり餌を与えられて育ったマウスたちは、たちまち一目散に巣に戻る。だが、騒々しい巣で乏しい餌で育ったマウスたちは、もっと好ましい環境で時間を過ごしたあとでさえ、走って巣に戻った。[11]

おびえた動物たちは、巣が安全だろうが恐ろしかろうが関係なく、巣に戻る。私は患者たちのことを思った。虐待をする家族と暮らす患者たちは、懲りずに家に戻っては、痛めつけられるのだった。トラウマを負った人々は、なじみのある場所に避難するしかないのだろうか。もしそうなら、それはなぜか。そして、彼らを助けて、安全で楽しい場所や活動に愛着を持ってもらうことは可能だろうか。[12]

トラウマに中毒する――喜びの痛みと痛みの喜び

私が同僚のマーク・グリーンバーグと、ヴェトナムで戦闘を経験した帰還兵のためのセラピーグループを主導していたときに印象に残ったことは多々あるが、その一つは、ぞっとするような恐怖と悲嘆の感情を抱えているのにもかかわらず、彼らがヘリコプターの墜落や死にゆく戦友たちについて話すとき、生き生きとしてくるように見えた点だ（残忍な戦いを数多く取材した、元「ニューヨーク・タイムズ」紙通信員のクリス・ヘッジズは、著書に『戦争は私たちに意味を与えてくれる力である』という題をつけている）。[13] トラウマを負った多くの人が、私たちの大半が嫌悪を覚えるであろうような経験を追い求めるし、[14] 患者は怒っていないときや、強迫されていないとき、何かしら危険な活動を行なっていないときには、なんとはなしに空虚さや退屈を感じると不平を言うことが多い。

私の患者だったジュリアは一六歳のとき、ホテルの部屋で銃を突きつけられて残忍にレイプされた。その後まもなく、乱暴な売春斡旋人と関係を持ち、売春をさせられた。彼はいつも彼女をさんざん殴打した。彼女は売春の罪で繰り返し刑務所に入れられた。とうとう見かねた祖父母がお金を出して、リハビリの集中プログラムに参加させた。ジュリアは入院治療を首尾良く終えたあと、受付係として働きながら、地元の大学で講座を受け始めた。社会学の講座では、売春によって束縛から解放される可能性について、期末レポートを書いた。その準備として、有名な売春婦の回想録を何冊か読んだ。彼女は一つ、また一つと講座を落としていき、とうとう他の講座はすべてやめてしまった。あるクラスメイトとしばらく関係を持ったが、それもすぐにうまくいかなくなった。涙が出るほど退屈させられた、彼がはいているボクサーショーツに嫌気がさしたという。その後、地下鉄で麻薬常習者に声をかけた。その人に、まず殴打され、それからつきまとわれるようになった。またひどく殴打されたとき、ジュリアはとうとう再び治療を受ける気になった。

フロイトは、そのようなトラウマの再現行動のことを「反復強迫」と呼んだ。フロイトや彼の信奉者の多くは、再現行動は苦しい状況で主導権を握ろうとする無意識の試みであると考え、再現行動はやがて主導権の獲得と問題の解決につながると信じていた。だが、この説を裏づける証拠はまったくない。反復はさらなる痛みと自己嫌悪につながるだけだ。実際、セラピーでトラウマを繰り返し追体験するだけでも、執着や強迫観念を強化しかねない。

マーク・グリーンバーグと私は、アトラクター（私たちを惹きつけ、やる気にさせ、生き生きした気分にさせるもの）について、もっと知ることにした。通常は、アトラクターは私たちの気分を良くさせるはずだ。それならばなぜ、これほど多くの人が危険な状況や苦しい状況に惹きつけられるのか。やがて私たちは、恐れや痛みを引き起こす活動が、のちに胸躍る体験となる経緯を説明してくれる研究を見つけた。[15] 一九七〇年代にペンシルヴェニア大学のリチャード・ソロモンは、人間の体が学習によってあらゆる種類の刺激に順応することを示した。私たちは、たちまち気分を良くしてくれる快楽麻薬に夢中になる場合もあるが、最初は不快感ばかりか恐怖さえ引き起こす、サウナ入浴やマラソン、パラシュート降下といった活動も、最後には非常に楽しくなりうる。この漸進的な順応は、体内で新たな化学的均衡が確立されたことの表れであり、だからたとえばマラソンランナーは、肉体を極限まで追い込むことで、幸福感を覚え、浮き浮きした気分になる。

薬物依存症の場合とちょうど同じで、この時点で私たちはその活動を渇望し始め、実行がかなわないと離脱症状を経験する。長期的には、活動そのものよりも離脱症状の苦痛で頭がいっぱいになる。わざわざ人を雇って殴ってもらったり、タバコで自分の体に火傷を負わせたりする人がいる理由や、自分を傷つける人にだけ惹かれる人がいる理由も、この説で説明がついた。こうして、なんともひねくれたかたちで、恐れと嫌悪は喜びに変わりうるのだ。

ソロモンは、自分が記述した奇妙な依存症にはエンドルフィン(ストレスに反応して脳が分泌する、モルヒネ様化学物質)が何らかの役割を果たしているのではないかという仮説を立てた。私がこの説を思い出したのは、いつもの図書館通いの習慣に導かれて、一九四六年に発表された「戦闘で負傷した人々における苦痛」と題する論文に出合ったときだった。ヘンリー・K・ビーチャーという名の外科医は、イタリア戦線で重傷を負った兵士の七五パーセントがモルヒネを求めなかったのを見て取り、「強烈な情動は苦痛を遮断しうる」のではないかと推測した。[16]

ビーチャーの所見はPTSDの人々にも当てはまるだろうか。マーク・グリーンバーグ、ロジャー・ピットマン、スコット・オールと私は、ヴェトナムで戦闘に参加した帰還兵八人に、多くの映画から抜き出したシーンを観ながら、標準的な疼痛《とうつう》試験を受けてくれるよう、頼むことにした。最初の場面は、露骨な暴力シーンを含むオリヴァー・ストーンの『プラトーン』（一九八六年）からのもので、それを観ている間、帰還兵たちが氷水の入ったバケツにどれだけ長く右手を浸けていられるかを計測した。続いて、平穏な（そして、とうに忘れられた）映画の場面を使って、同じことを繰り返した。八人の復員兵のうち七人が、『プラトーン』を観ている間のほうが、痛いほど冷たい水の中に、三〇パーセントも長く手を浸けていた。それから私たちが、戦争映画を一五分観ている間の痛覚の消失効果を計算してみると、モルヒネ八ミリグラムを注射したときに匹敵することがわかった。これは、激しい胸の痛みを訴える人が病院の救急処置室で受けるモルヒネの量と、ほぼ同じだった。

「強烈な情動は苦痛を遮断しうる」というビーチャーの推測は、脳内で作られるモルヒネ様物質が分泌された結果だと私たちは結論した。トラウマを負った人の多くは、ストレスに再びさらされると、これと同様の、不安の軽減が得られるかもしれないことが、ここから窺《うかが》えた(17)。これは興味深い実験だったが、これではジュリアが暴力を振るう売春斡旋人のもとに戻り続けた理由は、十分説明できなかった。

脳を落ち着かせる

翌一九八五年のアメリカ神経精神薬理学会の会合は、信じ難いことに、前年の会合よりもなおいっそう示唆に富むものだった。キングズ大学教授のジェフリー・グレイが扁桃体について講演した。扁桃体というのは、ある音や光景や身体感覚が脅威と認識されるかどうかを決める脳の組織だ。扁桃体の感度は、少なくとも部分的には、脳のその部位に存在する神経伝達物質セロトニンの量で決まることを、グレイのデータは示していた。セロトニン値が低い動物は、ストレスの多い刺激（たとえば大きな音）に対して過敏だったが、セロトニン値が高いと、恐怖系の働きが鈍り、潜在的な脅威に対して、攻撃的になったり凍りついたりする率が低くなった。(18)

私には、これは重要な発見に思えた。私の患者たちは、いつも些細な誘因に反応して怒りを爆発させ、少しでも拒絶されれば、打ちのめされたように感じていた。私は、セロトニンがPTSDで果たしているかもしれない役割に強く興味をそそられた。他の研究からわかっていたのだが、上位のオスのサルは下位のサルよりも脳内のセロトニン値がはるかに高いものの、かつて自分が支配していたサルたちと視線交錯《アイコンタクト》を維持するのを妨げられると、そのセロトニン値が下がった。それとは対照的に、セロトニンのサプリメントを与えられた下位のサルは、群れの中で地位を上げて、リーダーの座に就いた。(19) 社会的環境は、脳内の化学的作用と影響し合うのだ。サルを操作して序列の下位に落とすと、そのサルのセロトニン値が下がり、化学的にセロトニン値を高めると、かつての下位者は地位が上がったのだから。

トラウマを負った人々に対してこれが持つ意味合いは明らかだった。セロトニン値を下げられたグレイの動物たちと同じで、トラウマを負った人々は過敏になり、社会的に対処する能力がしばしば損なわれた。もし、脳のセロトニン値を高める方法を見つけられれば、これら二つの問題をいっぺんに解決できるかもしれない。やはりその一九八五年の会合で知ったのだが、まさにそれを成し遂げるための新薬を製薬会社が二つ開発しているという。だが、どちらもまだ手に入れられなかったので、私は健康食品店で売っているL-トリプトファンというサプリメントでしばらく実験を行なった（結果は期待外れだった）。L-トリプトファンは体内のセロトニンの前駆体だ。研究中の新薬の一方は、ついに市場に出なかった。もう一方はフルオキセチン（商標名は「プロザック」）で、向精神薬としては屈指の大成功を収めることになった。

一九八八年二月八日月曜日、プロザックは製薬会社イーライリリーによって発売された。その日私が最初に診た患者は、恐ろしい児童虐待を受けて育った若い女性で、このときには神経性大食症（過食症）と闘っていた。彼女は基本的に生活の大半を過食と下剤の使用に費やしていた。私は彼女にこの真新しい薬の処方箋を書いた。木曜日に再診に訪れた彼女は、「この数日は、これまでとは大違いでした。お腹が減ったときに食べ、それ以外は学業に勤《いそ》しんでいました」と言う。これほど劇的な言葉を、私はそれまで診療室で耳にしたことはなかった。

金曜日には、月曜日にプロザックを処方した別の患者を診た。彼女は二人の学齢児を持つ女性で、母親として、妻として失格だという思いに囚われ、子供のころにひどい虐待をした両親が突きつけてくる要求に圧倒され、慢性的な抑うつ状態にあった。その彼女が、プロザックを四日間服用しただけで、翌週月曜日の診療の予約をキャンセルできるかと訊く。月曜日は大統領の日で休日だった。彼女はこう説明した。「なにしろ、私は子供たちを一度もスキーに連れていったことがないんですよ、いつも主人がしてくれますから。それで、その日は学校が休みでしょう。いっしょに楽しんだという思い出が子供たちにできれば、本当に素晴らしいじゃありませんか」

これが、それまでは一日を切り抜けることにすら苦労していた患者だろうか。この診療のあと、私はイーライリリー社の知人に電話して言った。「おたくの薬のおかげで、患者さんたちは、過去に閉じ込められる代わりに、今このときを生きることができるようになっていますよ」。イーライリリー社はのちに少しばかり助成金を出してくれたので、私は六四人（女性二二人、男性四二人）を対象にPTSDへのプロザックの効果を調べる研究を行なった。それは、この新種の薬がPTSDに与える影響を調べる最初の研究だった。私たちのトラウマクリニックのチームは、帰還兵ではない人を三三人集め、ボストン退役軍人クリニックの元同僚たちが、戦闘に参加した帰還兵三一人を集めてくれた。八週間にわたって、それぞれのグループの半数にはプロザックを、残る半数には偽薬を与えた。これは二重盲検対照試験で、私たちも参加者たちも、誰がどちらを与えられているか知らなかった。先入観で私たちの評価が歪まないようにするためだ。

偽薬を与えられた人さえ含め、参加者全員の症状に、少なくともある程度の改善が見られた。PTSDの治療研究の大半では、有意の偽薬（プラシーボ）効果が認められる。参加者にはもともと、自分の問題を解決したいという強い動機があった。なにしろ、報酬を与えられるわけでもなく、何度も針を刺され、有効な薬を与えられる可能性が半分しかない研究に勇気を奮い起こして参加したほどだから。彼らにとっての報酬は、注意を向けてもらえることや、自分がどう感じ、どう思うかについての質問に応じる機会だけかもしれない。だが、それを言うなら、子供のすり傷に母親が口づけして落ち着かせる効果も、「ただの」偽薬ということになるのかもしれない。

プロザックは、トラウマクリニックの患者たちには、偽薬よりもはるかに大きな効果があった。プロザックを与えられた人は偽薬（砂糖の錠剤）を与えられた人よりもぐっすり眠り、自分の情動をうまく制御し、過去に囚われなくなった[20]。ところが意外にも、退役軍人クリニックの戦闘帰還兵には、プロザックは何の効果もなかった。彼らのPTSDの症状には変化が見られなかったのだ。帰還兵を対象としたその後の薬理学的研究の大半でも、同じ結果が得られた。そこそこの改善を見せる人も少しはいたが、ほとんどの人はまったく恩恵を得られなかった。私は今もってその理由を説明できずにいる。そして、年金や障害者手当の受給が改善を妨げるという、最も一般的な説明は受け容れることができない。つまるところ、扁桃体は年金のことなどいっさい知らない。脅威を感知するだけだ。

とはいえ、プロザックやその同類であるセルトラリン（ジェイゾロフト）、シタロプラム（セレクサ）、デュロキセチン（サインバルタ）、パロキセチン（パキシル）などの医薬品は、トラウマ関連の障害の治療に重大な貢献をしてきた。私たちのプロザック研究では、トラウマを負った人が環境をどう認識するかをロールシャッハテストを使って調べた。そのデータから、この種の医薬品（正式には「選択的セロトニン再取り込み阻害薬（SSRI）」）の機能の仕方について、重要な手掛かりが得られた。プロザックを服用する前は、患者の反応は情動が制御していた。たとえば、あるオランダ人患者（プロザック研究の参加者ではない）が頭に浮かんでくる。彼女は子供のころレイプされ、そのトラウマの治療のために、私に診てもらいにきた。そして、私のオランダ語訛りを耳にした途端、私にレイプされると確信した。ところが、プロザックを与えると状況は一変した。PTSDの患者たちは、プロザックのおかげで大局的な感覚が得られ、[21] プロザックに助けられて衝動をかなり制御できるようになった。ジェフリー・グレイは正しかったに違いない。私の患者の多くは、セロトニン値が上がると、反応の仕方が穏やかになった。

薬理学の勝利

ほどなく、薬理学は精神医学に大変革をもたらした。薬によって、医師は以前よりも自信を持ち、トークセラピー以外の手段を手に入れた。薬はまた、収入と利益も生み出した。私たちは製薬業界から助成金をもらい、精力的な大学院生たちと高性能の器具でいっぱいの研究室を手に入れた。それまではきまって病院の地下に位置していた精神科は、場所の面でも威信の面でも上昇し始めた。

マサチューセッツ・メンタルヘルスセンターではこの変化の一つの表れとして、一九九〇年代に病院のプールが埋め立てられて研究所の敷地となり、屋内バスケットボールコートが小部屋に仕切られ、新しい薬物療法クリニックができた。それまで何十年にもわたって医師と患者は、プールの中で水しぶきを上げ、コートでボールをパスする喜びを民主的に分かち合ってきた。私も研究棟スタッフだったときには、患者たちとコートで何時間も過ごしたものだ。そこは私たち全員が身体的健康の感覚を回復できる唯一の場所であり、日々直面する悲惨な状態のただ中にある別天地だった。それが今や、患者たちが「治してもらう」場所となったのだった。

前途へのじつに明るい期待とともに始まった医薬品革命は、けっきょく、その成果に劣らぬほど大きな害をもたらしたかもしれない。精神疾患は主として脳内の化学的不均衡によって生じ、その不均衡は特定の薬で是正しうるという説は、メディアと大衆にも、医療の専門家たちにと同様、広く受け容れられた。[22] 薬は多くの場所でセラピーに取って代わり、患者が根底にある肝心な問題に取り組まずに症状を抑え込むことを可能にした。抗うつ薬は患者が日常生活をこなすのを助けるうえで途方もない効果を発揮しうるし、毎晩数時間の睡眠を得るために睡眠薬を服用したり、前後不覚になるまで飲酒したりするのに比べれば、抗うつ薬のほうが優ることに疑問の余地はない。ヨーガ教室や定期的な運動、あるいは、ただがむしゃらに頑張ることで、自力で切り抜けようとするのに疲れ果てた人にとって、生き返るほどの救いを医薬品がもたらしうることが多い。とはいえ、選択的セロトニン再取り込み阻害薬（ＳＳＲＩ）は、トラウマを負った人が情動の奴隷になる度合いを減らすうえで、大きな助けとなりうるものの、治療全体の中では補助的なものにすぎないと考えるべきだ。[23]

私はＰＴＳＤのための薬の研究を非常に多く行なったあと、精神科の薬には重大な欠点があることに気づくに至った。こうした薬は、根底にある肝心な問題への対処から注意を逸らしかねないのだ。精神的な問題を脳の疾患と捉える脳疾患モデルは、人々の運命の主導権を本人の手から奪い取り、彼らの問題の解決を医師と保険会社に委ねる。

過去三〇年間に精神科の薬は、私たちの文化にとって不可欠になったが、その結果は心もとない。抗うつ薬の場合について考えてほしい。もし私たちが思い込まされているほど抗うつ薬が有効なら、うつ病は私たちの社会では今ごろ些細な問題でしかなくなっていたはずだ。ところが、抗うつ薬の使用は増え続けているというのに、うつ病の入院患者は減ってはいない。抑うつ状態を改善するために治療を受ける人の数は過去二〇年間に三倍になり、今やアメリカ人の一〇人に一人が抗うつ薬を服用している。[24]

アリピプラゾール（エビリファイ）、リスペリドン（リスパダール）、オランザピン（ジプレキサ、ザイディス）、クエチアピン（セロクエル）といった新世代の抗精神病薬は、アメリカの医薬品の売上で上位を占めている。二〇一二年には、アメリカ国民はエビリファイに一五億二六二二万八〇〇〇ドルを費やした。これは他のどの医薬品に投じた額よりも多い。第三位がサインバルタで、この抗うつ薬の売上は一〇億ドルを優に上回るが、[25]これまで、プロザックのような先行の抗うつ薬よりも優れていることが実証されたためしがない。今ではプロザックなどには、ずっと安価なジェネリック医薬品（後発医薬品）が販売されているのだが。政府による低所得者医療扶助制度であるメディケードは、他のどの種類の医薬品にかけるよりも多くのお金を抗精神病薬に費やしている。[26]完全なデータが手に入る最新の年である二〇〇八年には、メディケードが抗精神病薬に提供した資金は三六億ドルにのぼり、これは一九九九年の一六億五〇〇〇万ドルをはるかに上回る。メディケードの資金提供で抗精神病薬の処方を受ける二〇歳未満の人の数は、一九九九年から二〇〇八年にかけて、三倍に増えた。二〇一三年一一月四日、ジョンソン・エンド・ジョンソン社は、高齢者や子供、発達障害の人に対する抗精神病薬の販売方法が不適切だったとして、刑事処分に対する罰金と民事和解金など二二億ドル超を支払い、司法当局と和解することに合意した。[27]だが、薬を処方した医師たちの責任を問う人は誰もいない。

　現在、五〇万人のアメリカの子供が抗精神病薬を服用している。低所得の家庭の子供は、個人保険に加入している子供よりも、抗精神病薬を処方される率が四倍も高い。この手の薬は、虐待を受けた子供やネグレクトされた子供を従順にさせるために使われることが多い。[28] 二〇〇八年、五歳以下の子供一万九〇四五人が、メディケードを通じて抗精神病薬を処方された。一三州のメディケードのデータに基づくある研究によると、里親に養育されている子供の一二・四パーセントが抗精神病薬の処方を受けているが、メディケードの対象となる資格を持つ子供全体では、その数字は一・四パーセントでしかないという。[29] こうした薬を服用すると子供たちは扱いやすくなり、攻撃性が弱まるが、モチベーションや遊び、好奇心といった、きちんと務めを果たして世の中に貢献できる社会人へと成長するのに欠かせない資質には差し障りが出る。そのうえ、抗精神病薬を服用している子供は、病的肥満になって糖尿病を発症する危険もある。一方、精神科の薬と鎮痛薬の組み合わせによる薬の過剰服用は、増加し続けている。[30]

　薬から多額の利益が挙がるようになったので、主要な医学専門誌は、メンタルヘルス上の問題のための非薬物治療に関する研究はめったに掲載しない。[31] さまざまな治療法を探求する専門家は、主流から外れた「代替療法《オルタナティブ》」としてたいてい無視されてしまう。非薬物治療の研究はほとんど資金提供を受けることはない。例外は、いわゆる「マニュアル化された手順」を伴うもので、その場合、個々の患者の必要性に応じた微調整の余地がほとんどない、詳細まで規定された手順を患者とセラピストが踏むことになる。医学の主流は化学を通してより良い生活を実現するという方針を堅持しており、薬以外の手段で自らの生理的作用と内的均衡を現に変えられるという事実は、ほとんど顧みられない。

適応か病気か?

脳疾患モデルは、四つの根本的な事実を見過ごしている。(1)私たちは互いをはなはだしく害する可能性があるが、それを埋め合わせるに足るほどの、互いを癒す能力も持っている。健康を回復するためには、人間関係やコミュニティを回復することが重要だ。(2)言語は、自分の体験を伝えたり、知っていることを定義するのを助けたり、共通の意義を見つけたりすることで、私たちが自分自身を変える力を与えてくれる。(3)私たちには、呼吸したり、動いたり、触れたりといった基本的活動を通して、体と脳の、いわゆる不随意機能の一部を含む、自分自身の生理的作用を調節する能力がある。(4)私たちは社会的状況を変え、大人も子供も安全に感じられ、成功できる環境を生み出すことができる。

こうした人間性の典型的な特徴を無視すると、トラウマから回復して自律性を取り戻す術を人から奪うことになる。苦しんでいる人々は、自分の治癒の過程で、参加者ではなく患者となると、コミュニティから切り離され、内部の自己感覚から疎外されてしまう。薬の限界に気づいた私は、人が心的外傷後の反応に対処するのを助ける、より自然な方法を見つけられないかと考え始めた。

第3章　脳の中を覗く——神経科学革命

意識的に思考している人の脳を頭蓋骨を通して眺められたとすれば、そして、最も興奮している部位が光り輝いていたとすれば、大脳の表面に、絶えず大きさと形を変えながら波打つ奇妙な境界を持った明るい点が、半球形を成す脳の残りを覆うおおむね深い闇に囲まれて、戯れるのが見られるだろう。

——イワン・パヴロフ

じっと眺めることで多くが観察できる。

——ヨギ・ベラ

一九九〇年代初期に、脳画像法技術のおかげで、脳が情報を処理する方法についての高度な理解を得る、思いもよらぬ能力が手に入った。先進的な物理学とコンピューターテクノロジーに基づいた、何百万ドルもする巨大な機械によって、神経科学はあれよあれよという間に、非常に人気の高い研究領域の仲間入りをした。陽電子放射断層撮影法（ＰＥＴ）や、そのあとに続いた機能的磁気共鳴画像法（ｆＭＲＩ）によって、人が特定の課題に取り組んでいるときや過去の出来事を思い出しているときに、脳のさまざまな部位がどのように活性化するかを、科学者は視覚化できるようになった。私たちは初めて、脳が記憶や感覚、情動を処理するところを眺め、心と意識の回路の地図作成に取りかかることができた。セロトニンやノルエピネフリンといった脳内の化学物質を計測する旧来の技術を使えば、科学者は神経活動を促すものを眺めることができたが、それは、ガソリンを調べて自動車のエンジンを理解しようと試みるようなものと言えなくもなかった。だが神経画像法は、エンジン内部を見ることを可能にしたのだ。そのおかげで、トラウマの知識も一変した。

ハーヴァード・メディカルスクールは昔も今も神経科学革命の最前線にあり、一九九四年には、スコット・ローチという若い精神科医がハーヴァードの関連医療機関であるマサチューセッツ総合病院の神経画像研究所の初代所長に任命された。ローチはこの新しい技術が答えうる最も当を得た疑問は何であるかに思いを巡らせ、私が書いた論文をいくつか読んだあと、フラッシュバックを経験する人の脳の中で何が起こっているのかをいっしょに研究できないだろうかと私に尋ねた。

私はちょうど、トラウマがどのように記憶されているかについての研究（第12章で論じる）を終えたばかりだった。この研究では、参加者たちは、過去の光景や感覚、音や声に突然ハイジャックされるとどれほど気が動転するかを繰り返し私に語ってくれた。そのようなフラッシュバックの間、脳がどんな悪さをしているのか知りたいという参加者が何人かいたので、そのうち八人に、クリニックにもう一度来て、彼らに取り憑いた苦しい出来事の場面を再現する間、スキャナーの中にじっと横たわっていてもらえないかと頼んだ（彼らにとってまったく新しい経験なので、私は詳細に説明した）。驚いたことに、八人全員が同意してくれ、その多くは、自分の苦しみからわかることが他の人々の助けになってほしいという希望を表明した。

ハーヴァード・メディカルスクール入学前に私たちを手伝ってくれていた研究助手のリタ・フィスラーは、参加者の一人ひとりと面接をし、彼らのトラウマを時間軸に沿って細大漏らさず再現する台本を注意深く作成した。私たちは意図的に、話全体ではなく、彼らの体験の孤立した断片（特定の光景や音、声、感覚）だけを集めようと試みた。なぜなら、トラウマというものはそのように体験されるからだ。リタは参加者に、安心できて自分が主導権を握っていると感じられる場面も説明してもらった。ある参加者は朝の日課について語った。ヴァーモント州の農家のポーチに座って丘陵地帯を見晴らしている場面を説明する人もいた。こちらの台本は、基準となる測定値を得るために二度目のスキャンで使うことになる。

台本が正確かどうか参加者が（黙読して）確認したあと（黙読すると、読み聞かせられたり、話したりしたときほど圧倒されない）、リタは彼らがスキャナーに入っているときに聞かせるために、朗読録音をした。典型的な台本を一つ、例として挙げておく。

あなたは六歳で、寝る支度をしています。お父さんとお母さんが怒鳴り合っているのが聞こえます。あなたはおびえ、胃が締めつけられます。あなたと弟と妹は、階段の上で身を寄せ合っています。お父さんがお母さんの両腕をつかみ、お母さんは逃れようともがいているのが、手摺り越しに見えます。お母さんは泣き叫びながら、獣のように唾を吐いたり唸ったりしています。あなたは顔が赤らみ、全身が熱くなります。お母さんはようやく身を振りほどくと、ダイニングルームに駆け込み、とても高価な中国製の花瓶を割ります。あなたは二人に向かってやめるように叫びますが、無視されます。お母さんは二階に駆け上がってきます。テレビを壊しているのが聞こえます。幼い弟と妹は、お母さんにクローゼットに隠れてもらおうとします。あなたは胸がどきどきし、震えています。

私たちは最初のセッションで、参加者が吸い込むことになる酸素放射性同位体の目的を説明した。脳のどの部位も、代謝活動が増減すると、酸素消費の割合がただちに変化し、それをスキャナーが捉える。私たちはスキャン中ずっと、参加者の血圧と心搏数《しんぱくすう》を計測するので、こうした生理的徴候を脳の活動と比較することができた。

数日後、参加者たちは画像研究所にやって来た。マーシャという、ボストン郊外に住む四〇歳の教師を真っ先にスキャンした。彼女の台本は、一三年前、昼間キャンプに参加していた五歳の娘のメリッサを迎えにいったときのものだった。車を走らせ始めると警告音がしつこく鳴った。メリッサのシートベルトがきちんと装着されていないことを示す音だった。マーシャは、手を伸ばしてベルトを調節してやっている間に、赤信号を無視して交差点に入ってしまった。そして、別の車に助手席側に衝突され、娘は即死した。マーシャはそのとき妊娠中で、救急車で救急処置室に向かう間に、七か月になる胎児も亡くなった。

マーシャは、快活なパーティの花形から、自分を責めてやまない抑うつ状態の人へと、一夜にして変わった。そして、教室での指導から学校運営の部署へと異動した。子供たちと直接かかわるのが耐えられなくなった——子供を失った多くの親にとってそうであるように、子供たちの幸せそうな笑い声が、引き金《トリガー》（トラウマを思い出させるもの）となったからだ。事務処理の仕事で気を紛らせていてさえ、一日頑張りとおすのにひどく苦労した。自分の感情を寄せつけまいと、昼も夜も必死に働いたが、それも空しかった。

マーシャがスキャンを受けている間、私はスキャナーの外に立ち、モニターで彼女の生理的反応を追い続けることができた。私たちがテープレコーダーのスイッチを入れた途端、彼女の鼓動が速まり、血圧が急上昇した。台本を聞いただけで、一三年前の事故のときに起こったのと同じ生理的反応が引き起こされたのだ。録音された台本が終わってマーシャの心拍数と血圧が正常に戻ったあと、私たちは二番目の台本の録音を聞かせた。ベッドから起き出し、歯を磨くというものだ。今度は心拍数にも血圧にも変化はなかった。

スキャナーから出てきたマーシャは、意気をくじかれ、やつれ、凍りついているように見えた。呼吸が浅く、目は見開かれ、背は丸まっており、まさに脆弱性と無防備を絵に描いたようだった。私たちは彼女を慰めようとしたが、たとえこの実験で何が発見できるとしても、彼女を苦しませるだけの価値があるのかどうか、疑問に思えた。

八人の参加者全員がスキャンを終えたあと、スコット・ローチは数学者や統計学者たちと協力し、フラッシュバックによって引き起こされた覚醒状態をニュートラルな状態にある脳と比較するため

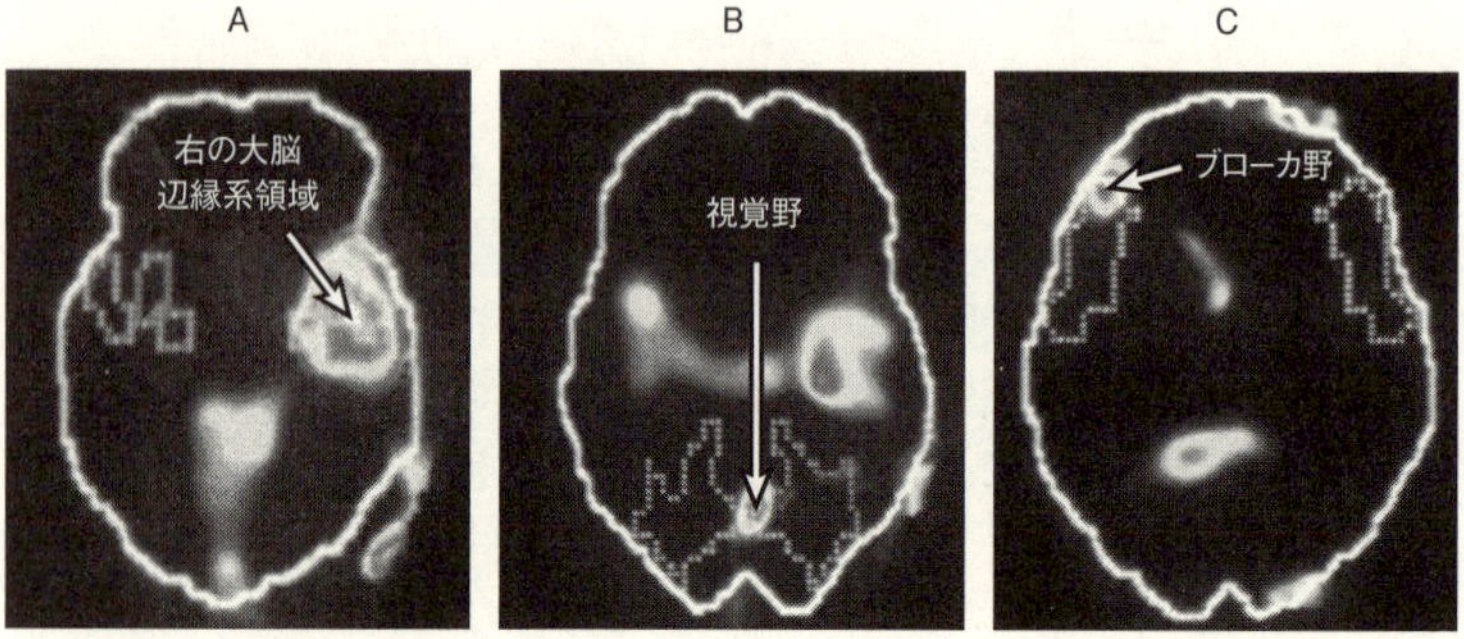

図3-1 トラウマ体験を思い出している脳の画像 (A)大脳辺縁系と(B)視覚野で明るく輝く箇所は、活動の増加を表している。(C)は、脳の言語中枢の活動が著しく減少していることを示している。

の、合成画像を作成した。数週間後、彼は結果を送ってくれた。それが図3-1だ。私はそのスキャン画像を自宅のキッチンの冷蔵庫にテープで止め、その後何か月か、毎晩眺めた。私は、ふと思った――初期の天文学者が望遠鏡で新しい星座を眺めたときは、きっとこんな気持ちだったに違いない、と。

　スキャン画像には不思議な点や色がいくつか写っていたが、脳内で活性化した最も広い領域が、右側の下部の中央に位置する大脳辺縁系領域、つまり情動を司る「情動脳（爬虫類脳と大脳辺縁系。第4章参照）」の一部だったのは、意外ではなかった。強烈な情動が、大脳辺縁系、とくにそのうちの「扁桃体」と呼ばれる領域を活性化させることは、すでによく知られていた。私たちは、危険が迫っていれば扁桃体に警告してもらい、体にストレス反応を起こさせることができる。トラウマを負った人々は、自分のトラウマ体験と関連した画像や音、声、思考を提示されると、マーシャの場合のように、たとえその出来事から一三年も経過していても、扁桃体が危険を察知して驚いて反応することを、私たちの研究ははっきり示していた。この恐怖中枢の活性化は、ストレスホルモンと神経インパルスの連鎖反応を引き起こし、血圧を上げ、鼓動を速め、酸素の摂取量を増やし、闘争あるいは逃走に向けて体を準備する。[1] マーシャは、自分がスキャナーの中で静かに横たわっているという事実を完全に忘れることはけっしてなかったにもかかわらず、腕に装着した観察・記録装置は、この激しい覚醒の生理的状態を捉えていた。

言葉で表現できないぞっとするような恐怖

私たちの研究の最も意外な発見は、大脳皮質の左の前頭葉《ぜんとうよう》の「ブローカ野」と呼ばれる領域に現れた白い箇所だった。この場合、色の変化は脳のその部位で活動の著しい低下があったことを意味する。ブローカ野は脳の言語中枢の一つで、脳卒中患者では、その領域への血液の供給が遮断されたときにしばしば影響を受ける。ブローカ野がきちんと機能しないと、思考や感情を言葉にできない。フラッシュバックが引き起こされたときにはいつもブローカ野が稼働を停止することを、私たちのスキャン画像は示していた。言い換えれば私たちは、トラウマの影響が、脳卒中のような身体的損傷の影響と必ずしも違わない（そして、それと部分的に重なり合いうる）ことを示す視覚的証拠を手に入れたわけだ。

トラウマはすべて、言語習得以前の次元にある。シェイクスピアは、この、言葉で表現できない恐怖の状態を、『マクベス』で捉えている。殺害された王の死体が発見されたあとの場面だ。「ああ、恐ろしい！　恐ろしい！　ぞっとするほど恐ろしい！　これは口にも心にも、思いもよらぬこと、名状できぬことだ！　今や破壊も極まれり」。極限状況に置かれた人は、卑猥な言葉を叫んだり、母親を呼んだり、ぞっとしてわめいたり、すっかり機能停止に陥ったりしうる。暴行や事故の被害者は、救急処置室で黙って座り込んだり、凍りついたりする。トラウマを負った子供は口が利けなくなったり、話すのを拒んだりする。戦闘に参加している兵士の写真を見ると、虚《うつ》ろな目をして黙って空《くう》を見詰めている。

トラウマを負った人は、長い年月を経たあとでさえ、自分の身に起こったことを他人に話すのに非常に苦労する。彼らの体は、闘争／逃走の衝動に加えて、恐怖や憤激、無力感を再度覚えるが、こうした感情は、明確に表現するのがほぼ不可能だ。トラウマは本来、私たちを理解の限界まで追いやり、共通経験や想像可能な過去に基づく言語から切り離す。

とはいえこれは、人々が自分の身に降りかかった悲劇について語れないということではない。第1章に登場した帰還兵たちのように、サバイバーの大半は、自分の症状や行動を一般向けに説明するために、彼らの多くが「作り話」と呼ぶものを、遅かれ早かれ用意する。だがそうした話は、その悲劇的体験の内なる真実を捉えていることは稀だ。自分のトラウマ体験を首尾一貫した話（起承転結のある物語）にまとめるのは、途方もなく難しい。CBSの著名な通信員エドワード・マローのような熟練の記者でさえ、一九四五年にナチスのブーヘンワルトの強制収容所が解放されたときに目にした悲惨な状況を伝えるのに難儀している。「私の言ったことを、どうか信じてほしい。目にしたもの、聞いたことを報告したが、それはほんの一部にすぎない。ほとんどについて、私は語る言葉を持ち合わせていないのだ」

言葉を失ったとき、嫌でも浮かんでくる光景がその体験を捉えて、悪夢やフラッシュバックとして戻ってくる。ブローカ野が不活発になるのとは逆に、ブロードマンの脳マップの19野という別の領域が、私たちの研究の参加者の脳では活性化した。これは視覚野にある領域で、画像が最初に脳に入ったときにそれを認識する。もともとのトラウマ体験からこれほど時間を経てから、この脳領域が活性化するのを目にして、私たちは驚いた。通常の状況では、19野で認識された画像は他の脳領域に迅速に拡散し、目にしたものの意味が解釈される。あたかもトラウマ体験が現に起こっているかのように脳の領域が再活性化するところを、私たちはまたしても目撃していたのだ。

記憶について論じる第12章で見るように、音や声、臭い、身体的感覚のような、他の未処理のトラウマの感覚断片も、トラウマ体験自体とは別個に認識される。似たような感覚がしばしばフラッシュバックを引き起こし、それがそうした感覚断片を、どうやら時間の経過によって修正されることなく、再び意識に昇らせる。

脳の一方の側に偏る

これらの画像からは、フラッシュバックの間、研究の参加者たちの脳は、右側だけしか活性化しなかったこともわかった。今日、右脳と左脳の違いについては、厖大《ぼうだい》な数の科学的な文献や通俗的な文献がある。だが九〇年代初期には、私は一部の人が世の中を左脳人間（理性的で論理的な人々）と右脳人間（直感的で芸術的な人々）に分け始めていることを耳にしたものの、この考え方にはろくに注意を払わなかった。ところが、私たちのスキャン画像は、過去のトラウマが脳の右半球を活性化させ、左半球を不活発にさせることをはっきり示していた。

今では私たちは、脳の両半球が異なる言語で話すことを知っている。右脳は直感的、情動的、視覚的、空間的、触覚的で、左脳は言語的、逐次的、分析的だ。話すことは脳の左半球が一手に担っているのに対して、右半球は経験の音楽的側面を担当している。右半球は、表情や身体言語《ボディランゲージ》を通して、また、愛や悲しみの音声を発することや、歌ったり、罵《ののし》ったり、叫んだり、踊ったり、真似たりすることで、意思を伝達する。右脳は子宮の中で先に発達し、母親と赤ん坊の間の非言語的コミュニケーションを担う。子供が言語を理解し、話し方を学び始めると、左半球が稼働するようになったことがわかる。言語能力を獲得すれば、子供は物の名前を言ったり、物どうしを比べたり、物と物の関係を理解したり、自分独自の主観的経験を他者に伝え始めたりすることができる。

脳の左側と右側では、過去の痕跡の処理の仕方も著しく異なる。[2] 左脳は事実や統計的数値、出来事を描写する言葉を記憶する。私たちは左脳に、自分の経験を説明したり整理したりしてもらう。右脳は音や声、触感、匂い、それらが喚起する情動の記憶を保存する。また、過去に見聞きした声や目鼻立ち、仕草、場所に自動的に反応する。右脳が思い起こすことは、直感的な事実、すなわち物事の実際のありようのように感じられる。私たちが愛する人の美点を友人に並べ立てるときにさえ、その友人の顔が、四歳のときに大好きだった伯母の顔を思い起こさせると、感情がより強く動かされる。[3]

通常なら、脳の両側はおおむね円滑に協働する。一方の側をもう一方の側よりもよく使うと言えるような人でさえ、そうだ。だが、どちらか一方の側が、たとえ一時的であっても機能を停止したり、（初期の脳手術では、ときおり起こったように）両側が完全に分離されたりすると、障害が出る。

左半球を不活発にさせると、経験を論理的な順序にまとめたり、刻々と変わる感情や知覚を言葉に表したりする能力に、たちまち支障が出る（フラッシュバックの間、機能を停止するブローカ野は、左側にある）。物事を順序立てられなければ、因果関係を突き止めたり、自分の行動の長期的影響を把握したり、未来のための首尾一貫した計画を立案したりできない。激しく動揺している人は、「正気を失いかけている」と言うことがある。専門用語を使えば、彼らは実行機能の喪失を経験しているのだ。

トラウマを負った人々が何かの弾みで過去を思い出すと、そのトラウマ体験が今起こっているかのように、右脳が反応する。だが、左脳がうまく働いていないので、自分が過去を再び経験したり再現したりしているという自覚がないかもしれない。彼らは単に怒り狂ったり、ぞっとしたり、激怒したり、恥じ入ったり、凍りついたりする。情動の嵐が去ったあとは、何か、あるいは誰かのせいにしようとするかもしれない。あんな振る舞いを見せたのは、あなたが一〇分遅刻したからだ、あなたがジャガイモを焦がしたからだ、あなたが「ちっとも話を聴いてくれない」からだ、という具合に。もちろん、たいていの人は、ときには責任のなすりつけをしたことがあるだろうが、気が落ち着くと、自分の非を認められるようであってほしいものだ。トラウマはこの種の自覚を妨げる。やがて私たちの研究で、その理由がはっきりした。

闘争／逃走にはまり込む

スキャナーの中でマーシャに起こったことは、しだいに腑に落ちてきた。彼女の悲劇から一三年後、彼女の記憶の中に依然として保存されていたそのときの感覚（事故のときの音と声と光景）を、私たちは活性化させてしまったのだ。これらの感覚が意識の表面に立ち上ってくると、警報システムが起動し、彼女はあたかも自分がまだ病院にいて、娘が亡くなったことを告げられているかのように反応した。一三年の月日の経過は消し去られた。心拍数と血圧の急上昇は、驚き狂乱した彼女の生理的状態を反映していたのだ。

アドレナリンは、私たちが危険に直面したときに反撃したり逃走したりするのを助けるうえで重要なホルモンの一つだ。自分のトラウマ体験の物語を聴いているときに研究の参加者の心拍数と血圧が一気に上がったのは、アドレナリンが増えたせいだった。通常は、人は脅威に直面すると、それに反応してストレスホルモンを一時的に増加させる。そして、その脅威が去るとすぐに、そのホルモンは消散し、体は常態に戻る。それとは対照的に、トラウマを負った人のストレスホルモンは、基準値に戻るまでにはるかに長い時間がかかるし、軽いストレス刺激にさえ、たちまち過剰に反応して急増する。ストレスホルモン値が絶えず高いと、知らず知らずのうちに害が出て、記憶や注意に問題が起こったり、短気になったり、睡眠障害に陥ったりする。また、多くの長期的な健康問題の一因ともなる。どんな問題が生じるかは、各自の体のどこが最も弱いか次第だ。

脅威には他の反応もありうることが、今ではわかっている（その反応は、現在のスキャナーではまだ計測できない)。単に否認という反応を見せる人がいるのだ。彼らの体は脅威を認識するが、意識ある心はまるで何事もなかったかのように振る舞い続ける。だが、心が情動脳からのメッセージを無視することを学んだとしても、警報信号が止むことはない。情動脳は働き続け、ストレスホルモンは筋肉に信号を送り続け、行動のために緊張させたり、あるいは動けなくして虚脱状態にさせたりする。身体的な影響は弱まることなく継続し、ついに疾患となって表れ、ようやく注意を向けざるをえなくなる。薬や麻薬、アルコールも、耐えられない感覚や感情を一時的に鈍らせたり消し去ったりできる。だが、体は記録をつけ続けるのだ。

スキャナーの中でマーシャに起こったことはいくつかの異なる視点から解釈でき、そのそれぞれが治療法にかかわってくる。たとえば、じつに明白だった神経化学的・生理的混乱に的を絞り、彼女は娘の死を思い出させられるたびに再発する生化学的不均衡に苦しんでいると主張することが可能だ。その場合、その反応を弱めたり、最善の場合には化学的平衡を取り戻したりする薬、あるいは薬の組み合わせを探すことができる。マサチューセッツ総合病院の同僚数人は、私たちのスキャンの結果に基づいて、人がアドレナリン値の上昇にあまり反応しなくなるようにする薬を調査し始めた。

また、マーシャは過去の記憶に過感作(過敏)になっており、最善の治療法は脱感作(外部からの刺激への感受性を弱めたりなくしたりすること)だと強く主張することもできる。[4] セラピストを相手に、トラウマ体験の詳細を繰り返し詳しく話せば、彼女の生物学的反応は弱まるかもしれず、その体験を何度となく追体験する代わりに、「昔は昔、今は今」と気づき、それを肝に銘じられるようになりうる。

一〇〇年以上にわたって、心理学と精神療法の教科書はどれも、悩ましい感情について語る何らかの手法を使えば、そうした感情を解消しうるとしてきた。ところが、すでに見たように、トラウマ体験そのものが邪魔をしてそれができない。私たちがどれほど洞察や理解を深めようとも、理性を司る理性脳には情動脳を説得できない。情動脳が現実と捉えているものから、情動脳を抜け出させることは基本的にできないのだ。言語に絶する体験をした人にとって、その体験の本質を伝えるのがどれほど困難かを、私は頻繁に痛感する。彼らにとっては、自分に対してなされたことについて話す——被害と復讐の物語を語る——ほうが、自分の内的経験の真のありように気づき、それを感じ、言葉に表すよりも、はるかに楽なのだ。

私たちのスキャン画像は、彼らの恐怖が根強く残り、日常経験のさまざまな側面によって誘発されうることを示していた。彼らは自分のトラウマ体験を、現在進行中の自分の生活の流れに統合していなかった。彼らは「あのとき」にとどまり続け、「今」に生きる術、現在を思う存分生きる術を知らなかった。

マーシャは私たちの研究に参加してから三年後、患者として私のもとを訪ねてきた。私はＥＭＤＲ（眼球運動による脱感作と再処理法）を使って治療に成功した。ＥＭＤＲは、第15章で取り上げることにする。

第2部　これがトラウマを負ったあなたの脳だ

第4章　命からがら逃げる──サバイバルの分析

脳が誕生する前は、宇宙には色も音もなかったし、味も香りもなければ、おそらく感覚もほとんどなく、感情や情動もなかった。だが、脳以前の宇宙には、痛みも不安もなかった。

──ロジャー・スペリー(1)

二〇〇一年九月一一日、五歳になるノーム・ソールは、第二三四公立学校の一年生の教室の窓から、四五〇メートルもない所にある世界貿易センターに、一機目の旅客機が突っ込むのを目撃した。彼とクラスメイトは担任の教師とともに階段を駆け下りてロビーに行き、そのほとんどが、ほんの少し前に送ってきてくれたばかりの親たちと再会した。ノームと兄と父親は、あの朝、ロワー・マンハッタンの瓦礫と灰と煙の中を命からがら逃げた何万もの人の一部だった。

一〇日後、私はノームの一家を訪ね（彼らは私の友人だった）、その晩、彼の両親と世界貿易セン

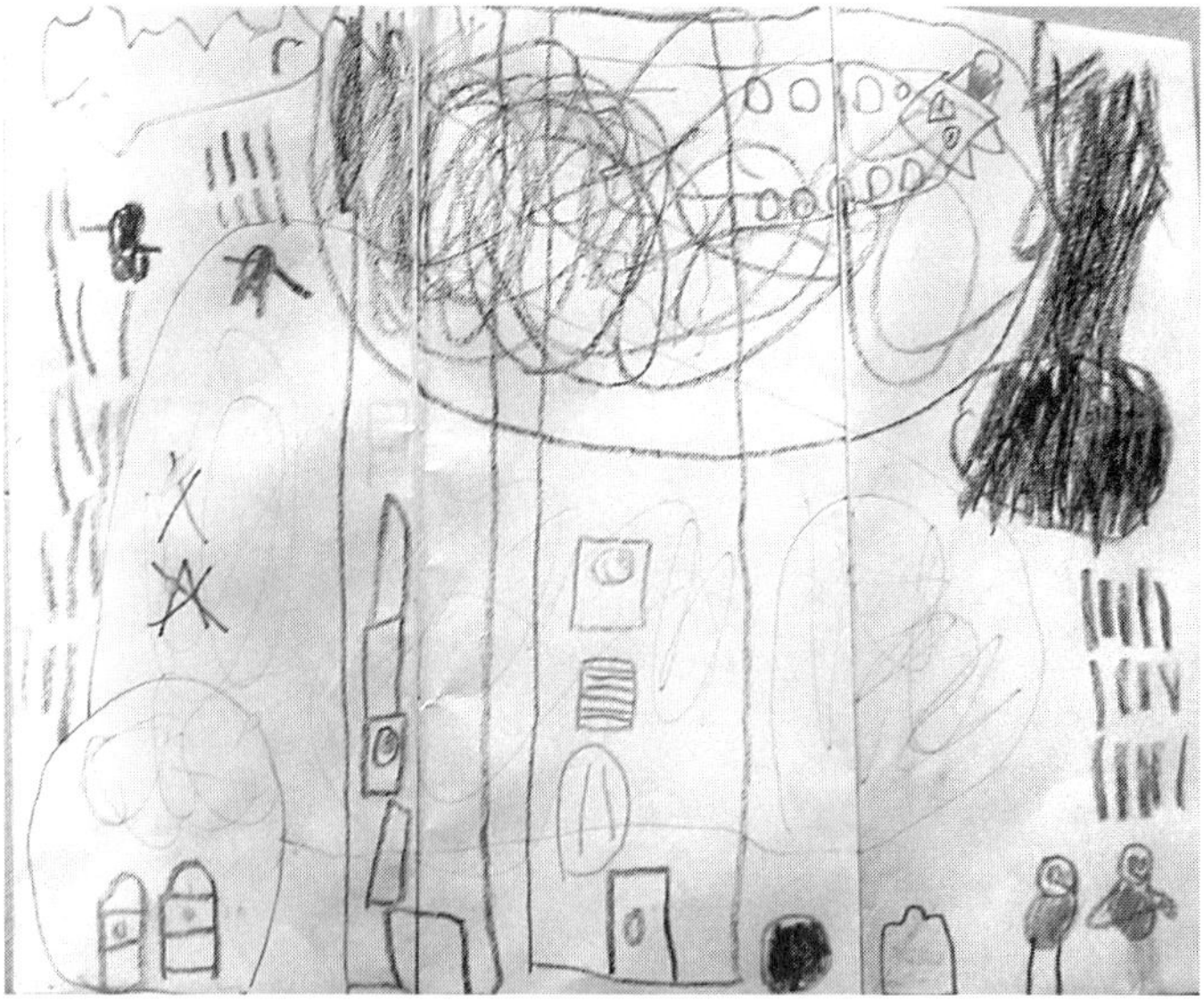

図4-1 世界貿易センターに対する9・11テロ攻撃を目撃したあと、5歳児のノームが描いた絵　あれほど多くのサバイバーの頭にこびりついた光景（灼熱の火災から逃れるために飛び降りる人々）を再現したが、命を救うためのトランポリンを、崩れる建物の下に加えた。

ターに出かけた。ツインタワー北棟が建っていた場所にできた穴の、依然として煙っている不気味な闇の中を歩いていくと、あちこちで救助隊員がまばゆいライトの下、昼夜兼行の作業をしていた。家に戻ったとき、ノームはまだ起きており、九月一二日午前九時に描いたという絵を見せてくれた。それには、彼がその前日目にした光景が描かれていた。北棟に激突する飛行機、巨大な火炎、消防士たち、建物の窓から飛び降りる人々。だが、絵の下のほうに、彼は何か描き足していた。建物の真下に、黒い丸がある。それが何か、見当もつかなかったので、訊いてみると、「トランポリン」という答えが返ってきた。なぜ、そんな所にトランポリンがあるのか。ノームはこう説明してくれた。「今度、人が飛び降りなくちゃならなくなったとき、安全なように」。私は言葉を失った。この絵を描くわずか二四時間前に、言語に絶する破壊行為と惨事を目撃したばかりのこの五歳の男の子は、自分の目にしたものを想像力を使って処理し、再び人生を歩み始めたのだ。

ノームは運が良かった。家族が全員無事だったし、愛情に満ちた環境で育ってきたし、自分たちが目撃した悲劇がもう終わったことを理解できた。幼い子供は惨事のとき、たいてい親を手本とする。子供たちは、養育者が冷静を保ち、彼らの欲求に応じ続けてくれるかぎり、深刻な心理的傷を負うことなく、恐ろしい出来事を生き延びる場合が多い。

私たちはノームの体験のおかげで、人間のサバイバルの基本である、脅威に対する適応反応の持つ二つの重要な側面を、大筋でつかむことができた。惨事が起こったとき、彼はそこから逃げ去ることで、能動的な役割を果たすことができ、それによって、自らの救出における行為の主体となった。そして、自宅という安全地帯にたどり着くと、脳と体の中の警報ベルが鳴り止んだ。その結果、彼の心が解放され、何が起こったかを多少なりとも理解し、自分が目にしたものに代わる創造的な選択肢、すなわち救命トランポリンを想像することさえできた。

ノームとは対照的に、トラウマを負った人は新しい経験を自分の人生に統合できないので、立ち往生し、成長が止まってしまう。私はパットンの下で戦った帰還兵たちが、第二次大戦中に軍が支給した腕時計をクリスマスに贈ってくれたときにはおおいに心を動かされたが、それは彼らの人生が事実上停止してしまった一九四四年という年の悲しい記念品だった。トラウマを負うというのは、そのトラウマ体験が今も変わることなく、変えようもなく続いているかのように自分の人生を構成

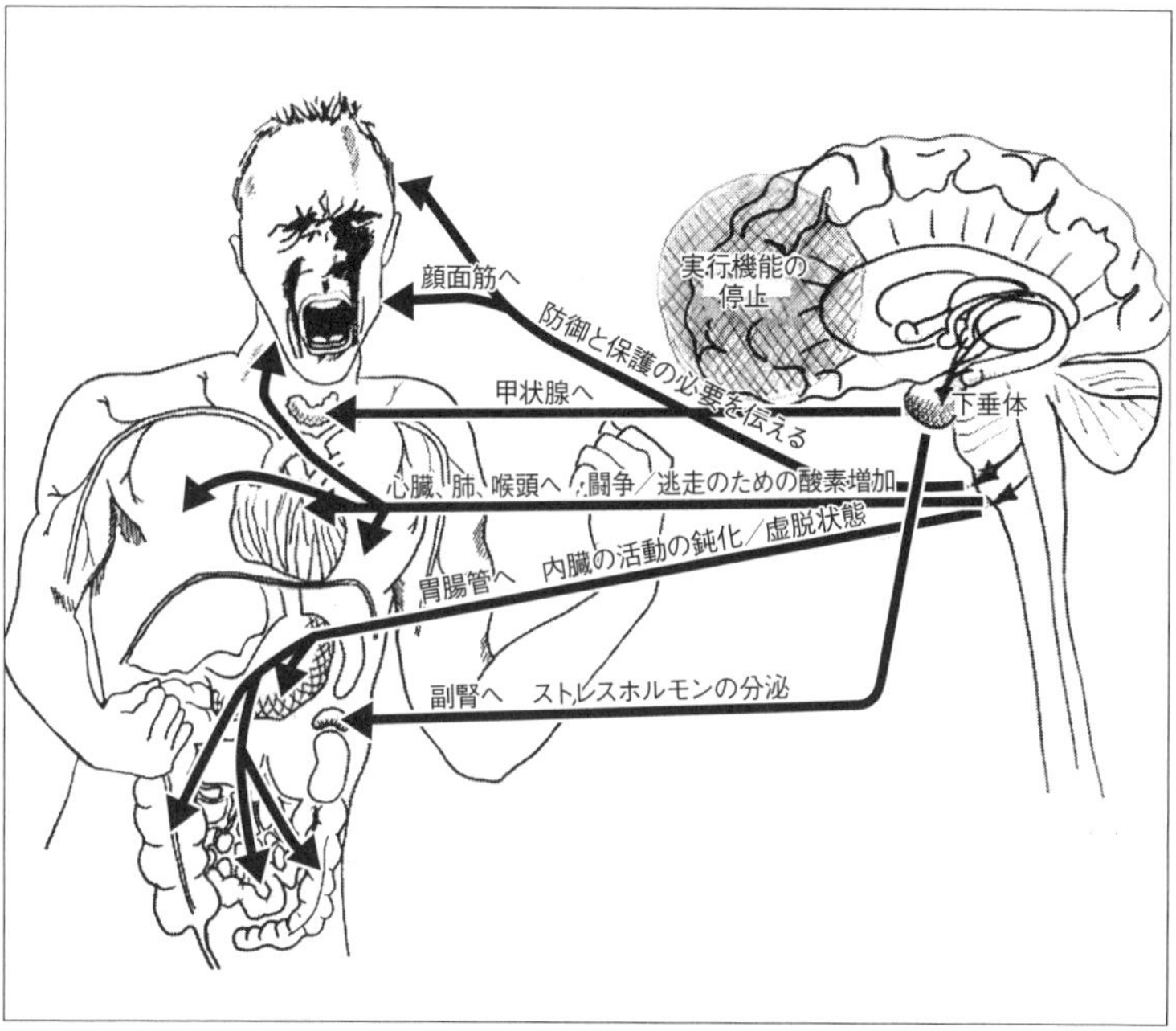

図4-2 トラウマは、体、心、脳という、人間の生体全体に影響を及ぼす。PTSDでは、体は過去の脅威に対しての防御を続ける。PTSDから回復するというのは、この継続的なストレス動員に終止符を打ち、生体全体の安全を取り戻すことを意味する。

することを意味する。新たな出会いや出来事はすべて、過去に汚染されてしまうのだ。

トラウマを負ったあとは、周りの世界は異なる神経系で経験される。今やサバイバーのエネルギーは、人生における自発的なかかわりを犠牲にして、内部の混乱を鎮めることに注がれるようになる。耐え難い生理的反応に対する主導権を維持しようとすると、線維筋痛症や慢性疲労、その他の自己免疫疾患など、多種多様な身体的症状を引き起こしうる。トラウマの治療では、体、心、脳という、生体全体を対象とするのが重要である理由も、これで説明できる。

サバイバルのための構成

図4-2は、脅威に対する全身の反応を示している。

脳の警報システムが作動すると、脳の最も古い部位で、あらかじめプログラムされた身体的避難計画が自動的に発動される。他の動物の場合と同様、私たちの基本的脳構造を構成する神経と化学物質は、体と直接のつながりを持っている。この古い脳が主導権を奪うと、高次の脳（意識ある心）を部分的に停止させ、体に命令を発し、逃げたり、隠れたり、闘ったり、ときには凍りついたりさせる。私たちが状況を完全に自覚したときには、体はすでに動きだしているかもしれない。闘争／逃走／凍結反応が成功し、危地を脱すると、私たちは内部の平衡を取り戻し、徐々に「正気を回復する」。

もし何らかの理由で、たとえば交戦地帯、自動車事故、家庭内暴力、レイプなどの状況で、押さえつけられたり狭い所に閉じ込められたりして、危地を脱するための有効な行動がとれなくなったために正常な反応が妨げられたら、脳はストレス化学物質を分泌し続け、脳の電気回路は空しく発火を繰り返す。[2] 実際の出来事が過ぎてからずっとあとになっても、脳は、もう存在しない脅威から逃れるようにと、体に信号を送り続けることがある。少なくとも、フランスの心理学者ピエール・ジャネがトラウマ性ストレスについての初の科学的説明を発表した[3]一八八九年以降は、トラウマサバイバーは「その出来事が起こったときに始まった行動を継続する、というよりはむしろ、その行動を起こそうという（無駄な）努力を継続する」傾向にあることが認められてきた。自分を守るた

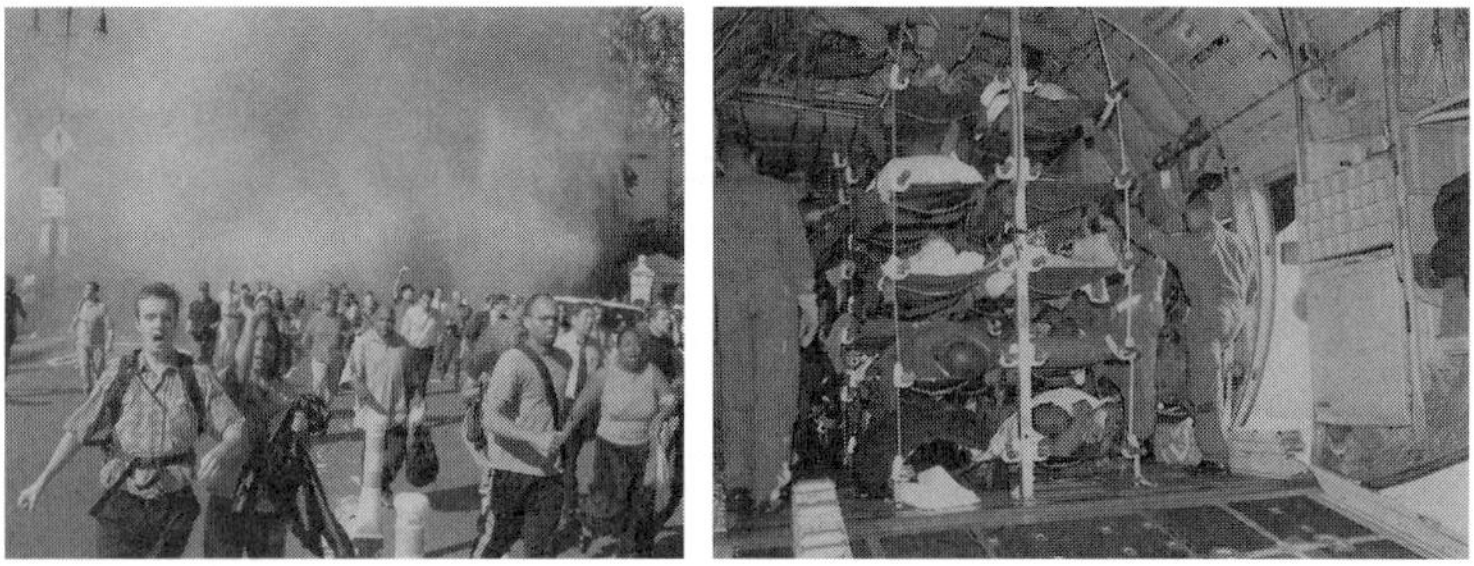

図4-3 有効な行動vs身動きがとれない状態　有効な行動（闘争／逃走反応の結果）は、脅威に終止符を打つ。身動きがとれない状態は、体を逃避不能ショックと学習性無力感の状態に保つ。人は危険に直面すると、脳が自動的にストレスホルモンを分泌し、抵抗や逃避を促す。脳と体は、住みかへ向かって逃げるようにプログラムされている。住みかでは安全を取り戻すことができ、ストレスホルモンも休止できる。ハリケーン「カトリーナ」のあと、自宅から遠く離れた所に避難するために拘束された人々は、ストレスホルモン値が高いままになり、それが彼らに不利に働き、継続的な恐怖、うつ状態、憤激、身体的疾患を引き起こした。（左：AP PHOTO／ポール・ホーソーン　右：ILLINOISPHOTO.COM）

めに動いたり、何かをしたりできることは、恐ろしい体験が長期に及ぶ傷を残すかどうかを決める、重要な要因だ。

本章では、トラウマに対する脳の反応を掘り下げることにする。神経科学によって脳について多くが明らかになるほど、脳が私たちの生存と繁栄を助けるために構成された、相互接続した部位から成る巨大なネットワークであることがわかってくる。さまざまな部位の協働の仕方を知ることは、人体のあらゆる部分にトラウマがどのように影響を与えるかを理解するうえで欠かせない。そしてその知識は、トラウマ性ストレスを解消するための、必須の手引きの役割を果たしうる。

脳――下から上へ

脳の最重要課題は、最も悲惨な状況下にあってさえ、生存を確保することだ。それ以外はすべて二の次となる。脳は生存を確保するために、以下のことをする必要がある。（1）食物、休養、保護、生殖、住みかといった、体が必要とするものを示す内部信号を生み出す。（2）そうした必要性を満たすためにどこへ行くべきかを示す、周りの世界の地図を制作する。（3）そこへ行き着くために必要なエネルギーと行動を生じさせる。（4）途中で遭遇する危険や好機について注意を促す。（5）その時々の必要に応じて行動を調節する。[4] 私たち人間は哺乳動物、つまり、集団でしか生存も繁栄もできない生き物なので、これらの必要のどれを満たすのにも、協調と協働が欠かせない。精神的な問題は、内部信号がうまく働かないときや、自分の地図をたどっても行くべき場所に行き着けないとき、体が麻痺してしまって動けないとき、行動が必要性と一致しないとき、あるいは、人間関係が破綻したときに起こる。私が論じる脳組織はどれも、こうした不可欠の機能の実行に果たす役割があり、これから見るように、トラウマはそれらのどれをも妨害しうる。

私たちの理性的で認知的な脳は、じつは脳の最も新しい部位で、頭蓋骨内の領域の三割程度しか占めていない。理性脳はおもに私たちの外の世界とかかわっており、物事や人々がどのように機能するかを理解したり、自分の目標の達成法や、時間の管理法、行動の順序立ての仕方を考え出したりする。この理性脳の下には、進化上もっと古く、ある意味で別個の脳が二つあり、それ以外のことをすべて受け持っている。そのときそのときの体の生理的作用を認識したり管理したり、快適さや安全、脅威、空腹、疲労、欲望、熱望、興奮、喜び、痛みなどを識別したりする。

脳は下から上へと構築されている。進化の間に起こったのとちょうど同じように、どの子供でも、子宮の中で一層ずつ発達していく。最も原始的な部分、すなわち私たちが生まれたときにはすでに稼働している部分は、古い動物脳で、しばしば「爬虫類脳」と呼ばれる。脳幹にあり、脊髄が頭蓋骨に入る場所のすぐ上に位置する。新生児ができること――食べ、眠り、目覚め、泣き、呼吸をすることも、温度や空腹、おむつの湿り気、痛みを感じることも、排尿や排便で毒素を体外に出すことも――は、すべてこの爬虫類脳が受け持っている。脳幹とそのすぐ上にある視床下部は、いっしょに体のエネルギー水準を制御する。両者は心臓と肺の機能を協調させ、また内分泌系と免疫系の機能も協調させ、これらの基本的な生命維持システムが、「ホメオスタシス」と呼ばれる比較的安定した体内の均衡の範囲に確実に維持されるようにする。

呼吸、食事、睡眠、排便、排尿はあまりにも根本的なので、私たちは心と行動の複雑さについて考えているときにその重要性をあっさり無視してしまう。だが、睡眠が妨げられたり、腸が機能しなかったり、つねに空腹感があったり、（トラウマを負った子供や大人がしばしばそうであるように）触れられただけで思わず悲鳴を上げたくなったりすると、生体全体が平衡を失う。精神の問題のじつに多くが、睡眠や食欲、接触、消化、覚醒の困難を伴うのには驚かされる。トラウマの効果的な治療法はどんなものであれ、こうした体の基本的な「維持管理業務」に取り組む必要がある。

爬虫類脳のすぐ上には、大脳辺縁系が位置している。大脳辺縁系は「哺乳類脳」とも呼ばれる。集団で生活し、子供を養育する動物は、すべて大脳辺縁系を持っているからだ。脳のこの部位の発達は、私たちが生まれたあとに本格化する。そこは情動の座であり、危険の監視装置であり、何が楽しくて何が恐ろしいかの判断者であり、生命の維持にとって何が重要で何が重要でないかの裁定者だ。また、複雑な社会的ネットワークの中で生きていくうえで生じる難題に対処するための中央指令所でもある。

大脳辺縁系は、私たち自身の遺伝的構成と持って生まれた気質と協働しながら、経験に応じて形作られる（複数の子供を持つ親なら誰もがたちまち気づくように、赤ん坊は誕生時から、同じような出来事に対する反応の度合いと性質が異なる）。赤ん坊の身に起こることは何であれ、発達中の脳が生み出す、周りの世界の情動的・知覚的地図に反映される。私の同業者のブルース・ペリーが説明しているように、脳は「使用依存（使用するほど発達する）様式」で形成される。[5] これは神経可塑性の言い換えに等しい。神経可塑性は比較的新しい発見で、「いっしょに発火する」ニューロンは「つながる」というものだ。ある回路が繰り返し発火すると、それがデフォルト設定、すなわち、最も起こりそうな反応になりうる。もしあなたが安全で愛されていると感じれば、あなたの脳は探検や遊び、協力が得意になるが、あなたがおびえていて、望まれていないと感じれば、脳は恐れや遺棄されたという感情を管理するのが専門になる。

私たちは赤ん坊や幼児のころ、動いたり、つかんだり、這ったりすることで、また、泣いたり、微笑んだり、抗議したりすると何が起こるかを発見することで、周りの世界について学ぶ。私たちは絶えず環境を相手に実験している。環境と私たちの相互作用によって、体の感じ方がどう変わるか。二歳児の誕生会に出席すれば、嫌でも気づくだろう。その幼い子は、言葉などまったく必要とせずに、あなたの注意を惹き、あなたと遊び、戯れる。幼いころのこうした探検によって、情動と記憶を専門とする大脳辺縁系が形作られるが、この部位は、のちの経験によっても大幅に改変されうる。たとえば、緊密な交友関係あるいは美しい初恋によって良い方へ、また、暴行、容赦のないいじめ、あるいはネグレクトによって悪い方へ、という具合に。

爬虫類脳と大脳辺縁系とがいっしょになって、本書を通して私が「情動脳」と呼ぶものを形成している。(6) 情動脳は中枢神経系の核心にあり、その主要な任務は、人が健康で快適な暮らしを送れるように気を配ることだ。情動脳は、危険、あるいは特別な機会（たとえば、伴侶の候補）を感知すると、ホルモンを放出して知らせる。その結果生じる、内臓感覚（軽いむかつきから、胸に湧き起こる逃れようのないパニックまで）のせいで、何であれ今あなたの心が注意を集中していることに差し障りが出て、身体的にも精神的にも、異なる方向にあなたを向かわせる。そのような感覚は、たとえどれほどかすかであっても、私たちが人生を通して下す大小の決定に対してじつに大きな影響力を持っており、たとえば、何を食べることにするか、どこで誰と寝たいか、どんな音楽を好むか、庭仕事をしたいか、それとも合唱隊で歌いたいか、誰と友達になり、誰を嫌うか、などを左右する。

私たちの理性脳である新皮質と比べると、情動脳は分子的構成と生化学的作用が単純で、入ってくる情報をより全体的なかたちで評価する。そのため、理性脳とは対照的に、情動脳はおおまかな類似性に基づいて速断するが、理性脳は多種多様な選択肢を篩にかけるように構成されている（ヘビを目にして恐怖で飛びのいたら、ロープがとぐろのように巻いてあるだけだったというのが典型的な例だ）。情動脳は、闘争／逃走反応のような、あらかじめプログラムされた避難計画を開始する。そのような筋肉の反応や生理的な反応は自動的で、私たちが何も考えたり計画したりしなくても始動し、意識ある理性的な能力はあとから追い着くかたちになり、そのころにはとうの昔に脅威が過ぎ去っていることも多い。

ここでようやく私たちは脳の最上層である新皮質にたどり着く。他の哺乳動物もこの脳の外側の層を持っているが、私たち人間の新皮質のほうがはるかに厚い。人間は生まれて二年目になると、新皮質のかなりの部分を占める前頭葉が急速に発達し始める。古代の哲学者たちは七歳を、善悪をわきまえる時期としている。私たちにとって小学校の第一学年は、来るべきもの、すなわち、前頭葉の能力を中心に構成された生活の準備期間にあたる。じっと座っている、括約筋《かつやくきん》の動きを調節する、行動に訴える代わりに言葉を使えるようになる、抽象的な考えや象徴的な考えを理解する、明日に備えて計画を立てる、教師やクラスメイトと協調するといったことをこの間に学ぶのだ。

私たちが動物界で唯一無二の存在であるのは、この前頭葉が与えてくれる資質のおかげだ(7)。前頭葉があるから私たちは言語が使えるし、抽象的な思考ができる。また、厖大な量の情報を吸収・統合し、それに意味を与えることも可能になる。チンパンジーやアカゲザルが言語を使って成し遂げる偉業に私たちは胸を躍らせているとはいえ、私たちの生活を形作る、共同社会の状況や、精神的状況、歴史的背景を生み出すのに必要な単語や記号を使いこなせるのは、人間だけだ。

前頭葉のおかげで私たちは計画を立てたり、反省したり、未来のシナリオを思い描いてたどったりできる。また、ある行動をとったり(たとえば、新たに求人に応募する)、とるのを怠ったり(たとえば、家賃を払わない)すればどうなるかを予想しやすくもなる。前頭葉は選択を可能にし、私たちの驚異的な創造力の基礎となる。幾世代もの前頭葉が緊密に協働することで、文化が生み出され、私たちは丸木舟や馬車、手紙から、ジェット機やハイブリッド車、電子メールへと行き着いた。ノームが命を救うためにトランポリンを描いたのも、前頭葉があればこそ、だ。

互いを真似る――対人関係の神経生物学

トラウマを理解するうえできわめて重要なのだが、前頭葉は、共感（他者の身になる能力）の座でもある。現代の神経科学における屈指の大発見は、一九九四年になされた。イタリアのある科学者グループが幸運な偶然に恵まれ、やがて「ミラーニューロン」として知られるようになる、大脳皮質の特殊化した細胞の存在を突き止めたのだ。[8] 彼らは一頭のサルの運動前野にある個々のニューロンに電極をつけ、コンピューターを用意して、そのサルがピーナッツをつまみ上げたり、バナナをつかんだりしたときに、どのニューロンが発火するかを厳密に観察した。あるとき、実験者が食べ物の小さな粒を箱に入れているときに、ふと顔を上げてコンピューターを見た。すると、運動指令ニューロンがある、まさにその場所でサルの脳の細胞が発火していた。だが、サルは食べてもいなければ動いてもいなかった。サルは実験者を眺めていただけで、サルの脳は、実験者の行動を自分がしているかのように真似ていたのだ。

　この発見に続いて世界各地で無数の実験が行なわれ、共感や模倣、同調、さらには言語の発達といった、それまでは説明できなかった心の多くの側面が、ミラーニューロンで説明できることがほどなく明らかになった。ある書き手はミラーニューロンのことを「神経Ｗｉ-Ｆｉ《ワイファイ》」と呼んだ。[9] 私たちは他者の動きだけではなく、他者の情動的な状態や意図までも捕捉するのだ。人々は互いに同調しているときには、同じような格好で立っていたり座っていたりすることが多いし、声も同じリズムになりがちだ。だがミラーニューロンのせいで、私たちは他者のマイナス面の影響も受けやす

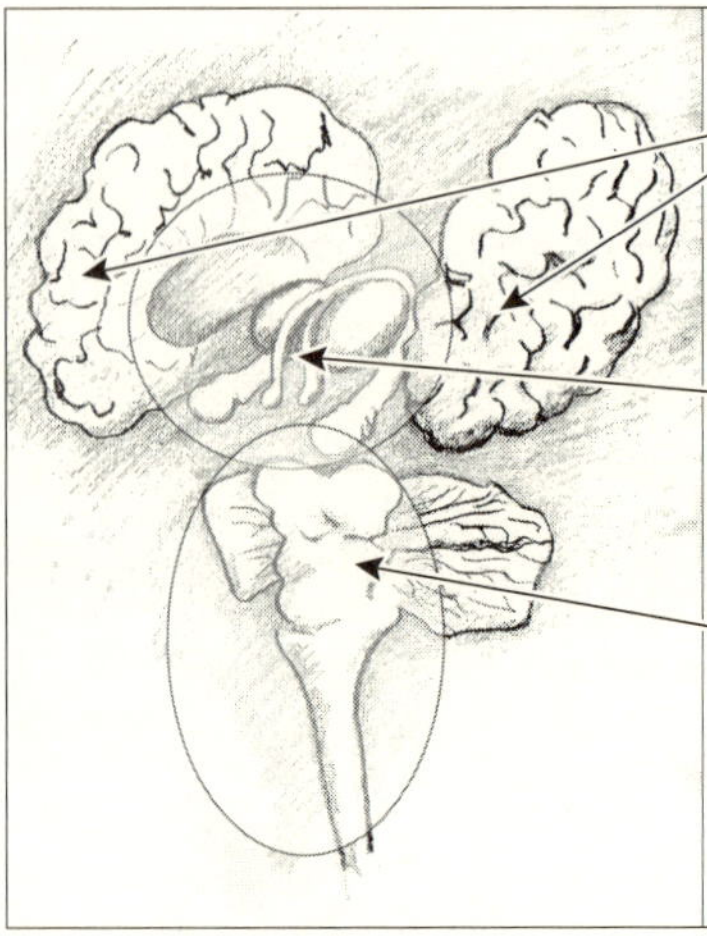

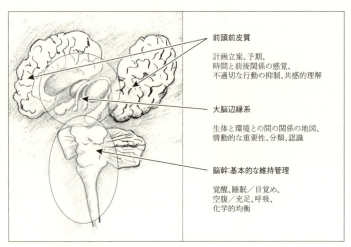

図4-4 三位一体（三層構造）の脳　脳は下から発達する。爬虫類脳は子宮内で発達し、基本的な生命維持機能を構成する。私たちの一生を通じて、爬虫類脳は脅威に対して非常に敏感に反応する。大脳辺縁系はおもに誕生後6年間で構成されるが、使用依存様式で発達を続ける。トラウマは、一生涯にわたってその機能に大きな影響を及ぼしうる。前頭前皮質は最後に発達し、やはりトラウマにさらされると影響を受け、たとえば、関係のない情報を除外できなくなる。一生の間、前頭前皮質は脅威に反応して稼働を停止しやすい。

い。だから私たちは、他者の怒りには激怒で応じ、彼らの抑うつ状態に引きずられて気分が落ち込む。ミラーニューロンに関しては、本書でのちほどさらに触れる。トラウマは、目を向けてもらえなかったり、真似てもらえなかったり、考慮に入れてもらえなかったりする経験と、ほぼ例外なく関係しているからだ。治療では、安全に他者を真似し、他者に真似される能力だけではなく、他者のネガティブな情動に乗っ取られないよう、逆らう能力も再活性化させる必要がある。

脳に損傷を負った人を相手にしたり、認知症の親の世話をしたりした経験のある人なら誰もが思い知らされたことだろうが、人間どうしが仲良くやっていくためには、前頭葉が正常に機能していることが決定的に重要だ。他者は自分とは違う考え方や感じ方をしうるのに気づくことが、二歳児や三歳児にとって発達上の大きな進歩となる。彼らは他者の動機を理解することを学び、さまざまな認識や期待、価値観を持つ集団に適応し、その中で安全でいられるようになる。人は、柔軟で活発な前頭葉がなければ、惰性で動く生き物と化し、人間関係が皮相的で型にはまったものになる。そこには、発明やイノベーション、発見や驚異が、すべて欠けている。

私たちの前頭葉はまた、きまり悪い思いをするようなことや他者を傷つけるようなことを私たちがするのを（いつもではないがときおり）、止めてくれる。私たちは、空腹を覚えたときにいつでも食べたり、欲望を掻き立てる人なら誰にでもキスしたり、腹が立ったときにいつでも怒りを爆発させたりする必要はない。だが、厄介事のほとんどは、衝動と許容できる行動との間の、まさにこの境界で始まる。内臓で経験する情動脳からの感覚入力が強烈であればあるほど、それに水を差す理性脳の能力が弱まる。

危険を突き止める――料理人と煙探知機

危険は人生にはつきもので、その危険を感知して反応を構成する役割は脳が担当している。外の世界についての感覚情報は、目や鼻、耳、肌を通して入ってくる。こうした感覚は視床に集まる。視床というのは、大脳辺縁系内にある領域で、脳の中で「料理人」の役割を果たす。視床は知覚からの入力をすべて掻き回して、すっかり混ざり合った自伝的スープ、すなわち「これが私に起こっ

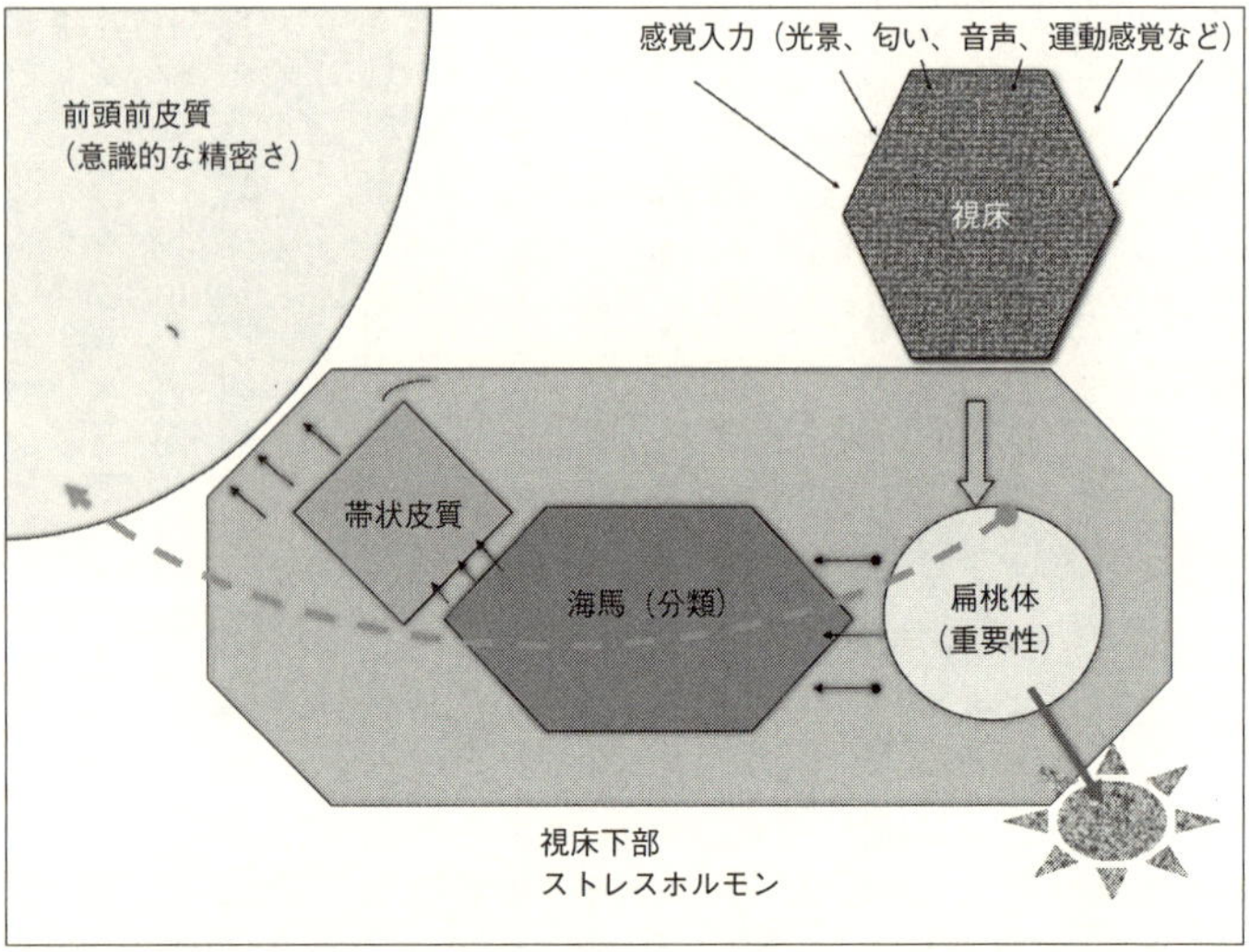

図4-5 入ってくる情報は、まず情動脳が解釈する　環境や体の状態について、視覚、聴覚、触覚、運動感覚などで受け取った感覚情報は、視床に集まり、処理され、そのあと扁桃体に送られて、情動的重要性が解釈される。これは、目にも留まらぬ速さで行なわれる。もし脅威が感知されると、扁桃体は視床下部にメッセージを送ってストレスホルモンを分泌させ、その脅威から身を守る。神経科学者のジョセフ・ルドゥーは、この道筋を「低い道（ロー•ロード）」と呼んでいる。第2の神経の道筋である「高い道（ハイ•ロード）」は、視床から海馬と前帯状皮質を経て前頭前皮質（理性脳）に至り、そこで情報は意識的ではるかに緻密な解釈がなされる。こちらのほうが、数ミリ秒長くかかる。PTSDでよく起こるように、扁桃体による脅威の解釈があまりに強烈な場合や、脳の上部の領域からの情報を選別するシステムがあまりに弱い場合、あるいはその両方の場合には、人は自動的な緊急反応を制御できなくなり、驚きが長引いたり、攻撃的な感情の爆発を起こしたりする。

ていることだ」という、統合され、首尾一貫した経験に変える。[10] 次に感覚は二手に分かれ、一方は下に向かって、大脳辺縁系の無意識の脳の奥深くにある、扁桃体（アーモンド形をした二つの小さな組織）へ伝えられ、もう一方は上へ向かって前頭葉へ伝えられ、そこで私たちの意識的自覚に達する。神経科学者のジョセフ・ルドゥーは、扁桃体への道筋を「低い道《ロー・ロード》」、前頭皮質《ぜんとうひしつ》への道筋を「高い道《ハイ・ロード》」と呼んでいる。前者は非常に速く、後者は圧倒的な脅威を与える体験のさなかで、数ミリ秒長くかかる。だが、視床での処理は破綻を来しうる。その場合、光景や音、声、匂い、触感は、それぞれ孤立し、解離した断片としてコード化され、正常な記憶処理が崩壊する。時間が凍りつくので、現在の危険が永遠に続くように感じられる。

扁桃体の中心的な機能は、入ってくる情報が生命の維持に関係があるかどうかを識別することで、[11] 私は扁桃体を脳の「煙探知機」と呼んでいる。この識別は、迅速かつ自動的に行なわれ、それを助けるのが海馬からのフィードバックだ。海馬は扁桃体の近くにある組織で、新しい情報を過去の経験と関連づける。扁桃体は、迫ってくる自動車との衝突の可能性や、恐ろしげな通りがかりの人といった脅威を感知すると、視床下部と脳幹へただちにメッセージを送り、ストレスホルモン系と自律神経系を動員して、全身の反応をまとめ上げる。扁桃体は前頭葉よりも速く視床からの情報を処理するので、私たちが危険について意識的に自覚しないうちに、入ってくる情報が生命の維持にとって脅威になるかどうかを判断する。何が起こっているかに私たちが気づいたときには、体がすでに動きだしている場合がある。

扁桃体が危険信号を発すると、コルチゾールやアドレナリンなど、強力なストレスホルモンの分泌が引き起こされ、それによって心拍数と呼吸数が増え、血圧が上がり、反撃したり逃げ出したりする準備が整う。危険が過ぎ去ると、体はかなり素早く通常の状態に戻る。だが、この回復が妨げられると、そのせいで体は自らを防御する態勢に入り、人は興奮や覚醒を感じる。

煙探知機は普通、危険の手掛かりを捉えるのが非常に得意だが、トラウマを負うと、状況が危険か安全かの解釈を誤る可能性が増す。人は、相手の意図が親切なものか危険なものかを正確に判断できて初めて、他者と仲良くやっていける。少しでも解釈を誤れば、家庭や職場の人間関係における不快な誤解につながりうる。複雑な職場環境ややんちゃな子供だらけの家庭でてきぱきと物事を処理するには、人がどのように感じているかを素早く評価し、それに即して絶えず自分の行動を調節する能力が必要とされる。だが、警報システムに欠陥があると、何でもない言葉や表情に反応して感情を爆発させたり、機能停止に陥ったりしてしまう。

ストレス反応を制御する――監視塔

もし扁桃体が脳の煙探知機なら、前頭葉(それもとくに、目のすぐ上に位置する内側《ないそく》前頭前皮質[12])は、高い場所から現場の眺めを提供してくれる監視塔と考えればいい。あなたが嗅ぎつけたあの煙は、家が火事になってさっさと逃げ出す必要があるという合図なのか、それとも、コンロの火が強過ぎてステーキが焦げているのか。扁桃体はそのような判断は下さず、前頭葉が自らの評価を引っ提げて関与してくる間《ま》もないうちに、あなたに反撃したり逃げ出したりする準備をさせる。だが、あまりに気が動転していないかぎり、前頭葉の助けで、あなたは誤警報に反応していることに気づき、ストレス反応を中止し、均衡を取り戻せる。

通常、人は前頭前皮質の実行能力のおかげで、何が起こっているかを観察し、ある行動をとれば何が起こるかを予想し、意識的な選択ができる。思考や感情や情動を冷静かつ客観的に観察し（この能力のことを、私は本書を通じて「マインドフルネス」と呼ぶ）、それからじっくり反応できれば、実行脳は、情動脳にあらかじめプログラムされていて行動様式を固定する自動的な反応を、抑制したり、まとめたり、調節したりすることが可能になる。この能力は、他人との関係を維持するうえできわめて重要だ。私たちは前頭葉が適切に機能しているかぎり、ウェイターがなかなか注文した品を持ってこないときや、保険会社の代理人に電話で待たされたときに、毎回腹を立てる可能性は低い（私たちの監視塔は、他者の怒りや脅威も、彼らの情動の状態の結果であることを教えてくれもする）。そのシステムが故障すると、私たちは条件付けされた動物のようになり、危険を感知した途端に、自動的に闘争／逃走モードに入る。

ＰＴＳＤでは、扁桃体（煙探知機）と内側前頭前皮質（監視塔）との間のきわめて重要な均衡が根本的に変化し、その結果、情動と衝動の制御がはるかに難しくなる。非常に情動的な状態にある人間の神経画像研究からわかったのだが、強烈な恐れや悲しみ、怒りはみな、情動に関与する大脳皮質下の脳領域をより活性化させ、前頭葉のさまざまな領域、とくに内側前頭前皮質の活動を大幅に低下させる。そうなると、前頭葉の抑制能力が損なわれ、人は正気を失う。何であれ大きな音に反応して驚いたり、些細な欲求不満で激怒したり、誰かに触れられて凍りついたりする。[13]

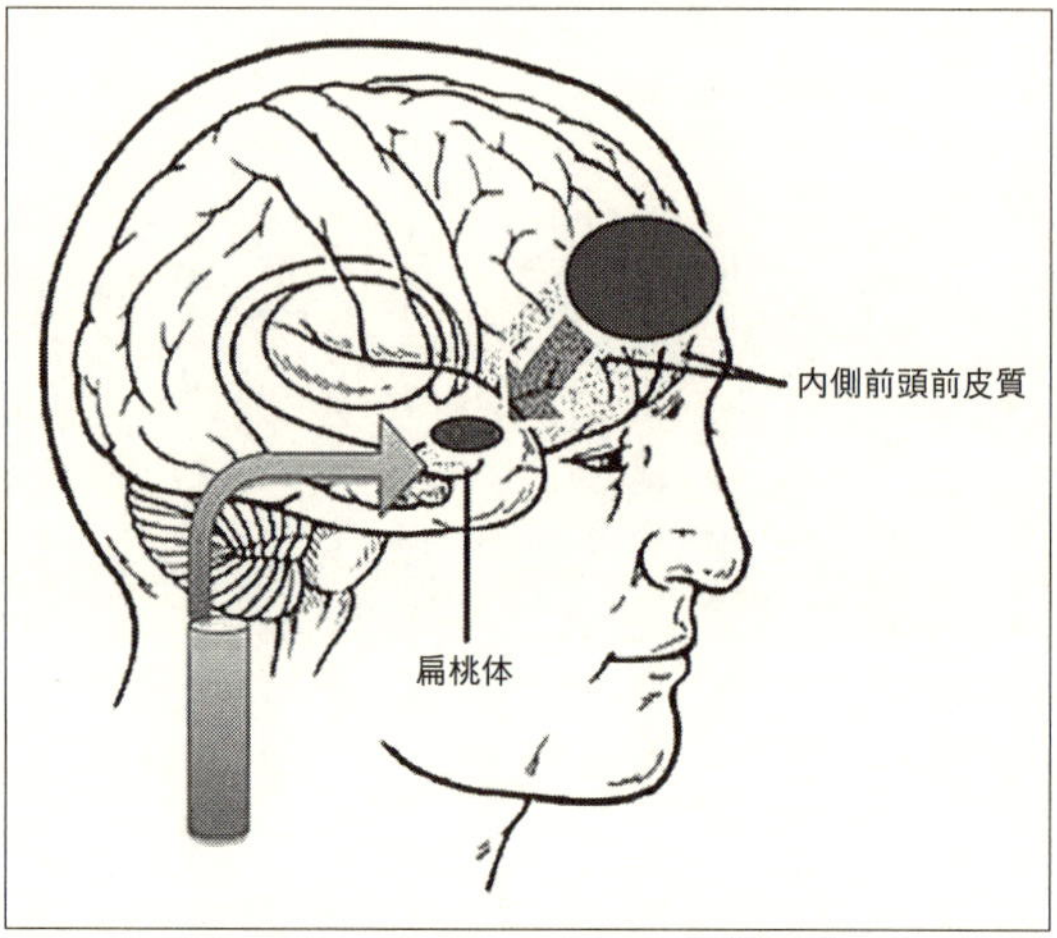

図4-6 トップダウン／ボトムアップ 情動脳の中の構造によって、私たちが何を危険と知覚したり、安全と知覚したりするかが決まる。脅威感知システムを変える方法は2つある。（単に前頭前皮質ではなく）内側前頭前皮質からのメッセージの調節を通しての、トップダウンの方法、そして、呼吸や動き、触感による、爬虫類脳を通しての、ボトムアップの方法だ。

ストレスに効果的に対処するためには、煙探知器と監視塔との間の均衡を達成する必要がある。自分の情動をもっとうまく管理したければ、脳は二つの選択肢を与えてくれる。トップダウンあるいはボトムアップで情動を調節する方法を学習することができるのだ。

トップダウンとボトムアップの調節の違いを知ることは、トラウマ性ストレスの理解と治療の要《かなめ》だ。トップダウンの調節を行なうには、体の感覚を監視する監視塔の能力を強化しなくてはならない。マインドフルネス瞑想やヨーガはその役に立つ。ボトムアップの調節を行なうには、自律神経系（すでに見たとおり、脳幹に端を発する）の再調整を必要とする。自律神経系には、呼吸や動き、接触を通してアクセスできる。呼吸は、意識的な制御と自律神経系の制御の両方の支配下にある、数少ない身体機能の一つだ。本書の第5部で、トップダウンの調節とボトムアップの調節の両方を向上させるための具体的な技法を探ることにする。

騎手と馬

さしあたりは、情動と理性が対立するものではないことを強調しておきたい。情動は経験に価値を割り当てるので、理性の土台と言える。自己の経験は、理性脳と情動脳の均衡から生まれる。これら二つのシステムが均衡していると、私たちは「本来の自分である気がする」。だが、生命がかかっているときには、両システムはかなり独立して機能しうる。

たとえば、友人とおしゃべりをしながら自動車を運転しているとき、突然トラックが迫ってくるのを目の隅で捉えたら、あなたはただちに話をやめ、急ブレーキを踏み、ハンドルを切って危地を脱しようとする。もし本能的な行動で衝突を免れられたら、中断した会話を再開するかもしれない。そうできるかどうかは、脅威に対して内臓の反応がどれだけ速く治まるか次第だ。

私が本書で採用した、脳の三層構造の説明を考え出した神経科学者のポール・マクリーンは、理性脳と情動脳の関係を、おおむね有能な騎手と荒馬の関係になぞらえている(14)。天気が穏やかで道が平坦であるかぎり、騎手は見事に馬を御していると感じられる。だが、予想もしていなかった音がしたり、他の動物に脅かされたりしたら、馬が駆けだし、騎手は必死でしがみつく羽目になる。同様に、人は自分の生命がかかっていると感じたり、憤激や熱望、恐れ、性的欲望などの虜となったりしたときには、理性の声に耳を傾けるのをやめるので、そういう人と議論をしても無駄だ。何かが生死の問題であると大脳辺縁系が判断したときにはいつも、前頭葉と大脳辺縁系の間の経路ははなはだか細くなってしまう。

精神療法家はたいてい、人が洞察と理解に頼って自分の行動を管理するのを手伝おうとする。だが、神経科学の研究で明らかになっているように、理解の不足から生じる精神的問題はほとんどない。問題の大半は、知覚と注意を司る、脳のもっと奥の領域からのプレッシャーに端を発する。危険な状態にあることを知らせる情動脳の警報ベルが鳴り続けると、どれほどの洞察をもってしてもそれを黙らせることはできない。こんなコメディが頭に浮かぶ。怒りの管理《アンガーマネジメント》プログラムに七度も参加した人が、自分の習った技法を絶賛する。「見事といったらない。素晴らしい効き目がある――本当に頭にきていないかぎりは」

情動脳と理性脳が対立しているとき（たとえば、愛する人に激怒しているときや、養ってくれている人に怖い思いをさせられたり、手を出してはならない人に対する欲情に駆られたりしたとき）には、激しい主導権争いが起こる。この争いはおもに、消化管や心臓、肺など、内臓を舞台に行なわれ、身体的な不快感や精神的な苦悩につながる。脳と内臓が、安全なときや危険なときにどう相互作用するかについては、第6章で論じる。この相互作用は、トラウマの身体的な表れの多くを理解するうえでカギを握っている。

トラウマ性ストレスの核心を成す特徴のいくつかを際立たせる脳スキャン画像を、さらに二枚検討することで本章を終えたい。その特徴とは、果てしない追体験と、光景や音、声、情動の再経験と、解離だ。

トラウマを負ったスタンとユートの脳

一九九九年九月のある晴れた朝、専門職に就いている四〇代の夫婦、スタン・ローレンスとユート・ローレンスは、デトロイトでビジネスミーティングに出席するため、カナダのオンタリオ州ロンドンにある自宅を出た。道なかばほどまで来たときに、濃い霧に出くわし、瞬く間に視界がゼロメートルになってしまった。スタンはただちに急ブレーキを踏み、ハイウェイで横向きに止まり、巨大なトラックと衝突するのをかろうじて免れた。だが、大型トレーラーが二人の車のトランクを乗り越えていき、バンや乗用車が次々に突っ込んできて、互いに衝突した。車から出た人々は、必死で逃げるところをはねられた。耳をつんざく衝突音が延々と続いた。後ろからの衝撃が伝わってくるたびに、今度こそ駄目だと二人は思った。スタンとユートは、カナダでは史上最悪の八七台の玉突き衝突事故の一三台目にあたる車の中に閉じ込められた。[15]

やがて不気味な沈黙があたりを包んだ。スタンはドアや窓を開けようと悪戦苦闘したが、トランクを踏み潰したトレーラーが二人の車にのしかかっていた。そのとき誰かが突然、乗っている車の屋根を叩き始めた。どこかで女の子が金切り声を上げていた。「ここから出して——体に火がついちゃった！」。二人がなす術もなく見守るなか、少女は乗っていた車が炎に包まれ、焼け死んだ。ふと気づくと、トラックの運転手が一人、消火器を手に、二人の車のボンネットの上に立っていた。彼は、二人が逃げ出せるようにフロントガラスを割ってくれたので、スタンは隙間から這い出した。妻に手を貸そうと向き直ると、彼女は凍りついたように座席に座っていた。スタンはトラックの運転手といっしょに彼女を持ち上げて外に出し、二人は救急車で病院の救急処置室に運ばれた。何か所かの切り傷を除けば、彼らの体は無傷だった。

帰宅したスタンとユートは二人ともその晩、眠る気になれなかった。意識がどこかへ漂いだすのを許したら、死んでしまうように思えたからだ。彼らは過敏になり、びくびくし、緊張していた。その晩も、その後も幾晩となく、大量のワインを飲んで恐れを麻痺させた。彼らはつきまとってくる光景を消し去ることができず、繰り返し湧き起こってくる疑問も追いやれなかった。もっと早く家を出ていたら？　途中でガソリンスタンドに寄らなかったら？　そんな状態が三か月続いたあと、二人はウェスタンオンタリオ大学の精神科医ルース・レイニアスに助けを求めた。

レイニアス医師（その数年前、トラウマセンターで私が指導した）は、スタンとユートに、治療を始める前に二人の脳をｆＭＲＩスキャンで視覚化したいと告げた。ｆＭＲＩは、脳内の血流の変化を継続的に把握することで神経の活動を計測するが、陽電子放射断層撮影法（ＰＥＴ）とは違い、検査を受ける人が放射線にさらされることはない。レイニアス医師は、私たちがハーヴァード・メディカルスクールで採用したのと同じ種類の、台本によってイメージを喚起する手法を使った。その台本は、車に閉じ込められている間にスタンとユートが経験した光景や音、声、臭い、その他の感覚を捉えたものだった。

まずスタンがｆＭＲＩに入り、たちまちフラッシュバックを経験した。ハーヴァードでの私たちの研究におけるマーシャの場合とまったく同じだ。スキャナーから出てきたスタンは、汗をかき、鼓動が速まり、血圧が恐ろしく高かった。「事故のとき、まさにこういう感じでした」と彼は報告した。「きっと死ぬんだ、どうあがいても助からないと確信していました」。スタンはその事故を、三か月前に起こったこととして思い出すのではなく、追体験していたのだ。

解離と追体験

解離こそがトラウマの核心を成す。圧倒的なトラウマ体験は、ばらばらになり、断片化するので、トラウマに関連した情動や音、声、イメージ、思考、身体的感覚がそれぞれ独り歩きを始める。記憶の感覚的断片が現在に侵入し、そこで文字どおり追体験される。トラウマが解消しないかぎり、体が自らを守るために分泌するストレスホルモンが循環し続け、防衛の動作や情動的な反応が反復され続ける。だが、スタンとは違い、自分の馬鹿げた感情や反応と、トラウマを引き起こし、再生され続ける出来事との関係を自覚していない人が多いかもしれない。彼らは、ほんの少しばかり癪に障ることがあっても、なぜ自分が抹殺されようとしているかのように反応してしまうのか、皆目見当もつかない。

ある意味で、フラッシュバックや追体験はトラウマ体験自体よりも性質《たち》が悪い。トラウマを引き起こす出来事には始まりと終わりがある。そのような出来事には、いずれ終わりが来る。だが、PTSDの人は、起きていようが寝ていようが、フラッシュバックがいつでも起こりうる。いつまた起こるか、あるいはどれほど続くかは知りようがない。フラッシュバックに苦しむ人は、フラッシュバックから身を守ることを最優先にした生活を送ることが多い。彼らはものに憑かれたようにスポーツジムに通ってせっせとウェイトトレーニングに励んだり（それでも、けっして十分力がついたとは感じられず）、薬物で自分を麻痺させたり、はなはだ危険な状況で（たとえば、オートバイレースに出場したり、バンジージャンプをしたり、救急車の運転手として働いたりして）、自分に主導権があるという自己制御感の幻想を育もうとしたりするかもしれない。目に見えない危険とつねに闘っていると心身が消耗するので、彼らは疲れきり、抑うつ状態に陥り、うんざりする。

トラウマのさまざまな要素が何度となく再生されると、それに伴うストレスホルモンが、そうした要素の記憶をますます深く心に刻みつける。ありきたりの日常の出来事は、しだいに魅力を失う。彼らは身の周りで起こっていることをしっかり把握できないため、思う存分生きているように思えない。普通の生活の喜びや苛立ちを感じたり、目の前の課題に集中したりするのが難しくなる。現在を思う存分生きていないので、過去になおさらしっかり囚われたままになってしまう。

誘発される反応は、さまざまなかたちで表れる。帰還兵は、道路の隆起に出くわしたり、通りで子供が遊ぶ姿を目にしたりといったごく些細なきっかけで、まるで交戦地帯にいるかのように反応しかねない。彼らはすぐに驚き、激怒したり麻痺状態になったりする。子供のときに性的虐待を受けた人は、自分の性衝動を麻痺させ、その挙句、虐待を思い出させる感覚やイメージによって興奮すると、強烈な恥ずかしさを覚えるかもしれない。そうした感覚が体の特定の部位と結びついた自然な喜びであるときにさえ、そうだ。トラウマのサバイバーは、自分の体験を話題にすることを強いられると、血圧が上がる人もいれば、偏頭痛が始まる人もいる。さらには、情動的に機能停止に陥り、明らかな変化を何も感じない人もいる。だが研究室では、彼らの鼓動が速まり、ストレスホルモンが体を駆け巡っているのを、いともたやすく検知できる。

こうした反応は不合理で、おもに本人には制御できないかたちで起こる。人は、強烈でほとんど制御できない衝動や情動を覚えると、頭がおかしくなったように感じ、自分が人類の一員ではないような気がする。わが子の誕生パーティのときや、愛する人が亡くなったときに何も感じないので、自分が人でなしのように思える。その結果、恥ずかしさが最も強い情動となり、真実を隠すことで頭がいっぱいになる。

彼らが自分の疎外の起源を自覚していることは、まずない。そこでセラピーの出番となる。それが、トラウマによって生じた情動を感じられるようになる第一歩、自己を観察する能力を稼働させる第一歩だ。だが、けっきょくのところ、脳の脅威知覚系が変化してしまったのであり、身体的な反応は過去の痕跡の言いなりになっているのだ。

外の世界で始まったトラウマは、今や自分自身の体という戦場で展開し、そもそもトラウマを負ったときに起こったことと、今自分の内で起こっていることとのつながりは、たいてい意識されない。難しいのは、すでに起こった恐ろしい出来事を受け容れるのを学ぶことではなく、自らの内部感覚や情動の主導権の獲得の仕方を学ぶことだ。自分の中で何が起こっているかを感知し、それが何かを突き止めることが、回復への第一歩となる。

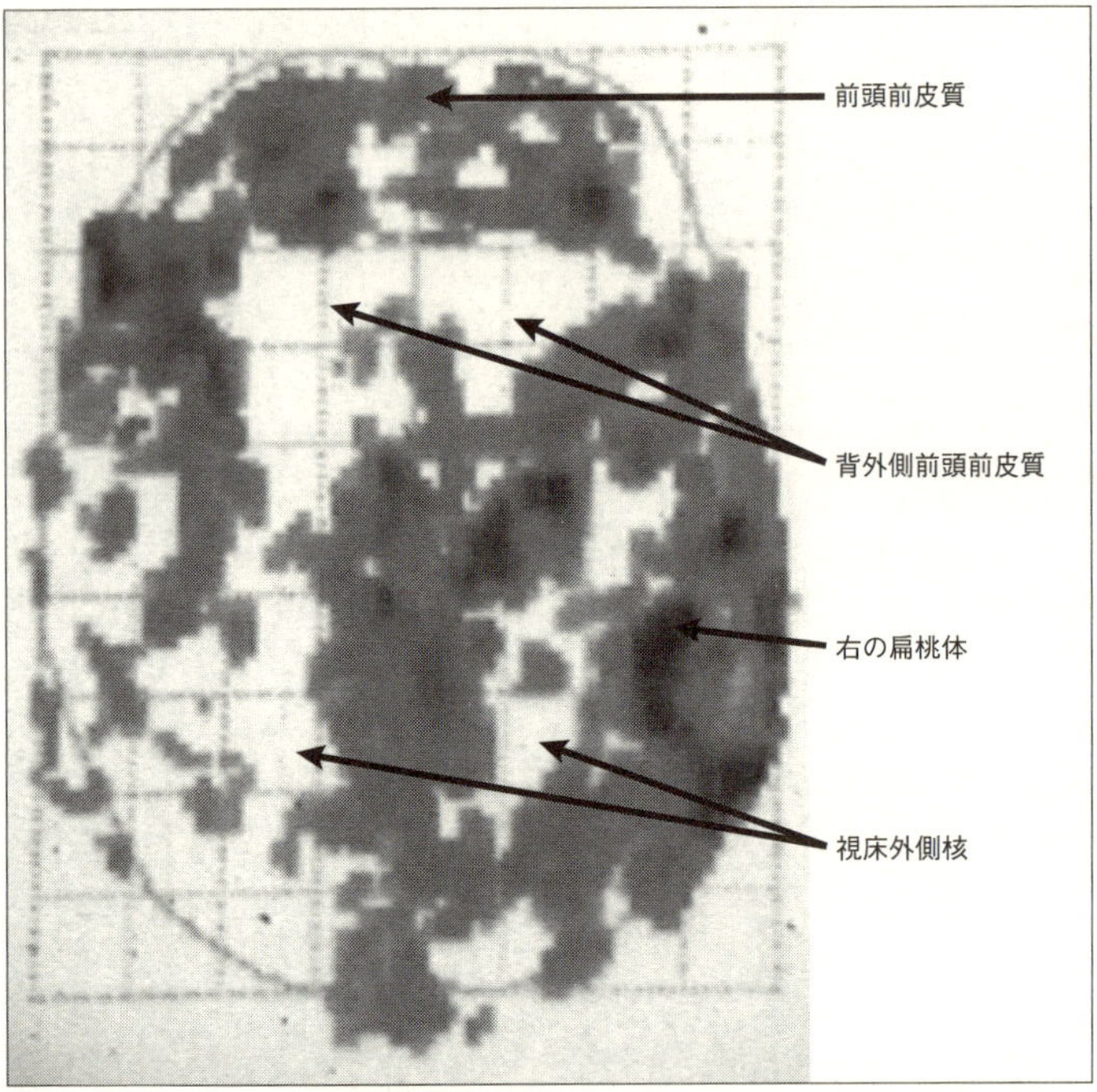

図4-7 フラッシュバックのfMRI画像　脳の左側よりも右側ではるかに多くの活動が見られることに注意。

煙探知機が過敏になる

スタンの脳スキャン画像には、フラッシュバックが起こっているさまが表れていた。図4-7は、トラウマを追体験しているときの脳の様子を示している。右下の領域は明るく輝き、左下は活動停止状態で、中央部周辺には上下・左右対称の位置に、白い部分が四か所見られる（第3章で論じたハーヴァードでの研究を思い出してもらえれば、扁桃体が活性化し、脳の左半球が稼働を停止しているのがわかるだろう）。スタンの扁桃体は、過去と現在をまったく区別していなかった。彼の扁桃体は、まるでスキャナーの中であの自動車事故が起こっていたかのように活性化し、強力なストレスホルモンの分泌と神経系の反応を引き起こした。そのために彼は汗をかき、震え、胸がどきどきし、血圧が上がった。もしあなたの乗っている車にトラックが突っ込んできた直後であれば、この反応は完全に正常で、自分の命を救いうる。

効率の良い煙探知機を備えていることは重要だ。誰しも、知らないうちに猛火に巻き込まれたりはしたくない。だが、煙の臭いがするたびに狂乱状態に陥っていたら収拾がつかない。誰かがあなたに腹を立てているかどうかを感知する必要はたしかにあるものの、扁桃体が過敏になると、人々に憎まれていると思い込んで慢性的におびえたり、他者があなたのことを襲おうとつけ狙っているように感じたりしかねない。

時間管理者の機能停止

スタンとユートは、事故のあと揃って過敏で苛立ちやすくなった。そこからは、前頭前皮質がストレスに直面したときに主導権を維持するのに苦労していることが窺われる。スタンのフラッシュバックは、極端な反応を急に引き起こした。

脳の前側（スキャン画像では上側）に見られる二か所の白い領域は、左右の背外側《はいがいそく》前頭前皮質だ。この領域が作動しなくなると、人は時間の感覚を失い、過去、現在、未来の感覚がないまま、今の瞬間に閉じ込められてしまう。(16)

トラウマの精神的処理には、脳の二つのシステムが関与している。情動の強さにかかわるものと、前後関係にかかわるものだ。情動の強さは、煙探知機（扁桃体）と、それと拮抗する監視塔（内側前頭前皮質）によって定められる。ある体験の前後関係と意味は、背外側前頭前皮質と海馬を含むシステムが判断する。背外側前頭前皮質は脳の前部の側面にあり、内側前頭前皮質は中央にある。脳の正中線沿いの組織は、自己の内部経験をもっぱら司り、側面の組織は、環境との関係により深くかかわっている。

私たちは背外側前頭前皮質のおかげで、現在の経験が過去とどう関係しているかや、将来にどう影響するかもしれないかがわかる。したがって、背外側前頭前皮質は、脳の時間管理者と考えてもいい。何が起こっていようと、それには自ずと限界があり、遅かれ早かれ終わりが来ることがわかっていれば、たいていの経験には耐えられる。その逆も正しい。すなわち、状況は、いつ果てるとも知れぬように感じられれば耐え難くなる。ほとんどの人が悲しい個人的体験から知っているとおり、ひどく悲嘆に暮れているときには、この惨めな状態が永遠に続き、喪失感からけっして立ち直れないような気がするものだ。トラウマは、「これが永遠に続く」という究極の体験と言える。

もともとの体験の間に機能停止に追い込まれた脳の組織（そもそもその出来事が脳にトラウマとして刻みつけられたのも、その機能停止のせいだ）が完全に稼働するようになって初めてトラウマから回復できる理由も、スタンのスキャン画像から明らかになる。セラピーで過去を訪れるのは、患者が生物学的に言って、現在にしっかりと根差し、できるかぎり穏やかで、安全で、地に足の着いた気持ちになれるときにするべきだ（「地に足の着いた」というのは、自分の尻が椅子に載っているのを感じ、窓から入ってくる光を目にし、ふくらはぎの緊張感を感じ、風が外の木を揺り動かすのが聞こえるような状態のことを指す）。現在にどっしりと腰を据えながらトラウマ体験に立ち返れば、その恐ろしい出来事が過去のものであることを心の底から知る可能性が開ける。そうなるためには、脳の監視塔と料理人と時間管理者が稼働している必要がある。患者が過去へと引き戻され続けているかぎり、セラピーは効果がない。

視床の機能停止

スタンのフラッシュバックのスキャン画像をもう一度見てほしい。画像の下側にも白い穴がさらに二つ見えるだろう。それは左右の視床で、もともとのトラウマ体験のときのように、フラッシュバックの間も働かなくなっていたのだ。すでに述べたとおり、視床は「料理人」の役割を果たす。耳や目、皮膚からの感覚を集め、それを統合して自伝的記憶というスープを作る中継基地だ。トラウマがひと続きの話——起承転結のある物語——としてではなく、通常は恐怖や無力感という強烈な情動を伴う、光景や音、声、身体的感覚などの、孤立した感覚的痕跡として記憶されるのが普通である理由も、この視床の故障で説明できる。(17)

平常時には、視床はフィルターあるいは門番の役割も果たす。そのため視床は、注意、集中、新しい学習にとって、重要な構成要素でもある。注意、集中、新しい学習はみな、トラウマによって損なわれる。あなたが今、そこに座って本書を読んでいるときに、背景で音楽が流れていたり、車が次々に騒音を立てて走っていたりするのが聞こえるかもしれないし、そろそろおやつの時間だと、お腹がかすかに訴えてくるのを感じるかもしれない。もしあなたがこのページに意識を集中し続けられるとしたら、関係のある情報と安心して無視できる情報を区別するのを視床が手伝ってくれている証拠だ。この門番システムがどれほど有効に機能しているかを計測するのに使う試験と、このシステムを強化する方法については、ニューロフィードバックに関する第19章で論じることにする。

ＰＴＳＤの人は、門が全開になっている。フィルターがないので、彼らはたえず感覚過負荷の状態にある。それになんとか対処するために、彼らは自らの機能を停止させ、視野狭窄や過集中を起こす。もし自然に機能を停止できなければ、薬物やアルコールの力を借りて、周りの世界を締め出そうとするかもしれない。悲惨なことに、自分の中に閉じこもると、その代償として楽しさや喜びの源泉まで排除する羽目になる。

離人症――自己から分離する

さて、今度はユートのスキャナーでの体験を見てみよう。すべての人がトラウマにまったく同じように反応するわけではないが、ユートの場合は、事故のときスタンのすぐ隣に座っていただけに、その違いがなおさら際立つ。彼女は自分のトラウマの台本に対して、麻痺状態になるという反応を見せた。彼女の頭は空っぽになり、脳のほぼ全領域で活動が著しく低下した。心拍数も血圧も上がらなかった。スキャンの間、どんな感じだったか尋ねると、彼女はこう答えた。「事故のときとまったく同じ感じでした。何も感じなかったんです」

ユートの反応は医学用語では「離人症」という。[18] トラウマを負った大人や子供を扱う人は誰もが、生物学的な凍結反応の外面的な表れである虚ろな視線や放心状態に、遅かれ早かれ直面する。離人症は、トラウマによって生じるはなはだしい解離の一症状だ。スタンのフラッシュバックは、衝突を免れようとする努力が実を結ばなかったことに由来する。解離し、断片化した彼の感覚や情動が、台本をきっかけにすべて現在にどっと蘇ってきたのだ。だがユートの場合は、逃げ出そうと悪戦苦闘する代わりに、自分の恐れを解離させ、何も感じなかった。

　私は自分の診療室でしばしば離人症を目にする。患者がまったく何も感じ

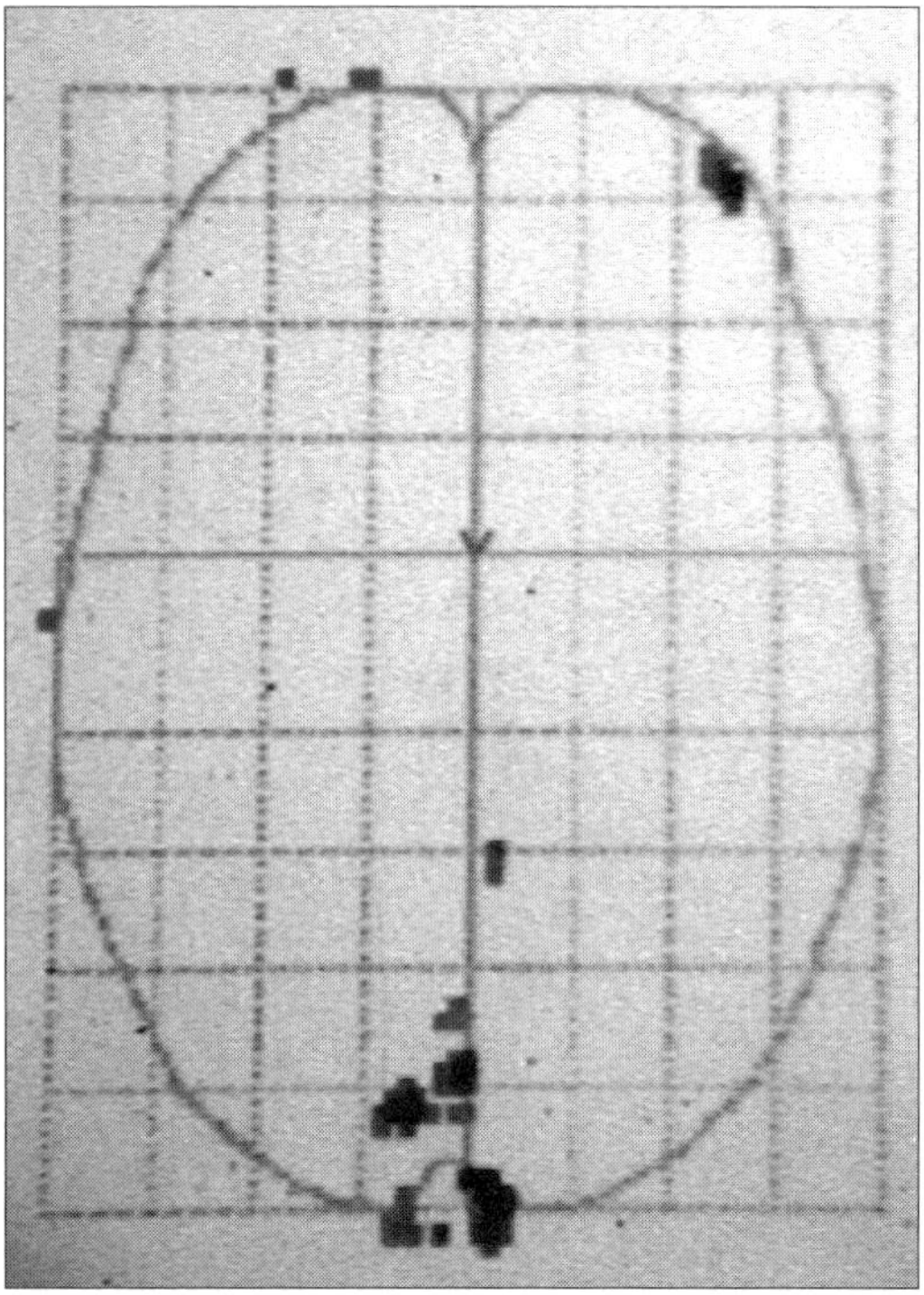

図4-8 過去のトラウマ体験を思い出させられたときの反応として、頭が働かなくなる（解離） この場合、脳のほぼ全領域で活動が低下し、思考、注意の集中、見当識に支障が出た。

ることなく、身の毛もよだつような話をするのだ。診療室から生気がすっかり失せてしまうので、私は注意を払い続けるために必死にならざるをえない。完全に精彩を欠く患者が相手のときには、普段よりよほど努力しないとセラピーもお通夜のようになってしまうので、昔はさっさと時間が過ぎて終わりが来るように、よく祈ったものだ。

私はユートのスキャン画像を見たあと、頭が働かなくなった患者に対して、まったく異なる接し方をし始めた。明らかに彼らは、脳のほぼあらゆる部位の活動が低下しているので、考えたり、深く感じたり、思い出したり、今何が起こっているかを理解したりすることができない。そういう状況では、従来のトークセラピーは事実上、役に立たない。

ユートの場合には、なぜスタンとあれほど違う反応を見せるのか、想像がついた。彼女は、児童期（本書ではおおむね「六～一二歳」の時期を指す）に母親の過酷な扱いに対処するために脳が学んだサバイバル戦略を使っていたのだ。ユートが九歳のとき父親が亡くなり、その後、母親はしばしばユートに意地悪く接し、自尊心を傷つけた。そのうちユートは、母親に怒鳴りつけられたときに頭を空っぽにできることに気づいた。そして三五年後、潰れた自動車の中に閉じ込められたとき、ユートの脳は自動的に、同じサバイバルモードになった。自分を消え失せさせたのだ。

ユートのような人にとって難しいのは、敏感になり、物事に自発的に関与することだ。これは困難ではあるが、自分の人生を取り戻すためには避けて通れない課題だ（ユートは現に回復した。そして自分の体験について本を書き、「メンタル・フィットネス」という雑誌を創刊して成功を収めている）。そこで、セラピーでもボトムアップの取り組み方が不可欠となる。この取り組みの狙いは、患者の生理的作用、すなわち身体感覚との関係を実際に変えることだ。トラウマセンターでは、心搏数や呼吸パターンといった基本的な測定値を使ってそれに取り組む。また、患者が指圧のツボをタッピング（軽く叩くこと）して身体的感覚を引き起こし、それに気づくのを助ける。[19] 他者とのリズミカルな相互作用も効果的だ。ビーチボールを投げ合ったり、ピラティスボールの上でバウンドしたり、ドラムを叩いたり、音楽に合わせて踊ったりする方法がある。

麻痺状態になるのは、ＰＴＳＤの持つ二つの面の一つだ。治療を受けていないトラウマサバイバーの多くは、最初はスタンのように、わずかのきっかけでフラッシュバックに見舞われるが、やがてその後の人生ではしだいに麻痺状態に陥ってしまう。トラウマの追体験は劇的で、人をぞっとさせるし、自己破壊的なものになりかねないが、長い目で見ると、自己が不在の状態は、それに輪をかけて有害になりうる。これは、トラウマを負った子供たちにとってとりわけ問題となる。行動に表す子供は他者の注意を惹くことが多いのに対して、頭が働かなくなっている子供は誰にも迷惑をかけないので放置され、自分の未来を少しずつ失ってしまうのだ。

現在に生きることを学ぶ

トラウマ治療にとっての難題は、過去に取り組むだけではなく、それ以上に、日々の経験の質を高めることだ。トラウマ記憶がＰＴＳＤ患者の人生を支配するのは、一つには彼らが、今この瞬間に本当に生き生きとした気分になるのが非常に難しいからだ。今ここに思う存分存在できないときには、自分が現に生きていると感じた所に行く――たとえそのような場所がぞっとするような恐怖と苦悩に満ちているとしても。

トラウマ性ストレスへの治療の取り組みの多くは、患者を過去に対して脱感作することに的を絞っている。トラウマ体験に再びさらされれば、情動の突発的なほとばしりやフラッシュバックが減ることを期待してのことだ。だが私は、これはトラウマ性ストレスにおいて起こることの誤解に基づいていると考えている。私たちは何よりもまず、患者が現在をしっかりと思う存分生きるのを助けなくてはならない。そのためには、トラウマ体験に圧倒されたときに患者を見放した脳の組織が働きを取り戻すように支援する必要がある。脱感作によって過敏な反応は減るかもしれないが、散歩をしたり、食事を作ったり、子供たちと遊んだりといった、日常のごく当たり前のことに満足を感じられなければ、人生に置き去りにされてしまうからだ。

第5章　体と脳のつながり

生命とはリズムだ。我々は振動し、心臓は血液を押し出し続ける。我々はリズムマシーンだ。それ以外の何物でもない。

――ミッキー・ハート

チャールズ・ダーウィンは学者人生末期の一八七二年に、『人及び動物の表情について』を出版した[1]。最近まで、ダーウィンの諸理論に関する科学的論考の大半は、『種の起原』（一八五九年、邦訳は岩波文庫、他）と『人類の起源』（一八七一年、邦訳は白揚社）に的を絞っていた。だがじつは、『人及び動物の表情について』は、何十年もの研究から引き出された所見と逸話に加えて、ダーウィンの子供たちやペットたちの身近な話に満ちあふれた、情動生活の土台を探究する並外れた作品だった。そしてまた、書籍の図版の面でも画期的だった。写真を掲載した書物の先駆けだったのだ（写

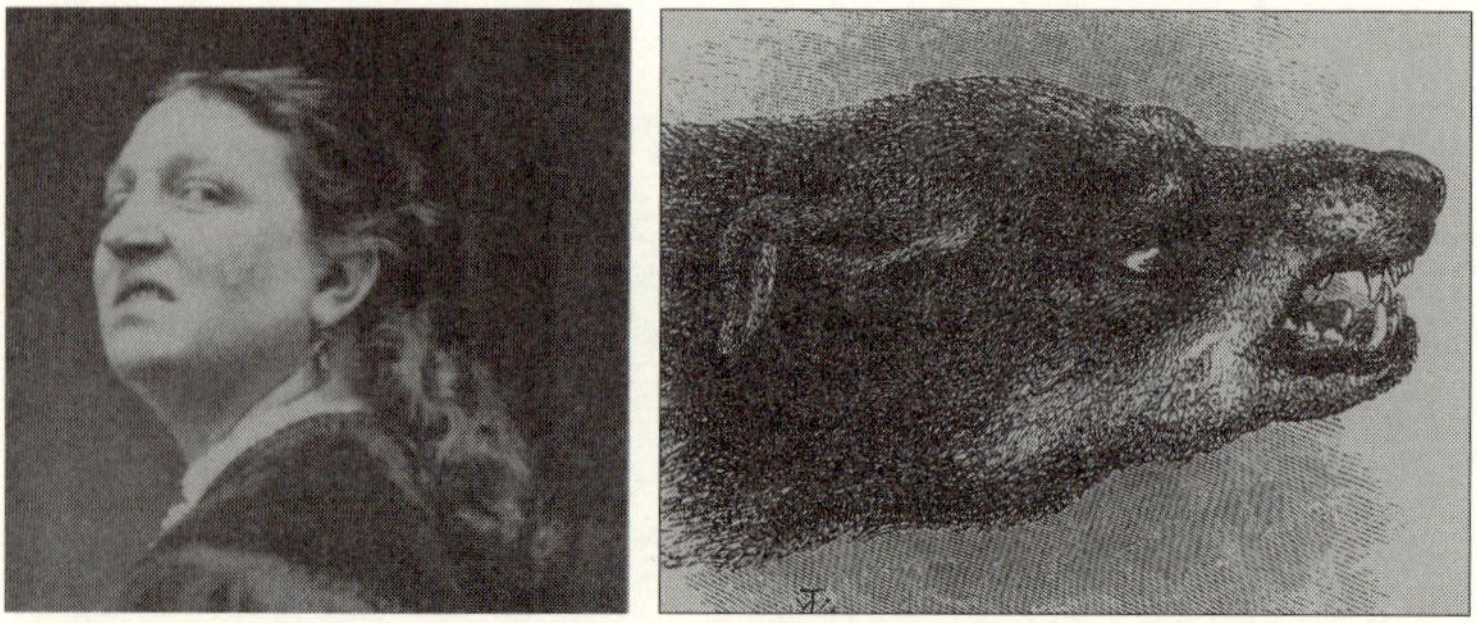

図5-1「人が他者を嘲笑ったり、せせら笑ったりするときには、相手に面している側の犬歯を覆う上唇が上がるのではないか？」──チャールズ・ダーウィン（1872年）

真撮影術は当時まだ比較的新しい技術で、たいていの科学者同様、ダーウィンも自分の主張を展開するにあたって、最新の技術を活用したがった）。この本は今でも刊行されており、現代の情動研究の草分けであるポール・エクマンの素晴らしい序文と注釈のついた最新版が簡単に手に入る。

ダーウィンは議論を始めるにあたり、人類を含め、あらゆる哺乳動物の共通の身体的構造、すなわち、生命を維持し、継続させる肺、腎臓、脳、消化器、生殖器にまず言及する。今日多くの科学者が、ダーウィンは動物を擬人化していると非難するが、彼は動物愛好家を支持して、次のように公言している。「人間と高等な動物たち……［も］共通の本能を持っている。みな、同じ感覚器官や直感、感覚、熱情、情感、情動、さらには嫉妬心や猜疑心、対抗心、感謝の念、寛大さといった、より複雑なものさえ持っている」[2]。私たち人間も、動物の情動の身体的表れを一部共有していることを、彼は見て取った。怖い思いをしたときに、首筋の毛が逆立つのを感じたり、激怒したときに歯を剝《む》いたりするのは、長い進化の過程の名残りとしか理解のしようがない。

　ダーウィンにしてみれば、哺乳動物の情動は本来、生物学的作用に根差している。そうした情動は、行動を起こすためには必須の、モチベーションの源泉なのだ。情動（emotion、「外へ動く」という意味のラテン語「emovere」に由来する）は、私たちが何をしようとそれに形を与え、その方向性を決める。そしてその表現は、おもに顔と体の筋肉を通してなされる。そうした顔や体の動きが、私たちの精神状態や意図を他者に伝達する。怒りの表情を浮かべたり、威嚇する姿勢をとったりすれば、相手は用心して身を引く。悲しそうな表情や仕草は、注意や関心を惹く。恐れている様子は本人の無力感を知らせたり、危険を警告したりする。

　私たちは、緊張あるいは弛緩、姿勢や声の調子、表情の変化からだけで、二人の人間の間で刻々と流動する関係を本能的に読み取る。自分の知らない言語の映画を観ても、登場人物どうしの関係の本質がわかる。他の哺乳動物（サル、犬、馬）についても、同じように読み取れることが多い。

　ダーウィンはさらに、情動の根本的な目的は、生体に安全と身体的平衡を取り戻す動きを起こさせることだという見解を示す。今日ならＰＴＳＤと呼ばれるだろうものの起源について、彼は次のように述べている。

　　危険を避けたり危険から逃れたりする行動は明らかに、生存に関して個々の生物に競争力を与えるために進化した。だが、不適切なまでに長期に及ぶ逃避行動あるいは回避行動は、当該の動物に不利に働く。なぜなら、種が首尾良く存続するには生殖が必要で、その生殖は、摂食活動や雨風を凌ぐ活動、繁殖活動を頼みとしており、それらは回避や逃避の反対だからだ。[3]

言い換えれば、ある生物がサバイバルモードにはまり込むと、目に見えない相手を撃退することに精力が注がれ、養育や世話、愛のための余裕がなくなってしまうわけだ。私たち人間にとって、それはこういうことを意味する。すなわち、心が目に見えない攻撃から自らを防御しているかぎり、私たちの最も緊密な絆も脅かされるとともに、想像したり、計画を立てたり、遊んだり、学んだり、他者の欲求に注意を払ったりする能力も損なわれてしまうのだ。

ダーウィンは、私たちが今なお探究している体と脳のつながりについても書いている。強烈な情動には、心ばかりでなく消化管と心臓もかかわっている。「心臓と消化管と脳は、人間と動物の両方で情動の表現と管理に関与する重要な神経である『肺胃』神経（今でいう「迷走神経」）を通じて、緊密に連絡を取り合っている。心が激しく興奮すると、内臓の状態にたちまちその影響が出る。したがって、興奮しているときには、体のうちで最重要のこれら二つの器官の間には、相互の作用と反作用が多く起こる(4)」

私は初めてこの一節に出合ったとき、しだいに興奮を深めながら読み返した。当然ながら、私たちは完全に打ちのめされるような情動を、はらわたがよじれるような思いや胸が張り裂けるほどの悲しみとして経験する。情動をおもに頭の中で認識しているかぎり、私たちはおおむね主導権を握り続けられるが、胸が潰れる思いや、腹に一発見舞われたような思いがするときには、耐えられない。そのような内臓感覚を、私たちはなんとしても追い払おうとする――他の人に必死にしがみついたり、薬物やアルコールで自分を人事不省に陥らせたり、ナイフで肌を傷つけて、圧倒的な情動を明確な感覚に置き換えたりして。薬物依存症から自傷行動まで、どれだけ多くのメンタルヘルス上の問題が、自分の情動の耐え難い身体的苦痛に対処する試みとして始まることか。もしダーウィンが正しいなら、この問題を解決するには、人々が自分の体について持っている内部感覚の状況を変えるのを助ける方法を見つける必要がある。

最近まで、体と心の間のこの双方向のやりとりは、西洋の科学ではおおむね無視されていた。とはいえそれは、世界の他の多くの地域、とくにインドと中国では、はるか昔から伝統的な療法の要だった。そして今日、それはトラウマと回復についての私たちの理解を一変させつつある。

神経系を覗く窓

相手の顔の筋肉の動きや緊張、目の動き、瞳孔の拡張、声の高さや速さといった、会話の間に私たちが本能的に認識するこまごまとした手掛かりのいっさいと、唾液分泌、嚥下、呼吸、心拍数といった、自分自身の内部状況の変動は、単一の調節系でつながっている。[5] すべては、自律神経系の二本柱である交感神経系（体のアクセルの働きをする）と副交感神経系（ブレーキの働きをする）の協働から生じる。[6] 両者は、ダーウィンの言う「反対」のもので、協働して、体のエネルギーの流れを管理するうえで重要な役割を果たしており、前者はエネルギーの消費の準備をし、後者はエネルギーの保存の準備をする。

交感神経系は、闘争／逃走反応（ダーウィンの言う「逃避行動あるいは回避行動」）などの、覚醒を引き起こす。「交感神経系（sympathetic）」という名前は、ほぼ二〇〇〇年前、ローマの医師ガレノスがつけた。情動(sympathos)とともに機能するのを見て取ったからだ。交感神経系は、素早い行動に備えて血液を筋肉に送る。そのための一手段として、副腎を刺激してアドレナリンを分泌させる。すると、アドレナリンが心拍数を増し、血圧を上げる。

自律神経系のもう一方の柱が副交感神経系(「情動に反する」神経系の意)で、これは消化や創傷治癒といった、自己保存機能を促進する。副交感神経系はアセチルコリンの分泌を促して覚醒にブレーキをかけ、鼓動を遅くし、筋肉を弛緩させ、呼吸を普通の状態に戻す。ダーウィンが指摘したように、「採餌や雨風を凌ぐ活動、交尾活動」は副交感神経系を頼みとしている。

これら二つの神経系の働きは、簡単な方法で体感できる。深く息を吸い込むたびに、交感神経系が活性化する。アドレナリンがどっと分泌され、鼓動が速まる。運動選手が競技前に何度か急いで深く息を吸い込むのも、そのためだ。逆に、息を吐き出すと副交感神経系が活性化し、鼓動が遅くなる。ヨーガか瞑想の講座を取れば、講師はおそらく、息を吐くことに特別の注意を払うよう促すだろう。なぜなら、時間をかけてすっかり息を吐き出すと、心が落ち着くからだ。私たちは呼吸をしながら、絶えず鼓動を速くしたり遅くしたりしている。そのため、鼓動と鼓動の間隔がまったく同じであることはない。心拍変動を測定すれば、このシステムの柔軟性が検査でき、心拍変動の測定値が良好であれば(変動が大きいほど良い)、それは覚醒系のブレーキとアクセルが適切に機能し、均衡がとれている表れだ。私たちは、心拍変動を測定する器具を入手したときに、飛躍的進歩を遂げた。PTSDの治療にどのように心拍変動を役立てられるかについては、第16章で説明する。

神経のラブ・コード[7]

私たちが心拍変動の研究を始めた当時はメリーランド大学の研究者で、今はノースカロライナ大学に所属するスティーヴン・ポージズは、一九九四年、「多重迷走神経《ポリヴェーガル》理論」を発表した。この理論はダーウィンの所見を土台とし、そうした初期の洞察にその後一四〇年間の科学的発見を加味したものだ（「多重迷走神経」とは、ダーウィンの言う「肺胃神経」、すなわち、脳、肺、心臓、胃、腸など、多数の器官をつなぐ、迷走神経の多くの枝を指す）。ポリヴェーガル理論は、安全と危険の生物学的作用についての理解を深めてくれた。それは、自分の体についての内臓の経験と、周囲の人の声と顔との微妙な相互作用に基づくものだ。優しい顔や、心が落ち着くような声の調子によって私たちの感じ方が劇的に変わりうる理由が、この理論で説明できた。自分が人生で重要な人々の目に映っていたり、耳に聞こえていたりするのがわかれば平静で安全な気分になれ、無視されたりはねつけられたりしたら、急に激しい怒りに満ちた反応を見せたり、精神的な虚脱状態に陥ったりする理由も、この理論ではっきりした。また、他者の様子に意識を集中して敏感になっていれば、混乱して恐れおののいた状態から脱しうる理由も、この理論で理解しやすくなった。[8]

ようするに、ポージズの理論は、闘争／逃走の作用以外にも私たちの目を向けさせ、トラウマを理解するにあたって、社会的関係を中心に据えたのだ。また、覚醒を調節するための体のシステムを強化することに焦点を合わせるという、治療への新たな取り組み方も、この理論は提唱した。

人間は、身の周りの人間（と動物）の情動の微妙な変化に驚くほど敏感だ。眉の緊張や、目の周りの皺《しわ》、唇の曲がり具合、首の角度がわずかに変わっただけで、相手がどれだけ快適か、疑っているか、くつろいでいるか、おびえているかがたちまち伝わってくる。(9) ミラーニューロンが周囲の人の内部経験を認識し、何であれ自分が気づいたことに、自分自身の体が内部で順応する。それとまったく同様に、私たちの顔の筋肉は、私たちがどれだけ冷静な、あるいは興奮した気分でいるかや、鼓動が速いか穏やかか、相手に躍りかかろうとしているか、逃げ出そうとしているかなどについて、他者に手掛かりを与える。他者から受け取るメッセージが、「あなたは私といても安全です」であれば、私たちはくつろげる。そしてまた、私たちは人間関係に恵まれていれば、相手の顔や目を覗き込むと、慈しまれ、支えられ、元気づけられるような気がする。

私たちの文化は、個性に注目するように教えるが、より深い次元では、私たちは個別の生物として存在することはほとんどない。私たちの脳は、私たちが集団の成員として機能するのを助けるようにできている。私たちは、(他者が創作した)音楽を聴いているときや、(選手が走ったり跳んだりするときには、私たち自身の筋肉も緊張させながら)テレビでバスケットボールの試合を観ているとき、(上司の反応を予想しながら)販売会議のために表計算ファイルを作成しているときなど、独りでいるときにでさえ、集団の一部だ。私たちのエネルギーのほとんどは、他者と結びつくことに捧げられている。

精神疾患の診断基準となる具体的症状ではなく、精神的な苦しみの本質に目をやれば、そうした苦しみのほとんどが、きちんと機能して満足の得られる人間関係を築くのに支障が出ること、あるいは(絶えず激怒したり、機能停止に陥ったり、過剰に興奮したり、混乱したりしている場合のように)

覚醒状態を調節するのに手を焼くことのどちらかと関係しているのがわかる。たいていは、その両方の組み合わせを伴う。標準的な医学では、特定の「障害」を治療するのに適切な薬を見つける試みに専心するので、患者の抱える問題が、人間という集団の成員として機能するのをどのように妨げているかという点に取り組むことが、ついついなおざりになってしまう。

安全と相互作用

私は数年前、ハーヴァード大学の名誉教授で著名な児童心理学者であるジェローム・ケーガンがダライ・ラマに、この世の中の残虐行為の一つひとつにつき、親切とつながりの何百という小さな行為があると語るのを聞いた。ケーガンはこう締めくくった。「おそらく、意地の悪さではなく善意こそが、私たちの種の特徴なのでしょう」。他者といっしょにいて安全だと感じられることが、おそらく、メンタルヘルスの最も重要な一面だろう。安全なつながりは、有意義で満足のいく生活の土台だ。世界中の災害対応の研究から、ストレスとトラウマに圧倒されるのを防ぐ最も強力な保護手段は社会的支援であることがわかっている。

社会的支援というのは、単に他の人々といっしょにいるのとは違う。肝心なのは「相互作用」であり、身の周りの人々に、本当に聞いてもらえている、目を向けてもらえていること、誰かの頭や心の中に自分がしっかり位置を占めていると感じられることだ。生理機能が落ち着き、回復し、成長するには、私たちは体の芯で安全を感じる必要がある。友情や愛のための処方箋を書ける医師はいない。友情や愛は、複雑で、苦労しないと手に入らない能力だ。人はトラウマ体験がなくても、自意識過剰になったり、見知らぬ人ばかりのパーティでパニックになったりさえするが、トラウマを負うと、全世界がエイリアンだらけになりかねない。

トラウマを負った人の多くは、四六時中、身の周りの人々と同調できずにいる。同じような背景や経験を持った人々と、戦闘体験やレイプ、拷問をいっしょに思い返せる集団の中にいると快適に感じる人もいる。共有する過去のトラウマ体験や被害体験に焦点を当てれば、身を焦がすような孤独感が和らぐが、それには個人差を否定せざるをえないという代償が伴う。共通の掟に従った場合にのみ、仲間となれるのだ。

世間から自分を切り離し、間口の狭い犠牲者集団に身を置くと、他者というものは良くても無関係、悪くすれば危険という見方が促され、けっきょく、さらなる疎外につながるだけだ。犯罪組織や過激派政党、カルト集団は慰めをもたらすかもしれないが、人生が差し出してくるものに対して完全に心を開くために必要な精神的柔軟性を育んでくれることは稀で、そのため、所属する人をトラウマから解放できない。うまく機能している人が、個人差を受け容れて他者の人間性を認めることができるのとは対照的だ。

大人も子供も、あまりに臆病だったり自分自身を閉ざしていたりして人間から慰めを得られないときには、他の哺乳動物との関係が役立ちうることが、過去二〇年間に広く認められるようになった。犬や馬、さらにはイルカまでもが、人間ほど複雑ではない交わりを通して、必要とされる安心感を与えてくれる。とくに犬と馬は、一部のトラウマ患者の治療に広く用いられている。(10)

安全性の三段階

トラウマを負ったあと、周りの世界は、危険と安全の知覚が改変された、異なる神経系によって経験される。ポージズは、自分の環境中の相対的な危険と安全を評価する能力を指す、「神経知覚《ニューロセプション》」という言葉を造った。ニューロセプションに欠陥のある人を助けようとするときには、彼らの生存メカニズムが本人に不利に働くのをやめるよう、彼らの生理的作用をリセットする方法を見つけるのが、非常に大きな課題だ。これは、彼らが危険に適切に対応するばかりでなく、こちらのほうがなおさら大切なのだが、安全と緊張緩和と真の相互作用を経験する能力を取り戻すのを助けることを意味する。

私は飛行機の墜落や不時着の生存者六人に詳細な面接を行ない、彼らの治療にあたったことがある。そのうち二人は、事故のとき意識を失ったという。その二人は身体的な負傷はなかったが、精神的虚脱状態に陥った。別の二人はパニックを起こし、治療を始めてからもかなり長く狂乱状態が続いた。残る二人は冷静さを失わず、臨機応変に対処し、燃え上がる飛行機の残骸から他の乗客が脱出するのを手伝った。私の経験では、レイプや自動車事故、非常な苦痛を体験した人も、同じような多様な反応を示す。前章で見たとおり、同じ車の中で隣り合って座っていて事故に遭ったスタンとユートが、その事故を追体験したときに劇的に異なる反応を示した。意識を集中したままでいられたり、虚脱状態に陥ったり、狂乱したりというふうに、反応に幅が出るのはなぜなのか。

ポージズの理論がその理由を説明してくれる。自律神経系の管理下には、三つの根本的な生理的状態がある。それぞれの時点で、これら三つの状態のうちのどれが引き起こされるかは、安全性のレベルで決まる。私たちは脅威を感じたときにはいつも、本能的に第一の段階である「社会的関与」に向かう。身の周りの人々に声をかけ、助けや支援、慰めを求めるのだ。だが、誰も助けにきてくれなかったり、危険が差し迫っていたりすると、生体は生存のためのより原始的な方法に立ち戻る。「闘争／逃走」だ。私たちは攻撃者を撃退するか、あるいは安全な場所へ逃げる。だが、それもうまくいかないとき、つまり、逃げ出せなかったり、押さえつけられたり、閉じ込められたりしたときには、生体は機能を停止して、エネルギーの消耗をできるかぎり少なくし、自らを守ろうとする。その場合、私たちは「凍結」あるいは「虚脱」の状態に陥る。

この三つの対応をするときに、多岐にわたる迷走神経の出番となる。この神経の構造を簡単に説明しておこう。人々がトラウマにどう対処するかを理解するうえで欠かせないからだ。社会的関与を司る系は、脳幹の調節中枢（おもに迷走神経、別名「第一〇脳神経」）と、それに隣接して、顔や喉、中耳、喉頭の筋肉を活性化させる神経に端を発する。「腹側迷走神経複合体」が主導権を握っているときには、私たちは誰かに微笑みかけられれば微笑み、同意するとうなずき、友人が不運な出来事を語れば眉をひそめる。腹側迷走神経複合体が稼働していると、心臓と肺にも信号が送られ、心搏数が落ち、呼吸が深くなる。その結果、私たちは落ち着いてくつろいだ気分になったり、精神的に安定した感じを抱いたり、心地良い覚醒を覚えたりする。

何であれ安全や社会的つながりに対する脅威は、腹側迷走神経複合体が通っている領域で変化を引き起こす。苦悩をもたらすことが起こると、私たちは自分が動転していることを、表情や声の調

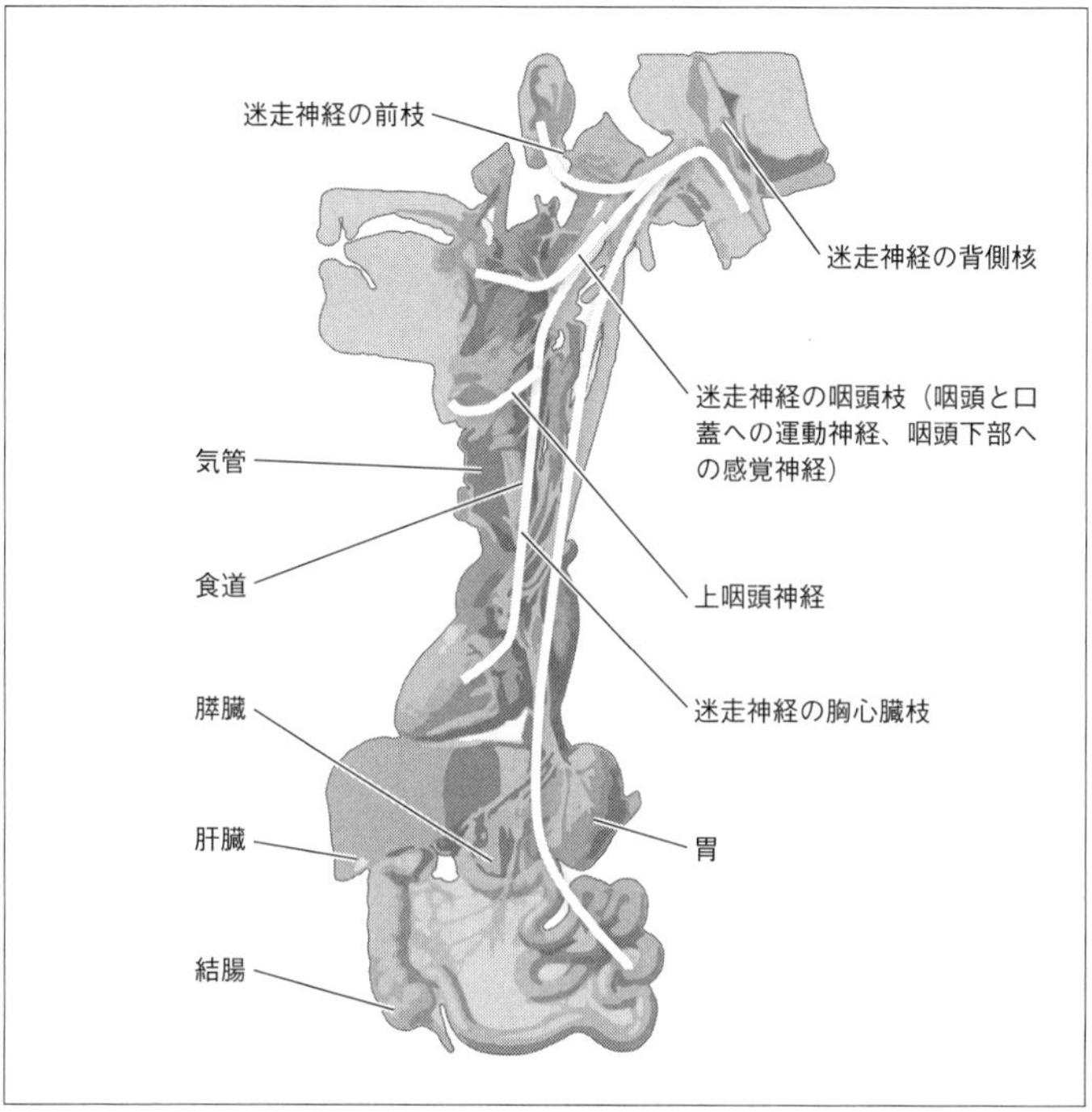

図5-2 多枝にわたる迷走神経　迷走神経（ダーウィンは「肺胃神経」と呼んだ）は、胸が張り裂けるほどの悲しみや、はらわたがよじれるような思いを認識する。人は気が動転すると、喉がからからに乾き、声が張り詰め、鼓動が速まり、呼吸が速く浅くなる。

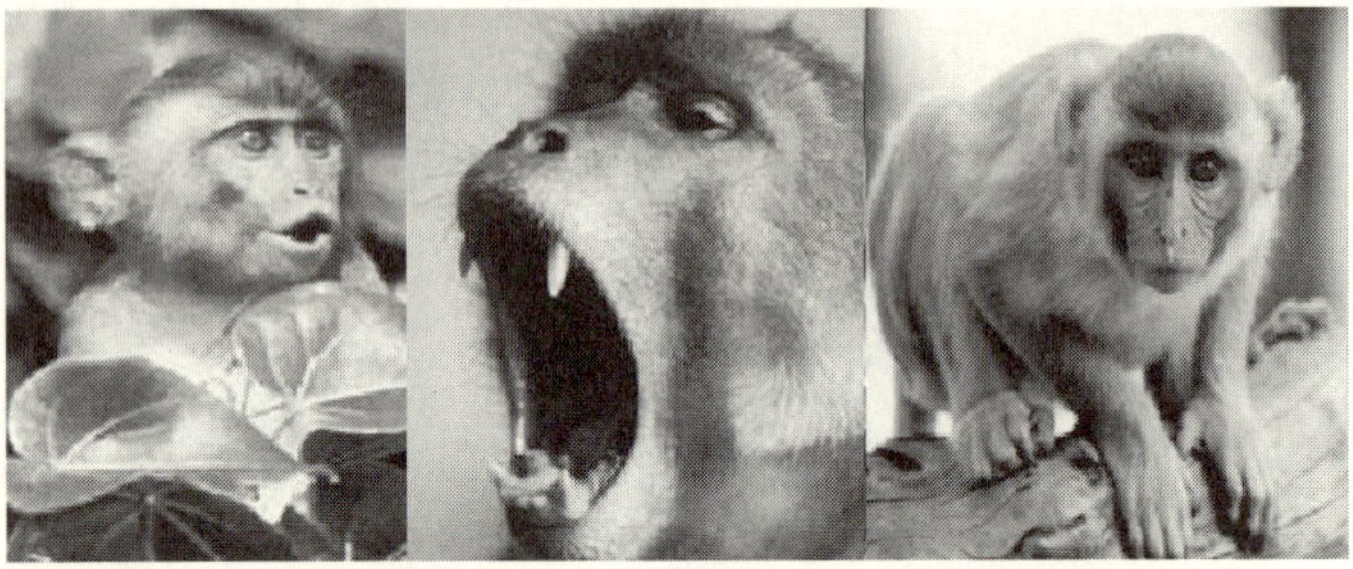

図5-3 脅威に対する3つの反応。
左：社会的関与系――おびえたサルが危険を知らせ、助けを求める。腹側迷走神経複合体
中：闘争／逃走――歯を剝き、憤激と恐怖の表情を見せる。交感神経系
右：虚脱状態――体が敗北を伝え、引き下がる。背側迷走神経複合体
（ネッド・カリン博士の好意により転載）

子で自動的に他者に知らせる。そのような表情や声の調子の変化は、助けにきてくれるようにという合図だ。[11] だが、助けを求める声に誰も応えてくれないと、脅威が増し、もっと古い大脳辺縁系が急いで加勢する。交感神経系が主導権を奪い、闘争／逃走のために、筋肉や心臓、肺を動員する。[12] 私たちは早口になり、声は耳障りになり、心臓も鼓動を速める。もし犬が部屋にいたら、身じろぎして唸るだろう。私たちの汗腺が活発に働くのを嗅ぎ取れるからだ。

最後に、逃れる術がなく、来るべき脅威をどうしても防ぎようがないと、私たちは究極の緊急系である背側迷走神経複合体を活性化させる。この系は横隔膜を越えて、胃、腎臓、腸に達しており、全身の代謝を徹底的に減らす。心拍数が急落し（心臓が「落ちる」感じ）、息ができなくなり、消化管が働きをやめたり、排便が起こったりする（「ぎくっとさせる」ことを「scare the shit out of（直訳すれば、「怖がらせて脱糞させる」）」というが、まさにそれだ）。そうなると、私たちは物事に積極的に関与することをやめ、虚脱状態に陥り、凍りつく。

闘争／逃走vs虚脱

スタンとユートの脳スキャン画像で見たとおり、トラウマは闘争／逃走としてだけではなく、機能停止や現在への関与の停止としても表れる。それぞれの反応には、脳活動の異なる次元がかかわっている。哺乳類の闘争／逃走系は私たちを保護し、私たちが機能停止に陥るのを防ぐ。爬虫類脳は虚脱反応を引き起こす。これら二つの系の違いは、大きなペット店で目にすることができる。子猫や子犬、マウス、スナネズミは、絶えず遊び回っており、疲れるとぴったりと身を寄せ合い、一塊になる。それとは対照的に、ヘビやトカゲはケージの隅にじっと身を横たえ、環境に反応しない。[13]爬虫類脳が引き起こす、この種の金縛り状態は、慢性的なトラウマを抱えた人の多くによく見られる。哺乳類脳がパニックと憤激を引き起こし、トラウマを負ってからそれほど時を経ていない人々を心底おびえさせ、また、他人をおびえさせる存在にしてしまうのとは対照的だ。

闘争／逃走反応の典型であるドライバー激怒症（自動車を運転中に、他の自動車の割り込みなどに対して激怒したり、仕返しをしたりすること）がどんな感じであるかは、ほとんど誰もが知っている。突然の脅威が、動きを起こして攻撃したいという衝動を急に掻き立てる。危険は、私たちの社会的関与を司る系を停止させ、人間の声に対する反応を鈍らせ、脅威を与える音への感受性を高める。だが多くの人にとっては、パニックと激怒のほうが、その反対である機能停止や、周りの世界に対する無感覚状態よりもましだ。闘争／逃走反応を起こせば、少なくともエネルギーがみなぎるのを感じられる。虐待を受けた人やトラウマを負った人のあれほど多くが、真の危険に直面したときに思う存分生きているように感じ、誕生パーティや家族でのディナーのように、生か死かの二者択一よりは複雑ではあるものの客観的には安全な状況では麻痺状態になるのも、このせいだ。

闘ったり逃げたりしても脅威が消えないときには、私たちは最後の手段に訴える。究極の緊急系である爬虫類脳の出番だ。この系は、人が攻撃者に押さえ込まれたり、子供が恐ろしい養育者から逃れようがなかったりしたときのように、私たちが身動きがとれなくなったときに稼働する可能性が最も高い。虚脱状態や自発的な関与をやめた状態は、背側迷走神経複合体に制御されている。背側迷走神経複合体は、下痢や吐き気のような、消化にまつわる症状と関連した副交感神経系のうち、進化上、非常に古い部分だ。背側迷走神経複合体は、鼓動を遅くしたり、呼吸を浅くしたりもする。この系が主導権を握ると、他人のことも自分のことも、どうでもよくなる。自覚がなくなり、身体的苦痛をもはや認識しなくなることもある。

どうやって人間になるか

ポージズの一大理論では、腹側迷走神経複合体はしだいに複雑になる社会生活（人とのつき合い）を支援するために進化したとされている。人間も含め、哺乳動物はみな、交尾したり、子供を育てたり、共通の敵から身を守ったり、協調して狩猟採集したりするために、群れ集まる。腹側迷走神経複合体が交感神経系と副交感神経系をより効率的に同調させればさせるほど、それぞれの個体の生理的作用が、集団の他の成員の生理的作用と同調する。

腹側迷走神経複合体についてこのように考えれば、子供が自らを調節するのを、どのように親が自然に助けるかがはっきりしてくる。新生児はおよそ社会的とは言い難い。ほとんどの時間を寝て過ごし、目覚めるのは空腹のときか、おむつが濡れたときだ。授乳されたあとはしばらく、あたりを見回したり、むずかったり、じっと見詰めたりするかもしれないが、自分の体内のリズムに従い、ほどなくまた眠りに落ちる。生まれたての赤ん坊は、交互に訪れる交感神経系と副交感神経系の波のなすがままで、爬虫類脳がほぼすべてを取り仕切っている。

だが、来る日も来る日も、私たちは彼らに甘くささやきかけ、微笑み、関心を向け、発達中の腹側迷走神経複合体における同調性を助長する。こうした相互作用は、赤ん坊の情動的覚醒系が環境と同調するのを助ける。腹側迷走神経複合体は、乳を吸う動作や嚥下、表情、喉頭が生み出す音声を制御する。赤ん坊のこうした機能が刺激されるときには、喜びや安全の感覚が伴うので、将来のあらゆる社会的行動のための土台作りに役立つ(14)。友人のエドワード・トロニックがずっと以前に教えてくれたのだが、脳は文化的な器官であり、経験によって形作られるのだ。

腹側迷走神経複合体を通して私たちの種の他の成員たちと同調していれば、多大な恩恵が得られる。母親と子供の同調した遊びとして始まったものが、リズムの良いバスケットボールの試合や、ぴったりと息の合ったタンゴ、ハーモニーに満ちた合唱やジャズ演奏、室内楽などへと発展し、そのすべてが喜びとつながりの深い感覚を育む。

そのシステムがうまく機能しないと、トラウマが起こりうる。命を助けてくれと懇願しても、攻撃者がその願いを無視したときや、あなたが子供で、母親がボーイフレンドに殴打されて悲鳴を上げるのを聞きながら、おびえてベッドに横たわっているとき、友人が金属片の下敷きになっているのに、あなたの力ではその金属片を持ち上げられないとき、あなたのことを虐待している聖職者を押しのけたいのに、罰せられるのが怖いときなどだ。動きの自由を奪われることが、ほとんどのトラウマの根底にある。それが起こると、背側迷走神経複合体が主導権を奪う場合が多い。鼓動が遅くなり、呼吸が浅くなり、人はゾンビのようになって自分自身や環境との接触が途絶える。解離し、気が遠くなり、虚脱状態に陥る。

防御するか、くつろぐか

スティーヴン・ポージズのおかげで、哺乳動物にとっては、多少用心しているのが自然な状態であることに私は気づいた。だが、私たちは他の人間と感情面で緊密に感じるためには、防衛系が一時的に機能を停止しなければならない。遊んだり、配偶者と交わったり、子供を養育したりするには、脳は生来の警戒心を解く必要がある。

トラウマを負った人の多くは過剰に警戒しており、人生がもたらす普通の喜びを楽しめない。逆に、あまりに感覚が麻痺していて、新しい経験を吸収できない人や、本物の危険の兆候を警戒できない人もいる。脳の煙探知機が正しく作動しないと、人はもはや、逃げようとすべきときに逃げなかったり、わが身を守るべきときに反撃しなかったりする。画期的な逆境的児童期体験研究（それについては第9章でより詳しく論じる）でわかったように、幼いころに虐待やネグレクトを経験した女性は、大人になってからレイプされる率が七倍も高かった。子供のころ、母親がパートナーに暴行を受けるのを目撃した女性は、家庭内暴力の犠牲者になる割合が大幅に増えた[15]。

社会的接触を表面的な会話に限定できているかぎり安全に感じる人は多いが、身体的な接触は強烈な反応を引き起こしかねない。とはいえ、ポージズが指摘しているように、ぎゅっと抱き締めたり、配偶者と寝たり、性行為をしたりといった、本当に親密な関係を持つには、身動きがとれない状態を恐れることなく経験できなくてはならない[16]。トラウマを負った人にとっては、自分がいつ本当に安全なのかを見極めたり、危険に直面したときに防御体制をとったりできるようになるのは、非常に難しい。それには、身体的に安全であるという感覚を取り戻せる経験をする必要がある。このテーマには、今後の章で何度も立ち返ることにする。

治療への新しい取り組み

トラウマを負った子供や大人が、闘争／逃走や慢性的な機能停止にはまり込んでしまうのが理解できたら、かつて彼らの生存を確実にしたこれらの防衛手段を彼らがとるのをやめるのを、どのように手助けすればいいのだろう。

トラウマサバイバーの治療にあたる人のうちには、その方法を直感的に知っている、才能に恵まれた人もいる。スティーヴ・グロスは以前、トラウマセンターでプレイプログラムを実施していた。スティーヴはしばしば、色鮮やかなビーチボールを手に、クリニックの中を歩き回り、待合室で怒った子供や凍りついた子供を見かけるたびに、満面の笑みを向けた。子供たちが反応することは稀だった。それから、しばらくすると彼は戻ってきて、子供が座っている場所の近くで「うっかり」ボールを落とす。スティーヴは身を屈《かが》めて拾い上げるときに、子供の方にそっと押す。すると子供はたいてい、気乗りしない様子で押し返す。スティーヴは少しずつ、ボールを行ったり来たりさせ始める。いくらもしないうちに、両者の顔に笑みが浮かんでくる。

スティーヴは、リズムを同調させた単純な動きから、社会的関与を司る系が再び浮上し始められる、小さな安全な場所を生み出したのだ。同じように、ひどいトラウマを負った人々も、集会の前に椅子を並べるのを手伝ったり、椅子の座面を叩いて音楽のリズムを刻む人に加わったりするだけで、その椅子に座って、自分の人生の失敗について語るよりも多くを得ることがありうる。

これだけは確かだ。すでに自分を制御できなくなっている人に怒鳴りつけても、さらに調節が効かなくなるだけだ。大声を上げると犬は身をすくめ、抑揚のない高い声で話しかけると尻尾を振る。それとまったく同じで、人間も棘々しい声には恐れや怒り、機能停止で応じ、おどけた声の調子には、心を開いたりくつろいだりすることで応じる。私たちは、安全や危険のこうした指標に、どうしても反応せずにはいられないのだ。

悲しいことに、私たちの教育制度や、トラウマを治療すると称する多くの手法は、情動的関与系を迂回し、代わりに、心の認知的能力を活用することに焦点を合わせる傾向にある。怒りや恐れ、不安が論理的思考能力に影響を与えることは十分立証されているにもかかわらず、新たな思考法を奨励しようとする前に、脳の安全系を稼働させる必要があることを無視し続けるプログラムが、相変わらず多い。合唱や体育、休憩時間、その他、動きや遊び、楽しい活動を含むもののいっさいは、学校の時間割から絶対削除してはならない。子供たちが反抗的だったり、自己防衛が過剰だったり、麻痺状態だったり、激怒したりしているときには、そのような「悪い行ない」は、深刻な脅威を生き延びるために確立された行動パターン（たとえそのパターンが著しく気を動転させたり、不快感を催させたりするものだとしても）の再現かもしれないと気づくことが重要だ。

私やトラウマセンターの同僚は、虐待された子供やトラウマを負った大人の治療を計画するにあたって、ポージズの研究に計り知れない影響を受けてきた。彼の研究に出合わなかったとしても、おそらく私たちは、治療的《セラピューティック》ヨーガを使った女性のための治療プログラムを早晩開発しただろうことは間違いない。彼女たちが気を落ち着かせ、解離してしまった体と接触を持つうえで、ヨーガがじつに大きな助けになることがわかっていたからだ。また、いずれ私たちは、ボストンのスラム街の学校で演劇プログラムを試したり、「インパクト・モデル・マギング」と呼ばれる、レイプサバイバーのための空手プログラムや、今では世界中でサバイバーが利用している遊戯技法や感覚刺激のような身体療法を試したりもしていただろう（こうした技法のいっさいと、それ以外のものについても、第5部で検討する）。

だが、これらの多様で型破りな技法がなぜこれほど効果があるのかを私たちが理解し、説明するうえで、ポリヴェーガル理論にはおおいに助けられた。私たちはこの理論のおかげで、トップダウンの取り組み（社会的関与を行なわせる）とボトムアップの方法（体の緊張を和らげる）を、以前より意識的に組み合わせるようになった。私たちはまた、呼吸法（プラーナーヤーマ）や詠唱《チャント》から、気功のような鍛練法や武道、ドラム演奏や合唱、ダンスまで、西洋医学の外で長年行なわれてきた、他の古い、非薬理学的な取り組みの価値も、受け容れやすくなった。これらの取り組みはみな、人と人との間のリズムや、内臓感覚の自覚、声や表情による意思疎通に依存している。それらは、人が闘争／逃走状態を脱し、危険の知覚を立て直し、人間関係を管理する能力を増進するのを助ける。

体は記録をつけている。[17] もしトラウマの記憶が、内臓、胸の張り裂けるような情動やはらわたがよじれるような思いを起こさせる情動、自己免疫疾患や骨格／筋肉の問題としてコード化されているのなら、そして、もし心／脳／内臓の間のやりとりが情動調節への王道なのだとすれば、私たちの治療法の前提には根本的な変更を加える必要がある。

第6章　体の喪失、自己の喪失

胸の内で未解決になっているもののいっさいに対して寛容になり、問題そのものを愛するよう努めなさい。……今、それらの問題を生きるのだ。ことによると、あなたは生きているうちにだんだんと、気づかぬまま、いつか遠い日に答えにたどり着くかもしれないから。

――ライナー・マリア・リルケ『若き詩人への手紙』(邦訳は角川文庫、他)

シェリーは背を丸め、顎を胸にうずめるようにして私の診療室に入ってきた。ひと言も言葉を交わさないうちから、彼女が世の中に直面するのを恐れていることを、その体が物語っていた。長い袖でも覆いきれぬほど多い前腕のかさぶたにも、私は気づいた。彼女は腰を下ろすと、どうしても腕や胸の皮膚を引っ掻いたり剝《は》がしたりしてしまい、血が出るまでやめられないと、抑揚のない甲高い声で言った。

彼女が物心ついたときにはすでに、母親は自宅を児童保護施設にしており、一五人もの見知らぬ乱暴な子供たちが家にあふれていることもしばしばあった。彼らはおびえていると同時に人をぞっとさせるような子供たちで、突然現れたかと思うと、また唐突に姿を消した。シェリーは、自分や自分の欲求を受け容れてもらえる余地がないと感じながら、わずかの間滞在する子供たちの世話をして育った。「自分が望まれてはいないのを承知していました」と彼女は言った。「最初にいつそれに気づいたかはよくわかりませんが、母に言われたことをあれこれ考えてみると、思い当たることがいつもそこにはありました。母はよく言ったものです。『あなた、ねえ、このうちの子じゃないんじゃないかな。病院で、違う子をよこしたんだと思うよ』と。しかも、顔に笑みを浮かべながら。でも、もちろん、人は何か重大なことを言うときには、よく冗談を言っているふりをするものですよね」

私たちの研究チームは長年のうちに、絶え間ない情緒的虐待とネグレクトが、身体的虐待や性的虐待にまったく劣らぬほどはなはだしい害を及ぼすことを、繰り返し思い知らされてきた。(1) シェリーはその生きた見本であることがわかった。誰の目にも留まらず、誰にも知ってもらえず、どちらを向いても安全に感じられないというのは、何歳の人にも著しく有害だが、幼い子供にとってはなおさらだ。彼らはまだ、世の中に自分の居場所を見つけようとしているところだからだ。

シェリーは大学を卒業していたものの、そのときには、面白くもない事務職に就いており、猫たちとの独り暮らしで、親しい友人もいなかった。男性について訊くと、唯一「関係」を持った相手は、大学の休みにフロリダに行ったとき、彼女を誘拐した男だという。彼はシェリーを捕まえ、五日間にわたって繰り返しレイプした。彼女はほとんどの時間、恐れおののいて凍りつき、丸くなっていたのを覚えている。やがて、逃げようと試みることが可能だと気づいた。そして、男がバスルームにいる間に、あっさり外に歩み出て逃げた。料金先方払い《コレクトコール》で母親に助けを求める電話をすると、母親は着信を拒否した。シェリーは家庭内暴力シェルターの助けを借りて、ようやくなんとか家に帰り着いた。

自分の皮膚を引っ掻いたり剝がしたりする、いわゆる「スキン・ピッキング」を始めたのは、麻痺したような気持ちをいくらか和らげられるからだと彼女は話してくれた。その身体的感覚のおかげで、彼女は少しは生き生きした気分になれたが、ひどく恥ずかしくもあった。それが悪い癖になってしまったのは承知しているものの、やめられなかった。私の前にも、多くのメンタルヘルスの専門家に診てもらい、「自殺関連行動」について繰り返し尋ねられたという。ある精神科医は、二度とスキン・ピッキングをしないと約束できないかぎり治療しないと言い、強制入院させたそうだ。だが、私の経験では、自分の体に切り傷を負わせたり、シェリーのようにスキン・ピッキングをしたりする患者は、自殺の恐れがあることはめったになく、自分の知っている唯一の方法で気分を良くしようと試みているだけだ。

この概念は、多くの人にとって理解するのが難しい。前章で論じたように、苦悩に対する最も一般的な対応は、援助の手を差し伸べて、先へ進む勇気を与えてくれそうな、自分の好きな人を見つけ出すことだ。私たちは、自転車に乗ったり、スポーツジムへ行ったりといった体を使った活動を行なって、落ち着くこともできる。私たちは、このようにして感情を調節する方法を、空腹のときに誰かが授乳してくれたり、寒いときに毛布を掛けてくれたり、傷ついたり怖かったりしたときに揺すってなだめてくれたりした最初の瞬間から学び始める。

だが、愛情に満ちた目であなたを見てくれたり、あなたを目にしてこぼれんばかりの笑みを見せてくれたり、大急ぎで助けにきてくれたりする人が誰もいなかったら（そしてその代わりに、「泣くのをやめなさい。そうしないと、もっと泣かせてやるから」と言われたら）、自分自身の面倒を見る方法を他に見つけなくてはならなくなる。その場合には、薬物、アルコール、過食、カッティング（自分の体を切る行為）など、何らかの救いを与えてくれるものなら何でも試してみる可能性が高い。

シェリーは毎回きちんと約束の日にやって来て、じつに誠実に問いに答えてくれたが、セラピーがうまくいくのに必要な類《たぐい》の重要なつながりを築けているようには私には思えなかった。彼女がすっかり凍りつき、緊張しているのに気づいた私は、以前いっしょに治療にあたったことのある、マッサージセラピストのリズに会いにいくように、シェリーに言ってみた。シェリーが初めてやって来たとき、リズはシェリーをマッサージ台に横たわらせると、台の端に行き、シェリーの足をそっとつかんだ。目を閉じて横たわっていたシェリーは、突然パニックを起こし、「どこにいるの？」と叫んだ。どういうわけか、彼女はリズの居場所がわからなくなったのだった。リズはすぐそこにいて、シェリーの足をつかんでいたというのに。

シェリーをはじめ、数人の患者が、体との極端な断絶について最初に私に教えてくれた。トラウマやネグレクトの犠牲者の非常に多くが、この断絶を経験する。私は、自分が受けた、理解と洞察に焦点を絞る専門教育が、自己の土台である生身の体の重要性をほとんど無視していたことに気づいた。シェリーは、スキン・ピッキングをするのが有害なことや、それが母親によるネグレクトと関連していることを承知していたが、その衝動の根源を理解したところで、彼女がそれを制御するのを手伝ううえでは何の役にも立たなかったのだ。

体を喪失する

そうと悟った私は、私の患者のうちに、体のあちこち広い範囲で何も感じられないという人がどれほど多いかに気づいて愕然となった。私はときどき彼らに、目を閉じて、手を拡げて差し出してもらい、その手に私が置いたものが何か当てるように言った。すると、それが車のキーであれ、二五セント硬貨であれ、缶切りであれ、自分の手の中の物が何か、想像さえできないことがよくあった。彼らの知覚がまったく機能していなかったのだ。

私はこれをオーストラリアにいる友人のアレクサンダー・マクファーレンと話し合った。彼も同じ現象を観察していた。彼は以前、アデレードにある自分の研究室で、私たちは目で見なくても手で持っているのが車のキーであることがどうしてわかるのかという疑問について研究した。手のひらに載っている物が何かを知るためには、その形や重さ、温度、肌触り、位置を感知する必要がある。こうしたそれぞれ別個の経験は、脳の異なる部位に伝わり、それから単一の知覚に統合されなくてはならない。マクファーレンは、PTSDの人が情報をまとめるのにしばしば苦労することに気づいた。[2]

私たちは、感覚が鈍ると、思う存分生きているとは感じられなくなる。アメリカの心理学の父ウィリアム・ジェイムズは、「情動とは何か」という論文[3]（一八八四年）で、自分が面接した女性の「感覚麻痺」の驚くべき症例を報告している。「私には……人間らしい感覚がまったくありません」と彼女はジェイムズに語った。「［私は］人生を幸せで快くしうるさまざまなものに囲まれているというのに、それでも私には喜んだり感じたりする能力が欠けています。……私の感覚のそれぞれ、私の本来の自己の各部が、いわば私から切り離され、もはやどのような感情も抱かせてくれないかのようです。この状態は、自分の頭の前部に感じる空白に拠っているようであり、自分の体の全表面における感覚能力の鈍麻のせいのように思えます。なぜなら、私は自分が触れるものに、実際にはけっして手が届いていないように思えるからです。これはみな、些細なことなのでしょうが、恐ろしい結果を伴うので、そうも言えません。他のどのような感情も、どんな種類の楽しみも、私がそれを必要とし、望んでいるにもかかわらず不可能であり、人生を計り知れぬ拷問に変えてしまうという結果です」

トラウマに対するこの反応は、重要な問いを投げかける。すなわち、トラウマを負った人々は、どうすれば通常の感覚経験を統合することを学び、自然な感情の流れを伴いながら生き、自分の体に関して安心感と充足感を覚えるようになれるか、だ。

自分が生きていることをどうやって知るか

トラウマを負った人を対象とする初期の神経画像研究のほとんどは、第3章で見たものと同じで、参加者がトラウマ体験を思い出させるものにどう反応するかに的を絞っていた。その後、私と同じ精神科医で、スタン・ローレンスとユート・ローレンスの脳スキャンをしたルース・レイニアスが二〇〇四年に新たな疑問を提起した。過去について考えていないときに、トラウマサバイバーの脳では何が起こるのか。アイドリングをしている脳、「デフォルト状態のネットワーク（DSN）」に関する彼女の研究は、自己認識、それもとりわけ感覚的自己認識にトラウマがどう影響するかを理解するうえでの、まったく新しい章を開いた(4)。

レイニアス医師は、「正常」なカナダ人一六人を脳スキャナーの中に横たわらせ、とくに何も考えないようにしてもらった。それは、誰にとっても難しい。私たちが目覚めているかぎり、脳は働き続けているからだ。だが彼女は参加者たちに、呼吸に注意を集中して、できるだけ頭を空にするように言った。続いて、深刻な慢性的児童虐待を受けた人一八人を対象に、同じ実験を行なった。

あなたがとくに何も考えていないとき、脳は何をしているのだろう。じつは、あなたは自分自身に注意を向ける。デフォルト状態にあると、協働して「自己」の感覚を生み出す脳の諸領域が活性化するのだ。

レイニアスが正常な参加者のスキャン画像を見ると、他の研究者たちがすでに指摘していたように、デフォルト状態のネットワークの諸領域が活性化することがわかった。私はこの領域を自己認識の「モヒカン刈り」と呼びたい。これは、目のすぐ上から始まり、脳の中央を通って頭の後ろに達する、脳の正中線構造だ。これらの正中線構造はみな、私たちの自己感覚にかかわっている。脳の後ろ側で活性化している最大の領域は後帯状皮質で、これが、私たちの居場所についての身体的感覚を与えてくれる。いわば、体内GPSだ。後帯状皮質は、第4章で論じた監視塔である内側前頭前皮質と強く結びついている（この結びつきはスキャン画像には表れない。fMRIでは捉えられないからだ）。後帯状皮質は、体のその他の部分から届く感覚を認識する脳領域である、島《とう》や頭頂葉や前帯状皮質とも結びついている。島は内臓からのメッセージを各情動中枢に中継し、頭頂葉は感覚情報を統合し、前帯状皮質は情動と思考を協調させる。これらの領域はすべて、意識を引き起こす要因となっている。

幼少期（本書ではおおむね「〇〜六歳」の時期を指す）の深刻なトラウマを抱える慢性的なPTSD患者一八人のスキャン画像との著しい違いには驚かされる。脳のこれらの自己感知領域のどれにも、ほとんど活性化が見られなかったのだ。内側前頭前皮質、前帯状皮質、頭頂皮質、島は、まったく活性化しなかった。唯一、後帯状皮質がかすかな活性化を見せた。これは、基本的な空間定位を司る部位だ。

このような結果の説明は一つしかありえない。これらの患者は、トラウマ自体への反応として、また、ずっとあとまで残っていた恐怖に対処する中で、特定の脳領域の機能を停止することを学んだのだ。それは、恐怖に伴ったり恐怖を特徴づけたりする、内臓で経験する感覚と情動を伝える領域だ。だが日常生活では、まさにそれらの領域が、私たちの自己認識、すなわち自分は誰なのかという感覚の土台を形作るいっさいの情動と感覚の認識を司っている。私たちがここで目の当たりに

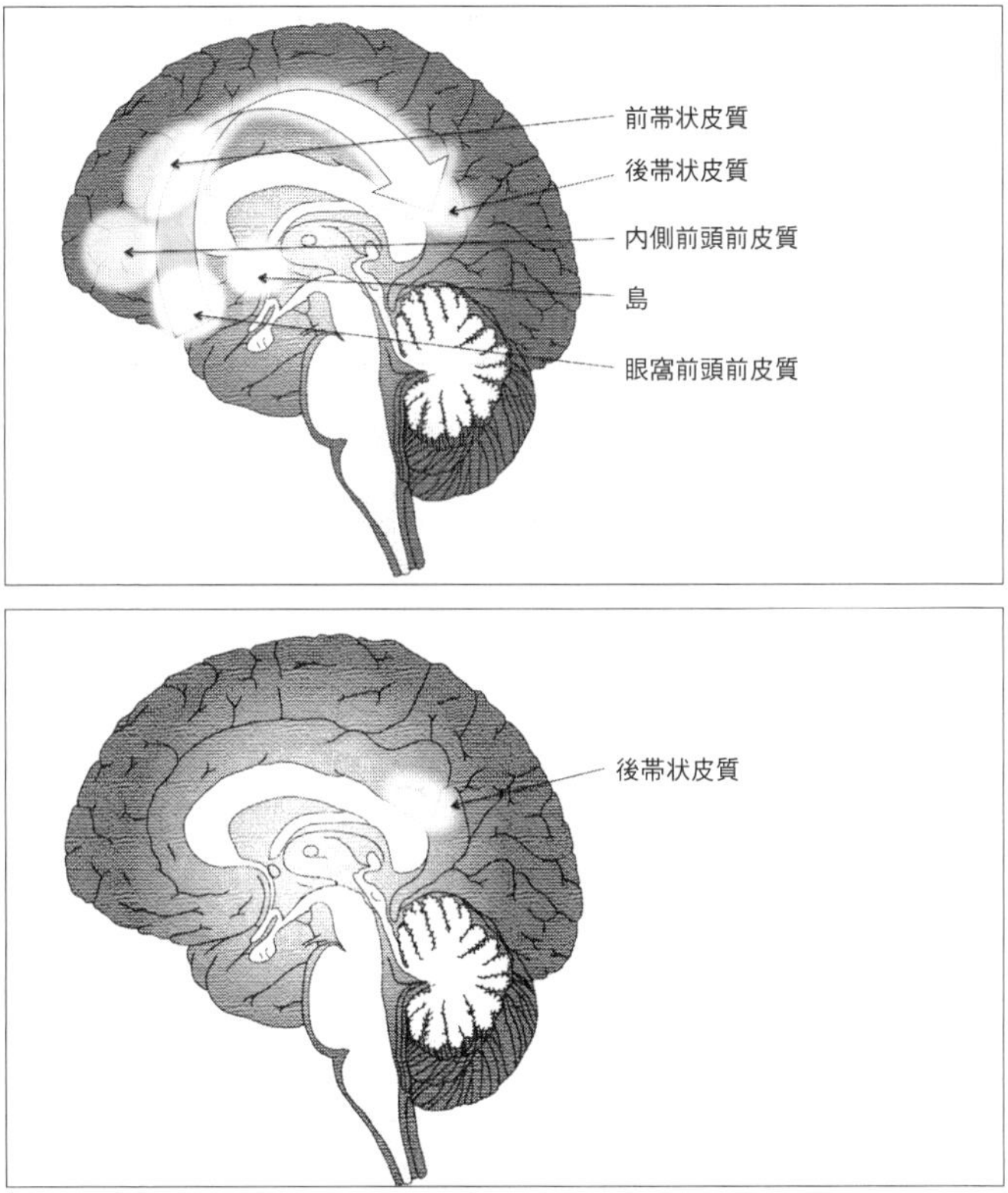

図6-1 自己の在りかを突き止める　（上段）自己認識のモヒカン刈り。脳の前部（図では左側）から始まり、眼窩前頭前皮質、内側前頭前皮質、前帯状皮質、後帯状皮質、島から成る。（下段）過去に慢性的なトラウマを経験した人の場合、これらの領域の活動が著しく減少するので、内部の状態を認識したり、入ってくる情報が自分とどう関係するかを評価したりするのが難しくなる。

したのは、なんとも悲しい適応で、彼らは恐ろしい感覚を遮断しようとして、思う存分生きていると感じる能力まで弱めてしまったのだ。

トラウマを負った人のこれほど多くが目的意識や方向性を失う理由も、内側前頭前皮質が活性化しなくなったことで説明がつく。私はあまりに頻繁に、患者にこれ以上ないほどありきたりのことについて助言を求められ、その挙句、彼らがめったにその助言に従わないので、よく驚いたものだ。だが今はわかる。彼らは自らの内部の現実との関係が損なわれてしまっているのだ。自分が何を望んでいるのか、もっと厳密に言えば、あらゆる情動の基盤である、体内の感覚が自分に何を語ろうとしているのかをはっきりさせられないのであれば、どうして決定を下したり、計画を実行に移したりできるだろうか。

児童期の長年にわたるトラウマの犠牲者に見られる自己認識の欠如は、じつにはなはだしい場合があり、そんなときには、犠牲者は鏡に自分が映っていても、自分と認識できない。脳をスキャンしてみると、これはただの不注意のせいではないことがわかる。自己認識を司る組織が、自己経験にかかわる組織ともども機能停止に追い込まれているのかもしれない。

ルース・レイニアスが自分の研究を見せてくれたときに、高校の古典の授業で教わった言葉が蘇ってきた。数学者のアルキメデスは、梃子《てこ》について教えているときに、こう言ったとされる。「我に確固たる足場を与えよ、さすれば地球をも動かそう」。二〇世紀の著名なボディセラピストのモーシェ・フェルデンクライスは、こう言っている。「あなたは、自分がしていることを知るまでは、望みどおりのことができない」。何を言わんとしているかは明らかだろう。自分が存在していると感じるには、自分がどこにいるかを知っていて、自分に何が起こっているかを自覚していなければならない。もし自己感知系が故障したなら、それを再活性化する方法を見つける必要がある。

自己感知系

シェリーがマッサージセラピーから受けた恩恵の大きさに、私は目を見張った。彼女は日々の生活で前よりもくつろぎ、大胆になったように感じた。私に対しても前よりリラックスし、心を開いた。セラピーに本当に熱心に取り組み、自分の行動や思考、感情に心から興味を覚えた。スキン・ピッキングをやめ、夏が来ると、晩には家の前の階段に座って、近所の人々とおしゃべりをして過ごした。教会の聖歌隊に加わりさえした。大勢の人が同調する素晴らしい体験だ。

ハーヴァード大学心理学部の学部長ダニエル・シャクターが組織した小さなシンクタンクで、私がアントニオ・ダマシオに会ったのはこのころだった。ダマシオは、一連の見事な科学論文や書物の中で、体の状態と情動と生存の間の関係を明らかにした。神経科医として、さまざまな種類の脳の損傷を負った患者を何百人も治療してきたダマシオは、意識や、自分が何を感じているかを知るのに必要な脳領域の確認に強い関心を抱くようになった。彼は、私たちの「自己」の経験を司るものを精密に記すことに自分の職業人生を捧げた。彼の著書のうち、『無意識の脳　自己意識の脳——身体と情動と感情の神秘』は私にとって最も重要な本で、それを読んだときには目を開かれる思いだった。(5) ダマシオはまず、私たちの自己感覚と、体の感覚作用との間の深い溝を指摘する。そして、次のように詩的に説明している。「ときに私たちは、真相を発見するのではなく隠すために心を使う。……この衝立《ついたて》がじつに効果的に隠すものの一つが体、私たちの体——体といっても、私がいうのはその内側、その内部である。慎み深さを確保すべく肌にかけられるヴェールさながら、この衝立は身体内部の状態、日々の旅路を生命がさまようときに、その生命の流れを形成する身体内部の状態を、心から部分的に覆い隠す(6)」

続いて彼は、この「衝立」が、外の世界における切迫した問題の数々を私たちが処理するのを可能にすることによって、私たちのためになりうることを説明する。だが、それには代償が伴う。「私たちが自己と呼ぶものの潜在的な起源と性質を、私たちが関知するのをそれは妨げる傾向にある(7)」のだ。ダマシオは、一世紀前のウィリアム・ジェイムズの研究に基づき、私たちの自己認識の核は、身体内部の状態を伝える身体的感覚に拠って立つと主張する。

根源的な感覚は、自分自身の生身の体の直接体験を提供する。それは、無言で、飾りがなく、純然たる存在以外の何物とも結びついてはいない経験だ。これらの根源的な感覚は、さまざまな面、……快感から苦痛にまで及ぶスケールに沿った体の今の状態を反映しており、大脳皮質ではなく脳幹の次元に由来する。情動の感覚はすべて、根源的な感覚の複雑な変奏なのだ(8)。

私たちの感覚世界は、私たちが生まれる前から形をとる。私たちは子宮の中で羊水を肌で感じ、血液が勢い良く流れたり、消化管が活動したりするかすかな音を耳にし、母親の動きに伴って揺れ動く。生まれたあとは、身体的感覚が自分自身や環境との関係を明確に定める。私たちは、自分が濡れていたり、空腹だったり、満ち足りていたり、眠かったりという状態であることから始まる。理解できない音や声や光景の不協和音が、私たちの原始状態の神経系に押し寄せてくる。私たちが意識と言語を獲得したあとでさえ、体の感知系は、そのときどきの私たちの状態について、きわめて重要なフィードバックを提供する。この系の絶え間ないつぶやきは、内臓の変化や、顔、胴、四肢の筋肉の変化を伝達する。そうした変化は、空腹や性的興奮といった衝動に加えて、苦痛や快適さも知らせる。身の周りで起こっていることも、身体的感覚に影響を与える。知っている人を見かけたり、特定の音（ある音楽、サイレンなど）を耳にしたり、温度の変化を感知したりすると、私たちが注意を向ける対象が変化し、私たちは自覚もないまま、その後、特定の思考をしたり行動をとったりするよう仕向けられる。

すでに見たとおり、脳の仕事は、私たちの内部や周囲で起こっていることを絶えず監視し、評価することだ。それらの評価は、血流中の化学的メッセージや、神経中の電気的メッセージによって伝えられ、体と脳のいたるところで、微妙な変化や劇的な変化を引き起こす。これらの変化はたいてい、意識に昇らず、自覚がまったくないまま起こる。脳の皮質下の諸領域は、呼吸や鼓動、消化、ホルモン分泌、免疫系を驚くほど効率的に調節する。だがこれらの系は、私たちが眼前の脅威、あるいは単に脅威の知覚に直面すると、圧倒されかねない。トラウマを負った人々に起こることを研究者が記録してきた多種多様な身体的問題も、これで説明がつく。

とはいえ、私たちの意識ある自己もまた、内部の平衡の維持に重要な役割を果たしている。体を安全に保つには、身体的感覚を認識し、それに従って行動する必要がある。寒いことに気づけばセーターを着る。空腹を感じたり、頭がぼうっとしたりしたら、血糖値が下がったのがわかるので、何か口にする。膀胱がいっぱいになったのを感じたらトイレに行く。背景にある感じを認識するこれらの脳組織はみな、呼吸や食欲、排泄、眠り／目覚めの繰り返しなどの基本的な維持管理機能を制御する諸領域の近くにあることを、ダマシオは指摘している。「それは、情動を抱き、注意を払うことの結果がすべて、生体内で生命を維持する基本的業務と結びついているからだ。自らの体の現状についてのデータなしに、生命を管理し、ホメオスタシスの均衡を維持することは不可能である」[9]。ダマシオは、維持管理にあたる脳領域を「原自己《プロトセルフ》」と呼ぶ。それらの領域が、私たちの意識的な自己感覚の根底にある「無言知」を生み出すからだ。

脅威にさらされた自己

ダマシオと共同研究者たちは二〇〇〇年に、世界でも一流の科学専門誌「サイエンス」に論文を発表し、強い否定的情動を追体験すると、筋肉や消化管、皮膚から神経信号を受け取る脳領域、すなわち、基本的な身体的機能を調節するのに不可欠な領域に、重大な変化が起こることを報告した。過去の情動的な出来事を想起すると、その出来事のときに感じた内臓の感覚を現に再経験することを、ダマシオのチームの脳スキャン画像は示していた。情動は種類ごとにそれぞれ異なる特徴的パターンを生み出した。たとえば、脳幹の特定の部位は、「悲しさや怒りを感じているときに活性化するが、幸せや恐れを感じているときには活性化しない」[10]。これらの脳領域はみな、大脳辺縁系の下にある。従来、情動は大脳辺縁系に割り振られてきたが、私たちは、強い情動を体と結びつける、ありふれた言い回しを使うたびに、これらの脳領域が関与していることを認めている。「あなたはむかつく」「そのせいで背筋がぞっとした」「私はすっかり胸が詰まった」「がっかりした（英語では「My heart sank」で、直訳すると「私の心臓が沈んだ」）」「彼のせいで髪の毛が逆立つ」という具合だ。

脳幹と大脳辺縁系の基本的な自己システムは、人が生命を脅かされると著しく活性化し、強烈な生理的覚醒を伴う、圧倒的な恐れや身がすくむような思いを引き起こす。トラウマを追体験している人には、何一つ理解できない。彼らは生きるか死ぬかという状況にはまり込んでいる。それは、身動きをとれなくするような恐れや、見境のない憤激の状態だ。心も体も、まるで危機が差し迫っているかのように、しきりに覚醒させられる。ほんのかすかな音が聞こえてもはっと驚き、些細なことで苛立つ。絶えず眠りを妨げられ、食べ物は官能的な快楽をもたらさなくなることが多い。すると今度は、凍りついたり解離したりして不快な感情を抑えようとする必死の試みが引き起こされかねない[11]。

人は自分の動物脳が生存のための闘いにはまり込んでいるときに、どうやって主導権を取り戻すのか。もし、動物脳の奥深くで起こることが、私たちがどう感じるかを決めており、身体感覚が皮質下（意識下）の脳組織によって調整されているのなら、私たちは実際にはどれほどそれらを制御できるのか。

主体性——自分の人生を支配する

「主体性《エージェンシー》」とは、自分の人生を自ら取り仕切っているという感じを指す専門用語であり、自分がどこにいるかを知っていること、自分に起こることに対して発言権があるのを知っていること、自分の境遇を形作るそれなりの能力を持っているのを知っていることだ。ボストン退役軍人クリニックの壁を殴りつけた帰還兵たちは、主体性を主張して、何かを引き起こそうとしていたのだ。だが彼らは、自分には何も制御できないとますます感じる羽目になり、かつては自信に満ちあふれていた彼らの多くが、狂乱した活動と身動きがとれない状態の繰り返しにはまり込んでしまった。

主体性は、科学者が「内受容感覚」と呼ぶものから始まる。内受容感覚とは、体に基づく感情である微妙な感覚の自覚だ。その自覚が大きいほど、自分の人生を制御する潜在能力も大きくなる。自分が何を感じているかを知るのが、なぜそう感じるのかを知るための第一歩だ。自分の内外の環境における絶え間ない変化を自覚していれば、その変化を管理する態勢に入れる。だが、それが可能なのは、私たちの監視塔である内側前頭前皮質が、私たちの内部で何が起こっているかを観察することを学んだ場合に限られる。だから、内側前頭前皮質の働きを高めるマインドフルネスの練習は、トラウマからの回復に非常に重要な一要素なのだ[12]。

私は『皇帝ペンギン』という素晴らしい映画を観たあと、自分の患者の一部のことを思わず考えてしまった。ペンギンたちは禁欲的でかわいらしい。だから、太古の昔以来、彼らが海から一〇〇キロメートル以上もとぼとぼと内陸に向かい、繁殖地にたどり着くために筆舌に尽くし難い困難に耐え、孵化できるはずの無数の卵を寒さで失い、さらにそのあと、飢え死にしかけながら、自分の体を引きずるようにして海まで戻ることを繰り返してきたのを知ると、哀れとしか思えない。もしペンギンに私たちの前頭葉があったなら、小さな翼を使って氷の家《イグルー》を造り、もっとうまく分業を行ない、食糧供給を再調整することだろう。私の患者の多くは、大変な勇気と粘り強さでトラウマを生き延びてきたにもかかわらず、同じ種類の厄介な状態に繰り返し陥ってしまう。トラウマが、彼らの内なる羅針盤の機能を停止させ、もっと優れたものを生み出すのに必要な想像力を奪ってしまったからだ。

自我と主体性の神経科学的研究によって、私の友人のピーター・リヴァイン[13]とパット・オグデン[14]が開発した身体療法の有効性が立証されている。こういった感覚運動的な取り組みについては第5部で詳しく論じるが、本質的にはそれらの目的は三つある。

- トラウマによって遮断され、凍りついていた感覚の情報を引き出す。
- その内部経験によって解放されたエネルギーを、患者が（抑え込むのではなく）味方にするのを助ける。
- 彼らが恐怖に閉じ込められたり、拘束されたり、動きの自由を奪われたりしたときに妨げられた、自己保存のための身体的行動をやり遂げる。

私たちが腹の底で感じるものは、なぜそのように感じるかをきちんと説明できなかったとしても、何が安全か、生命の維持に役立つか、脅威を与えるかを知らせてくれる。私たちの内部感覚は、自分の生体の欲求について、微妙なメッセージを絶えず送ってくる。腹の底で感じるものは、身の周りで起こっていることを評価するのも手伝ってくれる。近づいてくるあの男性は気味が悪く感じられるなどと警告するが、キスゲに囲まれた西向きの部屋は落ち着いた気分にさせるといったことも伝える。人は、自分の内部感覚と快適なつながりを持っていて、それらが正確な情報を提供してくれると信頼できる場合には、自分の体や感情や自己を取り仕切っていると感じるだろう。

だが、トラウマを負った人々は、自分の体の内部で絶えず危険に感じている。過去が、心を苦しめる内部の不快感として生き続けているからだ。彼らの体は、内臓の危険信号をひっきりなしに浴びせかけられ、それを制御しようとするうちに、腹の底で感じるものを無視し、内部で起こっていることの自覚を麻痺させるのが得意になってしまう場合が多い。彼らは自己から隠れることを学ぶのだ。

体内の危険信号を退けて無視しようとすればするほど、それらの信号が主導権を握り、本人は当惑し、混乱し、恥ずかしく感じる羽目になる可能性が高まる。体内で何が起こっているかに気づくと不安になる人は、どのような感覚の変化にも、機能停止やパニックといったかたちで対応しやすくなってしまう。恐れそのものに対する恐れを抱くようになるのだ。

パニックの症状が維持されるのは、パニック発作と結びついた身体感覚に対する恐れを抱くのが大きな原因であることが、今ではわかっている。発作は、本人も不合理だと承知していることによって引き起こされうるが、その感覚への恐れのせいで彼らはしだいに反応をエスカレートさせ、全身を巻き込む緊急事態にまで陥る。「怖くて体が硬直する」とか「恐怖で凍りつく」（虚脱状態や麻痺状態に陥る）といった表現は、恐怖やトラウマがどのように感じられるかをじつに正確に言い当てている。トラウマは、内臓を土台とするそうした感覚から生じる。恐れの体験は、何らかのかたちで逃避が妨げられて感じた脅威に対する原始的な反応に由来する。内臓の経験が変わらないかぎり、その人の人生は恐れに人質に取られたままとなる。

体のメッセージを無視したり歪めたりすると、その代償として、自分にとって本当に危険なものや有害なものを感知できなくなるし、それに劣らず問題なのだが、安全なものやためになるものも感知できなくなる。自己調節は、自分の体との友好的な関係に依存している。そのような関係がなければ、外部からの調節、たとえば薬や、アルコールなど常習性のあるもの、他者からの絶え間ない励まし、他者の願望への否応ない追従に頼らざるをえない。

私の患者の多くはストレスを受けると、それがストレスだと気づく代わりに、偏頭痛や喘息の発作を起こすことで応じる。(15) 中年の訪問看護師サンディは、子供のころ、アルコール依存症の両親に面倒を見てもらえずに、怖くて寂しかったと語った。自分が頼りにしている人（彼女のセラピストである私も含む）全員に、丁重になることでそれに対処した。夫が無神経な発言をするたびに、喘息の発作を起こした。息ができないことに気づいたときには吸入器ではもう間に合わず、病院の救急処置室に搬送してもらわなければならなかった。

助けを求める内なる叫びを抑え込んでも、ストレスホルモンが体を動員するのを止めることはできない。サンディは人間関係の問題を無視して身体的苦悩の信号を締め出すことを覚えたものの、そうした信号は、彼女の注意を要求する症状となって表れた。彼女のセラピーは、自分の身体的感覚と情動とのつながりを突き止めることに焦点を絞った。私はさらに、キックボクシングのプログラムに参加するよう彼女に勧めた。私の患者だった三年間、彼女は一度も救急処置室に搬送されることはなかった。

明確な原因が見当たらない身体的症状は、トラウマを負った子供にも大人にも広く見られる。腰や首筋の慢性的な痛み、線維筋痛症、偏頭痛、消化不良、痙攣性結腸《けいれんせいけっちょう》／過敏性腸症候群、慢性疲労、喘息などが起こりうる。(16) トラウマを負った子供は、そうでない子供よりも、喘息を起こす率が五〇倍も高い。(17) 致命的な喘息の発作に見舞われた子供や大人の多くが、発作が起こる前には、自分が呼吸の問題を抱えているのを自覚していないことが、数々の研究から判明している。

失感情症——感情を表す言葉がない

私には、過去に痛ましいトラウマを経験した、未亡人の伯母がいた。彼女は、わが家の子供たちの「名誉祖母」になった。しばしば訪ねてきて、カーテンを作ったり、キッチンの棚に載ったものを並べ替えたり、子供服を縫ったりと、忙しく立ち働くのだが、ほとんど会話はなかった。人を喜ばせようと、いつも熱心だったが、彼女は何が楽しいのかは、なかなかわからなかった。何日間か儀礼的な言葉を交わしたあとは、もう会話が続かず、長い沈黙を埋めるために私は四苦八苦した。帰る日には、私が空港まで車で送ると、ぎこちなく別れのハグをしながら、涙をぼろぼろこぼす。

そのあと、心底そう思っているかのように、ローガン国際空港の冷たい風のせいで、涙が出てしまうといつもこぼした。彼女の体は、心が認識できないこと、すなわち、自分にとって存命中の最も近しい親類である、私たちの若さあふれる家庭を去ることの悲しさを感じていたのだ。

精神科医はこの現象を「アレキシサイミア（失感情症）」と呼ぶ。感情を表す言葉を持たないことを意味するギリシア語だ。トラウマを負った子供や大人の多くは、感じていることをまったく表現できない。自分の身体的感覚が何を意味するか、突き止められないからだ。彼らは激怒しているように見えても、腹を立てていることを否定する。恐れおののいているように見えても、大丈夫だと言う。彼らは体の内部で起こっていることを認識できないので、自分の欲求を把握できず、適切な時間に適切な量を食べたり、必要とする睡眠をとったりするなど、自身の面倒を見るのに苦労する。

私の伯母のように、失感情症の人は情動の言語に代えて行動の言語を使う。「トラックが時速一三〇キロメートルで向かってくるのが見えたら、どう感じますか」と訊かれれば、たいていの人は、「ぞっとします」あるいは「怖くて凍りつきます」と答える。ところが失感情症の人は、「どう感じる、ですって？　さあ、わかりません。……身をかわすでしょう[18]」とでも答えるかもしれない。彼らは情動を、注意を払ってしかるべき信号としてではなく、身体的問題として認識する傾向にある。腹立たしさや悲しさを感じる代わりに、原因不明の筋肉の痛みや、腸の不調、その他の症状を経験する。神経性無食欲症（拒食症）の人の四分の三と神経性大食症（過食症）の過半数は、自分の情動的感情に当惑し、その説明にはなはだ手を焼く[19]。失感情症の人は、怒った人や苦悩する人の顔写真を研究者に見せられても、彼らが何を感じているかがわからない[20]。

失感情症について私に教えてくれた人の一人が、精神科医のヘンリー・クリスタルで、重度のトラウマを理解しようと、一〇〇〇人以上のホロコースト（ユダヤ人大虐殺）サバイバーを診た人だ[21]。自身も強制収容所生活を生き延びたクリスタルは、患者の多くが職業人生では成功しているとはいえ、個人的な人間関係はわびしく、よそよそしいものであることを発見した。感情を抑え込むことで世事は処理できたものの、それには代償が伴った。彼らはかつて圧倒的だった情動を抑えることを学んだのだが、その結果、自分が何を感じているのか、もはや気づくことがなくなった。セラピーに関心がある人はほとんどいなかった。

ウェスタンオンタリオ大学のポール・フルーエンは、失感情症にかかっているPTSDの人々の脳をスキャンした。参加者の一人は、彼に言った。「自分が何を感じているのかわかりません。頭と体がつながっていないようなものです。私はトンネルの中、霧の中に生きていて、たとえ何が起こっても、反応はいつも同じ——無感覚で、何もありません。泡風呂に入っていて火傷しようと、レイプされようと、同じ感じです。私の脳は何も感じません」。フルーエンと同僚のルース・レイニアスは、自分の感情と疎遠な人ほど、脳の自己感知領域の活動が少ないことを発見した[22]。

トラウマを負った人は、自分の体の中で何が起こっているかを感知するのが苦手な場合が多いので、欲求不満に対して適切な反応ができない。したがって、ストレスに対しては、ぼうっとするか、過剰な怒りを見せるかのどちらかだ。どんな反応をするときも、なぜ自分は気が動転しているのかわからないことがよくある。このように自分の体と疎遠になっているため、彼らは自分を守るのが苦手で、再び被害者になる率が高く、[23] また、喜びや官能性、意義を感じるのが非常に難しいことが立証されている。

失感情症の人は、自分の身体的感覚と情動との関係に気づくことを学ばないかぎり、回復できない。色覚異常の人が、灰色の色合いを区別できるようにならないかぎり、色のある世界に入れないのと同じことだ。私の伯母やヘンリー・クリスタルの患者たちと同じで、彼らはたいてい、それを学ぶことに乗り気ではない。彼らの大半は、さまざまな医師を訪ね、癒えることのない病気を治療し続けるほうが、過去の魔物たちに立ち向かう、つらい課題をこなすよりもましだという、無意識の決定を下してしまったように見える。

離人症

自己忘却への階段をもう一段下がったところにあるのが離人症で、自己の感覚の喪失だ。第4章で紹介したユートの脳スキャン画像が、あのまったくの空白によって離人症の何たるかを鮮やかに示している。離人症はトラウマ体験の間にはよく起こる。私はある晩遅く、自宅近くの公園で強盗に襲われた。そのとき私はその場の上方に漂い、頭に小さな傷を負って雪の中に倒れている自分を眺めていた。その自分を、ナイフを手にした三人のティーンエイジャーが取り巻いている。私は両手に負った刺し傷の痛みを解離させ、少しも恐れを感じずに、空にされた財布を返してもらおうと、冷静に交渉していた。

私がPTSDを発症しなかったのは、一つには、他者を対象にそれまで注意深く研究してきた経験をすることに、強烈な興味を掻き立てられていたからであり、また、強盗たちの似顔絵を描いて警察に見せられるだろうという思い違いをしていたからでもある。もちろん、彼らは一向に捕まらなかったが、復讐してやるという夢想のおかげで、私は満足のいくだけ主体感覚（自分が行為の主体であるという感覚）が得られたに違いない。

トラウマを負った人々はそこまで幸運ではなく、自分の体から切り離されたように感じる。離人症のとりわけ優れた記述を残してくれたのが、一九二八年にベルリンで執筆をしていたドイツ人精神分析医のポール・シルダーだ。「離人症の人の目には、周りの世界は、異様で、奇妙で、なじみがなく、夢のように映る。物はときおり不思議なほど小さく見え、平たくなることもある。音は遠くから聞こえるように思える。……情動もやはり、著しく変化する。患者たちは、苦痛も快感も経験できないと苦情を言う。……彼らは自分自身に不案内になってしまったのだ」[24]

私はジュネーヴ大学の神経科学者たちのグループが、脳の特定の箇所（側頭頭頂《そくとうとうちょう》接合部）に微弱電流を流して、離人症に似た体外離脱体験を引き起こした[25]ことを知って、おおいに興味をそそられた。ある患者は、天井からぶら下がって自分の体を眺めている感覚を経験し、別の患者は、誰かが自分の背後に立っているという不気味な気配を感じた。この研究は、私たちの患者が語ることを裏づけている。すなわち、自己は体から切り離され、幽霊のようなものとして独自に存在しうると彼らは言うのだ。同様に、レイニアスとフルーエン、さらにはオランダのフローニンゲン大学の研究者グループも、自分の恐怖を解離させた人々の脳をスキャンし、その恐怖を引き起こした出来事を彼らが想起するときに、脳の恐怖中枢があっさり機能停止に陥ることを発見した。[26]

体と仲良くなる

トラウマの犠牲者は、自分の体内の感覚になじみ、その感覚と仲良くなって初めて回復が可能になる。おびえているというのは、いつも警戒している体の中で暮らすことを意味する。怒っている人は、怒っている体の中で暮らしている。児童虐待犠牲者の体は、リラックスして安全に感じる方法を見つけるまで、緊張して自己防衛が過剰であり続ける。人は、変わるためには、自分の感覚や、自分の体が周りの世界とどのように相互作用するかを自覚する必要がある。身体的な自己認識は、過去による独裁的支配から解放されるための第一歩なのだ。

人はどうすれば心を開いて感覚と情動の内部世界を探ることができるのか。私の治療の場合には、患者を手助けし、彼らが体の中の感じにまず気づき、次にそれを説明できるようにするところから始める。体の中の感じとは、怒りや不安や恐れのような情動ではなく、圧力や熱、筋肉の緊張、疼《うず》き、へたばり、空虚さといった、情動の土台となる身体的感覚のことだ。緊張緩和や快感と結びついた感覚の識別にも取り組む。患者たちが自分の呼吸や仕草、動きを自覚するようになるのを、私は手伝う。患者が、気にもならないと主張する不快な出来事について語るときに、胸を締めつけられるような感じや、腹部の痛みなど、体の微妙な変化に注意を払うように求める。

初めてさまざまな感覚に気づくと、はなはだ苦しい思いをしうるし、急にフラッシュバックが起こって、人は身を丸くしたり、防御姿勢をとったりするかもしれない。それは、未消化のトラウマを身体的に再現しているのであり、トラウマが起こったときにとっていた姿勢を表している可能性が非常に高い。この時点で、心象や身体的感覚が患者にどっと押し寄せてくるかもしれないので、セラピストは、患者が過去にアクセスすることで再びトラウマを負うのを防ぐために、感覚と情動の奔流を食い止める術を熟知していなければならない（教員や看護師、警察官は、逆上したり痛ましいほど混乱したりした人と、毎日のように向かい合っている人が多いので、驚愕反射を鎮めるのに非常に長《た》けていることがよくある）。

ところが、そのような苦しい身体的反応に対処する技能を教える代わりに、アリピプラゾール（エビリファイ）やオランザピン（ジプレキサ、ザイディス）、クエチアピン（セロクエル）のような薬を処方することがあまりにも多い。当然ながら、これらの医薬品は感覚を鈍らせるだけで、そうした感覚を解消したり、有害なものから味方へと変えたりすることはまったくない。

気が動転したときに、自分を鎮める最も自然な方法は、誰か別の人にしがみつくことだ。そのため、身体的あるいは性的な暴行を受けた人は、ジレンマに直面する羽目になる。彼らはなんとしても他者と触れ合いたいのに、身体的接触に恐れおののいてもいるからだ。彼らは、身体的感覚を感じるように心を再教育してあげる必要があり、体が触れ合いの快適さに耐え、それを楽しめるよう、手助けしてあげる必要がある。情動的自覚を欠く人も、練習を重ねれば、自分の身体的感覚を心理的な事象と結びつけられる。そうなれば、再び自分自身と少しずつ結びつくことが可能になる[27]。

自分自身と結びつき、他者と結びつく

自分の体を失う代償を実証した研究をもう一つだけ紹介してこの章を終えることにしよう。ルース・レイニアスのグループは、アイドリングしている脳をスキャンしたあと、日常生活の別の疑問に的を絞った。慢性的なトラウマを抱えた人は、他者と面と向かい合ったときに、どうなるのか。私の診療室にやって来る患者の多くは、視線を合わせられない。私と目を合わせるのが困難なところから、彼らの苦悩の深さがただちにわかる。彼らは自分自身に嫌気がさしており、自分がどれほど見下げ果てた人間かを私に知られるのに耐えられないというのが、毎度の実情だ。こうした強烈な恥ずかしさの感情が、脳の異常な活性化に表れるなどとは、私には思いもよらなかった。ここでもまた、ルース・レイニアスが心と脳が区別できないことを示してくれた。一方で起こることは、もう一方にも認識されるのだ。

ルースは、スキャナーの中に横たわる人に動画キャラクターを見せる高価な装置を購入した（そのキャラクターは、いかにも優しそうな、リチャード・ギアのような顔をしていた）。そのキャラクターは、スキャナーの中の人を真っ直ぐ見詰めながら正面から迫ることも、視線を逸らせ、四五度の角度から近づいてくることもできる。そのおかげで、直接視線を合わせているときに脳の活性化に与える影響と、目を逸らせているときに与える影響とを比べることができた。(28)

正常な対照群と、慢性的トラウマのサバイバーとの違いで際立っていたのは、直接目を見詰められることに対する前頭前皮質の活性化だった。前頭前皮質は通常、私たちが自分に向かってくる人

を評価するのを助け、ミラーニューロンは、相手の意図を察知するのを助ける。だが、実験に参加したPTSDの人は、前頭葉のどの部分も活性化しなかった。つまり、相手に対してまったく関心を抱けなかったということだ。彼らはただ、情動脳の奥深くの「中脳水道周囲灰白質」という原始的な領域を強烈に活性化させるという反応を見せるばかりだった。中脳水道周囲灰白質は、はっとするような驚きや過剰な警戒、畏縮、その他の自己防衛行動を引き起こす。社会的関与にかかわる脳の部分のどれにも、活性化は起こらなかった。彼らは他者に視線を向けられただけで、あっさりとサバイバルモードに入ってしまったのだ。

これは、他者と親しくなったり、仲良くやったりする能力にとって、どういう意味を持つのか。彼らのセラピーにとってはどのような意味があるのか。PTSDの人は、自分の最も深い恐れをセラピストに委ねられるのか。正真正銘の人間関係を持つには、他者を、それぞれ独自の動機や意図を持った別個の人間として経験できなくてはならない。自立できるだけではなく、他者には他者の狙いがあると認めることも必要だ。だがトラウマは、それをすべて曖昧で漠然としたものにしてしまう。

第３部　子供たちの心

第7章　波長を合わせる――愛着と同調

回復力《レジリエンス》の根源は……愛情深く、自分と同調した、冷静な他者に理解されており、その人の頭と胸の中に自分が存在しているという感覚に見つかるだろう。

――ダイアナ・フォーシャ

マサチューセッツ・メンタルヘルスセンター（ＭＭＨＣ）の子供クリニックは、不安に駆られ、他人も不安にさせる子供たちでいっぱいだった。彼らはじっと座っていられず、他の子供や、ときには職員までも、叩いたり噛んだりする暴れ坊だ。駆け寄ってきてしがみついたと思ったら、次の瞬間には恐れおののいて走り去ったりする。衝動的に自慰をする子もいれば、物やペットや自分自身に殴りかかったり悪態をついたりする子もいた。彼らは愛情に飢えていると同時に腹を立てており、反抗的だった。女の子たちはとくに、痛々しいほど卑屈になることがあった。彼らは反抗的であるにせよ、しがみついてきて離れないにせよ、一人として同年齢の典型的な子供たちのようには、周りの世界を探検することも、楽しく遊ぶこともできないらしい。自己感覚をほとんど発達させていない子供もいて、そんな子は、鏡に映った自分の姿を見て自分だと気づくことさえできなかった。

当時の私は、わが家の二人の未就学児から教わっていること以外は、子供については無知に等しかった。だが幸い、同僚のニーナ・フィッシュ＝マレーは五人の子供を育てたのに加えて、ジュネーヴでジャン・ピアジェの教えを受けていた。ピアジェは、自分の赤ん坊たちを手始めに、子供たちを綿密に観察し、それに基づいて独自の児童発達理論を築いた。そしてニーナは、その精神をＭＨＣで開設されたばかりのトラウマセンターに持ち込んだ。

ニーナの夫はハーヴァード大学心理学科の元学科長ヘンリー・マレーで、人格理論の草分けだった。ニーナは自分と同じ関心を持っている若手教職員がいれば、必ず熱心に励ました。私が戦闘帰還兵のことを話すと、彼女はおおいに関心を持った。ボストンの公立学校で担当している、問題を抱えた子供たちに、復員兵たちの姿が重なったからだ。ニーナは特権的な地位にあり、また人を惹きつける魅力を持っていたので、私たちは子供クリニックを気兼ねなく訪ねることができた。当時このクリニックを運営していた児童精神科医たちは、トラウマにはほとんど関心がなかった。

ヘンリー・マレーは数々の業績を挙げたが、とくに、広く使われている絵画統覚検査の考案者として有名になった。絵画統覚検査は、いわゆる投影検査法の一種で、人の心の中の現実が本人の世界観をどう形作るかを、カードを使って調べる。復員兵の検査をしたときに私たちが使ったロールシャッハテストのカードとは違い、絵画統覚検査のカードには、ひと組の男女が互いに顔を背けているところや、男の子が壊れたバイオリンを眺めているところといった、写実的ではあるものの曖昧で、いくぶん気を揉ませるような場面が写っている。被験者は、写真の中で何が起こっているか、その前に何が起こったか、次に何が起こるかについて語るように求められる。ほとんどの場合、彼らの解釈から、何に心を奪われているかがたちまち明らかになる。

ニーナと私は、クリニックの待合室にあった雑誌の絵や写真を切り抜いて、子供用の検査カードを用意することにした。最初の研究では、子供クリニックの六〜一一歳児一二人を、年齢、人種、知能、家族構成ができるだけ近い、近所の小学校の子供たちと比較した。(1) クリニックの子供たちは、家庭内で虐待に遭っていた。母親に繰り返し殴打され、ひどい痣《あざ》ができている男の子、四歳のときに父親に性的虐待を受けた女の子、何度も椅子に縛りつけられて鞭打たれた二人の男の子、五歳のときに母親(売春婦)がレイプされ、体をばらばらに切断され、焼かれ、自動車のトランクに詰め込まれるのを目撃した女の子(母親の売春斡旋人はその子を性的に虐待していた疑いがある)らだ。

対照群の子供たちも、ボストンの窮乏した地区で貧困のうちに暮らしており、衝撃的な暴力を頻繁に目にしていた。この研究を進めている間に、同じ学校の男子児童がクラスメイトにガソリンを浴びせて火を放つという事件があった。また、別の男子児童は父親と友人と学校へ歩いていく途中、銃撃戦に巻き込まれた。その児童は下腹部を負傷し、友人は死亡した。これほど激しい暴力にさらされている彼らのカードに対する反応は、入院している子供たちの反応と異なるだろうか。

カードの一枚には、家庭の一場面が写っていた。自動車を修理している父親を、二人の子供が笑顔で眺めている。このカードを見た子供は全員、自動車の下に横たわっている男性が危険であるこ

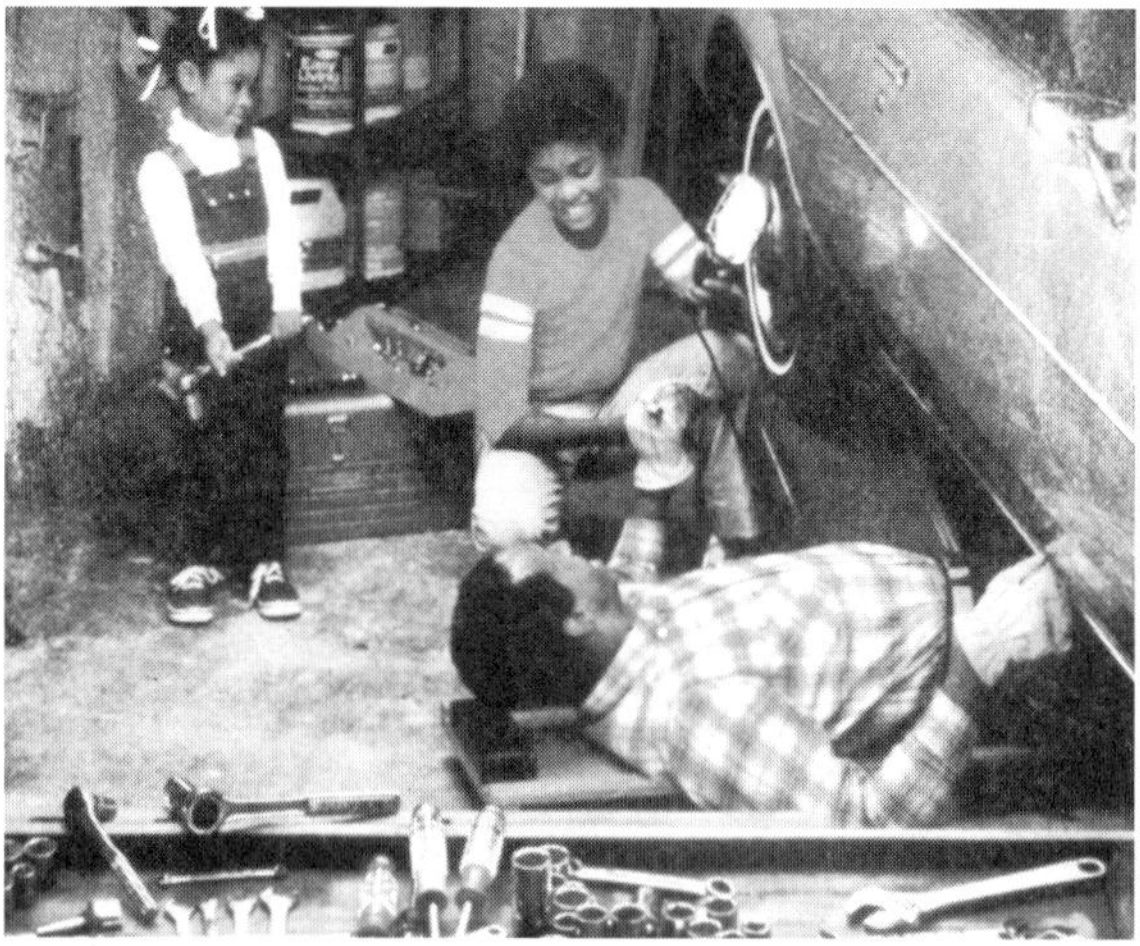

図7-1

とを指摘した。対照群の子供たちは当たり障りのない結末を迎える話（たとえば、自動車の修理が済んで、親子はその車でマクドナルドにでも行く）を語ったのに対して、トラウマを負った子供たちは、陰惨な物語を思いついた。ある少女は、写真の中の女の子が今まさに、ハンマーで父親の頭蓋骨を叩き割ろうとしていると言った。激しい身体的虐待を受けてきた九歳の少年は、写真の中の男の子がジャッキを蹴飛ばして外し、自動車で父親の体がずたずたになり、ガレージじゅうに血が飛び散るという、念の入った話を語った。

クリニックの患者たちはこうした話をしながら、ひどく興奮して取り乱した。そのため、たっぷり休憩時間を取って、冷水器で水を飲み、しばらく歩き回って頭を冷やしてからでなければ、次のカードが見られなかった。彼らのほぼ全員が注意欠如・多動性障害（ＡＤＨＤ）の診断を受けており、大半がメチルフェニデート（リタリン）（中枢神経を興奮させる向精神薬）を服用し

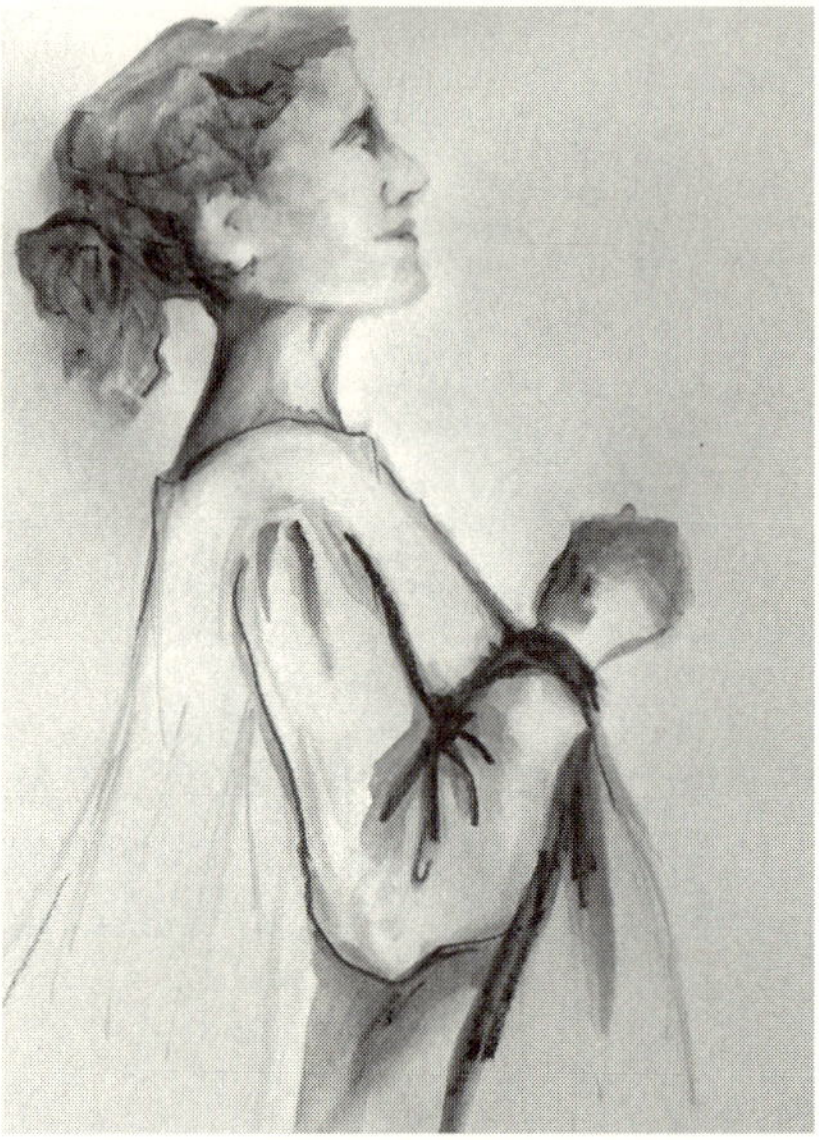

図7-2

ていたのもうなずける。ただしリタリンは、この場合には彼らの覚醒を鈍らせるのにふさわしい薬とはとても思えなかったが。

虐待された子供たちは、見たところ何ということもない妊婦の絵にも同じような反応を見せた。四歳のときに性的虐待を受けた七歳の少女に見せると、男女の性器について話し、「これまで何人とやったの？」といった質問を繰り返しニーナに投げかけた。性的虐待を受けた他の参加者数人と同様、少女もひどく興奮したため、私たちは検査を中止せざるをえなかった。対照群の七歳の少女は、絵に漂う切ない雰囲気を感じ取った。彼女は、窓から外を眺めながら、亡き夫を恋しがっている未亡人について話した。だが、その女性はけっきょく、赤ん坊の良き父となってくれる、愛情深い男性を見つけるのだった。

どのカードを見せても、虐待されていなかった子供たちは、苦悩を鋭敏に嗅ぎ取るものの、この世は本質的には良い場所だと依然として信じており、苦境から抜け出る方法を想像できた。彼らは自分の家庭で、守られていて安全だと感じているようだった。また、少なくとも一方の親には愛されているとも感じており、それが学業に勤しんで物事を学ぶ熱意をおおいに高めているように見えた。

クリニックの子供たちの反応は憂慮すべきものだった。彼らは、悪意や害意など微塵もうかがえないような画像に、危険や攻撃性、性的興奮、恐怖などの強烈な感情を掻き立てられた。私たちは、敏感な人なら見て取れるような隠れた意味合いを持つ絵や写真を選んだわけではなく、日常生活で見られるありきたりの光景の絵や写真ばかりを抜き出した。したがって、虐待された子供たちにとっては世の中全体がトリガー（トラウマを思い出させるもの）だらけであるとしか結論の出しようがなかった。比較的当たり障りのない状況からも悲惨な結果しか想像できない以上、部屋に入ってくる人も、見知らぬ人も、スクリーンや広告板の画像も、すべて大惨事の前触れと知覚されかねない。そう考えれば、子供クリニックの患者たちの奇怪な行動も完全に腑に落ちた。[2]

驚いたことに、クリニックの職員の検討会では、実生活における子供たちの恐ろしい体験や、そうしたトラウマが彼らの感情や思考、自己調節に及ぼす影響が語られることは稀だった。そして、診療記録は、怒りに満ちていて反抗的な子供の場合には「素行障害」や「反抗挑戦性障害」、さらには「双極性障害」といった診断名だらけだった。ほぼ全員にＡＤＨＤが「併存障害」として記されていた。根底にあるトラウマは、このような診断の山に埋もれてしまっているのではないか。

今や私たちは二つの大きな課題に直面していた。まず、正常な子供たちはトラウマを負った子供たちとは異なる世界観を持っているおかげでレジリエンスがあるのかどうか、そしてさらに掘り下げて考えると、彼らはそれぞれ実際にはどのようにして周りの世界の地図を作成するのかを知ること。もう一つの、これまた重要な課題は、残忍な仕打ちをされた子供の心と脳を助けて、彼らが心の中の地図を描き直し、そこに信頼の感覚と未来に対する自信を取り込めるようにしてあげられるかどうかを突き止めることだ。

母親のいない男性たち

赤ん坊と母親の間の重要な関係を調べる科学的研究を始めたのは、幼いころに家族から引き離されて全寮制の学校へ送り込まれ、同性だけの、厳重に統制された環境で育てられた、上流階級のイギリス人男性たちだった。私はロンドンの名高いタヴィストック・クリニックを初めて訪れたとき、主階段に沿う壁に、ジョン・ボウルビィ、ウィルフレッド・ビオン、ハリー・ガントリップ、ロナルド・フェアベーン、ドナルド・ウィニコットら、それらの二〇世紀の偉大な精神医学者たちの白黒写真がずらっと掲げられているのに気づいた。その一人ひとりが独自のやり方で研究を行ない、幼少期の体験が、どのようにしてのちに他者と結ぶ関係すべての原型となるかや、最も深いところにある自己感覚が、養育者との間で刻々と起こるやりとりの中で、どのようにして生み出されるかを調べた。

科学者というのは、自分が最も不思議に思うことを研究するものなので、他の人々が当たり前と思って気にもかけないテーマの専門家となる（あるいは、愛着研究者のベアトリス・ビービーがかつて私に言ったように、「ほとんどの研究は自分探しだ」）。子供の人生における母親の役割を研究したこれらの男性たち自身は、単独で世界に立ち向かうべき時期が来るはるか前の、六～一〇歳という傷つきやすい年齢のときに学校へ送り込まれた。おそらくジョージ・オーウェルは、まさにそのような全寮制学校での体験に触発されて『一九八四年』(邦訳はハヤカワepi文庫、他)を書いたのだろうということを、私はボウルビィ本人の口から聞いた。『一九八四年』は、人間が、権威ある立場の人に愛され、認められるためには、自己感覚も含め、自分が大切にし、正しいと思っているもののいっさいを犠牲にするように仕向けられうることを、見事に示している。

ボウルビィはマレー夫妻の親友だったので、彼がハーヴァードを訪れたときにはいつも、私は彼の研究について話し合う機会を得た。彼は貴族の家系に生まれ(父親は王室の外科医だった)、イギリス支配層の学問の殿堂で心理学と医学と精神分析を学んだ。ケンブリッジ大学卒業後は、ロンドンのイーストエンドの非行少年たちを診た。イーストエンドと言えば、治安が悪くて犯罪の多いことで知られた地区で、ロンドン大空襲でおおむね破壊された。軍医として勤務していた第二次大戦中もその後も、幼い子供を家族から引き離した戦時中の疎開と集団保育所の影響を観察した。また、入院の影響も研究し、短期の別離でさえ、子供の苦しみを増大させることを示した(当時、親は病院に泊まり込むことを許されなかった)。一九四〇年代末には、ボウルビィはイギリスの精神分析界では煙たがられるようになっていた。子供たちの不穏な行動は、幼児期の性的空想の産物ではなく、ネグレクトや残虐行為や別離といった現実の人生経験に対する反応であるという斬新な主張のせいだった。だが彼はひるむこともなく、やがて愛着理論と呼ばれるようになるものの構築に残りの人生を捧げた。(3)

安全基地

私たちはこの世に生を受けると、泣き叫んで自らの存在を伝える。すると、ただちに誰かが手を差し伸べ、沐浴させ、布でくるみ、腹を満たし、これが何にも優るのだが、母親が腹や胸の上に乗せて、心地良い肌と肌の接触を提供してくれる。私たちは骨の髄まで社会的な生き物だ。私たちの人生は、人間のコミュニティの内部に居場所を見つけることから成る。私は卓越したフランスの精神科医ピエール・ジャネの、「どの人生も、利用可能な手段のいっさいによってまとめ上げられた、一つの芸術作品である」という言葉が大好きだ。

私たちは成長するにつれ、肉体的にも情緒的にも自らの面倒を見ることを徐々に覚えていくが、自愛の最初の手掛かりは、自分がどのように面倒を見てもらうかから得られる。自己調節技能の習得は、幼少期に養育者とどれだけ睦《むつ》まじい交流があったかに大きく左右される。親が快適さと力の信頼できる源泉になってくれている子供は、一生にわたる強みを持っている。それが、運命がもたらす過酷な試練に対する一種の盾になるのだ。

ジョン・ボウルビィは、子供たちが顔や声に心を奪われ、表情や姿勢、声の調子、生理的変化、動きのテンポ、行動の気配に非常に敏感であることに気づいた。この持って生まれた能力は進化の産物であり、無力な赤ん坊の生存に不可欠であることを、彼は見て取った。子供たちはある特定の大人（あるいは、多くても数人の大人）を選び、本来備えている意思疎通のシステムをその人を相手に発達させるようプログラムされてもいる。そのおかげで、最初の愛着の絆が結ばれる。その大人がその子供に対して敏感に反応すればするほど、愛着は深まり、赤ん坊は周囲の人々に健全なかたちで反応できるようになる。

ボウルビィはロンドンのリージェンツパークに足繁く通い、子供と母親の触れ合いを体系的に観察した。母親が公園のベンチに静かに座って編み物をしたり新聞を読んだりしている間、子供たちはふらふらとそこを離れてあたりを探検するが、ときおり肩越しに振り返って母親がまだ見守ってくれているかどうかを確認する。だが、近所の人が通りかかって立ち止まり、最新の噂話で母親の注意を独占すると、子供は駆け戻ってきて母親のそばにとどまり、母親に再び注意を向けてもらえるようにする。赤ん坊や幼い子供は、母親が自分に全面的に向き合ってくれていないことに気づくと心配になる。母親が視界から消えると泣きだし、慰めようもないほどの悲しみに沈みかねないが、母親が戻ってくると途端に落ち着いて再び遊び始める。

ボウルビィは、愛着は「安全基地」であり、子供はそこから世界へ乗り出していくと考えた。その後五〇年間の研究でしっかり裏づけられたように、安全な避難所を持っていると、自立心が育まれ、苦悩している人に対する思いやりの感覚や、助けになってあげられるという感覚が植えつけられる。愛着の絆を結んだ人との親密なやりとりから、他者にも自分と似た感情と思考や、自分のものとは異なる感情と思考があることを子供は学ぶ。つまり、子供たちは環境や周囲の人々と「同調」し、自己認識や共感、衝動の制御、自発性を発達させ、そのおかげで、より広範な社会的文化の有用な成員になれる。ところが、私たちの子供クリニックの患者たちは、これらの資質を痛ましいほど欠いていていた。

同調のダンス

子供は、おもな養育者の機能を果たす人なら誰にでも愛着を持つようになる。だが、その愛着の性質（安定したものか、不安定なものか）は、その子供の生涯にわたって大きな違いをもたらす。安定した愛着は、情動的同調を伴って養育されるときに発達する。同調は、赤ん坊と養育者の間における相互作用の最も微妙な身体的次元から始まり、相手にされ、理解されているという感じを赤ん坊に与える。エディンバラを本拠とする愛着研究者コールウィン・トレヴァーセンが言うように、「脳は体の各部を協調させ、リズミカルな動きをとらせ、他者の脳と一致して振る舞うように導く。赤ん坊は誕生以前からすでに、母親が話すのを聞いて、音楽性を学ぶ[4]」のだ。

私は第4章で、ミラーニューロン（共感能力を私たちに与える、脳と脳のつながり）の発見について述べた。ミラーニューロンは、赤ん坊が生まれると同時に機能し始める。オレゴン大学の研究者アンドルー・メルツォフが、誕生後六時間の赤ん坊たちに向かって、唇をすぼめたり、舌を突き出したりすると、彼らは即座に彼の行動を真似た[5]（新生児は、二〇〜三〇センチメートルの距離にあるものにしか目の焦点を合わせられないが、抱いてくれている人を見るのにはこれで十分だ）。模倣は、私たちの最も根本的な社会的技能だ。そのおかげで私たちは、親や教師、仲間の行動を自動的に身につけたり反映したりできる。

たいていの親は赤ん坊とごく自然に接するので、どのように同調が起こるか、ほとんど自覚していない。だが、友人の愛着研究者エドワード・トロニックに招かれた私は、その過程をもっとつぶさに観察する機会を得た。ハーヴァード大学の人間発達研究所の、こちらからだけ向こう側が見える観察用のマジックミラーを通して、私はある母親が生後二か月の息子と遊んでいるのを眺めた。男の子は、母親と向き合うかたちで乳児用シートに座っていた。

二人は互いに甘い声を掛け合い、楽しんでいたが、母親が身を屈めて鼻を押しつけると、興奮した赤ん坊は母親の髪の毛をぐいっと引っ張った。不意を衝かれた母親は、痛みで悲鳴を上げ、赤ん坊の手を押しのけながら、怒りで顔を歪めた。赤ん坊はただちに手を放し、二人は互いから身を引いた。どちらにとっても、喜びのもとが苦悩のもとに変わった。赤ん坊は見るからにおびえ、両手を挙げて顔にあてがい、怒った母親を視界から遮断した。それを見た母親は赤ん坊が動揺しているのに気づき、彼に注意を向け直し、落ち着かせるような声を出して丸く収めようとした。赤ん坊は相変わらず目を覆っていたが、まもなく、つながりへの渇望が再び頭をもたげた。そして、手の間から覗き見て、もう大丈夫かどうか確認していると、母親は心配そうな顔で赤ん坊に向かって手を伸ばした。彼女がお腹をくすぐり始めると、赤ん坊は両腕を下げ、急に嬉しそうにくすくす笑いだし、二人はまた打ち解け合った。赤ん坊と母親は、再び同調したのだ。喜び、不和、関係修復、新たな喜びというこの一連の変化は、全部で一二秒もかからなかった。

トロニックや他の研究者たちは、赤ん坊と養育者が情動の次元で同調しているときには身体的にも同調していることを示した[6]。赤ん坊は、自分の情動的状態を調節することはできない。ましてや、情動に伴う、心搏数やホルモン値や神経系の活動の変化など、調節のしようがない。子供が養育者と同調しているときには、喜びとつながりの感覚が、安定した鼓動や呼吸、低いストレスホルモン値に反映される。体は平静であり、情動も同様だ。ところが、日常生活ではしばしば起こるように、養育者と奏でるこの音楽が混乱に陥ると、これらの生理的要因もすべてたちまち変化する。生理的作用が平静を取り戻したときには、平衡が回復したことがわかる。

私たちは新生児を落ち着かせるが、親はほどなく、より強い覚醒に耐えることを子供に教え始める。これはしばしば、父親の役割となる（私はかつて、心理学者のジョン・ゴットマンが、「母親は撫で、父親は小突く」と言うのを聞いたことがある）。覚醒に対処するのは、生きていくうえで重要な技能であり、赤ん坊が自分でできるようになる前に、親がまずやってやらなくてはならない。お腹の中の苦しい感覚のせいで赤ん坊が泣くと、乳房あるいは哺乳瓶があてがわれる。おびえたときには、誰かが抱いて、落ち着くまで揺すってくれる。排泄したら、誰かが来て、きれいにして、おむつを換えてくれる。強烈な感覚を安全や快適さ、支配力と結びつけることが、自己調節や自己慰撫、自己育成の土台であり、本書ではこの点に繰り返し立ち返る。

安定した愛着が能力の育成と組み合わさると、内的な統制の所在（行動や評価の原因を自己の能力や努力に帰すること）[7]につながる。これは一生を通じて、外界に健全なかたちで対処するためのカギを握る要因だ。安定した愛着を持っている子供は、何が自分の気分を良くさせるかを学ぶ。何が自分（と他者）の気分を悪くさせるかを発見する。主体感覚を獲得し、自分の行動が自分の感じ方や他者の反応の仕方を変えうることを理解する。安定した愛着を持つ子供は、自分が制御できる状況と、助けを必要とする状況の違いを学ぶ。困難な状況に直面したとき、自分が能動的役割を果たせることを学ぶ。それとは対照的に、虐待やネグレクトを経験した子供は、恐怖を覚えようが、懇願しようが、泣こうが、養育者には認識されないことを学ぶ。彼らが何をしようと、何を言おうと、殴打は止まないし、注意を向けられることも、救いの手が差し伸べられることもない。彼らは事実上、のちの人生で難題に直面したとき、諦めるように条件づけられているわけだ。

現実になる

ボウルビィと同時代の小児科医で精神分析医のドナルド・ウィニコットは、同調の近代的研究の父だ。母親が赤ん坊をどのように抱くかから始めて、彼は母子の詳細な観察を行なった。そして、こうした身体的相互作用が、赤ん坊の自己感覚の土台となり、その感覚とともに、生涯にわたる自己同一性感覚の基礎も固まると主張した。母親が子供をどのように抱くかが、「精神が宿る場所として体を感じる能力」[8]の根底にある。私たちの体がどのように接し合うかに関するこの内臓感覚と運動感覚が、私たちが「現実」として経験するものの基礎を築くのだ[9]。

ウィニコットは、大多数の母親は新生児への同調を難なくこなしていると考えた。彼が「合格点の母親」[10]と呼ぶものになるのに、ずば抜けた才能は必要ない。だが、母親が赤ん坊の身体的現実に同調できないと、深刻な問題が生じうる。母親が赤ん坊の衝動や欲求に応えられないと、「赤ん坊は、母親が赤ん坊とはこういうものであると考えているものになることを学ぶ」。子供は、体の中で感じたことを否定し、養育者の欲求に順応しようと努めなければならないと、自分の在り方が「どこか間違っている」と認識することになる。身体的同調を欠く子供たちは、喜びや目的、方向性をも

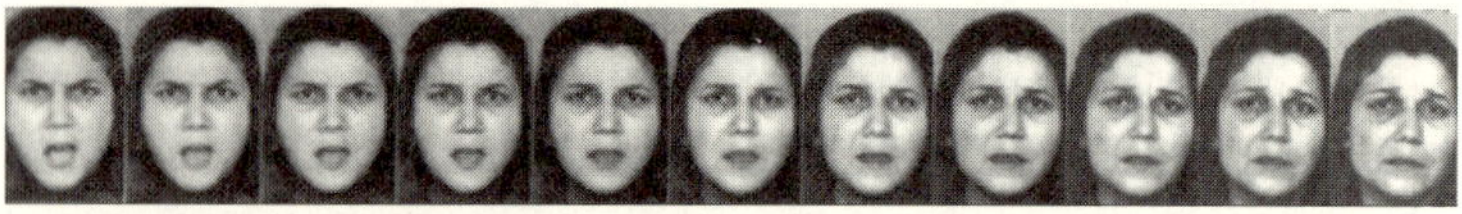

図7-3 COPYRIGHT©2000年、アメリカ心理学会

たらしてくれる自分の体からの直接のフィードバックを遮断してしまいがちだ。

ボウルビィとウィニコットの考えが発表されてからの年月に、世界各地で愛着の研究が行なわれ、大多数の子供が安定した愛着を持っていることが明らかになった。彼らは成長すると、信頼でき、自分の求めに敏感に反応する養育を受けてきたおかげで、恐れや不安を寄せつけずにいられる。人生において、自己調節系を損なうような、何らかの圧倒的な出来事（トラウマ）にさらされなければ、彼らは一生を通じて、情動的に安定した基本的状態を維持できる。安定した愛着は、子供たちの人間関係の雛形《ひながた》も形成する。彼らは他者が感じていることを察し、戯れと現実を区別することを早くから学び、いかがわしい状況や危険な人物に対する嗅覚を研ぎ澄ませる。安定した愛着を持った子供たちはたいてい、お互いにとって好ましい遊び相手となり、仲間内で自己肯定的な経験をたっぷり重ねる。他者と同調することが身についているので、声や表情の微妙な変化に気づき、それに応じて自分の行動を調節する傾向にある。彼らは周りの世界についての共通の理解の範囲内で生きることを学び、コミュニティの貴重な成員となる可能性が高い。

とはいえ、この好循環は、虐待やネグレクトによって逆転しうる。虐待された子供は、声や表情の変化に非常に敏感なことが多いが、それらを、同調し続けるための合図としてではなく脅威と捉えて反応する傾向がある。ウィスコンシン大学のセス・ポラック博士は、正常な八歳児に一連の顔写真を見せ、その反応を、虐待を受けた同年齢の子供たちの反応と比較した。虐待を受けた子供たちは、怒りから悲しさへと少しずつ変化する写真を眺めると、わずかでも怒りを感じさせる写真に対して過剰に敏感だった[11]。

虐待された子供があまりに簡単に自己防衛過剰になったりおびえたりする理由の一つがここにある。誰が襲いかかってきかねないかを見極めようとしながら、学校の廊下を埋め尽くす顔の海の中を進んでいくのが、どのような感じか想像してほしい。仲間の攻撃性に過剰に反応する子供や、他の子供の欲求を察することのできない子供、簡単に機能停止に陥ったり、衝動の制御ができなくなったりする子供は疎《うと》まれ、遊びや行事に参加させてもらえない。いずれ彼らは強靭なふりをして恐れを隠すことを学ぶかもしれない。あるいは、テレビやコンピューターゲームに、ますます多くの時間を過ごし、対人技能と情動の自己調節の面でなおさら後れを取りかねない。

愛着の必要性が減じることはけっしてない。ほとんどの人間は、どれほどの時間であれ、他者から切り離されていることにはどうしても耐えられないものだ。仕事や交友関係、家族関係を通して他者とかかわることができない人はたいてい、病気や訴訟、家族間の不和といった、別のかたちで絆を結ぶ。誰からも重要性を感じてもらえず、疎外されているという惨めな感覚に比べれば、どのような関係であろうとましなのだ。

私は数年前のクリスマスイブにサフォーク郡拘置所に呼ばれ、一四歳の少年ジャックを診た。彼は、休暇で留守だった近隣の住宅に押し入って逮捕された。警察がその家の居間でジャックを見つけたときには、防犯ベルがまだ鳴り響いていた。

私はまず、クリスマスに誰が拘置所まで訪ねてきてくれると思うかとジャックに訊いた。「誰も」

と彼は答えた。「誰も俺のことなんか気にかけちゃいない」。彼はそれまでにも何度となく不法侵入で捕まっていたことが判明した。彼は警察官たちをよく知っていたし、警察官たちも彼のことは知っていた。彼は嬉しそうな声で私に語った。居間の真ん中に突っ立っている自分を見つけたとき、警察官たちは、「なんだ、またジャックだ。あのろくでなしが」と叫んだ、と。彼が誰かわかる人がいた。名前を知っている人がいたのだ。しばらくして、ジャックは告白した。「まあ、だからこそやり甲斐があるっていうものさ」。他者の目に留まり、誰かとつながっていると感じるためなら、子供たちはどのようなことでもやりかねない。

自分に与えられた親たちと暮らす

子供たちには、誰かに愛着を感じたいという生物学的な本能がある。彼らに選択の余地はないのだ。親あるいはそれ以外の養育者が愛情深く、親身になって世話をしてくれようと、よそよそしかったり、鈍感あるいは拒絶的だったり、虐待したりしようと、子供は自分の欲求の少なくとも一部を満たしてもらおうという試みに基づいた対処様式を発達させる。

今では、こうした対処様式を評価したり見極めたりする確かな方法がある。それは、メアリー・エインズワースとメアリー・メインという二人のアメリカ人科学者とその共同研究者たちの業績に負うところが大きい。彼女らは長い年月の間に、母子を何千時間も観察した。こうした研究に基づいて、エインズワースは「新奇場面法」と呼ばれる研究手法を編み出した。これは、赤ん坊が母親との一時的な別離にどう反応するかを見るものだ。ボウルビィが観察したのとまさに同じように、安定した愛着を持つ赤ん坊は、母親が去ると悲しみに暮れるが、戻ってくると大喜びして、束の間、母親の存在を再確認して安心したあと、落ち着いて遊びを再開する。

だが、不安定な愛着を持つ赤ん坊の場合には、状況はもっと複雑だ。主たる養育者が鈍感だったり拒絶的だったりすると、子供は自分の不安に、二つのまったく異なるかたちで対処することを学ぶ。慢性的に気が動転していて、母親に過剰な要求をするように見える子供もいれば、もっと消極的で遠慮がちな子供もいることに、エインズワースらは気づいた。どちらの子供たちも母親と接触しても落ち着くことができず、安定した愛着を持つ子供のように満足そうに遊びに戻ることはなかった。

「回避型愛着」と呼ばれるパターンでは、赤ん坊は何もたいして気にしていないように見える。母親が去っても泣かないし、戻ってきても無視する。とはいえ、これは彼らが何の影響も受けていないということではない。じつは、彼らは心拍数が慢性的に高く、常に過覚醒状態にあることがわかる。私と研究仲間は、このパターンを「感じることのない対処」と呼んでいる[12]。回避型の赤ん坊の母親の大半は、わが子に触れるのを嫌っているように見える。子供に寄り添ったり、子供を抱いたりするのが苦手で、表情や声を使って赤ん坊と楽しいやりとりのリズムを生み出すことはない。

「不安型愛着」あるいは「相反《アンビバレント》型愛着」と呼ばれる別のパターンでは、赤ん坊は泣いたり、叫んだり、しがみついたり、金切り声を出したりして絶えず注意を惹く。彼らは「対処することなく感じている」[13]。彼らは、大騒ぎでもしないかぎり誰も注意を向けてくれないと結論したかのように見える。彼らは、母親がどこにいるかわからないと激しく気が動転するが、母親が戻ってきてもろくに慰めを得られない。そして、母親といても楽しそうではないにもかかわらず、他の子供なら遊びたがるような状況でも、母親に対して消極的にあるいは腹を立てながら注意を集中したままでいる[14]。

愛着研究者は、「秩序型」に分類される三つの愛着戦略(安定型、回避型、不安型)が功を奏するのは、特定の養育者が提供できる最善の世話を引き出すからだと考えている。一貫した世話のパターンに出合った赤ん坊は、それが情動的に距離を置いたものであろうと、鈍感なものであろうと、養育者との関係を維持するよう適応できる。だからといって、問題がないというわけではない。愛着のパターンは、大人になったあとへも持ち越されることが多いからだ。不安な幼児は不安な大人に成長する傾向にあり、回避型の幼児は自分や他者の感情に疎い大人になりがちだ(「適切な体罰は少しも悪くない。今日私が成功しているのも、叩かれたおかげだ」という具合に)。学校では、回避型の子供たちは他の子供たちをいじめる可能性が高いのに対して、不安型の子供はしばしば彼らの犠牲になる[15]。とはいえ、発達は直線的ではなく、多くの人生経験が間に起こって、こうした結果を変えうる。

だが、もっと不安定なかたちで適応している子供たちもおり、彼らは私たちが治療する子供の大半と、精神科クリニックの診療を受ける成人のかなりの割合を占める。二〇年ほど前、メアリー・メインとバークリーの同僚たちは、養育者とどうかかわっていいかわからないように見える子供たち(彼女らの研究対象の約一五パーセント)の存在に気づき始めた。そして、子供たちにとって養育者自身が苦悩や恐怖の源泉になっているのが決定的な問題であることが判明した[16]。

この状況にある子供は、他に頼れる人がいないので、母親は生存に必要なのだが、恐れの源泉でもあるという、解決しようのないジレンマに直面する[17]。彼らは「接近する（安定型「戦略」と相反型「戦略」）ことも、注意を他へ移す（回避型「戦略」）ことも、逃げ出すこともできない[18]」。保育園や愛着の研究室でそうした子供を観察すると、彼らは親が部屋に入ってきたときにそちらへ目をやるものの、すぐ顔を背けるのが見られる。緊密さを求めるか、親を避けるかを選びかねた彼らは、床に手足をついたまま体を揺らしたり、催眠状態に入ったように見えたり、両腕を挙げたまま凍りついたり、立ち上がって親を歓迎したかと思うと床に倒れたりするかもしれない。彼らは誰が安全かも、自分が誰に帰属するのかもわからないので、見知らぬ人に対して強烈な親愛の情を見せたり、逆に、誰も信用しなかったりしかねない。メインはこのパターンを「無秩序型の愛着」と呼んでいる。無秩序型の愛着は、「解消のしようがない恐怖[19]」だ。

内部で無秩序になる

良心的な親が愛着研究について知ると、はっとして、自分がときおり苛立ったり、日ごろしばしば同調を怠ったりしているので、わが子に一生続く害を与えてしまっているのではないかと心配することが多い。だが実生活では、誤解や不適切な反応、意思疎通の失敗は避けられない。親は赤ん坊が発するサインを見落としたり、単に他の事柄で頭がいっぱいだったりするので、赤ん坊は自分で自分を落ち着かせる方法を見つけざるをえない状況に頻繁に追いやられる。一定の限度内であれば、これは問題ではない。子供は欲求不満や失望を処理することを覚える必要がある。「合格点の」養育者がいれば、子供は断ち切られたつながりが修復できることを学ぶ。肝心なのは、安全であるという内臓感覚を、親あるいはそれ以外の養育者と結びつけられるかどうかだ。[20]

「正常な」中産階級の環境で二〇〇〇人以上の赤ん坊の愛着パターンを調べたある研究では、六二パーセントが安定型、一五パーセントが回避型、九パーセントが不安型（相反型ともいう）、一五パーセントが無秩序型であることがわかった。[21] 興味深いことに、この大規模な研究は、子供の性別と基本的な気質が愛着の型にほとんど何の影響も持たないことを示している。たとえば、「気難しい」気質の子供は、無秩序型になりやすいわけではない。一方、社会経済的に低い階層では、親が経済的にも家庭的にも不安定であるために深刻なストレスを受けていることが多く、子供が無秩序型になる率が高い。[22]

赤ん坊のころに安心感が得られなかった子供は、成長しても気分や情動的反応を調節するのに苦労する。幼稚園では、多くの無秩序型の幼児が攻撃的か、ぼうっとして人や物事に関与することをやめてしまっているかのどちらかで、やがてさまざまな精神医学的問題を起こす。[23] また、心搏数、心搏変動、[24] ストレスホルモン反応、免疫性因子の低下[25]といったかたちで、生理的ストレスを示す。この種の生物学的調節不全は、子供が成熟したり、安全な環境に移されたりすると、自動的に正常な状態に戻るのだろうか。私たちの知るかぎりでは、そうはならない。

無秩序型の愛着を生じさせるのは、親による虐待だけではない。家庭内の虐待やレイプ、親や兄弟姉妹の最近の死といった、自分自身のトラウマで頭がいっぱいの親も、情動的にあまりに不安定で一貫せず、ろくに慰めや保護を提供できない。[26][27] 親は、精神的に安定した子供を育てるためには、得られるかぎりの助けを必要とするが、トラウマを負った親はとくに、子供たちの欲求と同調するための助けが必要だ。

養育者は自分が同調していないことに気づかない場合が多い。私はベアトリス・ビービーに見せてもらったビデオを鮮明に覚えている。[28] 若い母親が、生後三か月の赤ん坊と遊んでいるビデオだ。万事順調だったが、赤ん坊が身を引いて顔を背け、ひと休みしたいというそぶりを見せた。だが母親はこの合図に気づかず、顔をわが子の顔になおさら近づけ、声を大きくし、息子の注意を惹こうと、前にもまして一生懸命になった。赤ん坊がさらに尻込みしても、母親は赤ん坊の体を上下させ、突き続けた。赤ん坊はとうとう悲鳴を上げ始めた。すると母親は赤ん坊を床に下ろし、がっかりした様子で立ち去った。彼女は明らかにつらかったのだろうが、大切なサインを完全に見落としていた。このような同調の失敗が繰り返されれば、徐々に親子のつながりが損なわれ、慢性的に心が通じない状態に陥りうることは簡単に想像がつく（夜泣きする子供や過剰に活発な子供を育てた人なら誰もが知っているとおり、何をやっても効き目がないときには、ストレスがたちまち増大する）。この母親は、赤ん坊を落ち着かせて、面と向き合っての楽しい相互作用を確立するのをしくじってばかりいるので、この赤ん坊のことを、母親失格と感じさせる、手の焼ける子供だと認識し、この子を慰めようとするのをやめてしまう可能性が高い。

実際には、無秩序型の愛着に起因する問題とトラウマに起因する問題を区別するのは難しいことが多い。両者はしばしば絡み合っているからだ。私と同業のレイチェル・イェフダは、暴行されたりレイプされたりしたことのある成人のニューヨーカーのうち、PTSDを発症する人の割合を調べた。(29) PTSDを抱えたホロコーストのサバイバーを母親に持つ人は、こうしたトラウマ体験のあと、深刻な精神的問題に陥る割合が非常に大きかった。彼らは育ちのせいで生理的に脆弱になっているため、危害を加えられたあとに平衡を取り戻すのが困難になったと考えるのが、最も理にかなっている。イェフダは、二〇〇一年のあの運命の日に世界貿易センターにいた妊婦の子供たちにも、同じような脆弱性を発見した。(30)

同様に、不快な出来事に対する子供の反応は、親がどれだけ平静か、あるいはどれだけストレスがたまっているかでおおむね決まる。かつて私の学生で、現在はニューヨーク大学の児童・少年精神医学科長のグレン・サックスは、重度の火傷の治療で入院した子供がPTSDを発症するかどうかは、彼らが母親といっしょにいてどれだけ安全に感じるかから予想できることを示した。(31) また、母親に対する彼らの愛着の安定度から、彼らの痛みを抑えるのに必要なモルヒネの量が予想できた。愛着が安定しているほど、必要とされる鎮痛薬は少なかった。

やはり私と同業で、ニューヨーク大学ランゴン医療センターで家族トラウマ研究プログラムを主導するクロード・チェムトブは、二〇〇一年九月一一日のテロ攻撃を直接目にしたニューヨーク市の子供一一二人を調べた。(32) 追跡検査のときにPTSDあるいはうつ病と診断された母親を持つ子供は、情緒面で重大な問題を抱えている割合が六倍、自分の体験に対する反応が過剰に攻撃的である割合が一一倍もあった。父親がPTSDの子供は、行動面にも問題が見られたが、その影響は間接的で、母親を介して伝わったことをチェムトブは発見した（短気な配偶者や、自分の殻に閉じこもった配偶者、恐れおののいている配偶者と暮らしている人は、うつ病などの大きな精神的重荷を背負い込まされる）。

心の中で安心を感じていなければ、安全と危険を区別するのは難しい。人は慢性的に麻痺状態であるように感じていたら、むしろ潜在的に危険な状況にあるときに、生き生きとした気分になるかもしれない。自分はひどい人間に違いない（そうでなければ、親が自分をあのような目に遭わせるだろうか）という結論を下したら、他者にひどい扱いを受けるのは当たり前だと思い始める。おそらく自分はそういう扱いに値するのであり、どのみち自分には手の打ちようがないのだ。無秩序型の人がこのような自己認識を持っているときには、その後の経験でトラウマを負うお膳立てができていると言える。[33]

無秩序型の愛着の長期的影響

一九八〇年代初期に、私と同業で、ハーヴァード大学の愛着研究者のカーレン・ライオンズ＝ルースは、母親と生後半年、一年、一年半の赤ん坊との対面の相互作用を録画し始めた。赤ん坊が五歳になったときと、七歳か八歳になったときにも、再度録画した。[34]全員が不安定な家庭の人で、連邦貧困ガイドラインを一〇〇パーセント満たしており、母親の半数近くがシングルマザーだった。

無秩序型の愛着は、二つの異なるかたちで表れた。母親たちの一部は、自分自身の問題で頭がいっぱいで、赤ん坊の世話ができないようだった。しばしば押しつけがましく、敵対的で、赤ん坊を突き放すかと思えば、自分の欲求に応じることを赤ん坊に期待しているかのように振る舞うということを交互に繰り返した。別の母親たちは、無力でびくびくしているようだった。優しい、あるいは繊細という印象を与えることが多かったが、母子関係で大人の役割をどう果たしたらいいかわかっておらず、わが子に慰めてもらいたがっているように見えた。離れていたあとに戻ってきても、子供に対して嬉しそうなそぶりも見せられず、子供が泣いたり悲しんだりしていても抱き上げなかった。これらの母親は故意にそうしているわけではなさそうで、ただ、わが子とどうやって同調して、彼らの合図に応じるかがわかっておらず、したがって、子供を慰めたり安心させたりできなかった。敵対的な、または押しつけがましい母親は、児童期に身体的虐待を受けた経験と家庭内暴力を目撃した経験の両方あるいは一方を持っている割合が大きく、一方、内向的だったり、依存心が強かったりする母親は、性的虐待あるいは親を亡くした経験を持っている（ただし、身体的虐待の経験はない）ことが多かった。[35]

　私はこれまでずっと、どうして親が子供を虐待するようになるのか不思議に思ってきた。なにしろ、健全な子供を育てるというのは、人間の目的意識や存在意義のまさに核心にあるからだ。親は何に駆り立てられて、わが子を故意に傷つけたり、ネグレクトしたりしうるのか。ライオンズ＝ルースの研究は、一つの答えを与えてくれた。彼女の録画を観ていてわかったのだが、子供たちはしだいに慰めようがなくなったり、むっつりしたり、同調しそこなった母親に対して反抗的になったりしていった。一方、母親たちのほうも、子供との相互作用の中で徐々に苛立ち、打ちのめされ、無力になっていった。いったん母親が子供のことを、同調した関係におけるパートナーとしてではなく、癪に障る、腹立たしい、心の通わない他者として見るようになると、その後の虐待の舞台が整う。

一八年ほどあと、これらの子供たちが二〇歳前後のとき、ライオンズ＝ルースは追跡調査を行ない、彼らがどうしているかを調べた。生後一年半のときに母親との情動的意思疎通のパターンが深刻なまでに混乱していた子供は、自己感覚が不安定で、自己破壊的な衝動（浪費、性的逸脱、薬物濫用、無謀運転、過食などの衝動）を持ち、不適切で強烈な怒りを抱き、頻繁な自殺関連行動を見せる若者になっていた。

ライオンズ＝ルースと共同研究者たちは、敵対的な、あるいは押しつけがましい母親の行動は、子供が精神的に不安定な大人に成長することを予想するうえで、最も強力な手掛かりになると考えていたが、結果は違っていた。親が情動的に自分の殻に閉じこもることが、最も深刻で長期にわたる影響をもたらしたのだ。情動的な隔たりと役割の逆転（母親が子供に面倒を見てもらうことを期待するような場合）は、子供が若者になったときに、自分や他者に対してとる攻撃的な行動と、明確に結びついていた。

解離——知っていながら知らずにいる

ライオンズ＝ルースは、解離という現象にとりわけ関心を持った。解離の特徴は、当惑したり、圧倒されたり、見捨てられたり、世の中から隔絶したりしているという感覚や、自分は愛されておらず、空虚で、無力で、八方ふさがりで、重苦しいという思いだ。ライオンズ゠ルースは、赤ん坊の誕生後二年間に母親が関与も同調もしないことと、その子供が成人したときに解離の症状を見せることとの間に、「顕著で意外な」関係があるのを発見した。そして、母親に本当の意味で関心を向けても理解してももらえなかった赤ん坊は、他者に関心を向けたり、他者を理解したりできない少年に育つ危険が大きいと結論した。[36]

安定した関係の中で暮らしている赤ん坊は、自分の欲求不満や悲しみだけでなく、現れつつある自己、すなわち自分の興味や好み、目標なども伝えることを学ぶ。思いやりのある反応が返ってくると、赤ん坊（そして、大人）は、極端におびえて過剰に覚醒したりせずに済む。だが、養育者に欲求を無視されたり、存在そのものを腹立たしく思われたりした子供は、拒絶されたり、心を閉ざされたりするのを予期することを学ぶ。そういう子供は、母親の敵意あるいはネグレクトを頭から締め出し、何ともないかのように振る舞うことで精一杯対処するが、打撃あるいは窮乏、遺棄を避けるために、体は強い警戒を続ける可能性が高い。このように、解離とは、知っていると同時に知らずにいることを意味する。[37]

ボウルビィは、「母親に伝えられないことは、自分にも伝えられない」[38]と書いている。自分の知っていることに耐えられなかったり、感じているものを感じられなかったりしたら、あとには否認と解離という選択肢しか残らない。[39]この機能停止の最も破壊的で長期的な影響は、心の中に現実感が湧かないことで、子供クリニックの子供で私たちが目にした症状であり、トラウマセンターにやって来る大人や子供に見られる症状だ。現実感がないときには、何もかもがどうでもよくなり、その結果、自分を危険から守るのが不可能になる。あるいは、何か感じるために、極端な行動に出る場合もある。自分の体を剃刀の刃で切ったり、見ず知らずの人と殴り合いを始めたりすることさえある。

ライオンズ＝ルースの研究から、解離は幼少期に学習されることが明らかになった。のちの虐待その他のトラウマでは、若年成人に見られる解離の症状は説明がつかなかったのだ。[40]虐待やトラウマは、他の多くの問題のおもな原因だったが、慢性的な解離や自分に対する攻撃性の原因ではなかった。根底にある重要な問題は、これらの患者が、どうしたら安全に感じられるかを知らなかったことだ。養育者との幼少期の関係に安全性が欠けていたため、心の中の現実感が損なわれたり、過剰に依存心が強まったり、自己破壊的な行動をとったりするという結果につながった。一方、貧困や、独り親による子育て、母親の精神医学的症状からは、これらの症状は予想できなかった。

これは、児童虐待が無関係であることを意味しているわけではないが、[41]幼少期の養育の質は、メンタルヘルス上の問題を防ぐのに決定的に重要で、児童虐待以外のトラウマとも別個に考えなければならない。[42]そのため、治療では、トラウマを引き起こした特定の出来事の痕跡だけではなく、真似られたり、同調されたり、一貫した世話や愛情を与えられたりしなかった結果、すなわち解離と、自己調節機能の喪失にも取り組む必要がある。

同調を取り戻す

幼少期の愛着パターンによって、私たちが一生にわたって人間関係を図示することになる、心の中の地図が作り出される。その地図は、私たちが他者に何を期待するかだけでなく、彼らがいてくれるとどれだけの慰めや喜びを経験できるかにもかかわっている。ごく幼いころの経験が、凍りついた顔や敵対的なまなざしだったなら、詩人のE・E・カミングズは、「私はあなたの体といっしょにいるときの自分の体が好きだ。……筋肉がもっと、神経がもっと好きだ」という、喜びにあふれた詩句を書けたとは思えない。[43] 私たちの人間関係の地図は、情動脳に刻まれて心の奥に潜んでいるため、どのように作成されたかを理解するだけでは元に戻せない。親密な人間関係を恐れる人は、その恐れが母親の産後うつ病、あるいは母親自身が子供のときに性的虐待を受けた事実と関連しているのに気づく場合もあるだろうが、それだけでは、幸せで信頼に満ちた他者とのかかわりができるようには、おそらくならない。

とはいえ、それに気づけば、自分自身のために、そして不安定な愛着をわが子に引き継がせないために、人間関係を結ぶ新たな方法を探すきっかけにはなるかもしれない。第5部では、リズミカルな行為と相互作用を訓練して、損なわれた同調システムを修復する、数多くの取り組み方を取り上げる。[44] 自分自身や他者と同調するためには、自分の体に基づく感覚（視覚、聴覚、触覚、平衡感覚）を統合する必要がある。これが赤ん坊のころや幼少期に起こらないと、のちに感覚統合の問題が発生する可能性が高まる（もちろん、その問題につながるのはトラウマやネグレクトだけではない）。

　同調するとは、音や声、動きを通して共鳴し、結びつくことで、そうした音や声、動きは、料理をしたり掃除をしたり、床に就いたり目覚めたりといった、日常の感覚のリズムに埋め込まれている。おかしな顔をして見せ合ったり、ハグをしたり、適切な瞬間に喜びや非難を表したり、ボールを投げ合ったり、いっしょに歌ったりすることも、同調と言える。トラウマセンターでは、つながりや愛着を親にコーチするプログラムを開発してきた。そして、これまで私の患者たちも、合唱や社交ダンスから、バスケットボールチームやジャズバンド、室内楽グループへの参加まで、同調するための多様な方法について語ってくれた。そのどれもが、同調の感覚と共同参加の喜びを育んでくれる。

第8章　人間関係に閉じ込められる——虐待とネグレクトの代償

「夜の海の旅」は、私たちの中で引きちぎられ、拒否され、知られておらず、望まれてもおらず、追い出され、意識のさまざまな地下世界へ追放された部分への旅にほかならない。……この旅の目的は、自分を自分自身と再会させることだ。そのような帰郷は、驚くほど不快なものや、過酷なものにさえなりうる。それを企てるためにはまず、何一つ追放しないと約束しなければならない。

——スティーヴン・コープ

マリリンは背が高く、スポーツが得意そうな三〇代なかばの女性で、近くの町で手術室看護師として働いていた。数か月前に、マイケルという名のボストンの消防士とスポーツクラブでテニスをするようになったという。普段は男性には近寄らないのだが、マイケルにはしだいに気を許し、試合のあと誘われるままにピザを食べに行くようになったそうだ。二人でテニスや映画、甥や姪について話すが、あまり個人的なことには触れない。明らかにマイケルはこの交際を楽しんでいたが、私のことは本当にはわかっていないと、彼女は自分に言い聞かせていた。

八月のある土曜の晩、テニスをしてピザを食べたあと、マリリンは自分のアパートに泊まっていくようにマイケルを誘った。ところが、二人だけになった途端、「緊張して、現実のこととは思えなくなった」という。あわてないでと頼んだことは覚えていたが、そのあとどうなったかはほとんど記憶にない。ワインを何杯か飲み、テレビドラマシリーズ「ロー・アンド・オーダー」の再放送を観たあと、どうやらベッドでいっしょに眠りに落ちたらしい。午前二時ごろ、マイケルが寝返りを打った。彼の体が自分に触れるのを感じたマリリンは激昂し、拳で彼を打ち、引っ掻き、嚙みつき、金切り声で罵った。「このろくでなし、このろくでなし！」。マイケルは驚いて目を覚まし、持ち物を引っ摑むと退散した。彼が去ったあと、マリリンはこの出来事に啞然として、何時間もベッドに座り続けた。心底恥ずかしく、あんなことをしてしまった自分を憎んだ。そして今、男性に対する恐怖と、不可解な憤激の発作に対処するため、助けを求めて私のもとを訪ねてきたのだった。

私は帰還兵の治療にあたった経験があったので、マリリンの痛ましい話にも、問題を解決するためにただちに割って入ろうとなどせずに耳を傾けることができた。セラピーは、真夜中に恋人に襲いかかったり、誰かに目を覗き込まれて恐れおののいたり、ガラスの破片で自分の体に切り傷を負わせ、血まみれになっているのに気づいたり、食事のたびに、食べたものを故意に嘔吐したりといった不可解な行動がきっかけで始まることが多い。そのような症状の背後にある事実が現れ出てくるまでには、時間と忍耐を必要とする。

恐怖と無感覚

言葉を交わすうちに明かしてくれたのだが、マリリンが自宅に男性を連れてきたことは五年以上なかったものの、男性とひと晩過ごしたときに自分を抑えきれなくなったのはこれが初めてではないそうだ。男性と二人きりになると、いつも緊張し、ぼうっとしてしまい、自分のアパートで「ふと意識を取り戻す」と、隅に縮こまっていて、何が起こったのかはっきり思い出せなかったことが以前にも何回かあったとマリリンは繰り返し語った。

マリリンは、人生を送っている「ふりをしている」だけであるかのような気がするとも言った。スポーツクラブでテニスをしているときか、手術室で勤務しているときを除けば、たいてい感覚が麻痺しているように感じていた。数年前、剃刀の刃で自分の体を引っ掻けば感覚の麻痺を和らげられることに気づいたが、救いを得るために、体をしだいに頻繁に、しだいに深く切っているのに気づいて恐ろしくなった。アルコールも試してみたが、父親と、手に負えない父親の飲酒が思い出され、自分に嫌悪感を覚えた。そこで、できるときにはいつも、異常なまでにテニスに打ち込んだ。そうすると、生き生きした気分になれた。

過去について尋ねると、幸せな子供時代を「送ったに違いない」と思うとマリリンは答えたが、一二歳になる前のことはほとんど思い出せなかった。内気な少女だったが、一六歳のときにアルコール依存症の父親と激しく衝突し、家出したという。親の援助を受けることなく、自分で働きながらコミュニティカレッジを終え、さらに看護の学位を取得した。そのころ、多くの異性と関係を持ったことを恥じていた。「見当違いの場所でばかり、愛を探し求めていた」とのことだ。

私は新しい患者を診るときに、よく家族の絵を描くように頼むのだが、このときもそうした。できた上がった絵（図８－１）を見た私は、じっくり取り組むことにした。マリリンが何か悲惨な記憶を胸に宿していることは明らかだったが、彼女はその絵が暴露しているものに気づくことを自分に許せなかった。彼女は、檻のようなものに閉じ込められ、三人の悪夢のような人物（二人は目がない）ばかりか、自分の空間に突き出された、勃起した巨大な男性器にも脅かされ、狂乱し、恐れおののく子供を描いた。それにもかかわらずこの女性は、自分は幸せな子供時代を「送ったに違いない」というのだ。

詩人のW・H・オーデンが書いているとおり、

真実は、愛や眠りと同様、
あまりに激しく迫られると憤る。[1]

私はこれを「オーデンの法則」と呼んでおり、それを遵守して、覚えていることを語るようにマリリンに強いるのをあえて避けた。実際、患者のトラウマの詳細を一つ残らず知るのは重要ではないことを、私はすでに学んでいた。大切なのは、患者自身が自分の感じているものを感じ、知っていることを知るのに耐えられるようになることだ。それには何週間もかかる。何年もかかることさ

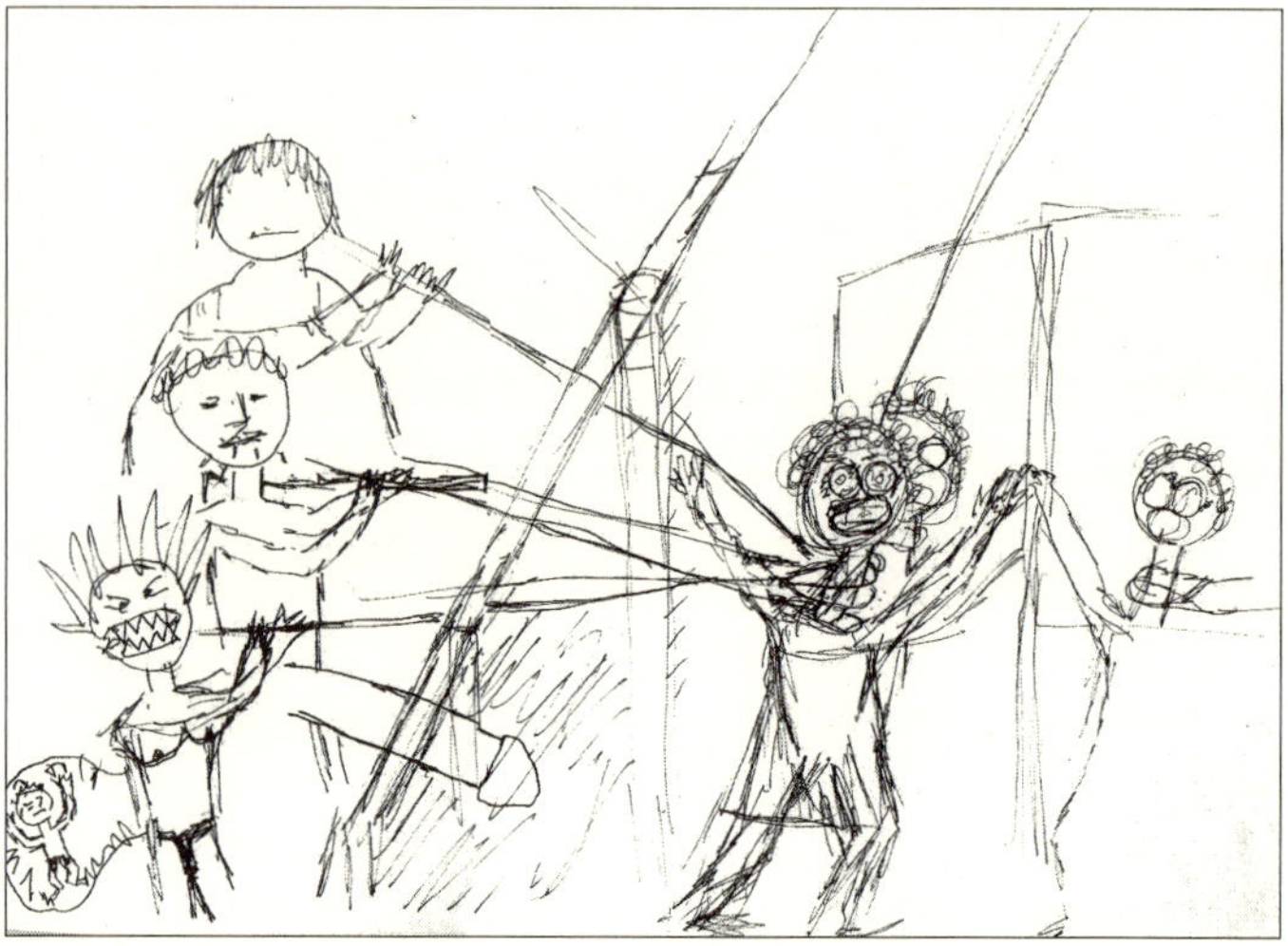

図8-1

えある。私は治療を始めるにあたって、マリリンが自分の不信感や羞恥心、憤激に直面する前に、支援したり受け容れたりしてもらえる、既存のセラピーグループの一つに加わるよう勧めることにした。

予想どおり、最初のグループミーティングには、マリリンは家族の絵の中の少女とまさに同じように恐れおののいた様子で現れた。自分の殻に閉じこもり、誰とも接触しようとはしなかった。私がマリリンのためにこのグループを選んだのは、あまりにおびえていて口の利けない新参者を、メンバーがいつも快く受け容れて、力になってあげていたからだ。彼女らは、秘密を解き明かすためには徐々に進んでいかなければならないことを、自分の経験から知っていた。だがこのときは予想に反し、マリリンの異性関係について、あまりにも多くの立ち入った質問をするので、私は彼女が描いた、暴行を受ける幼い女の子を思い出した。マリリンは図らずもこのグループに、トラウマを引き起こした過去を再現するために協力を求めたかのように思えるほどだった。私は割って入り、マリリンがどこまで語るかという線引きをするのを助けたので、彼女も落ち着き始めた。

三か月後、マリリンは地下鉄と私の診療室の間の歩道で数回つまずいて転んでしまったとグループに言った。視力が衰え始めているのではないかと、彼女は心配していた。また、最近テニスボールを打ちそこなうことも多いという。私はまた、彼女の絵と、狂乱して恐れおののき、目を大きく見開いた子供を思い出した。これは一種の「転換反応」だろうか。転換反応というのは、患者が体の一部の機能を失うことで、自らの葛藤を表現する現象だ。二つの世界大戦のどちらでも、多くの兵士が身体的負傷が原因とは思えない麻痺に苦しんだし、私はメキシコとインドで「ヒステリー性失明」の患者を目にしたこともあった。

とはいえ、私は医師だから、詳しく調べることもせずに、すべて彼女の思い込みであるなどと結論する気はさらさらなかった。そこでマサチューセッツ眼科・耳鼻科診療所に彼女を紹介し、徹底的に検査してもらった。数週間後、結果が出た。マリリンは網膜の紅斑性狼瘡《こうはんせいろうそう》にかかっていた。紅斑性狼瘡は自己免疫疾患で、それが彼女の目を蝕んでおり、ただちに治療する必要があった。私は愕然とした。その年、私が過去の近親姦を疑い、その後、自己免疫疾患の診断を受けた患者は、マリリンで三人目だったのだ。自己免疫疾患というのは、体が自らを攻撃し始める病気だ。

私はマリリンが適切な医療措置を受けるように手配してから、マサチューセッツ総合病院の同僚で、この病院の免疫学研究室を運営している精神科医のスコット・ウィルソンとリチャード・クラディンの二人に相談を持ちかけた。マリリンの話をし、彼女の描いた絵を見せ、共同研究をしてもらえないかと頼んだ。二人は気前良く時間と費用を割いて、詳細な免疫学的検査をしてくれることになった。私たちは、過去に近親姦を経験し、何の薬も服用していない女性一二人と、まったくトラウマ体験がなく、やはり薬を服用していない女性一二人を集めた。この対照群を見つけるのは、意外なほど難しかった（マリリンは、この研究には参加しなかった。私たちは通常、自分たちの病院で治療を受けている患者に、研究への参加を依頼することはない）。

調査が終わり、データを分析したクラディンの報告によると、近親姦サバイバーたちは、トラウマを経験していない対照群と違い、CD45のRAとROの比率に異常が見られるとのことだった。CD45細胞は、免疫系の「記憶細胞」だ。その一部であるRA細胞は、過去に毒素に曝露《ばくろ》されることによって活性化されている。この細胞は、以前に出合った環境からの脅威に素早く反応する。一方、RO細胞は新たな問題に備えて蓄えられており、体がそれまでに遭遇していない脅威に対処するために活性化される。RAとROの比率は、既知の毒素を認識する細胞と、新たな情報を待って活性化する細胞のバランスを示している。過去に近親姦を経験した患者たちは、いつでも襲いかかる準備のできたRA細胞の割合が標準より大きかった。そのせいで免疫系が脅威に対して過敏になり、必要でないときや、自分の体の細胞を攻撃することになってしまうときにさえも、防衛を開始しがちだ。

私たちの研究からは、近親姦の犠牲者の体は、深い次元で、危険と安全を区別するのに苦労していることが明らかになった。これは、過去のトラウマの痕跡は、外部から入ってくる情報の知覚の歪みだけではないことを意味する。体自体も、どうしたら安全に感じられるかを知るのに手を焼いている。過去は心に刻みつけられ、無害な出来事を誤って解釈する事態（たとえばマリリンは、寝ているときに偶然体に触れたマイケルに襲いかかった）を招くだけではなく、体にも刻みつけられ、自分という存在の核心を成す安全の判断にまで影響を及ぼしているのだ。(2)

周りの世界の引き裂かれた地図

何が安全で、何が安全ではないか、何が内側にあり、何が外側にあるか、何に抵抗すべきで、何が安全に受け容れられるかを、人はどうやって学ぶのだろう。児童の虐待とネグレクトの影響を理解するには、マリリンのような人に教えてもらえることを傾聴するに限る。マリリンをよく知るようになってはっきりした点の一つは、世の中がどう動いているかについて、彼女が独特の見方をしていることだった。

私たちは子供のころ、自分自身の宇宙の中心として人生を歩み始め、あらゆる出来事を自己中心的な視点から解釈する。親や祖父母が、おまえは世界でいちばんかわいい、いちばんすてきだと言い続ければ、その言葉を疑うことはなく、まさにそのとおりに違いないと思い込む。そして、自分について他に何を知ろうと、心の奥底ではその感覚を抱き続ける。自分は本質的に惚れ惚れするような存在なのだと思い続ける。その結果、のちにつき合っている人にひどい扱いを受けると激怒する。そのような扱いはしっくりこない。なじみがない。勝手が違う。だが、子供時代に虐待されたり無視されたり、あるいは性的な事柄が嫌悪に満ちた扱いを受ける家庭に育ったりすると、心の中の地図は、それとは異なるメッセージを含むことになる。私たちは、軽蔑や屈辱を特徴とする自己感覚を抱くようになり、「あの人のほうが一枚上手だ」と考えて、虐待されても抵抗できない可能性が高い。

マリリンがあらゆる人間関係をどう見るかは、彼女の過去によって定められていた。男性は他者の気持ちなどおかまいなしで、何でも思いどおりにすると彼女は確信していた。女性も信用できなかった。弱過ぎて自分を守れず、養ってもらうためなら男性に体を売るのだった。人が何か面倒なことになっても、女性は指をくわえているだけで、まったく助けようとはしない。この世界観は、彼女が職場で同僚にどう接するかに表れていた。自分に親切にしてくれる人がいれば、誰であれその動機を疑い、看護規則にわずかでも従わない人のことは必ず非難した。自分はといえば、悪の根源であり、周りの人の身に悪いことを引き起こす、根本的に有害な人間だと見ていた。

私はマリリンのような患者と初めて出会ったとき、彼女らの考え方に異議を唱え、世の中をもっと肯定的で柔軟なかたちで眺められるよう、手助けしようとしたものだ。ある日、キャシーという名の女性が、私を正してくれた。グループの一人が自動車の故障で遅刻してセッションにやって来ると、キャシーはただちに自分を責めた。「先週、あなたの車がどれほどガタがきているか目にしていたから、私が車で迎えにいくと言ってあげるべきだった。それを承知していたのに」と。自己批判はさらに募り、わずか数分後には、自分が受けた性的虐待の責任さえとろうとし始めた。「自業自得です。私は七歳で、パパのことを愛していた。パパにも愛してもらいたくて、パパがしてほしがることをしてあげた。だから私が悪いんです」。彼女に自信を取り戻させようと、私が割って入り、「とんでもない。あなたはほんの子供だったんですよ。分別をわきまえるのは、父親の責任です」と言うと、キャシーはこちらを向いて言った。「あのね、先生、優れたセラピストであることがあなたにとってどれほど重要だか知っているので、そんな馬鹿げたことを言われたときにも、いつもならうんと感謝します。なにしろ、私は近親姦のサバイバーです。自信のない大人の男たちの欲求を満たしてあげるように仕込まれたんですから。でも、先生に診てもらうようになってもう二年たつでしょう。先生を信頼していますから言いますけど、そういうコメントを聞くと、ひどい気分になります。そう、そのとおりですよ、私は周りの人に何か悪いことが起こると、本能的に全部自分のせいにします。それが道理にかなっていないことは百も承知していますし、そんなふうに感じる自分がほんとうに馬鹿だと思うんですが、どうしてもそう感じてしまうんです。もっと道理をわきまえるように先生が説得しようとすると、私はなおさら寂しくて孤独に感じるだけで、私という人間がありのままの自分でいるのがどんな感じなのか、世界中の誰一人としてけっして理解してくれないだろうという思いが裏づけられることになります」

私はこの告白に心から感謝し、それ以来、患者に、自分が感じているように感じるべきではないとは言わないようにしている。私の責務がそれよりもはるかに深いものであることを、キャシーは教えてくれた。周りの世界を描いた心の中の地図を、患者が再構築する手助けを、私はしなくてはいけないのだ。

前章で述べたように、私たちの最幼少期の養育者は授乳をし、衣服を着せ、私たちが動揺しているときには慰めてくれるだけではなく、急速に発達している脳が現実をどう認識するかを定めもすることを、愛着の研究者たちは示した。私たちは養育者と接するうちに、何が安全で何が危険か、誰が頼りになり誰が失望をもたらすか、欲求を満たしてもらうには何をする必要があるかを学ぶ。その情報は、脳の回路網の基盤に組み込まれ、私たちが自分や周りの世界をどう考えるかの雛型を形成する。こうした心の中の地図は、時間が経過しても驚くほど変化が少ない。

とはいえ、私たちの地図は経験によって改変できないということではない。深い愛情に満ちた人間関係は、実際に私たちを一変させうる。脳がすさまじい変化の時期を再び経る少年期（本書では性別を問わずおおむね「一三～一八歳」の時期を指す）は、とくにそうだ。また、子供の誕生も同様で、それは赤ん坊が人の愛し方を教えてくれることが多いからだ。子供のころに虐待やネグレクトを経験した大人も、親密な関係や相互信頼の素晴らしさを学んだり、より広い世界へと目を開いてくれる、深い精神的経験を持ったりしうる。逆に、それまで汚点のなかった子供時代の地図が、大人になってからレイプや暴行によってはなはだしく歪められ、あらゆる道が恐怖あるいは絶望につながるように変更されてしまうこともありうる。こうした反応は筋の通ったものではなく、したがって、不合理な信念を作り直すだけでは変えようがない。私たちの世界の地図は情動脳にコード化されており、それを変えるには、中枢神経系のその部位を再編成する必要がある。これが本書の治療に関する部分の主題となる。

それでも、不合理な思考や行動を認識することを学ぶのは、回復への第一歩として役に立つ。マリリンのような人は、自分の前提が友人たちの前提と同じではないことにしばしば気づく。運が良ければ、彼らの不信や自己嫌悪が協働を難しくしていることを、友人や同僚が行動ではなく言葉で伝えてくれるだろう。だが、それはめったにないことで、マリリンの経験のほうが典型的だ。マリリンに襲われたあと、マイケルは問題を解決する気などまったく起こさず、マリリンは友人とお気に入りのテニスのパートナーを一挙に失った。度重なる挫折にも屈せず、好奇心と決意を維持できるマリリンのような賢く勇敢な人は、この時点で助けを求め始める。

私たちが恐れに乗っ取られていないかぎり、理性脳はたいてい情動脳よりも優位に立っていられる（たとえば、警察官に自動車を止められたときに抱いた恐れは、警察官の目的が前方で事故が発生したのを教えることだったのが判明した途端、感謝に変わる）。だが私たちは、抜き差しならなくなったと感じたり、激怒したり、拒絶されたと思ったりした瞬間、古い地図を起動してその指示に従う危険がある。変化が始まるのは、私たちが自分の情動脳を「支配する」ことを学んだときだ。それは、惨めさや屈辱を捉える胸の張り裂けるような感覚やはらわたがよじれるような思いを観察し、それに耐える術を学ぶことを意味する。自分の中で起こっていることに耐えられるようになって初めて、私たちは自分の地図を固定して不変にしている情動を拭い去る代わりに、それと仲良くできるのだ。

思い出すことを学ぶ

マリリンがグループに参加してから一年ほど過ぎたころ、メアリーという参加者が、一三歳のときに自分の身に起こった出来事について話す許可を求めた。メアリーは刑務所の看守をしており、ある女性とサドマゾヒズムの関係にあった。ごく些細なきっかけで機能停止に陥ったり、感情を爆発させたりする傾向を持つ彼女は、そのような極端な反応に、グループの人がもっと寛容になってくれることを願って、自分の経歴を知ってもらいたかったのだ。

メアリーは言葉に詰まりながら語った。一三歳だったときのある晩、兄とその友人たちにレイプされた。そのレイプで妊娠した彼女に、母親は自宅のキッチンのテーブルの上で中絶処置を施した。グループはメアリーの話に鋭敏に波長を合わせ、むせび泣く彼女を慰めた。私は彼女らの共感に深く心を動かされた。その慰め方を見て思った。みな、自分のトラウマに初めて立ち向かったときに、誰かにそんなふうに慰めてもらいたかったに違いない。

終わりの時間が来たときマリリンが、あと二、三分時間をとって、このセッションで自分が経験したことを語ってもいいかと尋ねた。みな同意したので、彼女は話し始めた。「今の話を聞いて、私自身も性的虐待を受けたかもしれないと思ったんです」。私は思わず口をぽかんと開けていたに違いない。あの家族の絵から判断して、私は彼女が、少なくとも心のどこかで、自分が虐待されたことを自覚しているものとばかり思っていた。彼女はマイケルに対して、近親姦の犠牲者のように反応したし、世の中は恐ろしい場所であるかのように、いつも振る舞っていた。

それなのに、性的虐待を受けている少女の絵を描いたにもかかわらず、彼女——少なくとも、彼女の認知的、言語的な自己——は、自分の身に実際には何が起こったのか、見当もつかなかったのだ。彼女の免疫系や筋肉、恐怖系はみな記録をつけてきたが、意識ある心はその体験を伝えられる話を欠いていた。彼女は人生でトラウマを再演していたが、引き合いに出せる物語がなかった。第12章で見るように、トラウマ記憶は通常の回想とは複雑なかたちで異なり、心と脳の多くの層がかかわっている。

メアリーの話がきっかけとなり、また、その後の悪夢に急き立てられて、マリリンは私と個人セラピーを始め、自分の過去と取り組みだした。最初は強烈で漠然とした恐怖の波を経験した。数週間はセラピーをやめようとしたが、不眠に悩まされ、仕事を休まざるをえなくなると、セラピーを続けた。のちに彼女はこう語った。「状況が有害かどうかを判断する私の唯一の基準は、『逃げ出さないと殺される』と感じるかどうかです」

私はマリリンに、気持ちを鎮める技法をあれこれ教え始めた。たとえば、深い呼吸（吸って吐き、吸って吐き、を一分間に六回）に意識を集中し、体の中で息の感覚を追い続ける。これに指圧のツボのタッピングを組み合わせると、マリリンは感情に圧倒されずに済むようになった。私たちはマインドフルネスにも取り組んだ。心を鋭敏な状態に保ちつつ、自分がひどく恐れるようになった感覚を体が感じるのを許すことを学ぶと、マリリンはたちまち自分の感情に乗っ取られる代わりに、一歩身を引いて、自分の経験を観察することが少しずつできるようになった。以前はそうした感情をアルコールや運動で鈍らせたり押し潰したりしようとしたが、今では子供のころ自分に何が起こったかを思い出そうとしても、安心だと感じ始めていた。自分の身体的感覚の所有権を掌握すると、過去と現在を区別することもできるようになってきた。今なら、もし夜に誰かの脚が体をかすめても、それがマイケルの脚だ、自分のアパートに誘ったハンサムなテニスプレイヤーの脚だとわかるかもしれなかった。その脚は他の誰のものでもなく、マリリンの体に触れてきても、誰かが彼女を性的に虐待しようとしているわけではない。じっとしていると、彼女は自分が三四歳の女性であり、小さな女の子ではないのを知る――完全に、体で知る――ことができた。

マリリンがようやく自分の記憶にアクセスし始めると、それらの記憶は子供時代の寝室の壁紙のフラッシュバックというかたちで現れた。八歳で父親にレイプされたとき、自分が意識を集中していたのがその壁紙であることに、彼女は気づいた。父親による性的虐待で彼女は耐えきれないほどおびえてしまったので、その体験を思い出の中から締め出す必要があった。なにしろ、自分を襲ったこの男性、つまり自分の父親と、その後もいっしょに暮らし続けなければならなかったのだから。マリリンは母親に守ってもらおうとしたが、駆け寄って母親のスカートに顔をうずめて隠れようとしても、そっけなく抱き締められただけだった。母親は黙ったままでいることもあった。泣いたり、「パパをあんなに怒らせて」と、腹立たしげにマリリンを叱ったりすることもあった。恐れおののく女の子は、守ってくれる人も、力になってくれる人も、かばってくれる人も、一人として見つけられなかった。

ローランド・サミットは、彼の古典的論文「児童性的虐待順応症候群」にこう書いている。「イニシエーション、脅迫、汚名、孤立、無力感、自己非難は、児童の性的虐待の恐ろしい現実に基づいている。子供がその秘密を漏らそうとすれば必ず、大人たちの沈黙と不信の共謀に出くわす。『そんなことは、心配しなくていいよ。うちでは絶対起こるはずがないから』。『いったいどうやったら、そんな恐ろしいことを考えつくんだろうね』。『二度とそんなことは口にするんじゃありません!』。普通の子供は、けっして尋ねたり語ったりしない」(3)

私はこの仕事を始めて四〇年になるが、患者が子供時代について話してくれているときに、「信

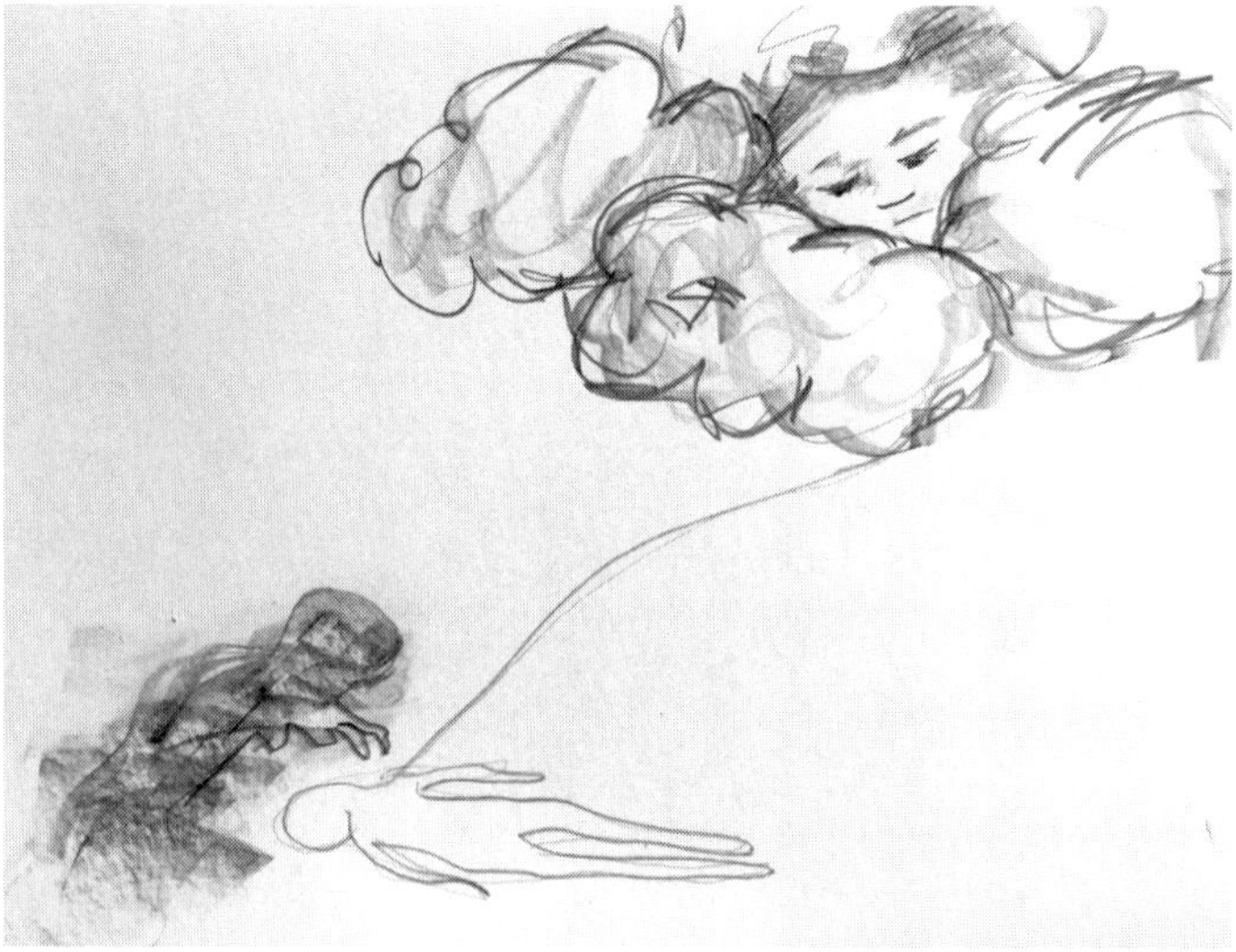

図8-2

じられない」と思わずつぶやいてしまうことが今でもよくある。患者たちも、私に劣らず信じられないことが多い。親がわが子にそのような非常な苦痛や恐怖を与えるなどということが、どうしてありうるのか。その体験は自分がでっち上げたに違いない、あるいは、自分は誇張していると言い張る人もいる。だが、全員が自分の身に起こったことを恥じており、自分を責める。自分がひどい人間だから、そのようなひどい目に遭ったのだと、ある次元で固く信じている。

マリリンは今や探り始めた。幼かった無力の自分がどうやって自分自身を閉ざして何でも求められるままに応じることを学んだのか。彼女は、自分自身に姿を消させることでそうしたのだ。寝室の外の廊下を歩いてくる父親の足音が聞こえた瞬間、いつも「頭を雲の中に突っ込む」のだった。同じような体験をした別の患者が、その手順を示す絵を描いてくれた。彼女は父親が体に触れ始めると、自分自身を消え去らせた。天井まで浮かび上がり、ベッドの中の、誰か別の幼い女の子を見下ろしていた。[4] 彼女は、それがじつは自分ではないのが嬉しかった。性的虐待を受けているのは、誰か別の女の子なのだ。

入り込むことのできない霧によって体から切り離された頭を眺めた私は、解離体験に対して本当に目を開かれた。解離は近親姦の犠牲者の間では非常に多く見られた。マリリン自身ものちに気づいたのだが、大人になっても性的な状況では気がつくと天井まで浮かび上がり続けていた。もっと性的に活発だった時期には、ベッドの中で彼女がどれほどすごかったかと、ときおり相手に感心されることがあった。まるで別人のようで、口の利き方さえ違っていたという。彼女はたいてい何があったか覚えていなかったが、腹が立ち、攻撃的になることもあった。彼女は自分が本当は性的にどんな人間なのか、まったく実感がなかったので、徐々に誰ともつき合わなくなった――マイケルと出会うまでは。

自分の家を忌み嫌う

子供は親を選べないし、親があまりに落ち込んだり、腹を立てたり、ぼうっとしたりしていて力になってもらえない場合があることや、親の行動が自分とはほとんど無関係かもしれないことを理解できない。子供は、自分の家庭の中で生き延びられるように自分を組み立てるより他に選択肢がない。彼らは大人と違い、外部の権威に頼って助けを得ることができない。親こそが絶対的な権威なのだ。また、アパートを借りることもできなければ、誰かの所に転がり込むこともできない。彼らの生存そのものが、養育者にかかっている。

子供は、たとえあからさまに脅迫されてはいなくても、自分が受けている殴打や性的虐待について教師に話したら罰せられることに感づいている。そこで、何が起こったかについて考えないように、全力を傾ける。体の中に残っている恐怖とパニックを感じないように努める。自分が体験したことを知るのには耐えられないため、自分の怒りや恐怖、あるいは虚脱感がその体験と関係していることも理解できない。彼らは語る代わりに行動に訴え、憤激したり、機能停止に陥ったり、卑屈になったり、反抗したりすることで、自分の感情に対処する。

子供は、たとえ養育者に虐待されたとしても、その養育者に基本的には忠実であるようにプログラムされてもいる。恐怖は愛着の必要性を増大させる。慰めのもとが恐怖のもとでもあるときでさえ、そうだ。家庭で痛めつけられたにもかかわらず（そして、それを物語る骨折や火傷を抱えていながら）、選択肢を与えられたら、里親に預けられるよりも自分の家族のもとにとどまることを選ばないような一〇歳未満の子供に、私は出会ったためしがない。もちろん、虐待者にしがみつくのは、子供時代に限られたことではない。監禁された人が監禁した人の保釈金を払ったり、その人と結婚したがったり、性的関係を結んだりする例には事欠かない。家庭内暴力の犠牲者は、虐待者のために、暴力を振るわれた事実を隠蔽することがよくある。私は判事たちにしばしば言われる――接近禁止命令を出して家庭内暴力の犠牲者を守ろうとしても、パートナーが戻ってくるのを犠牲者の多くが密かに許してしまうので、どれほど屈辱的な思いをしているか、と。

マリリンが自分の受けた虐待について語れるようになるまでには、長い時間がかかった。家族に対する忠誠心をないがしろにする気になれなかったからで、それは、恐怖から守ってもらうために依然として家族を必要としていたためだ。この忠誠心の代償として、彼女は耐えようのない孤独感と絶望感に襲われ、心の奥底で感じていると、無力感に由来する避けようのない憤激を覚えた。行き場のない憤激は、抑うつ状態や自己嫌悪、自己破壊的行動というかたちで自分に向けられた。私の患者の一人は、こう語ってくれた。「自分の家や、キッチンや鍋釜、ベッド、椅子、テーブル、敷物を忌み嫌っているようなものです」。何一つ、わけても自分自身の体が、まったく安全に感じられないのだ。

他者を信頼することを学ぶのはかなりの難題だ。私の患者の一人で、六歳になる前に祖父に繰り返しレイプされた学校教師は、次のような電子メールを送ってきた。「セラピーのセッションからの帰り道で、先生に心を開くことの危険についてじっくり考え始め、一二四号線に入ったときに、先生にも自分の生徒たちにも愛着を抱かないという規則を破ってしまったことに気づきました」

次のセッションのとき、彼女は大学時代に研究室の教官にもレイプされたことを打ち明けてくれた。助けを求めて、その教官を訴えたかどうかを私が尋ねると、「道を渡ってクリニックに行くことが、どうしてもできませんでした」と彼女は答えた。「なんとしても助けが欲しかったのですが、道のこちら側に立ち尽くしたまま、もっと傷つくだけだと心の奥底で感じました。実際、きっとそうなったでしょう。もちろん、この出来事は隠さなければなりませんでした。親にも、他の誰にも」

彼女の身に起こっていることを心配していると私が告げたあと、彼女はまた電子メールを送ってきた。「あんな目に遭うようなことは何一つしてはいないと、自分に気づかせようとしています。あんなふうに、私を見て、私のことを心配していると言ってくれた人は、これまで誰もいなかったと思います。だから、宝物のように、すがりついています。自分が尊敬していて、今私がどれほど悪戦苦闘しているかを現に理解してくれている人にとって、私が心配に値する人間なのだという思いに」

私たちは自分が何者かを知るため――自己同一性を持つため――には、何が「現実」か、何が「現実」だったかを知る（あるいは、少なくとも知っていると感じる）必要がある。自分の周りで目に入るものを観察し、それに正しいレッテルを貼らなければならない。また、自分の記憶を信頼でき、空想と区別できなくてはならない。そのような区別をする能力を失うのは、精神分析医のウィリアム・ニーダーランドが「魂の殺害」と呼ぶものの一つの表れだ。自覚を消し去り、否認を強めるのは、生存に不可欠だからこそ行なわれることが多いが、その代償として、人は自分が何者かや、自分が何を感じているか、何や誰を信頼できるかがわからなくなる。(5)

トラウマの再生

マリリンが子供のときに負ったトラウマの記憶の一つは、夢として蘇ってきた。その夢の中で彼女は、首を絞められていて息ができなかった。白い布巾《ふきん》を両手に巻かれ、それから首に巻かれたタオルで持ち上げられたので、足先が床に届かなかった。彼女は自分が死ぬに違いないと思い、パニック状態で目を覚ました。その夢の話を聞いた私は、退役軍人たちが報告してくれた悪夢を思い出した。彼らは戦闘中に遭遇した顔や体の断片を、ありのまま、生々しく目にするのだった。そうした悪夢はあまりに恐ろしいので、彼らは夜、眠りに落ちないよう努め、日中まどろむだけで、そうすれば夜間の待ち伏せ攻撃の夢を見ることはなかったので、多少は安心だった。

マリリンはセラピーのこの段階で、首を絞められる夢と関連したイメージや感覚がどっと押し寄せてくる経験を何度もした。キッチンに座っている四歳の自分を繰り返し思い出した。目は腫れ、首は痛み、鼻血を出しているのに、父親と兄は彼女のことを笑い、馬鹿な、本当に馬鹿な女の子だと罵っている。ある日、マリリンはこう報告した。「きのうの晩、歯を磨いているときに、のたうち回っている感じに圧倒されました。まるで、陸に上がった魚のようで、息ができずに苦しくて、激しくもがきました。私はむせび泣き、歯を磨きながら息が詰まってしまいました。のたうち回る感覚とともに、パニックが胸から湧き上がってきました。洗面台の前に立って、『ノー、ノー、ノー、ノー、ノー、ノー』と金切り声を上げないようにするためには、ありったけの力を振り絞らなければなりませんでした」。彼女はベッドに入って眠りに落ちたが、朝までまるで時計仕掛けのように二時間ごとに目が覚めたという。

トラウマの記憶は整然とした起承転結のある物語として保存されてはいない。第11章と第12章で詳しく論じるように、記憶は最初、マリリンの場合のようなかたちで蘇ってくる。初めは恐れとパニックを伴うばかりの、トラウマ体験の断片や、脈絡のない光景、音、声、身体感覚として、戻ってくる。マリリンは子供のとき、言葉では言い表せないことを声に出しようもなかったし、たとえ声に出したとしても、関係なかっただろう。誰も耳を傾けてはいなかったから。

児童虐待のじつに多くのサバイバーと同じで、マリリンは生命力、すなわち、生きて自分の人生を支配する意志や、トラウマの壊滅的な力に対抗するエネルギーを体現している。私は徐々に気づくようになった。トラウマを癒やす仕事を可能にしているものは一つしかない。それは畏敬の念だ。患者が虐待に耐え、それから回復への道のりにはつきものの魂の闇夜にも耐えることを可能にした、生存へのひたむきな努力に対する畏敬の念なのだ。

第9章　なぜ愛情が重要なのか

イニシエーション、脅迫、汚名、孤立、無力感、自己非難は、児童の性的虐待の恐ろしい現実に基づいている。……「そんなことは、心配しなくていいよ。うちでは絶対起こるはずがないから」。「いったいどうやったら、そんな恐ろしいことを考えつくんだろうね」。「二度とそんなことは口にするんじゃありません！」。普通の子供は、けっして尋ねたり語ったりしない。

――ローランド・サミット「児童性的虐待順応症候群」

マリリンやメアリー、キャシーのような人に関して、私たちは頭をどう整理すればいいのか。これらの人々を助けるために、何ができるのか。彼女らの問題や私たちの診断をどのように定義するかで、治療への取り組み方が決まる。こうした患者たちは、精神医療を受けている間に、互いに関連のない診断を五つか六つ受けるのが普通だ。医師が気分変動に焦点を絞れば双極性障害と見なされ、リチウム（リーマス）かバルプロ酸（デパケン、セレニカ）を処方される。医師が彼らの絶望感にいちばん強い印象を受ければ、大《だい》うつ病を患っていると言われて、抗うつ薬を与えられるだろう。医師が落ち着きのなさと注意力の欠乏に注目したら、注意欠如・多動性障害（ＡＤＨＤ）に分類されて、メチルフェニデート（リタリン）あるいはその他の興奮剤による治療を受けることになるかもしれない。そして、もしクリニックの職員がたまたまトラウマ歴を聴取し、患者が関連情報を自ら提供するようなことがあれば、ＰＴＳＤという診断を受けるかもしれない。これらの診断のどれ一つとして、完全に的外れではないが、どれもみな、これらの患者が何者か、何を患っているかを有意義なかたちで説明する端緒さえつかめていない。

　医学の下位専門分野である精神医学は、たとえば膵臓癌《すいぞうがん》あるいは肺の連鎖球菌感染症と同じぐらい厳密に精神疾患を定義したいと強く望んでいる。とはいえ、心と脳と人間の愛着システムは非常に複雑であるため、その種の厳密さを達成するにはまだほど遠い段階にある。患者の何が「悪い」かを理解するのは、今のところ、立証可能な客観的事実というよりはむしろ、専門家の物の見方（と、保険会社が何に対して保険金を支払うか）の問題だ。

　精神医学的診断の体系的手引きを作ろうという最初の真剣な試みがなされたのは、一九八〇年にアメリカ精神医学会公認のあらゆる精神疾患の公式リストである、『精神疾患の診断・統計マニュアル』第三版（ＤＳＭ-Ⅲ）が刊行されたときだ。ＤＳＭ-Ⅲの序文は、同書の分類は法医学の現場や保険関連の目的での使用に適するほど厳密ではないことを、明確に警告している。それにもかかわらず、ＤＳＭは巨大な力を持った道具に徐々になっていった。保険会社は補償金の支給条件としてDSMに即した診断を求めるし、最近まで、研究への資金提供はすべてDSMの診断に基づいていたし、高等教育機関のカリキュラムはDSMの分類を軸に構成されている。DSMの分類名は大衆文化にもたちまち浸透した。テレビドラマ「ザ・ソプラノズ——哀愁のマフィア」の主人公トニー・ソプラノがパニック発作とうつ病を抱えていることや、テレビドラマ「ホームランド」のキャリー・マシソンが双極性障害で苦労していることは、無数の人が知っている。DSMは実質的に一大産業となり、アメリカ精神医学会は一億ドルを優に超えるお金を稼いできた[1]。問題は、DSMはそれが役に立つはずの患者たちにも、それに匹敵するだけの恩恵をもたらしたか、だ。

精神医学的診断には重大な結果が伴う。治療は診断に基づいて行なわれるからだ。誤った治療を受ければ、悲惨な結果を招きかねない。また、診断名は患者が死ぬまでつきまとうだろうし、患者が自分をどう定義するかに強い影響を及ぼす。モンテ・クリスト伯さながら、まるで残りの人生を地下牢で過ごすことを宣告されたかのように、自分は双極性障害「である」、境界性パーソナリティ障害「である」、あるいはPTSDを「負っている」と言う患者に、私は数えきれないほど出会ってきた。

だが、これらの診断のうち、私たちの患者の多くが生き延びるために発達させる並外れた才能や、奮い起こした創造的なエネルギーを考慮に入れているものは一つもない。診断は症状の寄せ集めにすぎないことがあまりにも多く、マリリンやメアリー、キャシーのような患者は、制御が効かなくなったので、まともな人間に戻してやらなくてはならない女性と見なされる可能性が高い。

診断という言葉は、辞書では次のように定義されている。「a 患者の経歴の評価、検査、検査値の検討を通して、疾患あるいは負傷の性質や原因を突き止めたり断定したりする行為あるいは過程。b そのような評価から導かれた所見」。[2] 本章と次章では、公式の診断と、私たちの患者が実際に患っているものとの間の隔たりについて論じるとともに、慢性的トラウマの病歴を持つ患者の診断法を、私や同業者がどのように変えようとしてきたかについて述べる。

トラウマ歴をどう聴取するか

一九八五年、私は精神科医のジュディス・ハーマンと共同研究を始めた。彼女の処女作『父‐娘近親姦――「家族」の闇を照らす』（邦訳は誠信書房）が刊行されたばかりのころだった。私たちはともにケンブリッジ病院（ハーヴァード大学の付属病院の一つ）で勤務しており、トラウマが私たちの患者の人生にどのような影響を与えてきたかに関心があったので、定期的に会って意見を交換し始めた。境界性パーソナリティ障害と診断された患者には、子供時代の恐ろしい話をしてくれる人があまりに多いことに、私たちは驚いた。境界性パーソナリティ障害は、相手にべったり依存するものの不安定な人間関係や、極端な気分変動、自傷行為や度重なる自殺企図などの自己破壊的行動を特徴とする。子供時代のトラウマと境界性パーソナリティ障害との間に本当に関係があるかどうかを突き止めるために、私たちは正式な科学的研究を企画し、国立保健研究所に助成金申請書を送った。だが、却下された。

ハーマンと私はこれに挫けることなく、自ら研究資金を調達することにした。そして、ケンブリッジ病院の研究部長のクリストファー・ペリーが協力してくれることになった。ペリーは国立精神保健研究所の資金提供を受け、ケンブリッジ病院で集めた患者を対象に、境界性パーソナリティ障害と、それに近い、いわゆる人格障害の研究を行なっていた。彼はこれらの患者から貴重なデータを大量に収集してあったが、子供時代の虐待とネグレクトについては調べたことがなかった。私たちの提案に対する疑念は隠さなかったものの、深い理解を示し、ケンブリッジ病院の外来部門の患者五五人に面接ができるように手配し、その結果を、すでに構築済みの巨大なデータベースの記録と比較することに同意してくれた。

ハーマンと私が最初に直面した問題は、どうやってトラウマ歴を聴取するか、だ。患者に単刀直入に、「子供のころ性的虐待を受けましたか」あるいは「父親に殴打されましたか」などと訊くわけにはいかない。赤の他人にそのような言いづらい情報を打ち明ける人など、いるはずがない。私たちは人が一般に、自分が体験したトラウマを恥ずかしく思っていることを念頭に置き、「トラウマ歴質問表」[3]という面接手段を用意した。面接は、「どこに住んでいますか。誰と暮らしていますか」「誰が生活費を払い、誰が炊事や掃除をしますか」といった、一連の単純な質問で始まった。それから、もっと踏み込んだ質問に進む。「日常生活では誰を頼りにしていますか」。具体的には、病気のとき、誰が買い物をしてくれたり、医者に連れていってくれたりしますか。「気が動転したときには誰に話を聞いてもらいますか」。つまり、誰が精神的な支援や実際的な支援を提供してくれるか、ということだ。すると、「飼い犬」「セラピスト」、あるいは「誰もいません」といった、驚くべき答えをする患者がいた。

それから私たちは、子供時代についても同様の質問をした。誰と暮らしていましたか。何度引っ越しましたか。おもに養育してくれたのは誰ですか。頻繁に引っ越したので、学年の途中で転校しなければならなかったと答える患者が多かった。おもな養育者が刑務所に入れられたり、精神科病院に収容されたり、軍隊に入ったりした人もいた。さまざまな里親のもとを転々としたり、親戚の間を渡り歩いたりした人もいた。

質問表の次の項は、「家族のなかで、愛情を注いでくれたのは誰ですか」「誰が特別な人間として扱ってくれましたか」といった、子供時代の人間関係を問うものだった。そのあとに、肝心の質問がきた。私の知るかぎりでは、科学的研究ではそれまで一度も投げかけられたことのない質問だった。「子供のころ、いっしょにいて安全だと思える人はいましたか」。私たちが面接した患者の四人に一人が、子供のころいっしょにいて安全だと感じた人を誰も思い出せなかった。私たちは用紙の「誰もいなかった」の欄に印をつけ、何一つ言わなかったものの、愕然としていた。自分が子供で、誰からも安心感を与えてもらえず、無防備で、見守る人もいないまま、世の中へ出ていくところを想像してみてほしい。

質問はさらに続く。「誰が家庭で規則を決め、規律を守らせましたか」「子供たちはどうやって規則を守らされましたか。口で説明する、叱る、お尻をぴしりと叩く、殴る、閉じ込める、のどれですか」「ご両親は夫婦間の意見の相違をどのように解決しましたか」。もうこの時点ではたいていロックが解除され、多くの患者が自分の子供時代についての詳しい情報を進んで提供し始めた。ある女性は、幼い妹がレイプされるのを目撃した。別の女性は、八歳のときに初めて性体験をしたと語った。相手は祖父だったそうだ。ベッドの中でまんじりともせず、夜中に家具がすさまじい音を立て、親が金切り声を上げているのに耳を澄ませていたという人は男女を問わず多数いた。ある若い男性は、子供のころキッチンに行くと、母親が血の海の中に横たわっていたという。小学校のときに迎えにきてもらえなかったことや、家に帰ると誰もおらず、独りで一夜を過ごしたことを語る人もいた。料理人として生計を立てている女性は、母親が麻薬関連の犯罪で有罪となり、刑務所に入れられたあと、家族のために食事の支度をしていて料理を覚えたそうだ。別の女性は九歳のとき、酔っぱらった母親がラッシュアワーの四車線の道路で蛇行運転をしていたので、ハンドルをつかみ、しっかり押さえていなければならなかった。

これらの患者たちには、家出したり逃れたりする選択肢がなかった。頼れる人もいなければ、身を隠す場所もなかった。それでも彼らはどうにかして恐怖と絶望を処理せざるをえなかった。彼らはおそらく、翌日も学校に行き、万事順調というふりをしようとしたのだろう。境界性パーソナリティ障害者たちの問題（解離や、助けてもらえそうな人ならば誰にでもすがること）はおそらく、圧倒的な情動と逃れようのない残虐行為に対処する手立てとして始まったのであろうことに、ハーマンと私は気づいた。

面接が終わると、私たちはいっしょに患者たちの答えをコード化――つまり、コンピューター分析用の数値に変換――し、それをクリストファー・ペリーが、ハーヴァード大学のメインフレームコンピューターに保存してあった、これらの患者に関する広範な情報と照合した。四月のある土曜の朝ペリーから、自分のオフィスに来てほしいというメッセージが届いた。行ってみると、プリントアウトした紙が山積みになり、その上にはペリーが載せた、ゲイリー・ラーソンの漫画があった。イルカを研究している科学者たちが、イルカの発する奇妙な音に首を傾げている絵だった。データを見たペリーは、トラウマと虐待の言語を理解しないかぎり、境界性パーソナリティ障害を本当に理解することはできないと確信したのだった。

のちに私たちが「アメリカ精神医学ジャーナル」誌で報告したように、ケンブリッジ病院で境界性パーソナリティ障害の診断を受けた患者の八一パーセントが、過去に深刻な児童虐待とネグレクトの一方あるいは両方を受けたことを報告し、その大半で、虐待は七歳未満で始まっていた。(4) 虐待の影響は少なくとも部分的には、それが始まった年齢次第であることを示唆しているので、この発見はとりわけ重要だった。マクリーン病院のマーチン・タイチャーによるのちの研究で、どの発達段階でどのような種類の虐待を受けたかによって、影響を受ける脳の領域が変わってくることが明らかになった。(5) その後、私たちの研究結果はおびただしい数の研究によって再現されたものの、(6)「境界性パーソナリティ障害患者は、子供時代にトラウマを負った可能性があると仮定されてきた」といったことが書かれている科学論文を今なお頻繁に審査することがある。いったいいつになったら、仮説は科学的に証明された事実になるのだろう。

私たちの研究は、ジョン・ボウルビィの結論を明確に支持していた。

遺棄されることについて、子供が怒りや罪悪感でいっぱいになっていたり、慢性的におびえていたりしたら、それは経験のせいであり、彼らはそうした感情を親から受け継いだのだ。たとえば、子供が遺棄を恐れているときには、それは本能的な殺人衝動に対する反発ではなく、身体的あるいは心理的に遺棄されたから、あるいは、遺棄するぞと繰り返し脅されたからである可能性のほうが高い。子供が怒りに駆られているとしたら、それは拒絶あるいは無慈悲な扱いのせいだ。子供が自分の怒りの感情に関して強烈な内面的葛藤を経験するのは、おそらくそうした感情を表現するのが禁じられていたり、危険でさえあったりするからだろう。

ボウルビィが気づいたように、強烈な体験をしたことを子供が否認せざるをえないときには、「他者に対する慢性的な不信や、好奇心の抑制、自分自身の感覚に対する不信、ありとあらゆることが非現実的に思える傾向(7)」などの深刻な問題が引き起こされる。のちほど見るように、これは治療にとって重大な意味合いを持っている。

PTSDという診断が的を絞る、身の毛もよだつような特定の出来事の影響だけを考えるのではなく、養育者による残忍な仕打ちやネグレクトの長期的影響にも目を向けるべきであることを、私たちはこのときの研究から学んだ。また、新たな疑問も生まれた。被虐待歴を持つ人、とくに、自殺したいという気持ちを慢性的に抱えており、故意に自分を傷つける人には、どのようなセラピーが有効なのだろうか。

自傷行為

私は研修期間中、三晩続けて午前三時ごろに寝床から呼び出されて、手近にあった鋭い物で自分の首に切りつけた女性の傷口を縫い合わせた。自分を傷つけるとずっと気分が良くなると、彼女はどこか誇らしげに私に語った。それ以来ずっと私は、なぜだろうと自問してきた。気が動転したときに、テニスを三セットやったり、強いマティーニを呑んだりして気を鎮める人もいれば、剃刀の刃で自分の腕を切りつける人もいるのはなぜか。子供のころ性的虐待や身体的虐待を受けたことのある人は、繰り返し自殺を試みたりカッティング（自分の体を切る行為）に及んだりする率が非常に高いことが、私たちの研究から明らかになった[8]。私は考えた。こうした自殺念慮は、彼らがごく幼いころに始まったのだろうか。死を望んだり、自分を傷つけたりして逃避を企てることに、彼らは慰めを見出したのだろうか。自分に危害を加える行為は、自己制御の感覚をいくらかでも得るための必死の試みとして始まるのだろうか。

クリストファー・ペリーのデータベースには、ケンブリッジ病院の外来クリニックで治療を受けた患者全員の追跡情報も収まっており、そのなかには自殺傾向や自己破壊的行動の報告も含まれていた。セラピーを三年間受けると、患者のおよそ三分の二が著しい回復を見せた。だとすれば、問題は患者のうち、どのような人がセラピーの恩恵を受け、どのような人が自殺したいという衝動や自己破壊的な衝動を感じ続けたのか、だ。患者たちのその後の行動を、私たちのトラウマ歴質問表と照らし合わせると、いくつか答えが得られた。自己破壊的であり続けるのは、子供のころ誰かといて安全に感じた記憶がないと答えた人だった。彼らは、自分が遺棄され、さまざまな場所をたらい回しにされ、おおむね自力でやっていかざるをえなかったと報告していた。

そこで私は次のように結論した。ずっと以前に誰かといっしょにいて安全だと感じた記憶がある人は、大人になっても、日常生活においてであろうが、良いセラピーにおいてであろうが、同調した人間関係が実現すると、その幼いころの愛情が再活性化されうる。だが、愛されている、安全だと感じた記憶が欠けていると、人間の優しさに反応する脳の受容器は、どうしても発達しそこなう可能性がある。[9] もしこれが事実なら、人はどうやって気を鎮めることや、自分の体にしっかり根差していると感じることを学びうるのか。これもまた、セラピーに密接に結びついている。したがって、治療に関する第5部のいたるところでこの疑問に立ち返ることにする。

複雑性PTSD

PTSDという診断は戦闘から戻った兵士や事故の犠牲者のために作られたのだが、トラウマを負った人には彼らとはまったく異なる人々がいることも、私たちの研究によって裏づけられた。マリリンやキャシーのような人、さらにはハーマンと私が研究した患者や、第7章で説明した、マサチューセッツ・メンタルヘルスセンターの外来クリニックに来る子供たちは、必ずしも自分のトラウマ体験を記憶していない（PTSDの診断基準の一つ）か、あるいは少なくとも、虐待の具体的な記憶で頭がいっぱいではないが、自分が依然として危険な状態にあるかのように振る舞い続ける。

彼らは一方の極端からもう一方の極端へと走り、目の前の課題に取り組み続けるのに苦労し、自分や他者にたびたび殴りかかったり悪態をついたりする。実際、彼らの問題は戦闘から戻った兵士の問題とある程度まで重なるが、彼らは、成人の兵士たちがトラウマを体験する前に持っていた精神的能力の一部を、児童期のトラウマのせいで発達させられなかった点では、非常に異なっている。

それに気づいてから、私たちはロバート・スピッツァーに会いにいった。[10]スピッツァーは、『精神疾患の診断・統計マニュアル』第三版の執筆を主導したあと、この手引きの改訂に取り組んでいた。彼は私たちの言葉に注意深く耳を傾けた。特定の患者集団の治療に日々従事している臨床家は、患者が患っている疾患を理解するうえで、相当の専門知識を身につけている可能性が高いと彼は言った。そこで、研究、いわゆる「フィールドトライアル（実地試験）」をやってみてはどうか、トラウマを負った人々を分類し、それぞれの集団が抱える問題を比べてみてはどうかと私たちに提案した。[11]スピッツァーは私をそのプロジェクトの責任者にした。私たちはまず、それまでに科学文献で報告されてきたトラウマの異なる症状をすべて含めた評価尺度を開発し、次に、国内五か所で五二五人の成人の患者に面接し、それぞれ特定の集団が異なる問題群を抱えているかどうかを調べた。患者たちは三つの集団に分類できた。子供時代に養育者によって身体的虐待あるいは性的虐待を受けた人々、最近家庭内暴力の犠牲になった人々、最近自然災害を経験した人々の三つだ。

これらの集団の間には明確な違いがあり、とくに、児童虐待の犠牲者と、自然災害を生き延びた大人という、両極端の間の違いが著しかった。子供のころに虐待された大人は、集中するのに苦労し、絶えず緊張していると不平を言い、自己嫌悪の念に満ちていた。彼らは親密な人間関係を築いて維持するのが非常に苦手で、見境がなくて危険が大きく不満足な性的関係から、性的活動の完全な停止へと転じることが多かった。また、記憶に大きな欠落があり、頻繁に自己破壊的行動をとり、多数の医学的問題を抱えていた。これらの症状は、自然災害のサバイバーには比較的稀だった。

『精神疾患の診断・統計マニュアル』の主要な診断のそれぞれには作業グループがあって、新しい版のための改訂を提案する責務を負っていた。私はこのフィールドトライアルの結果を、自分の所属する『精神疾患の診断・統計マニュアル』第四版のPTSD作業グループに示し、私たちは、対人的なトラウマ犠牲者のための、新たなトラウマ診断を作ることを決議(賛成一九票、反対二票)した。「他に特定不能の極度のストレス障害」、略して「複雑性PTSD」だ。[12][13] それから私たちは、一九九四年五月の第四版の刊行を待ち焦がれた。ところが、じつに意外にも、私たちの作業グループが圧倒的多数で承認した診断は、最終的にでき上がった本には載らなかった。しかも、私たちの一人として、事前に意見を求められることはなかった。

この診断が除外されたのは、なんとも不幸だった。多数の患者が正確な診断を受けられず、臨床家や研究者が彼らのための適切な治療法を科学的に開発できないということだからだ。存在しない疾患のための治療法など、開発しようがない。現在、診断がないために、セラピストは深刻なジレンマに直面している。虐待や裏切り、ネグレクトの影響に対処している人々を、うつ病、あるいは、パニック障害、双極性障害、境界性パーソナリティ障害などと診断せざるをえないとき、いったいどう治療すればいいのか。そうした診断は、彼らが取り組んでいる問題を対象としたものではないのだから。

養育者による虐待やネグレクトの結果は、ハリケーンや交通事故の影響よりもはるかに頻繁に見られ、複雑だ。それにもかかわらず、私たちの診断システムの在り方を決める意思決定者たちは、そのような事実を認めないという判断を下した。それ以来、『精神疾患の診断・統計マニュアル』は二〇年の歳月と四度の改訂を経たというのに、今日に至るまでこの手引きとそれに基づくシステム全体は、児童虐待と児童ネグレクトの犠牲者の役に立っていない。一九八〇年にPTSDの診断が導入される前は、帰還兵たちの苦境が無視されていたのと、まさに同じ状況だ。

隠れた蔓延

あり余るほどの将来性と無限の可能性を持った新生児が、三〇歳の酔っぱらいのホームレスになり果てるなどということが、どうして起こるのだろう。多くの大発見と同じで、この疑問に対する答えも偶然見つかった。発見者は、内科医ヴィンセント・フェリッティだ。

一九八五年、フェリッティはサンディエゴの保険会社カイザー・パーマネンテの予防医学部門の主任だった。当時、この部門は世界最大の医学的選別検査《スクリーニング》プログラムを実施していた。彼は「サプリメンティッド・アブソルート・ファスティング」と呼ばれる技法（固形物をいっさい食べず、液体で栄養を補う断食）を使って、手術をせずに劇的な減量をもたらす肥満クリニックも運営していた。ある日、二八歳の看護助手が彼の診療室にやって来た。自分にとって肥満が最大の問題だという主張を受けて、フェリッティは彼女をプログラムに迎えた。その後の五一週間で、彼女の体重は約一八五キログラムから約五九キログラムまで落ちた。

ところが数か月後、フェリッティが次に会ったときには、彼女はこれほど短期間には生物学的に可能とは思えないほど、また体重が増えていた。何があったのか。ほっそりしたばかりの体に、ある男性の同僚が惹かれ、彼女に言い寄り始め、やがてセックスに誘った。彼女は家に帰ると、食べ始めた。日中、食べ物をお腹に詰めまくり、夜は眠ったまま起き出して、さらに食べた。フェリッティがこの極端な反応について問うと、彼女は祖父と長い間近親姦関係にあったことを告白した。

フェリッティはそれまで二三年にわたって医師として働いてきたが、近親姦の過去を持つ患者に出会ったのは、彼女がまだ二人目だった。ところが一〇日ばかりあと、同じような話を耳にした。彼と彼のチームがもっと詳しく尋ね始めると、病的なまでに肥満した患者のほとんどが、子供のころに性的虐待を受けているのがわかり、衝撃を受けた。また、それ以外にも多くの家庭の問題が明るみに出た。

フェリッティは一九九〇年にアトランタに行き、彼のチームが患者二八六人を対象に行なった最初の面接のデータを、北米肥満研究協会の会合で発表した。彼は一部の専門家の辛辣な反応に啞然となった。どうしてそんな患者を信じるのか、人生をしくじった人は、どんな説明もでっち上げるだろうことがわからないのか、などと言われたのだ。だが、疾病管理予防センターの疫学者が、一般人を対象とする、はるかに規模の大きい研究を始めるようにフェリッティを促し、同センターの少数の研究者グループと会うように招いた。それが画期的な「逆境的児童期体験研究」（現在では「ACE研究」として知られている）につながった。これは、ロバート・アンダ医師とヴィンセント・

フェリッティ医師を共同研究責任者とする、同センターとカイザー・パーマネンテの共同研究だった。

毎年五万人を超えるカイザー・パーマネンテの患者が総合評価を受けに予防医学部門にやって来て、その過程で詳細な問診票に記入する。フェリッティとアンダは一年以上をかけて、一〇の質問を新たに設定した。(14) それらの質問は、身体的・性的虐待、身体的・情緒的ネグレクト、親が離婚していたり、精神疾患を抱えていたり、刑務所に入っていたりするというような家庭の機能不全を含む、児童期の逆境的体験の、慎重に定義されたカテゴリーを網羅していた。それから二人は、二万五〇〇〇人の患者に、子供時代の出来事について情報を提供してもらえるかどうか尋ねた。すると、一万七四二一人が承諾した。そのあと彼らの回答を、カイザー・パーマネンテがとっていた詳細な医療記録と比較した。

ACE研究からは、児童期と少年期にトラウマ体験をする人は、予想よりはるかに多いことがわかった。研究の回答者はおもに、中産階級の中年の白人で、教育水準が高く、良い医療保険に加入できるほど経済的に安定していたにもかかわらず、児童期の逆境的体験をしなかったと答えた人は、全体の三分の一にすぎなかった。

- 一〇人に一人が、「親あるいは同居する別の大人の一人が、頻繁に、あるいは非常に頻繁に、あなたを罵ったり、侮辱したり、中傷したりしましたか」という質問に、はい、と回答した。
- 四分の一以上が、「親のどちらかが、頻繁に、あるいは非常に頻繁に、あなたの体を突いたり、ぎゅっとつかんだり、平手打ちにしたり、物を投げつけたりしましたか」という質問と、「親のどちらかが、頻繁に、あるいは非常に頻繁に、あなたを殴ったので、痕が残ったりけがをしたりしましたか」という質問に、はい、と回答した。言い換えると、アメリカ人の四分の一以上が、子供のころ身体的虐待を繰り返し受けたことになる。

・「少なくとも五歳以上年上の大人あるいは人が、あなたに性的なかたちで体を触らせたことがありますか」と「少なくとも五歳以上年上の大人あるいは人が、あなたと口腔性交や肛門性交、膣性交を試みたことがありますか」という質問に対しては、女性の二八パーセントと男性の一六パーセントが、はい、と回答した。

・八人に一人が、「子供のころ、母親がときおり、あるいは頻繁に、あるいは非常に頻繁に、体を突かれたり、ぎゅっとつかまれたり、平手打ちにされたり、物を投げつけられたりするのを目撃しましたか」と「子供のころ、母親がときおり、あるいは頻繁に、あるいは非常に頻繁に、蹴ったり、噛みついたり、拳で叩いたり、硬い物で叩いたりされるのを目撃しましたか」という質問に対して、はい、と回答した。(15)

はいという解答はそれぞれ一点としたので、逆境的児童期体験（ACE）の得点は〇点から一〇点の範囲をとることになった。たとえば、言葉による虐待をしばしば経験し、母親がアルコール依存症で、両親が離婚したという過去を持つ人のACE得点は三点になる。逆境的体験を報告した三分の二の回答者のうち、八七パーセントが二点以上を記録した。そして、全回答者の六人に一人の

ACE得点が、四点以上だった。

ようするに、逆境的体験はたいていそれぞれ別個に研究されるものの、相互に関連していることを、フェリッティと彼のチームは発見したのだ。人は普通、兄弟の一人が刑務所に入っている以外、すべてが順調な家庭で育つことなどはない。母親が頻繁に殴られる以外、申し分のない家庭で暮らしていたりはしない。虐待の事例は、けっして孤立した出来事ではない。そして、報告される逆境的体験が一つ増えるごとに、のちに受ける害が増していく。

フェリッティと彼のチームは、児童期のトラウマの影響は最初、学校で明らかになることを発見した。学習面あるいは行動面で問題を抱えていたことを報告する人は、ACE得点が〇の人では三パーセントだけだったのに対して、得点が四点以上の人では、半数以上だった。彼らはその後、成長しても、子供時代の経験の影響から脱却することはなかった。フェリッティが述べているように、「トラウマ体験は時を経るうちに見失われ、羞恥心や秘密主義、社会的タブーによって隠されてしまう」が、この研究で、トラウマの影響はこれらの患者が成人してからの人生にも浸透していることが明らかになった。たとえば、ACE得点の高さは、職場での常習的欠勤や、金銭的問題、生涯収入の低さと相関していることが判明した。

各人の苦しみという面に目を向けると、結果は悲惨だった。ACE得点が上がるにつれ、成人期の慢性うつ病の割合も劇的に増える。ACE得点が四点以上の人の場合、女性の六六パーセント、男性の三五パーセントが慢性のうつだった。それに対して、ACE得点が〇の人では、全体で一二パーセントにすぎなかった。抗うつ薬、あるいは処方箋の必要な鎮痛剤を服用している割合も、同様の上昇を見せた。フェリッティが指摘しているように、私たちは五〇年前に起こった経験を今になって治療しているのかもしれない。そして、その費用はかさむ一方だ。抗うつ薬と鎮痛剤は、急増中の国家の医療費のかなりの割合を占める[16]（皮肉にも、虐待されたりネグレクトされたりしたことのないうつ病患者は、そのような背景を持つ患者よりも、抗うつ薬がはるかによく効くことが研究で示されている[17]）。

自らの自殺企図を認めている人の割合は、ACE得点とともに急速に増加する。得点が〇点から六点に増えると、自殺企図の割合は約五一倍になる。人は、孤立していて守られていないと感じれば感じるほど、そこから逃れるには死ぬしかないように思えてくる。メディアは、環境要因のせいで癌の危険が三割高まると報告するときには、大々的に取り上げるにもかかわらず、このようなはるかに劇的な数字は見過ごしてしまう。

研究の参加者は、最初の医学的評価のときに、「自分がアルコール依存症だと考えたことはありますか」と訊かれた。ACE得点が四点の人は、〇点の人よりもアルコール依存症である率が七倍も高かった。静脈注射による麻薬の使用は幾何学級数的に増加した。ACE得点が六点以上の人は、得点が〇点の人と比べて、静脈注射薬を常用する割合が四七倍になった。

研究に参加した女性は、成人してからレイプされたことがあるかどうか訊かれた。ACE得点が〇点の人では、レイプされた人は五パーセントだったのに対して、四点以上では三三パーセントだった。子供のときに虐待あるいはネグレクトの犠牲になった女性は、のちの人生でなぜそれほどレイプされやすいのか。この疑問に対する答えは、レイプ以外のじつに多くの面にも密接に結びついている。たとえば、幼少期に家庭内暴力を目撃した女性は、大人になったときに自らも暴力的な関係に巻き込まれる危険が大幅に増し、家庭内暴力を目撃した男性は、自分の伴侶を虐待する危険が七倍になることを、多くの研究が示している。[18] 参加者の一二パーセント以上が、母親が殴打されるところを目にしていた。

ACE得点から予想される、危険性の高い行動やその結果には、喫煙、肥満、意図されていない妊娠、複数のパートナーとの性交渉、性感染症などがある。さらに、得点の高い人には重大な健康問題が驚くほど多かった。ACE得点が六点以上の人は、〇点の人と比べて、その時点で、慢性閉塞性肺疾患、虚血性心疾患、肝臓病を含め、アメリカで死因の上位一〇位に入る疾患のどれかを抱えている率が一五パーセント以上高かった。彼らは癌にかかっている割合が二倍、肺気腫を患っている割合が四倍あった。体にかかる継続的なストレスが、大きな害を与え続けているのだ。

問題がじつは解決策であるとき

フェリッティは、患者の女性が劇的な体重の減少と増加を示したのがきっかけで研究を始めたわけだが、最初に治療してから一二年後、その女性に再会した。彼女はその後、肥満手術を受けたが、四四キログラム近く体重が落ちたあと、自殺衝動を抱くようになったという。その衝動を抑え込むために、彼女は精神科病院に五回入院し、電気ショック療法を三回受けなければならなかった。主要な公衆保健問題と見なされている肥満は、多くの人にとって、じつは自分なりの解決策かもしれないとフェリッティは指摘している。その意味するところを考えてほしい。誰かの問題解決策を、解消すべき問題であると誤解したら、依存症の治療プログラムにありがちなことだが、治療が失敗する可能性が高いばかりでなく、他の問題も起こりかねない。

レイプの犠牲者のある女性は、フェリッティにこう語った。「太り過ぎの人は目をつけられません。私も狙われないようにしている必要があるのです」[19]。体重は男性も守ってくれることがある。フェリッティは、同じ肥満プログラムに参加していた二人の州立刑務所の看守を覚えている。二人は減量した分の体重を、たちまち取り戻した。独房棟で一、二の巨漢でいるほうが、はるかに安全に感じられたからだ。別の男性患者は、親が離婚し、乱暴なアルコール依存症の祖父のもとに越してから肥満になった。彼は、こう説明した。「腹が減ったからとか、そういったことで食べたわけじゃありません。安全に感じるには、そうするしかなかったんです。幼稚園のとき以来、私はひっきりなしに叩きのめされてきました。でも、体重が増えたら、もうそういう目に遭わなくなったんです」

ACE研究グループは、こう結論した。「[喫煙、飲酒、薬物摂取、肥満といった]適応のそれぞれは、健康に有害であると広く理解されているものの、やめるのがはなはだ難しい。だが、長期的な健康への危険の多くが、短期的には個人的に有益であるかもしれないことは、ほとんど考慮されていない。私たちは患者から、これらの『健康への危険』の恩恵を、繰り返し聞かされる。問題が解決策になっているというと、多くの人が不審に感じるのはもっともだが、生物学的システムの中には相反する力が頻繁に共存するという事実と、間違いなく一致している。……人が目にするもの、目に見える主症状は、本当の問題の目印にすぎないことが多い。本当の問題は、時間の中に埋もれ、患者の羞恥心や秘密主義、そしてときには記憶喪失――さらには、頻繁に臨床家の不快感――によって、隠されている」

児童虐待――アメリカの最大の公衆保健問題

ロバート・アンダがACE研究の結果を発表するのを初めて私が聞いたとき、彼は涙を抑えられない様子だった。アンダは疾病管理予防センターに勤務している間に、それまでにも喫煙研究や循環器系疾患など、人命にかかわるいくつかの主要な分野で仕事をしてきた。だが、ACE研究のデータが自分のコンピューター画面に現れ始めると、その研究者たちがアメリカで最も深刻で最も費用のかかる公衆保健問題に行き当たったことに気づいた。その問題とは、児童虐待だ。彼の計算では、児童虐待の問題の対応にかかる費用の合計は、癌にかかる費用も、心臓疾患にかかる費用も上回るし、アメリカの児童虐待を根絶すれば、うつ病の割合を半分以上、アルコール依存症を三分の二、自殺や静脈注射薬の使用、家庭内暴力を四分の三、減らせるという。[20] また、児童虐待をなくせば、職場での勤務成績にも劇的な効果をもたらし、投獄の必要性が大幅に減少するだろう。

喫煙と健康に関する公衆衛生局長官の報告書が一九六四年に発表されると、一〇年に及ぶ法的・医学的キャンペーンが始まり、何百万もの人の日常生活と健康の長期展望が変わった。アメリカの喫煙率は、一九六五年には成人の四二パーセントだったが、二〇一〇年には一九パーセントに減り、一九七五年から二〇〇〇年までに、八〇万人近くが肺癌で亡くならずに済んだと推定されている。[21]

だがACE研究には、そのような効果はまだない。世界中で依然としてさまざまな研究や論文があとに続いているが、マリリンのような経験をする子供や、国内各地の外来クリニックと入所型治療センター（日本では児童養護施設や児童自立支援施設に相当する）で治療を受ける子供の日々の現実は、事実上、何一つ変わっていない。ただし今では、彼らは向精神薬を大量に処方されている。だが、向精神薬によって彼らは扱いやすくはなるものの、喜びや好奇心を感じたり、情緒的・知的に成長・発達したり、有用な社会の成員になったりする能力が損なわれもするのだ。

第10章　発達性トラウマ——隠れた蔓延

児童期の逆境的体験が発達に重大な悪影響を及ぼすという見解は、研究に基づく事実というよりもむしろ臨床的直感である。いかなる種類のトラウマ症候群であれ、因果関係というかたちで、発達の中断に先行するという既知の証拠はない。

——二〇一一年五月、アメリカ精神医学会が発達性トラウマ障害という診断を却下したときの文書より

幼少期の虐待の影響に関する研究は、それとは異なる結果を示している。すなわち、幼少期の虐待は、脳の発達に永続的な負の影響を及ぼすのだ。私たちの脳は、幼少期の体験によって形作られる。虐待は鑿《のみ》であり、不和に対処するように脳を彫刻するが、それには、深く永続的な傷が伴う。児童虐待は、人が「乗り越える」ようなものではない。この国で野放しになっている暴力の連鎖に関して何か手を打とうと思うなら、それは私たちが認め、対処しなければならない害悪なのだ。

——マーチン・タイチャー博士、「サイエンティフィック・アメリカン」誌

これから私が説明するような子供は何十万人もおり、厖大な資金や資源が投入されているものの、多くの場合、彼らはこれといった恩恵を得ていない。この国の刑務所や生活保護者名簿、診療所は彼らで埋め尽くされている。一般大衆のほとんどは、彼らを統計値としてしか知らない。何万もの教員や保護観察官、福祉従事者、判事、メンタルヘルスの専門家が彼らを助けようとして日々を送り、納税者が費用を負担している。

アンソニーは、保育所から私たちのトラウマセンターに回されたときにはまだ二歳半だった。絶えず人を噛んだり突いたりするし、昼寝をするのを拒むし、泣くと手がつけられなくなるし、頭を物に打ちつけたり、体を揺すったりもするので、保育所の職員が持て余してしまったのだ。アンソニーはどの職員といっしょにいても安全に感じられず、意気消沈して虚脱状態になったり、腹を立てて反抗したりの繰り返しだった。

私たちがアンソニーと母親に会ったときには、彼は不安そうに母親にしがみつき、顔を隠し、一方母親は、「そんな、赤ちゃんみたいなまねは、およしなさい」と言い続けた。廊下の先でドアが音を立てて閉まると、アンソニーはぎくっとし、母親の膝になおさら深く身を沈めた。母親が押しのけると、隅に座って頭を打ちつけ始めた。「私を苛立たせるためにあんなことをするんです」と母親は言った。母親自身の生い立ちについて尋ねると、親に捨てられ、あちらの親戚、こちらの親戚という具合に、さまざまな親戚に育てられ、殴られたり無視されたりし、一三歳からは性的虐待も受けたという。酔った恋人に孕ませられ、妊娠していることを告げると捨てられた。アンソニーは父親そっくりです、と彼女は言った。ろくでなしだそうだ。その後もさまざまな恋人と暴力を伴う喧嘩を何度となく繰り返したが、いつも遅い時間だったので、アンソニーは気づかなかったはずだと彼女は確信していた。

もしアンソニーが病院に入院したら、うつ病、反抗挑戦性障害（ODD）、不安障害、反応性愛着障害、注意欠如・多動性障害（ADHD）、PTSDなど、さまざまな精神障害の診断を受ける可能性が高い。とはいえ、これらの診断のどれ一つとして、アンソニーの問題が何かをはっきりさせることはできないだろう。彼は死ぬほどおびえ、命がけで闘っており、母親に助けてもらえるなどとは期待していなかった。

マリアという一五歳のラテン系アメリカ人少女も、トラウマセンターにやって来た。里親や入所による治療プログラムの世話の下で育っている、アメリカの五〇万人以上の子供の一人だ。マリアは肥満体で攻撃的だ。過去に性的・身体的・情緒的虐待を受けており、八歳以降、二〇か所以上の家庭外施設で暮らしてきた。クリニックに来たときに届いた分厚いカルテの束には、彼女が極端な気分変動を見せる癇癪持ちであり、口を利かず、執念深く、衝動的で向こう見ずで、自傷傾向があると書かれていた。本人は自分のことを「くず、役立たず、のけ者」だと言った。

繰り返し自殺を企てたあと、マリアはトラウマセンターの入所型治療センターの一つに収容された。当初、彼女は口を閉ざし、自分の殻に閉じこもり、誰かが近づき過ぎると暴力を振るった。さまざまな取り組みが失敗に終わったので、馬《ホース》セラピープログラムに入ってもらった。このプログラムで、彼女は毎日担当の馬の世話をし、簡単な調馬を習った。二年後私は、高校の卒業式のときに彼女と話した。彼女は四年制の大学に入学を認められていた。何がいちばん役立ったかと尋ねると、彼女は「世話をした馬です」と答えた。まず、馬といっしょにいて安全だと感じたそうだ。馬は毎日そこにいて、辛抱強く待っており、彼女が近づいていくと嬉しそうだった。彼女は自分とは別の生き物と、体の芯から経験するつながりを感じ始め、友達のようにその馬に話しかけるようになった。それから徐々に、プログラムに参加している他の子供たちとも話し始め、最後にはカウンセラーとも口を利くまでになった。

ヴァージニアは一三歳の白人の少女で、生母から引き離されて養子になった。母親が薬物を濫用していたからだ。最初の養母が病気になって亡くなったあと、里親の家を転々とし、やがて再び養子に迎えられた。ヴァージニアは、出会う男性を片端から誘惑し、さまざまな子守や一時的な養育者から性的虐待や身体的虐待を受けたという。自殺企図で一三回緊急入院したあと、私たちの入所型治療プログラムに参加した。職員によれば、彼女は孤立し、支配的で、激しやすく、なまめかしく、押しつけがましく、執念深く、自己陶酔的とのことだった。本人は、自分は胸の悪くなるような人間で、死んだほうがましだと言った。彼女のカルテには、双極性障害、間欠性爆発性障害、反応性愛着障害、注意欠如障害（ADD）多動型、反抗挑戦性障害、物質使用障害という診断が並んでいた。だが、ヴァージニアとは本当は何者なのか。どのように手助けすれば、彼女に人生を楽しんでもらえるようになるのか。[1]

私たちはこれらの子供たちに何が起こっているかを正確に定義し、彼らを制御するための新薬を開発したり、彼らの「病気」の原因となる遺伝子そのものを見つけようとしたりする以上のことをやって初めて、彼らの問題を解決する希望が持てる。だが問題は、どのようにして、彼らが充実した人生を送るのを助ける方法を見つけ、それによって納税者の何億ドルものお金を節約するか、だ。その過程は、事実を直視することから始まる。

悪い遺伝子？

これほど問題が蔓延しており、これほどの機能障害を親たちが起こしているのだとすれば、すべて悪い遺伝子のせいにしたくもなる。テクノロジーはきまって、研究の新たな方向性を生み出す。したがって、遺伝子検査が可能になると、精神医学は精神疾患の遺伝的原因を見つけることに打ち込み始めた。遺伝的なつながりを見つけることは、統合失調症にはとりわけ有意義に見えた。統合失調症はかなり患者数が多く（人口のおよそ一パーセント）、深刻で複雑な精神疾患だからだ。ところが、三〇年の年月をかけ、厖大な費用を投入して研究を重ねてきたにもかかわらず、統合失調症の一貫した遺伝的パターンはまだ見つかっていない。いや、それどころか、他のどのような精神疾患についても事情は同じだ。(2)私の同業者のなかには、トラウマ性ストレスを感じやすくする遺伝因子を発見しようと熱心に取り組んできた人もいる。(3)その探究は今も続いているが、これまでのところ、確固たる答えは得られていない。(4)

特定の遺伝子を「持っている」と、特定の結果が出るという単純な考え方は、最近の研究によって一掃されてしまった。じつは、多くの遺伝子がいっしょに働いて影響を与え、一つの結果を生み出すのだ。それ以上に重要なのだが、遺伝子は不変ではない。人生における出来事が生化学的なメッセージを誘発し、メチル基（炭素原子と水素原子の集団）を遺伝子の外側に付加して（この過程は「メチル化」と呼ばれる）、遺伝子をオンにしたりオフにしたりし、体からのメッセージへの感度を高めたり低めたりしうる。ただし、人生の出来事は遺伝子の振る舞いを変えられるとはいえ、その根本的な構造を変更することはない。だが、メチル化のパターンは子孫に伝わりうる。「エピジェネティクス」として知られる現象だ。ここでもまた、生体の最も深い次元で、体は記録をつけているのだ。

エピジェネティクスの分野でもとくに多く引用されてきた実験の一つは、マギル大学の研究者マイケル・ミーニーによるもので、彼はラットの新生児と母親について調べている[5]。母親ラットが子供を生後一二時間以内にどれだけ舐め、毛繕いしてやるかが、ストレスに反応する脳内化学物質に永続的な影響を与え、一〇〇〇以上の遺伝子の配列を改変することを、ミーニーは発見した。母親にたっぷり舐められた子ラットは、母親があまりかまってくれなかった子ラットよりも勇敢で、ストレスを受けてもストレスホルモンの分泌量が少ない。また、回復も早く、この冷静さは一生続く。彼らは、学習と記憶の主要な中枢である海馬でより濃密な神経結合を発達させ、迷路をうまく通り抜けるという、齧歯《げっし》類にとって重要な技能の面でも好成績を挙げる。

ストレスに満ちた経験が人間でも遺伝子発現に影響を与えることが、今ようやくわかり始めている。ケベックで長期に及ぶ着氷性暴風雨によって暖房の使えない家に閉じ込められた妊婦が産んだ子供は、一日以内に暖房が復旧した母親の産んだ子供と比べて重大なエピジェネティックな変化を見せた[6]。マギル大学の研究者モシェ・スジフは、イギリスで社会的に恵まれている度合の両極端の境遇に生まれた、何百人という子供のエピジェネティックな特徴を比較し、両方の集団に対する児童虐待の影響を計測した。すると、社会階級の違いは明確に異なるエピジェネティックな特徴と結びついていたが、どちらの集団においても、虐待を受けた子供には、七三の遺伝子に共通の特別な改変が見られた。スジフの言葉を借りると、「私たちの体に対する大きな変更は、化学物質や毒素だけではなく、対人関係の世界が私たちに組み込まれた神経の世界にどう語りかけるかによっても起こりうる(7)(8)」。

生まれか育ちかに関する古い疑問の数々をサルが晴らす

子育てと環境の質が遺伝子の発現にどのように影響を与えるかを理解するための、非常に明快な方法の一つは、国立保健研究所の比較動物行動学研究所所長のスティーヴン・スオミによる研究から得られた(9)。スオミは四〇年以上にわたってアカゲザルの性格の世代間継承を研究してきた。アカゲザルは、人間とは遺伝子を九五パーセント共有しており、それより人間に近い生き物はチンパンジーとボノボしかいない。アカゲザルは人間と同様、複雑な同盟関係や地位関係を伴う大きな社会集団を形成して暮らしており、自分の行動を集団の要求と同調させられる成員だけが生き残り、栄えることができる。

アカゲザルは、愛着パターンの点でも人間に似ている。赤ん坊は母親との親密な身体的接触に依存しており、ボウルビィが人間で観察したのとまったく同じように、環境に対する自分の反応を探り、怖い思いをしたり、当惑したりしたときにはいつも母親のもとに駆け戻りながら成長していく。そして、自立してくると、おもに仲間との遊びを通してうまく生きていく方法を学ぶ。

スオミは、一貫して問題に遭遇する性格型を二つ見つけた。他のサルたちなら遊んだり探検したりするような状況にあってさえ、びくびくし、自分の殻に閉じこもり、抑うつ状態になる、緊張した不安なサルと、あまりに厄介を起こすので、仲間にしばしば遠ざけられたり、叩きのめされたり、殺されたりする、非常に攻撃的なサルだ。どちらの型も仲間とは生物学的に異なっている。覚醒水準の異常や、ストレスホルモンの異常、セロトニンのような脳内化学物質の代謝の異常は生後数週間以内に検知でき、彼らが成熟しても生物学的特性や行動は変わらない傾向にある。スオミは遺伝的に引き起こされる多様な行動を発見した。たとえば、緊張したサル（生後半年の時点での行動と、高いコルチゾール値に基づいたりして分類される）は、四歳になったとき、実験状況下で他のサルよりも多くのアルコールを摂取する。遺伝的に攻撃的なサルもむやみに摂取するが、彼らは意識を失うほど痛飲するのに対して、緊張したサルは気を落ち着けるために飲むようだ。

とはいえ社会的環境も、行動と生物学的特性に重大な影響を及ぼす。緊張した不安なメスは他のサルとうまく遊ばないので、出産したときに社会的支援を欠くことが多く、第一子をネグレクトしたり虐待したりする危険が大きい。だが、安定した社会集団に所属していると、まめな母親となることが多く、念入りに子供の面倒を見る。状況によっては、不安な母親は子供の成長に必要不可欠の保護を与えることができる。それに対して、攻撃的な母親は社会的な利益は何一つもたらさなかった。子供に対して非常に懲罰的で、しきりに叩いたり、蹴ったり、噛んだりする。赤ん坊が生き延びても、同年輩のサルと仲良くなるのを母親はたいてい妨げる。

研究室ではなく実社会では、人の攻撃的行動や緊張した行動が、親の遺伝子のせいなのか、それとも虐待的な母親に育てられたせいなのか、はたまたその両方のせいなのかを区別するのは不可能だ。だが、サルを扱う研究所では、脆弱な遺伝子を持った新生児を生みの親から引き離し、面倒見の良い母親に育ててもらったり、遊び仲間の間で育てたりすることができる。

誕生時に母親から引き離され、仲間だけと育ったサルは、仲間に強烈な愛着を持つようになる。彼らは互いに必死にしがみつき、別々に健全な探検や遊びを行なうことができない。わずかに見られる遊びも、正常なサル特有の複雑さや想像力を欠いている。こうしたサルは緊張した大人になり、新しい状況ではおびえ、好奇心を見せない。仲間と育ったサルは、遺伝的素質とは関係なく、些細なストレスに過剰に反応する。彼らのコルチゾール値は、母親に育てられたサルのコルチゾール値よりも、大きな音に対してはるかに大幅な上昇を見せる。攻撃的な遺伝的素質を持つ、生みの親に育てられたサルのセロトニン代謝と比べてさえも、彼らのセロトニン代謝のほうが異常だ。ここから、少なくともサルの場合は、幼少期の経験が遺伝子と同等以上の影響を生物学的作用に与えるという結論が導かれる。

サルと人間は、セロトニン遺伝子の変異を二つ共有している（短いS型と長いL型のセロトニントランスポーター対立遺伝子として知られている）。人間では、S型の対立遺伝子は、衝動性や攻撃性、刺激追求、自殺企図、重い抑うつ状態と結びつけられている。スオミは、少なくともサルの場合には、これらの遺伝子が行動にどう影響するかを環境が決めることを示した。S型の対立遺伝子を持つサルは、適切な養育をする母親に育てられると正常な行動を見せ、セロトニン代謝に欠陥は出なかった。ところが、仲間と育ったサルは、攻撃的で向こう見ずになった[10]。同様に、S型の対立遺伝子を持った人は、L型の対立遺伝子を持った人よりも抑うつ状態に陥る危険が大きいが、それは子供のころに虐待あるいはネグレクトの犠牲になった場合に限ることを、ニュージーランドの研究者アレク・ロイが発見した。結論は明白で、子供に同調してくれる、思いやりのある親に育てられた幸運な子供たちは、この遺伝関連の問題を起こさないのだ[11]。

私たちが、人間の愛着を研究している仲間や自らの臨床研究から学んだことのいっさいを、スオミの研究は支持している。幼少期に安全で保護された人間関係を持つことは、長期的な問題から子供たちを守るうえで欠かせない。また、自らも遺伝的な脆弱性を抱えた親でさえ、適切な支援を受けさえすれば、次の世代を保護できるようになる。

国立子供トラウマティックストレス・ネットワーク

癌から色素性網膜炎まで、ほぼすべての医学的疾患には、特有の症状の研究と治療を促進する支援団体がある。だが、議会が定めた法によって国立子供トラウマティックストレス・ネットワークが二〇〇一年に設立されるまでは、トラウマを負った子供たちの研究と治療をもっぱら行なう包括的組織はなかった。

一九九八年、ネイサン・カミングズ財団のアダム・カミングズから私のところに電話がかかってきた。トラウマが学習に与える影響の研究の実施に関心があるという。そこで、私はこう答えた。このテーマに関しては、いくつか優れた研究が行なわれてきたが、[12] すでになされた発見を実行に移すための活動の場がない、と。トラウマを負った子供の精神的発達や生物学的発達、道徳的発達は、保育士や小児科医にも、心理学やソーシャルワークの大学院でも、体系的に教えられていなかった。

カミングズと私は、この問題に取り組まなくてはならないということで意見が一致した。そして約八か月後、合衆国保健社会福祉省と司法省の代表、テッド・ケネディ上院議員の医療顧問、児童期のトラウマが専門の私の同業者らから成る作業グループを発足させた。私たちはみな、発達中の心と脳にトラウマが与える影響についての基本原理を熟知しており、児童期のトラウマがすっかり成長した大人のトラウマ性ストレスとは根本的に異なることも承知していた。児童期のトラウマの問題に世間の目を向けさせたければ、全国的な組織を設立し、児童期のトラウマの研究と、教師や判事、聖職者、里親、医師、保護観察官、看護師、メンタルヘルスの専門家、すなわち虐待を受けている子供やトラウマを負った子供に対処する人全員の教育の両方を促進する必要があるというのが、この作業グループの結論だった。

グループの一人であるビル・ハリスは、児童関連の法律制定の経験が豊富だったので、ケネディ上院議員のスタッフと協力し、私たちの考えを法律にまとめにかかった。こうして、国立子供トラウマティックストレス・ネットワーク設立法案が、超党派の圧倒的支持を受けて上院を通過し、二〇〇一年以降、この組織は、一七か所の協働ネットワークから、全国一五〇以上のセンターへと発展した。デューク大学とカリフォルニア大学ロサンジェルス校にある調整センターが指揮するこのネットワークの傘下には、大学、病院、先住民の部族機関、麻薬依存症者の更生プログラム、メンタルヘルスクリニック、大学院が収まっている。そして、そのそれぞれが、地元の学校、病院、福祉機関、ホームレス緊急一時宿泊施設、少年司法事業、家庭内暴力緊急一時宿泊施設と協働しており、提携している機関の総数は、八三〇〇を優に超える。

国立子供トラウマティックストレス・ネットワークが始動すると、私たちは国内のあらゆる場所で、トラウマを負った子供たちのより明確なプロフィールをまとめる手段が手に入った。トラウマセンターの同僚のジョゼフ・スピナッツォーラは、このネットワークに所属する機関から得た、二〇〇〇人近い児童や少年の記録の調査を主導した。[13] ほどなく、私たちの推測が裏づけられた。彼らの大多数が深刻な機能不全の家庭の出身だった。半数以上が、情緒的虐待を受けたか、養育者が正常に機能できず、彼らの欲求を満たせなかったかのどちらか、あるいは両方に該当した。また、半数近くが、収監、治療プログラム、兵役などで養育者を一時的に失い、赤の他人や里親、遠戚の世話になったことがあった。およそ半数が家庭内暴力を目撃し、四分の一が性的虐待と身体的虐待の一方あるいは両方を受けたことを報告した。つまり、この調査の対象となった児童や少年は、逆境的児童期体験（ACE）研究でヴィンセント・フェリッティが研究した、ACE得点の高い、中年の中産階級のカイザー・パーマネンテの患者と、見事に呼応していたのだ。

診断名の力

一九七〇年代には、何十万ものヴェトナム帰還兵の多種多様な症状を分類する方法はなかった。そのため、本書冒頭の数章で見たように、臨床家は患者の治療法を間に合わせで考えざるをえず、どの取り組みが本当に有効かを体系的に研究できなかった。だが、一九八〇年にPTSDの診断が『精神疾患の診断・統計マニュアル』第三版（DSM-Ⅲ）で採用されたので、広範に及ぶ科学的研究が行なわれ、効果的な治療法が開発された。そして、それらの治療法は、戦闘帰還兵だけでなく、レイプや暴行、自動車事故など、トラウマを引き起こすさまざまな出来事の犠牲者にも重要であることが判明した。[14] 具体的な診断名を持つと、どれほど広範囲にわたる力が生まれるかを示す例として、二〇〇七年から二〇一〇年にかけて国防総省が戦闘帰還兵におけるPTSDの治療と研究に二七億ドル以上を、二〇〇九年の会計年度だけでも退役軍人省が省内のPTSD研究に二四五〇万ドルを、それぞれ費やした事実が挙げられる。

DSMによるPTSDの定義はじつに明快だ。人が「実際の死または重傷、あるいは死または重傷の恐れ、本人または他者の身体的保全への脅威を伴う」身の毛もよだつような出来事にさらされ、「恐怖、無力感、ないし戦慄」が生じ、それが以下のようなさまざまな症状につながった場合。その出来事の避けようのない再体験（フラッシュバック、悪夢、その出来事が現に起こっているような感覚）、（トラウマと結びついた人や場所、思考、感情の）持続的で有害な回避（トラウマの重要な部分の記憶喪失を伴う場合がある）、過覚醒（不眠、過剰な警戒、短気）。この説明は、明確な筋書きを示している。人は、ぞっとするような出来事に突然思いがけなく見舞われると、もう元の自分ではなくなるのだ。トラウマそのものは終わっても、絶えず蘇ってくる記憶の中と、再編成された神経系の中でトラウマは再生され続ける。

この定義は、私たちが診ていた子供たちにとって、どれだけ当を得たものだっただろうか。たった一度のトラウマ体験（犬に噛まれたり、事故に遭ったり、学校で銃撃を目撃したり）のあとでさえ、子供は、たとえ安全で面倒見の良い家庭で暮らしていても、現に大人のものと似たPTSDの基本症状を示すことがありうる。PTSDという診断名ができたおかげで、私たちは今やこうした問題にじつに効果的に対処できるようになった。

過去に虐待やネグレクトを経験して多くの問題を抱え、クリニックや学校、病院、警察署にやって来る子供たちの場合には、彼らの行動がトラウマに由来することはあまり明白ではない。彼らは尋ねられても、叩かれたり、遺棄されたり、性的虐待を受けたりしたことをめったに口にしないから、なおさらだ。トラウマを負い、国立子供トラウマティックストレス・ネットワークで診療を受けた子供の八二パーセントは、PTSDの診断基準を満たさない[15]。彼らは機能停止状態に陥ったり、疑い深かったり、攻撃的だったりすることが多いので、現在、「反抗挑戦性障害」（「この子は私を心底憎んでおり、何一つ言うことをきかない」ことを意味する）や、「重篤気分調節症」（癇癪持ちであることを意味する）といった似非《えせ》科学的診断が下される。これらの子供はじつに多くの問題を抱えているため、時を経るうちに多数の診断を受ける羽目になる。多くの患者は二〇歳になるころには、りっぱではあるが無意味なレッテルを、四つも、五つも、六つも、ことによるとそれ以上も貼られている。仮に治療を受けることがあれば、それは薬物療法や行動変容、曝露療法といった、たまたまそのとき流行の管理手法と宣伝されているものが施される。だが、効果があることは稀で、害のほうが大きいことがしばしばある。

国立子供トラウマティックストレス・ネットワークが多くの子供を治療すればするほど、彼らの経験の実情を捉えた診断が必要であることがはっきりしてきた。そこでまず、このネットワークのさまざまな場所で治療を受けている二〇〇〇〇人近い子供のデータベースを調べ、虐待されたりネグレクトされたりした子供について、見つけられるかぎりの研究論文を集めた。それらを篩にかけ、世界各地の合計一〇万を超える児童や少年について報告する、一三〇のとりわけ重要な研究に絞り込んだ。それから、児童期のトラウマが専門の一二人の臨床家／研究者から成る中核《コア》作業グループ[16]が、年に二回、四年にわたって集まり、適切な診断名のための提案を起草した。その診断名は、「発達性トラウマ障害」とすることに決まった。[17]

私たちは自らの発見を整理しているうちに、一貫した特徴を見出した。（1）調節不全の普遍的パターン、（2）注意と集中の問題、（3）自分や他者と仲良くやっていくことの困難だ。これらの子供たちの気分と感情は一方の極端からもう一方の極端（癇癪やパニックから無関心や生気のなさ、解離）へと急速に変化した。気が動転したとき（つまり、たいていのとき）は、自分を落ち着かせることも、自分が何を感じているかを説明することもできなかった。

現実の脅威あるいは想像上の脅威に対処するためにストレスホルモンを分泌し続ける生物学的システムを持っていると、睡眠障害や頭痛、原因不明の痛み、接触や音に対する過敏といった、身体的な問題につながる。興奮し過ぎたり、機能停止に陥ったりすると、注意力や集中力を維持できなくなる。彼らは緊張を解くために、自慰や、体を揺り動かす《ロッキング》こと、自傷行為（自分の体に噛みついたり、切り傷や火傷を負わせたり、自分を叩いたり、髪を引き抜いたり、血が出るまで皮膚を引っ掻いたり剝がしたりすること）に慢性的に耽る。言語の処理や細かい動作も困難になる。自制心を保つために精力をすべて注ぎ込むので、生存に直接関係のない学業のようなことには注意を払うのにたいてい苦労するし、過覚醒のせいで簡単に気が散ってしまう。

彼らは頻繁に無視されたり遺棄されたりしたため、依存心が強く、愛情に飢えており、自分を虐待した人に対してさえ、そうした気持ちを抑えられない。絶えず殴打され、性的虐待やその他の虐待を受けてきたので、自分のことをどうしても疵物《きずもの》で無価値と見なしてしまう。自己嫌悪や、疵物で無価値だという感覚は、親から受け継いでいる。彼らが誰一人信用しなくても当然だろう。さらに、基本的に自分は見下げ果てた人間であるという感覚を抱いているうえに、わずかの欲求不満にも過剰に反応するという性質も持っているので、友人を作るのが難しい。

私たちはこうした研究成果について最初の論文を発表し、実効性を確認しながら評価尺度を開発し、[18] この発達性トラウマ障害という診断名が、これらの子供たちの抱える問題を網羅していることを立証するために、約三五〇人の子供とその親あるいは里親についてデータを集めた。これで私たちは、複数のレッテルではなく単一の診断名を与えることができ、彼らの問題の由来が、トラウマと愛着の不足との組み合わせであることを特定できるはずだった。

二〇〇九年二月、私たちは発達性トラウマ障害という新しい診断の提案をアメリカ精神医学会に提出した。そのときの添え状には、以下のように書いておいた。

> 継続的な危険や虐待にさらされ、破綻した養育システムの中で発育する児童は、対人関係のトラウマをまったく認めず、行動の制御を重視することにつながる現行の診断制度からは十分な恩恵は受けられない。養育者による虐待あるいはネグレクトの状況で発生する児童期のトラウマの後遺症に関する研究が一貫して実証しているように、そうしたトラウマからは、情動調節、衝動の制御、注意と認知、解離、対人関係、自己スキーマ（自分はどのような人間かという知識の体系）と関係性スキーマ（対人関係にまつわる知識の体系）に関して、慢性的で深刻な問題が生じる。トラウマ専用の適切な診断名が存在しないため、そのような児童は現在、平均で三〜八の併存障害の診断を同時に受けている。トラウマを負った児童に多数の診断を下す慣行が継続すれば、深刻な結果につながる。節減の法則に反し、病因の明瞭性を損ない、包括的な治療の取り組みを促進する代わりに治療と介入を該当児童の精神障害の限られた一側面に追いやる危険があるからである。

この提案を提出してまもなく、私は首都ワシントンで開かれた全国の精神保健委員たちの会合で、発達性トラウマ障害について講演した。彼らは、アメリカ精神医学会へ手紙を書いて私たちの企てを支援してくれることを申し出た。その手紙は、全米州精神保健局長協議会が毎年二九五億ドルの予算で、六一〇万人にサービスを提供していることを冒頭で指摘し、次のように結論した。「発達性トラウマを優先領域のリストに加え、この障害の経過と臨床的続発症を明確化し、より的確に特徴づけるとともに、患者の評価において発達性トラウマに目を向けることがどれほど必要かを強調するよう、われわれはアメリカ精神医学会に勧告する」

この手紙を読めば、アメリカ精神医学会も私たちの提案を真剣に受け止めてくれるに違いないと、私は自信を持ったが、提案から数か月後、国立PTSDセンター長で、当該のDSM小委員会の委員長であるマシュー・フリードマンから連絡があり、発達性トラウマ障害はDSM-5には採用されそうにないとのことだった。「欠けている診断名の隙間」を埋めるのには新たな診断名は必要ないというのが総意だと彼は書いてきた。毎年アメリカで虐待され、ネグレクトされる一〇〇万の子供が「診断名の隙間」だとは！

その手紙には、さらにこうあった。「児童期の逆境的体験が発達に重大な悪影響を及ぼすという見解は、研究に基づく事実というよりもむしろ臨床的直感である。そのような見解は頻繁に述べられるが、前向き研究（特定の集団を現時点で調査し、その後も追跡調査を行なう研究）によって裏づけることはできない」。じつは、私たちはこの提案に、いくつかの前向き研究の結果を添えてあった。ここでは、そのうち二つだけを見てみよう。

人間関係がどのように発達の仕方を決めるか

アラン・スルーフと同僚たちは、一九七五年以来三〇年近くにわたって、ミネソタ大学リスク・適応長期縦断研究で、一八〇人の子供とその家族を追い続けた。[19] この研究が開始された時点では、生まれと育ちや気質と環境が人間の発達に果たす役割について、激しい議論が戦わされており、この研究は、そうした疑問に答えることを目指した。トラウマというテーマは、世間ではまだ注目されておらず、児童虐待とネグレクトは、(少なくとも、当初は)この研究の主眼ではなかったのだが、やがて、人が成人してからどのように機能するかを予想するうえで、児童の虐待とネグレクトが最も重要な手掛かりとして浮上し、状況は変わった。

スルーフらは地元の医療機関や社会福祉機関と協力し、初めて子供を産む母親(白人)を募って研究に参加してもらった。母親たちは、公的支援を受ける資格を満たすほど貧しいものの、経歴は異なり、育児のために得られる支援の種類も水準も違っていた。研究は、子供が生まれる三か月前に始まり、成人期に入ったあとまで三〇年にわたって続き、彼らの日々の営みの主要な面と、境遇の重要な面のすべてを評価し、必要に応じて計測した。そして、いくつかの根本的な疑問について考察した。すなわち、覚醒水準を調節し(つまり、極端に高い覚醒状態や低い覚醒状態を避け)たり、衝動を抑えたりしつつ注意を払うことを、子供はどのように学習するのか、子供はどのような種類の支援を必要とするのか、そうした支援はいつ必要とされるのか、だ。

研究は、候補となった親の徹底的な面接と検査のあと、新生児室で本格的に始まった。そこで研究者たちは新生児を観察し、世話にあたる看護師たちに面接を行なった。続いて、子供の誕生後七日目と一〇日目には自宅を訪問した。子供たちが小学校に入学するまでには、合計で一五回、親と子を入念に評価した。その後は、子供が二八歳になるまで、子供に対しては定期的に面接と検査を行ない、母親と教師からも継続的に情報を収集した。

スルーフとその共同研究者たちは、養育の質と生物学的要因とが緊密に絡み合っていることを発見した。このミネソタ研究の結果は、スティーヴン・スオミが自分の霊長類研究室で発見したことと一致している（ただし、前者のほうがはるかに複雑だが）。この事実には魅了される。絶対的なものは一つとしてない。母親の性格も、誕生時の赤ん坊の神経学的な異常や、ＩＱ、気質（活動レベルやストレスへの反応性も含む）も、子供が少年期に深刻な行動上の問題を見せるかどうかを予想する手掛かりとはならなかった。[20] 肝心なのはむしろ、親子関係の性質で、親がわが子についてどう感じ、その子とどう接し合ったか、だった。スオミのサルの場合と同じで、遺伝的に脆弱な赤ん坊と柔軟性のない養育者という組み合わせから、依存心が強く緊張した子供が育った。生後半年のときに、親が無神経で出しゃばりで押しつけがましい行動をとると、子供が幼稚園以降、過剰に活発になり、注意力の点で問題を抱えるようになることが予想できた。[21]

スルーフとその共同研究者たちは、発達の多くの面、とくに、養育者や教師、仲間との関係に的を絞った結果、養育者は子供の覚醒水準を管理できる範囲内に維持するのを助けるばかりでなく、赤ん坊が自分の覚醒水準を調節する能力を発達させるのも助けることを発見した。いつも過剰な覚醒と混乱の状態に追いやられている子供は、脳の興奮系と抑制系の適切な協働関係を発達させず、何か気を動転させることが起これば、当然、自分を抑えられなくなるものと思いながら育っていった。彼らは脆弱で、少年期後期までにその半数が、診断可能なメンタルヘルス上の問題を抱えていた。そこには明確なパターンがあった。安定した養育を受けると精神的に安定した子供が育ち、気まぐれな養育を受けると、絶えず生理的に覚醒した子供が育った。予想不能のパターンを持つ子供は、注意を向けてもらおうとしてしばしば騒ぎ立て、些細な問題に直面しただけで強烈な苛立ちを見せた。彼らは常に覚醒しているので、いつも不安だった。しきりに安心感を与えてもらおうとするので、うまく遊んだり探検したりすることができず、その結果、慢性的に神経質で引っ込み思案になった。

幼少期に親にネグレクトされたり、過酷な扱いを受けたりした子供は、学校で問題行動をとった。また、仲間と揉め事を起こしたり、他者の苦悩に対する共感を欠いたりすることが予想できた。[22]これが悪循環を招いた。彼らは絶えず覚醒しており、しかも親から慰めを得られないため、乱暴で、反抗的で、攻撃的になった。乱暴で攻撃的な子供は人気がなく、養育者ばかりでなく教師や仲間からもさらなる拒絶と処罰を招く。[23]

スルーフは、レジリエンス（逆境から立ち直る能力）についても多くを学んだ。人生にはつきものの失望にどれだけうまく対処できるかを予想するうえで最も重要なのは、生後二年間におもな養育者との間に築き上げた安心感の水準だった。スルーフは、非公式に私に語ったところによると、成人後のレジリエンスは、子供が二歳のときに母親がその子をどれだけ愛らしいと評価するかで予想できると考えているそうだ。[24]

近親姦の長期的影響

一九八六年、フランク・パトナムは、国立精神保健研究所の同僚のペネロピ・トリケットととももに、女性の発達に対する性的虐待の影響について、初の長期研究を開始した。[25] この研究の結果が発表されるまで、近親姦の影響に関する私たちの知識は、虐待体験を明かしてまもない子供たちの報告と、近親姦が及ぼした影響について何年も、場合によっては何十年もあとになって思い起こした大人の説明だけに基づいていた。少女が成長するのを追い、性的虐待が学業や仲間との人間関係、自己概念、さらにはのちの恋愛生活に与えうる影響を調べる研究は、これが初めてだった。パトナムとトリケットは、研究参加者のストレスホルモン値や生殖ホルモン値、免疫機能、その他の生理学的数値の経年変化にも着目した。それに加えて、知能や家族と仲間からの支援といった、潜在的な保護要因も調べた。

パトナムとトリケットは労力を惜しまず、八四人の参加者を集めた。家族による性的虐待を受けたことが確認され、首都ワシントンの社会福祉局によって紹介された女の子たちだった。さらに、対照群として、年齢、人種、社会経済的地位、家族構成が同じで、虐待を受けたことのない女子も八二人集めた。研究開始時の平均年齢は一一歳だった。両グループはその後の二〇年間、最初の三年間は毎年、その後は一八歳、一九歳、二五歳のときの計六回、徹底的に評価された。前半は母親たちも評価に参加し、後半は女子自身が評価に参加した。最初から研究に参加し続けた女子（最後には、すっかり成長して大人になった）の割合は、なんと、九六パーセントに達した。

結果は明快そのものだった。性的虐待を受けた参加者は、同じ年齢、人種、社会経済的地位の対照群と比べて広範ではなはだしい負の影響を被り、認知障害、うつ病、解離性の症状、性的発育の不順、高い肥満率、自傷行為などが多かった。彼女たちは対照群よりも高校を中退する率が高く、重病により多くかかり、医療もより多く利用していた。また、ストレスホルモン応答の異常も示し、早く思春期に入り、一見すると無関係の、さまざまな精神医学的診断を受けていた。

追跡調査の結果、虐待が発達にどのような影響を与えるかについての詳細が明らかになった。一例を挙げよう。どちらのグループの参加者も、評価されるたびに、それまでの一年で自分の身に起こったうちで最悪の出来事について話すように求められた。彼女たちが話している間、どれほど気が動転するかをパトナムとトリケットは観察し、同時に生理学的数値も計測した。最初の評価のときには、どの参加者も苦悩の反応を見せた。三年後、同じ問いに対して、虐待を受けていない参加者は再び苦悩の徴候を見せたが、虐待を受けた参加者は機能停止に陥り、麻痺状態になった。彼女らの生物学的作用も、観察可能な反応と一致していた。最初の評価のときには、参加者全員がストレスホルモンであるコルチゾールの値の上昇を見せたが、三年後には、虐待を受けた参加者が一年間で最もストレスを感じた出来事を報告したとき、コルチゾール値は下がった。時がたつうちに、体が慢性的なトラウマに順応するのだ。麻痺状態に陥ったときの結果の一つは、本人は気が動転しているのに、教師や友人、その他の人がなかなか気づかなくなることだ。本人さえもが認識していないかもしれない。麻痺状態に陥ると、たとえば身を守る行動をとりそこなうなど、苦悩に対してしかるべき反応をしなくなる。

パトナムとトリケットの研究は、近親姦が交友関係や育児に与える幅広い長期的影響も捉えた。思春期に入る前、虐待されていない女子にはたいてい、数人の女友達と、一人の男友達がいる。その男友達は一種のスパイの働きをし、男の子という奇妙な生き物がいったいどのようなものなのかを教えてくれる。これらの女子は少年期に入ると、男子との接触が徐々に増える。それとは対照的に、虐待を受けた参加者たちは、思春期の前には、男女の別なく親しい友人をめったに持たないが、少年期には男子と無秩序に接触し、トラウマを被ることが多い。

小学校時代に友人がいないと、きわめて重要な違いが出る。今日ではよく知られているように、三年、四年、五年の女の子は、じつに残酷になりうる。それは複雑で困難な時期で、友人が突然互いに牙を剝いたり、仲良しの関係が仲間外れや裏切りによって崩れたりしかねない。だが、良い面もある。たいていの女子は、中学校に進学するころには、多様な社会的技能を身につけ始めており、自分がどう感じているかを見極めたり、他者との関係を調整したり、好きでない人を好きであるかのようなふりをしたりできるようになる。そして、そのほとんどが、女の子どうしのかなり安定した支援ネットワークを構築しており、そこでストレスを吐き出し合える。デートや性行為の世界へと少しずつ足を踏み入れていく時期に、こうした人間関係は、内省や噂話、物事の意味合いについての議論の場を提供してくれる。

ところが、性的虐待を受けた女子は、それとはまったく異なる発達の道筋をたどる。彼女らは人を信頼できないので、同性の友人も異性の友人も持たない。自己を嫌悪していて、生物学的機能も本人に不利に働くため、過剰な反応を見せたり、逆に麻痺状態に陥ったりする。仲間に入れたり、仲間外れにしたりという、嫉妬が原因のよくある駆け引きにもついていけない。当事者はストレスの下で冷静でいることを求められるからだ。これらの女子はあまりに変わっているため、他の子供たちはたいてい、いっさいかかわり合いになりたがらない。

だが、これも苦難の序の口にすぎない。近親姦の過去を持ち、虐待されて孤立した女子は、虐待されていない女子よりも一年半早く性的に成熟する。性的虐待のせいで体内時計が進み、性ホルモンの分泌が早まるからだ。思春期初期には、虐待された女子は対照群の女子と比べて、性欲を掻き立てるホルモンであるテストステロンとアンドロステンジオンの値が三～五倍高かった。

パトナムとトリケットの研究の結果は今も発表され続けているが、性的虐待を受けた女子を扱う臨床家たちにとって非常に貴重な指針をすでに打ち立ててくれた。たとえばトラウマセンターで、こんなことがあった。臨床家の一人がある月曜日の朝に、アーイシャという名の患者が週末にまたしてもレイプされたことを報告した。彼女は土曜日の五時にグループホームから逃げ出し、ポストンの麻薬常用者のたまり場に行き、マリファナを吸い、他の麻薬も摂取し、数人の少年と自動車でその場を離れた。日曜日の朝の五時に、少年たちは彼女を輪姦した。私たちの診る少年少女には非常に多いのだが、アーイシャも自分が望むことや必要とすることを明確に表現できないし、自分をどう守ったらいいか、きちんと考えることもできない。そして、行動のみの世界に生きている。被害者と加害者という観点から彼女の行動を説明しようとしても無益で、「うつ病」「反抗挑戦性障害」「間欠性爆発性障害」「双極性障害」をはじめ、診断の手引きが提示してくれるどのような診断名を当てはめてもしかたがない。パトナムとトリケットの研究のおかげで、私たちはアーイシャがこの世界をどのように経験しているか、自分に何が起こっているかをなぜ私たちに語れないのか、なぜあれほど衝動的で、自己防衛ができないのか、なぜ私たちのことを、押しつけがましい、ぞっとする人々と見なし、自分を助けることのできる人だとは思わないのか、理解しやすくなった。

DSM-5——まさに「診断名」の寄せ集め

二〇一三年五月に『精神疾患の診断・統計マニュアル』第五版(DSM-5)が刊行されたとき、九四五ページに及ぶこの書籍にはおよそ三〇〇の障害が載っていた。DSM-5は、「重篤気分調節症[26]」「非自殺的な自傷行為」「間欠性爆発性障害」「脱抑制型対人交流障害」「秩序破壊的・衝動制御・素行症群[27]」のような新しいものも含め、幼少期の深刻なトラウマと結びついた問題の、まさに考えうるかぎりの診断名の寄せ集めも提供している。

一九世紀後期になるまでは、医師は発熱や膿疱《のうほう》といった表面的な症状に即して疾患を分類していたが、それはけっして不合理なことではなかった。それ以外に手掛かりがほとんどなかったからだ[28]。事情が変わったのは、裸眼では見えない細菌によって多くの病気が引き起こされることを、ルイ・パストゥールやロベルト・コッホらの科学者が発見したときだ。それを機に医学は一変し、単にそうした細菌が原因の腫れ物や発熱を治療するのではなく、細菌を除去する方法の発見を試みるようになった。ところが、DSM-5の刊行をもって、精神医学は一九世紀前期の診療へと完全に退行してしまった。DSM-5が特定する問題の多くの由来がわかっているにもかかわらず、この手引きの「診断」は、根底にある原因を完全に無視した、表面的現象を記述するにとどまっているのだ。

DSM-5が刊行される前でさえ、「アメリカ精神医学ジャーナル」誌は、さまざまな新しい診断の妥当性検査の結果を発表していた。それによると、DSMは科学の世界では「信頼性」と呼ばれるもの(一貫して、再現可能な結果を生み出す力)をおおむね欠いているとのことだった。つまり、

ＤＳＭには科学的妥当性がないということだ。信頼性と妥当性が欠如していたにもかかわらず、奇妙にも、ＤＳＭ-５は予定どおりの日に刊行された。以前の診断システムからまったく改善が見られないというのが、ほぼ普遍的な見方だったというのに。[29] アメリカ精神医学会はＤＳＭ-Ⅳで一億ドル稼ぎ、ＤＳＭ-５でもそれに匹敵する収入を得る見込みである（精神保健の専門家全員と、多くの法律家、その他の専門家が最新の版を購入せざるをえないため）からこそ、この新しい診断システムができたのではないかと、勘ぐりたくもなる。

診断の信頼性は、観念的な問題ではない。患者の抱えている問題について医師どうしの意見が食い違うような状況下では、適切な治療を行なうことなどとうてい不可能だ。診断と治療法との間に何の関係もなければ、誤った診断を下された患者は必然的に、誤った治療を受けることになる。腎臓結石で苦しんでいるときに、虫垂を切除されてはたまらないし、実際には本物の危険から身を守るための試みに端を発する行動をとっている人が、「反抗的」などとレッテルを貼られることもあってはならない。

二〇一一年六月にイギリス心理学会は声明を発表し、ＤＳＭ-５に挙げられた精神的な問題の源は「個人の内にある」とされ、「そうした問題の多くが持つ、否定のしようのない社会的因果関係」が見過ごされているとアメリカ精神医学会に苦情を述べた。[30] アメリカ心理学会とアメリカカウンセリング学会の指導部をはじめ、アメリカの専門家たちからも抗議が殺到した。なぜ人間関係や社会的状況が置き去りにされているのか。[31] 精神機能障害の原因として、生物学的機能の不具合と遺伝的欠陥にだけ注意を向け、遺棄や虐待、窮乏などを見過ごせば、すべてをひどい母親のせいにしていたかつての各世代と同じように、あちこちで袋小路にはまり込む可能性が高い。

ＤＳＭ‐５に対する批判のうちで最も大きな衝撃を与えたのが、アメリカの精神医学研究の大半に資金提供をしている国立精神保健研究所だった。ＤＳＭ‐５が正式に刊行される数週間前の二〇一三年四月、所長のトーマス・インセルは、同研究所がＤＳＭの「症状に基づく診断」をもはや支援できないと明言した。[32] そして、同研究所は、現在の診断分類を超越する研究の枠組みを生み出すための、「研究領域基準（ＲＤｏＣ）」[33]と呼ばれるものへの資金提供に的を絞るとした。たとえば、国立精神保健研究所の扱う領域の一つに、「覚醒／調節システム（覚醒、概日《がいじつ》リズム、睡眠と目覚め）」がある。これらの系は、程度こそ違うものの、多くの患者で乱れている。

ＤＳＭ‐５と同様、研究領域基準の枠組みは、精神疾患を純粋に脳の障害として概念化している。これは、今後の研究への資金提供が、精神機能障害の根底にある脳回路「その他の神経生物学的測定値」の探究に向けられることを意味する。インセルはこれを、「癌の診断と治療を一変させた」類の「精密医療《プレシジョン》」へと向かう第一歩と見なしている。だが、精神疾患は癌とはまったく違う。人間は社会的な動物であり、精神機能障害には、他者と仲良くやっていけないことや、周囲に溶け込んだりなじんだりできないこと、全般に他者と波長を合わせられないことといった面がある。

脳や心や体など、私たちのすべてが、社会的システムの中での協働に向けて調整されている。これは私たちの最も強力な生存戦略であり、種としての成功のカギを握っており、ほとんどの形態の精神疾患で不具合を起こすのも、まさにこの面だ。第２部で見たように、脳と体の神経結合は、人間の苦しみを理解するうえできわめて重要だが、私たちの人間性の土台、すなわち幼いときに私たちの心と脳を形作り、全人生に実体と意味を与えてくれる人間関係と相互作用を無視しないことも また重要だ。

私たちがアラン・スルーフの次のような忠告に留意しないかぎり、過去に虐待やネグレクト、深刻な窮乏を経験した人は、不可解と見なされたままで、ほとんど治療されずに放置されるだろう。スルーフはこう言っている。「私たちがどのようにして今の自分になったか――志向や能力、行動が、時を経ながら徐々に発展した複雑な過程――を完全に理解するためには、構成要素のリスト以上のものが必要とされる。たとえ、それらの構成要素のうちにどれほど重要なものが含まれていたとしても、だ。何が必要かと言えば、それは、発達の過程、すなわち、それらの要因のすべてが時を経ながら継続的なかたちでどのように協働するかを理解することだ[34]」

メンタルヘルスの最前線で働く人々は、対応できないほどの重荷を負わされながら十分な賃金をもらえないソーシャルワーカーもセラピストもみな、私たちの取り組み方に賛同してくれているようだ。アメリカ精神医学会が発達性トラウマ障害をDSMに含めるのを拒んでからまもなく、私たちがこの障害をさらに研究する目的で「フィールドトライアル（実地試験）」として知られる大規模な科学的研究を実施するのを助けるため、全国の何千という臨床家が少しずつ寄付を送ってくれた。その支援のおかげで、私たちは過去数年間に、ネットワークの五つの場所で、科学的に構成された面接手段を使って、何百人もの子供、親、里親、メンタルヘルス従事者に面接を行なうことができた。この研究から得られた最初の結果がすでに発表されており、本書が刊行されるまでに、さらに多くが公にされることになっている[35]。

発達性トラウマ障害が認められればどのような効果があるか

一つには、慢性的なトラウマを抱えた子供や大人の変幻自在の症状の根底にある中心的原理に、(資金提供は言うまでもなく)研究と治療の焦点を絞ることができる。そうした症状には、広範に及ぶ生物学的調節不全や情動的調節不全、不十分な愛着や混乱した愛着、集中力を切らさず脇道に逸れずにいることとの困難、首尾一貫した個人的自己同一性と能力を有しているという感覚の大幅な不足などがある。これらの問題は、ほぼすべての診断分類を含むと同時にそれを超越するが、これらの問題を中心に据えない治療が的外れであることは、まず間違いない。私たちの大きな課題は、他者を脅威として、自分を無力な存在として経験するよう、人生そのものによってプログラムされてしまった人々の脳を配線し直し、心を再編成することだ。そのために、脳神経には可塑性がある(脳回路は柔軟である)という教訓を応用する必要がある。

社会的支援は選択肢の一つではなく、生物学的に必須のものであり、この現実こそが、あらゆる予防策と治療の根幹であるべきだ。トラウマと窮乏が子供の発育に与える重大な影響を認めたからといって、それを親を責めることに結びつける必要はない。親は最善を尽くしているという前提に立ってかまわないが、どの親も子供の養育には手助けを必要とする。アメリカを除くほぼすべての先進国はそれを認め、何らかの形態の家庭支援を保証し、提供している。二〇〇〇年にノーベル経済学賞を受賞したジェイムズ・ヘックマンは、親も参加し、恵まれない子供たちに基本的技能を習得させる幼少期の質の高いプログラムは、良い結果をもたらすので経済的に見合って余りあることを示した[36]。

一九七〇年代前期に、心理学者のデイヴィッド・オールズは、貧困や家庭内暴力、薬物濫用で崩壊した家庭の出身の未就学児が多い、ボルティモアの保育所で勤務していた。子供たちが保育所で抱えている問題に取り組むだけでは、家庭での状況を改善するには不十分であることに気づいた彼は、家庭訪問プログラムを開始した。それは、母親が安全で刺激に満ちた環境を子供に提供し、その過程で、自分自身にとってもより良い未来を思い描くのを、熟練看護師たちが手伝うというものだった。二〇年後、家庭訪問プログラムに参加した母親の子供たちは、参加していない母親を持つ、似たような境遇の子供たちよりも健康だったばかりでなく、虐待やネグレクトの被害を報告する率も低かった。また、学校を卒業したり、刑務所とは無縁でいたり、給料の良い仕事に就いていたりする割合も大きかった。経済学者の計算によると、質の高い家庭訪問プログラムや保育プログラム、未就学児プログラムに一ドル費やすごとに、福祉支出や医療支出、薬物濫用の治療、犯罪者の収容経費の面で七ドルの節約になるのに加えて、高給を得る人が増えて税収増にもつながるという[37]。

私はヨーロッパに教えにいくと、スカンディナヴィア諸国やイギリス、ドイツ、オランダの保健官庁の役人から連絡を受け、午後をいっしょに過ごして、トラウマを負った児童や少年とその家族の治療に関する最新の研究について教えてほしいと依頼されることがよくある。これは私の同業者たちの多くにも当てはまる。これらの国々はすでに、国民皆保険や、最低賃金保障、子供の誕生後の両親の有給育児休暇、働く母親のための質の高い保育などの制度を導入している。

公衆保健に対するこのような取り組みは、以下の事実と関係がありうるだろうか。一〇万人当たりの収監率が、アメリカでは七八一人であるのに対して、ノルウェーでは七一人、オランダでは八一人であり、これらの国々の犯罪率はアメリカよりはるかに低く、医療費はおよそ半分でしかない。カリフォルニア州の囚人の七割は、児童期に里親の下で暮らした経験がある。アメリカは毎年、囚人一人当たりおよそ四万四〇〇〇ドルの割合で、人々を収監するのに八四〇億ドルかけている。ヨーロッパ北部の国々がかける費用は、それに比べると微々たるものだ。その代わり、彼らは親が安全で安定した環境で子供を育てられるように投資している。彼らの学力検査の得点と犯罪率は、こうした投資の成功を反映しているように見える。

第4部　トラウマの痕跡

第11章　秘密を暴く——トラウマ記憶を巡る問題

あらゆる記憶がこの二つの特性を備えているとは妙な話である。常に静寂に満ちていること。それが記憶にまつわる最も特筆すべき点だ。そして、物事が現実にはそんなふうではなかったときにさえ、なおも記憶はその特性を備えているように思える。記憶とは物言わぬ亡霊であり、言葉を発せず黙したまま、顔つきや身ぶりで訴えかけてくる。そしてその沈黙こそ、まさに私を悩ませるものにほかならない。

——エーリヒ・マリア・レマルク『西部戦線異状なし』（邦訳は新潮文庫、他）

二〇〇二年の春、私はある若い男性の診察を頼まれた。彼は、ポール・シャンリーというカトリック教会の司祭から、少年時代に性的虐待を受けたと主張していた。司祭は、この男性が所属するマサチューセッツ州ニュートンの教区を担当していた。男性は二五歳になり、司祭が幼い少年たちに対する性的虐待で現在取り調べを受けていると聞くまで、自分の体験について忘れていたようだ。そこで私は問われた。虐待が過去のことになってから優に一〇年以上もの間、男性は虐待の記憶を「抑圧してきた」ようだが、その記憶は信頼できるのか、そして、その旨を判事の前で証言してもらえるかというのだ。

男性（ジュリアンと呼ぶことにする）が私に語ったことを、症例記録の原本を参照しながら紹介したいと思う（彼の実名は公的記録に記されているとはいえ、時間の経過とともに彼がプライヴァシーと平穏をいくらか取り戻したことを願って、仮名を使うことにした）(1)。

彼の体験は、トラウマ記憶がいかに複雑であるかを示している。シャンリー神父の裁判を巡る議論も、一九世紀最後の数十年間に精神医学者たちがトラウマ記憶の異常な性質について初めて記述して以来、この問題につきまとってきた激しい感情に特有のものだ。

押し寄せる光景とイメージ

二〇〇一年二月一一日、ジュリアンは空軍基地で憲兵として勤務していた。日課となっている恋人のレイチェルとの電話でのやりとりの中で、彼女はその朝読んだ「ボストングローブ」紙のトップ記事に触れた。シャンリーという司祭が児童に対する性的虐待の嫌疑をかけられているという。故郷ニュートンの教区の司祭だったシャンリー神父について、ジュリアンは一度話してくれなかっただろうか。「あなたは何かされたことはなかったの？」と彼女は尋ねた。最初ジュリアンは、両親の離婚後シャンリー神父はとても力になってくれた親切な人だったというふうに回想した。だが会話が進むにつれ、彼はパニックに陥り始めた。ドア枠の中に立つシャンリー神父の影法師が不意に見えたのだ。神父は四五度の角度で腕を伸ばし、放尿しているジュリアンをじろじろ見ていた。湧き上がってくる強烈な感情に圧倒されたジュリアンは、レイチェルに「もう行かなければ」と言って電話を切った。彼が飛行隊長に連絡すると、飛行隊長は曹長を伴ってやって来た。話を聞いた二人は、基地の軍隊付き司祭のもとへ彼を連れていった。ジュリアンは司祭に話したときのことを、こう振り返る。「ボストンの件をご存知ですか？ 私にも同じ経験があるのです」。自分が発した言葉を聞いた瞬間、シャンリーに性的虐待を受けたことを確信した――詳細は思い出せなかったが。ジュリアンは自分がこれほど感情的になってしまって、はなはだきまり悪かった。以前は、物事を自分一人の胸に秘めておける強い子供だったからだ。

その夜ジュリアンは、自分が正気を失いかけているように思え、精神科病院に入れられてしまうだろうという、ぞっとする気持ちに襲われ、ベッドの隅にうずくまるように座っていた。それからの一週間は頭の中にさまざまな光景が次々に押し寄せてきたので、神経が完全に参ってしまわないかと恐ろしかった。頭に浮かぶ光景にとにかく終止符を打とうと、ナイフを取り出して自分の脚に突き刺すことも考えた。そしてまもなく、本人の言う「癲癇《てんかん》性の発作」を伴うパニック発作に襲われるようになった。彼は血が出るまで体を掻きむしった。常に体が熱く、汗ばみ、興奮していた。パニック発作の合間には、「自分がゾンビになったように感じた」。自分の体験が実際には誰か他人に起こっているかのように、離れた所から自分自身を見つめていたのだ。

四月、彼は除隊通知を受け取った。除隊手当の満額受給資格が得られる、わずか一〇日前だった。ジュリアンが私の診療室にやって来たのはほぼ一年後で、このとき私が目にしたのは、目鼻立ちが整っていて筋骨たくましいものの、打ちひしがれて悄然とした一人の男性だった。彼はただちに、空軍を離れたのが悔やまれてならないと語った。一生の仕事にしようと願っていたうえ、いつも高い評価を受けていたからだ。おおいにやり甲斐があったし、チームワークがたまらなく好きで、整然と組み立てられた軍隊生活が恋しいという。

ジュリアンは、ボストン郊外で五人兄弟の二番目として生まれた。父親は、ジュリアンが六歳のころ家族のもとを去った。情緒不安定な妻との暮らしに耐えられなかったのだ。ジュリアンと父親とは非常にうまくやっているが、父親が家族を支えるために働き過ぎ、情緒不安定な母親に自分の世話を任せたことをときおり責めている。両親も兄弟も誰一人、精神科にかかったことはなく、薬物に手を出したこともなかった。

ジュリアンは、高校では人気者のスポーツマンだった。だが、友達は多かったものの自己嫌悪が激しく、酒を飲んだりパーティで大騒ぎをしたりして学業の出来の悪さを取り繕った。彼は、自分の人気と容姿の良さを利用して多くの女の子と性的な関係を持ったことを恥じている。そのうちの何人かに電話して、ひどい扱いをしたことを詫びたいと言う。

彼は、自分の体をいつも嫌悪していたことを思い出した。高校ではステロイドを使って筋肉をつけ、毎日のようにマリファナを吸った。大学には行かず、高校卒業後は一年近く、事実上ホームレスだった。母親と暮らすことにもはや耐えられなかったためだ。彼は人生の軌道修正をしようとして軍隊に入った。

ジュリアンは、教区教会で教理問答書《カテキズム》の授業を受けていた六歳のときに、シャンリー神父と出会った。告解のためにシャンリー神父に授業から連れ出されたのを彼は覚えていた。シャンリー神父が法衣をまとうことはめったになく、ジュリアンが記憶していたのは、神父の紺色のコーデュロイのズボンだ。二人はいつも、広い部屋に行った。中には椅子が向かい合うように置かれ、ひざまずくための台があった。椅子は表面が赤で、台には赤いビロードのクッションが載っていた。彼らはトランプをした。戦争ゲームだが、やがてストリップポーカーに変わる。それから彼は、自分がその部屋の鏡の前に立っているところを思い出した。シャンリー神父に、前屈みの姿勢をとらされた。肛門に指を指し込まれたのも思い出した。性器を挿入された記憶はまったくないが、何度となく指でもてあそばれたと思っている。

それ以外は、彼の記憶はまったくとりとめがなく、断片的だった。彼の頭にはシャンリーの顔や、ばらばらの出来事が不意に浮かんでくるのだ。トイレの入口に立っているシャンリー、膝をつき、舌で「それ」を動かすシャンリー。その出来事があったのは何歳のときだったのか、彼は覚えていなかった。神父がオーラルセックスのやり方を教えてくれたのは覚えているが、実際にした記憶はなかった。教会でパンフレットを配り、そのあとシャンリー神父が信徒席で隣に座って一方の手でジュリアンを愛撫し、もう一方の手で彼の手を自分の体に押し当てていたことは覚えていた。少し成長すると、シャンリー神父がそばを通るときにジュリアンの性器を撫でるようになったことも記憶していた。ジュリアンはそれが嫌だったが、どうすれば止められるのかわからなかった。なにしろ「シャンリー神父はうちのあたりでは最も神に近い存在でしたから」と、彼は私に語った。

こうした記憶の断片に加えて、性的虐待の痕跡が明らかに活性化され再生されていた。恋人とセックスしているときに、神父の姿が突然頭に浮かび、彼の言葉を借りれば、「駄目になる」ことがあった。私が診察する一週間前には、恋人が彼の口に指を押し込み、ふざけてこう言った。「あなたってオーラルセックスがうまいのね」。ジュリアンは跳び上がり、叫んだ。「今度それを言ったら殺してやる！」。それから二人とも恐れおののいて泣きだした。そのあとジュリアンの「癲癇性の発作」が起こった。彼は胎児のように丸くなり、赤ん坊のように震えてすすり泣いた。それを私に語る間、ジュリアンはとても小さく、ひどくおびえているように見えた。

ジュリアンは今や年老いたシャンリー神父に憐れみを感じるかと思えば、さっさと「奴をどこかの部屋へ引きずり込んで殺してやりたい」と思ったりというふうに、気持ちが揺れ動いていた。また、どんなに屈辱感を味わっているか、自分自身を守れないのを認めるのがどれだけつらいかも、繰り返し語った。「誰も私には手出ししない今になって、こんな話をしなくてはならないとは」。彼が思い描いた自己像は、がっしりした、タフなジュリアンだったのだ。

私たちはジュリアンのもののような話をどう解釈すればいいだろうか――明らかに何年もの間忘れていたのに、その後次々と湧き上がる、断片的で心を掻き乱すイメージ、激しい身体症状、そして不意に起こる再演を。トラウマの後遺症に苦しむ人を治療するセラピストとして、私の第一の関心事は、彼らに何が起こったのか正確に判断することではなく、彼らを手助けし、自分の経験する感覚、情動、反応に絶えず乗っ取られることなく、それに耐えられるようになってもらうことだ。

責任の問題が浮上したとき、取り組むべき肝心の点は普通、自己非難の問題であり、トラウマは彼らのせいではなく、彼ら自身の欠点によるものでもなく、彼らのような目に遭って当然の人など誰もいないという事実を受け容れることに尽きる。

だが、訴訟事件が絡んできた途端、有責性の判断が第一となるため、証拠能力が重要となる。私は以前、ヴァーモント州バーリントンのカトリック系の孤児院で、子供のころに残酷な虐待を受けた一二人の人々を診察したことがあった。彼らは（他の多くの原告とともに）四〇年以上の年月を経て名乗り出た。最初の申し立てが行なわれるまで誰も互いに接触したことがなかったというのに、彼らの虐待の記憶は驚くほど酷似していた。彼らはみな、同じ名前を挙げ、修道女なり司祭なりが行なった特定の虐待――同じ家具のある、同じ部屋で、同じ日課の一部として行なわれていたこと――を語った。その後、彼らの大半はヴァーモント州の教区との示談による和解を受け容れた。

事件が裁判にかけられる前に、判事は陪審員団に提示する専門家証言の評価基準を定めるために、いわゆる「ドーバート審理」（アメリカの連邦訴訟手続きにおいて、専門家の証言の許容性を評価する審理）を行なう。私は一九九六年のある裁判で、トラウマを負った人々が問題の出来事の記憶をすべて失った挙句、はるか後年に断片的にその記憶を取り戻す場合がよくあることを、ボストンの連邦控訴裁判所の判事に納得させた経験があった。同じ基準がジュリアンの裁判にも当てはまると思われた。彼の弁護士に宛てた私の報告書は今なお公開できないが、それはトラウマ記憶に関する何十年にも及ぶ臨床経験と研究に基づいており、現代精神医学の優れた先駆者たちの研究成果もそこには盛り込まれていた。

通常の記憶とトラウマ記憶の違い

私たちはみな、記憶がいかに変わりやすいものか知っている。私たちが語る話は変化し、絶えず改訂されたり更新されたりしていく。兄弟で子供時代の出来事について話をするときなど、私たちはいつも必ず、それぞれ違う家庭で育ったのではないかという気がしてしまう——あまりに多くの記憶が完全に食い違うからだ。そうした自伝的記憶は現実を正確に反映してはいない。それらは、私たちが自分の経験に基づく個人的な見解を伝えるために語る物語なのだ。

記憶を書き直すという人間の心の並外れた能力は、「成人発達に関するグラント研究」で説明されている。グラント研究は、一九三九～四四年にハーヴァード大学の二年生だった男性二〇〇人以上の心身の健康状態を、現在に至るまで体系的に追跡した研究だ[2]。もちろん、同研究の考案者は、参加者の大半が第二次大戦に行くことなど予測しようがなかったが、おかげで現在私たちは、彼らの戦時中の記憶がどう変化したかをたどることができる。参加者の男性は戦争体験について、一九四五年と四六年に詳しい調査を受け、一九八八年に再び調査を受けた。四〇年以上たつと、大半の人が終戦直後の調査で記録された物語とはかなり違った話をした。時間の経過とともに、彼らの経験から強烈な恐怖が取り除かれていた。それとは対照的に、戦争でトラウマを負い、のちにPTSDを発症した人々の場合には、説明が変わることはなかった。彼らの記憶は戦争が終わって四〇年以上たっても、実質的に不変だったのだ。

そもそも私たちが特定の出来事を覚えているかどうか、そして、覚えていたときにその記憶がどれだけ正確かは、その出来事が本人にとってどれほど意味があるか、そしてその出来事について、当時どれほど情動を掻き立てられたかに大きく左右される。カギを握っているのは、私たちの覚醒水準だ。私たちはみな、特定の人、歌、匂い、場所などに関連した、長く消えることのない記憶を持っている。アメリカ人のほとんどが、二〇〇一年九月一一日火曜日に、自分がいた場所や見たものについて今なお正確に記憶しているが、九月一〇日のこととなると、少しでも覚えているという人は稀だ。

日々の経験のほとんどは、たちまちのうちに忘却の彼方に過ぎ去る。ありふれた日には、夕方、帰宅したときに、取り立てて言うほどのことはあまりない。心は計画や地図に従って働いているから、確立されたパターンから外れて起こる出来事は、私たちの注意を最も惹きやすい。給料が上がったり、友人から朗報が入ったりした場合には、少なくともしばらくの間はその瞬間の詳しい状況を覚えているものだ。私たちは侮辱や不当な仕打ちを最も記憶しやすい。潜在的な脅威から身を守るために分泌されるアドレナリンは、それらの出来事を頭に刻みつけるのを助ける。具体的に何を言われたのかがあやふやになったとしても、その台詞を言った人に対する嫌悪感はたいてい残っている。

子供や友人が事故でけがをするのを見てしまうなど、何か恐ろしいことが起こると、私たちは長い間、その出来事を強烈な記憶としてかなり正確に覚えている。ジェイムズ・マッガウとその共同研究者たちが示したように、アドレナリンが分泌されればされるほど、記憶は正確なものになる。(3)だが、それにも限度がある。激しい恐怖、とくに「逃避不能ショック」の恐怖に直面したとき、この仕組みは負荷がかかり過ぎて破綻を来してしまう。

もちろん、トラウマ体験の最中に何が起こるのか監視することはできないが、第3章と第4章で紹介した脳スキャンのときのように、研究室でトラウマを再発させることはできる。もともとの音や声、光景、感覚の記憶の痕跡が再活性化すると、すでに見たように、感情を言葉に表すのに必要な領域(4)や、時間の感覚にかかわる領域、入ってくる感覚の生データを統合する視床を含め、前頭葉が機能停止に陥る。そして、意識的な制御が効かず、言葉での意思疎通が不可能な情動脳が、この時点で主導権を握る。情動脳（大脳辺縁系領域と脳幹）は、情動的覚醒や、体の生理的作用、筋肉の活動の変化を通じて、活性化の変化を表現する。通常の条件下では、理性的なものと情動的なものという、この二つの記憶のシステムは協働し、統合された反応を生み出す。だが、覚醒の度合いが高まれば、両システム間の均衡が変化するだけでなく、入ってくる情報を適切に保存したり統合したりするのに必要な、海馬や視床など他の脳領域との接続も断たれる。(5)その結果、トラウマ体験の痕跡は、筋の通った、一貫した物語としてではなく、断片化された感覚的痕跡や情動的痕跡、すなわち光景、音、声、身体的感覚として構成される。(6)ジュリアンに見えたのは、腕を伸ばした男、教会の信徒席、階段、ストリップポーカーなどだった。彼は性器に何かしらの感覚を経験したり、恐ろしさからくるパニックを感じたりした。だがそこにはほとんど、あるいはまったく脈絡が存在しなかった。

トラウマの秘密を暴く

一九世紀後期、精神機能障害が医学で初めて体系的に研究されるようになったころ、トラウマ記憶の性質は議論の中心的なテーマの一つだった。フランスとイギリスでは、記憶喪失など、鉄道事故による精神的な後遺症（「鉄道脊椎《レイルウェイ・スパイン》」として知られる症候群）について、おびただしい数の論文が発表された。

だが最も大きな進歩を遂げたのはヒステリーの研究だった。ヒステリーは、感情の爆発、暗示のかかりやすさ、解剖学の見地からだけでは説明できない筋肉の収縮や麻痺などを特徴とする精神障害だ。(7) ヒステリーはかつて、情緒不安定な女性あるいは仮病を使う女性の病気と考えられていた（この病名はギリシア語の「子宮」に由来する）が、今や心と体の神秘を覗き見る窓となった。ジャン＝マルタン・シャルコーやピエール・ジャネ、ジークムント・フロイトといった、神経学と精神医学の偉大な先覚者の名前は、トラウマ、とくに子供時代の性的虐待のトラウマがヒステリーの原因であるという発見と結びつけられている。(8) こうした初期の研究者たちはトラウマ記憶を「病原性の秘密」(9) あるいは「精神に寄生するもの」(10) と呼んだ。患者は何であれ、トラウマを引き起こした出来事を忘れたいと願ってやまないにもかかわらず、記憶が無理やり意識に侵入を続けるので、果てしなく繰り返しながら生存を脅かす、恐怖に満ちた現在に閉じ込められていたからだ。(11)

ヒステリーへの関心はフランスではとくに強く、ご多分に漏れず、その関心の根源は当時の政治にあった。神経学の父と広く目され、数々の神経疾患に名前を残したジル・ド・ラ・トゥーレット

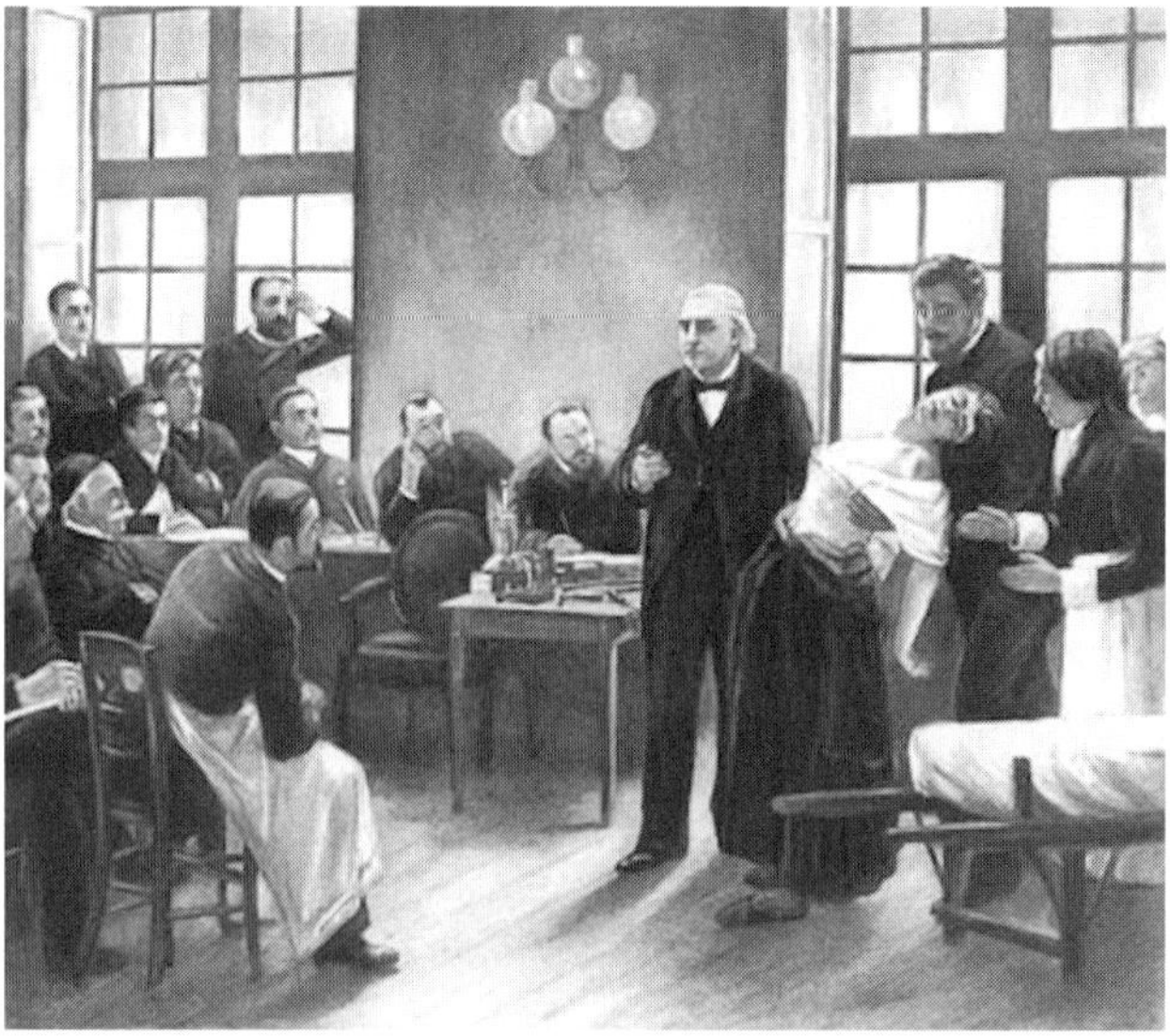

図11-1 ヒステリーの患者の症例について発表するジャン=マルタン・シャルコー
サルペトリエールは古くはパリの貧困者のための救護院だったが、シャルコーはそれを近代的な病院に変えた。患者の印象的な姿勢に注目してほしい。（アンドレ・ブロイレ筆）

などの門下生を持つジャン＝マルタン・シャルコーは、政界でも活躍していた。一八七〇年に皇帝ナポレオン三世が退位すると、王党派（聖職者が支持した保守派）と誕生まもないフランス第三共和制の支持者の間に抗争が生じた。共和制支持者は科学と非宗教的な民主政体を信奉していた。シャルコーは、この抗争のカギを握るものの一つは女性であると考えており、彼のヒステリーの研究は、「悪魔に取り憑かれた状態、魔力や妖術、悪魔祓《ばら》い、宗教的な恍惚状態といった現象に、科学的な説明を提供した[12]」。

シャルコーは、男性と女性の両方で、ヒステリーと生理学的・神経学的に相関するものについて綿密な研究を行なった。すると、すべての研究で、記憶の身体化と言語の欠落が際立つ結果となった。たとえば、一八八九年、シャルコーはリロという患者の症例について発表した。リロは馬車が絡む交通事故に巻き込まれたあと、両脚が麻痺するようになった。リロは地面に倒れて意識を失ったが、両脚は無傷のようであり、麻痺が身体的な原因を持つことを示すような神経学的な徴候はなかった。リロは意識を失う直前、馬車の車輪が自分に向かって近づいてくるのを目にし、轢《ひ》かれると固く信じてしまったことを、シャルコーは発見した。彼は次のように述べている。「この患者は……いっさい記憶をとどめていない。……この点について彼に質問しても答えは出ない。彼は何も知らないか、知らないも同然だからだ[13]」。サルペトリエール病院にいた他の多くの患者と同じく、リロも自分の体験を身体症状のかたちで表した。事故を思い出す代わりに、両脚の麻痺を起こしたのだ[14]。

だが私にとってこの物語の真のヒーローは、サルペトリエール病院でシャルコーのヒステリー専用の研究所設立に力を貸した、ピエール・ジャネだ。一八八九年、エッフェル塔が建てられたのと同じ年に、ジャネは『心理学的自動症[15]』を出版した。トラウマ性ストレスに関する論文で、書籍の長さに達したのはこれが初めてだった。今日私たちがPTSDと呼ぶものの根源には、「激烈な情動」（強い情動的覚醒）の経験があるとジャネは述べた。この専門書で説明されているように、トラウマを負った人々は、そのトラウマにかかわる特定の行動、情動、感覚を自動的に繰り返し続ける。さらに、患者の身体症状を評価して記録することに最大の関心があったシャルコーとは違い、ジャネは厖大な時間をかけて患者たちと言葉を交わし、彼らの心の中で何が起こっているのかを突き止めようとした。また、研究にあたってヒステリーという現象の理解に重点を置いたシャルコーとは対照的に、ジャネは何よりもまず患者の治療を目的とする臨床家だった。だからこそ私は彼の症例報告を詳しく研究し、彼は私の大切な師の一人となったのだ。[16]

記憶喪失、解離、再演

ジャネは、「物語記憶」（人々がトラウマについて語る話）とトラウマ記憶そのものの違いを指摘した最初の人物だ。彼の症例記録の一つにイレーヌの話がある。イレーヌは、母親を結核で亡くしたあと入院した若い女性だ。[17] イレーヌは何か月も母親の看病をしながら、アルコール依存症の父親を養い、母親の医療費を支払うために外で働き続けていた。母親がとうとう亡くなると、ストレスと睡眠不足で疲れきっていたイレーヌは、数時間も死体を生き返らせようと試み、母親に大声で呼びかけながら、無理やり薬を飲ませようとした。その間には、遺体がベッドから落ち、その傍らに、酔い潰れた父親が横たわっているということもあった。おばが到着して埋葬の準備を始めてからも、イレーヌは母の死を受け容れるのを拒み続けた。説得されてなんとか葬儀に出席したものの、式の間じゅう笑っていた。数週間後、イレーヌはサルペトリエールに連れてこられ、ジャネが彼女を担当することになった。

イレーヌは母親の死の記憶を失っていたのに加え、別の症状も示した。週に何度か、彼女は我を忘れて空のベッドを見つめ、周囲で何が起こっていようとかまわずに、いもしない人物の世話を始めるのだった。彼女は母の死の場面を思い出すことはなく、その代わりに細部に至るまで忠実に再現した。

トラウマを負った人々は、記憶が極度に乏しいと同時にあまりに多過ぎる。イレーヌは母親の死の意識的な記憶をいっさい持っていなかった。つまり、彼女は何が起こったかを語れなかった。だがその一方で、母親が死んだときの出来事を、体を使って表現せずにはいられなかった。ジャネの言う「自動症」は、意図されずに無意識のうちにとられるという、彼女の行動の性質をうまく捉えている。

ジャネは数か月間、おもに催眠術を使ってイレーヌを治療した。そして最後に、母親の死についてイレーヌに再び尋ねた。イレーヌは泣きだしてこう言った。「どうかあの恐ろしい出来事を思い出させないで。……母は死に、父はいつもどおりすっかり酔っぱらっていました。私はひと晩中、母の亡骸を一手に引き受けるしかありませんでした。生き返らせようと、馬鹿げたことをさんざんして……。朝には頭がおかしくなってしまったのです」。イレーヌはその話を語れただけではなく、情動も取り戻していた。「とても悲しくて、見捨てられたような気がしました」と彼女は言った。ジャネは、彼女の記憶がもう「完全に」戻ったと見なした。ふさわしい感情が伴うようになっていたからだ。

ジャネは通常の記憶とトラウマ記憶との間に著しい違いがあることに注目した。トラウマ記憶は特定のトリガーによって急に呼び起こされる。ジュリアンの例では恋人の誘惑的な言葉が、イレーヌの例ではベッドがトリガーとなった。トラウマ体験の構成要素が一つ誘発されれば、他の要素も自動的にあとに続く可能性が高い。

トラウマ記憶は圧縮されない。イレーヌは自分の経験を再演するのに三〜四時間かかったが、最終的に過去の出来事を語れるようになったとき、口で説明するのには一分もかからなかった。トラウマ体験の再演は何の機能も果たさない。それとは対照的に、通常の記憶には適応性がある。私たちの記憶は柔軟で、状況に合うように改変できる。そして通常の記憶は本質的に社会的なもので、私たちが目的を持って語る物語だ。イレーヌの場合は、医師の助力と慰めを得るため、ジュリアンの場合は、正義と報復の探求に私を引き入れるためだった。だが、トラウマ記憶には社会的なところは何もない。恋人の言葉に対するジュリアンの憤激は、何の役にも立たなかった。再演とは、時の流れの中で凍結され、不変であり、常に孤独で屈辱的で、人を疎外する経験なのだ。

ジャネは、自分の患者に見られるような、記憶の痕跡の分離や孤立を表すために、「解離」という言葉を造った。また、こうしたトラウマ記憶を寄せつけずにいるには多大な犠牲を払わざるをえないことも見て取った。患者がトラウマ体験を解離させると、「克服し難い障害物に縛りつけられる」[18]と、のちに彼は書いている。「彼らはトラウマ記憶を統合できないため、新たな経験を取り込む能力も失ってしまうらしい。それは……あたかも彼らの人格がある時点で完全に凝り固まり、新たな要素を加えたり取り込んだりしてそれ以上拡大することができなくなったかのようだ[19]」。彼らが分離された要素に気づき、過去に起こったものの今はもう終わった出来事としてそれらを一つの物語に統合しないかぎり、個人生活でも職業生活でもしだいに正常に機能できなくなっていくことを、ジャネは予想した。今ではこの現象は現代の研究で十分に裏づけられている。[20]

人が自分の記憶を変えたり歪めたりするのは自然であるのに対して、ＰＴＳＤの患者はそうした記憶のもとである実際の出来事を過去のものにできないことを、ジャネは発見した。解離のせいで、複合的で絶えず変わる自伝的記憶の貯蔵庫内部にトラウマは統合されず、端的に言えば、複式の記憶のシステムが構築されるのだ。正常な記憶は、連合という複雑な過程によって、それぞれの経験の構成要素を統合し、連続的な自己の経験の流れにする。各要素が他の多くの要素に微妙な影響を及ぼす、密集してはいるものの柔軟なネットワークを思い浮かべるといい。だがジュリアンの場合、トラウマの感覚や思考、情動が凍結され、ほとんど理解できない断片としてばらばらに保存されていた。もしPTSDに伴う問題が解離ならば、治療の目的は連合ということになる。切り離されたトラウマの構成要素を継続中の人生の物語に統合するのだ。「昔は昔、今は今」と脳が認識できるように。

談話療法の起源

精神分析はサルペトリエールの病棟で誕生した。一八八五年、フロイトはシャルコーとの研究のためにパリへ行き、のちにシャルコーに敬意を表して長男をジャン＝マルタンと名づけている。一八九三年、フロイトとその師で良き相談相手だったウィーン生まれのヨーゼフ・ブロイアーは、ヒステリーの原因に関する優れた論文の中でシャルコーとジャネの両方に言及した。彼らは「ヒステリー患者は主として思い出に苦しむ」と述べ、さらに、そうした記憶が通常の記憶の「しだいに消失する作用」を受けずに、「長期にわたり驚くほど鮮明に持続する」と指摘している。また、トラウマを負った人は、そうした記憶がいつ浮かんでくるかを制御できない。「私たちは……また別の驚くべき事実に触れる必要がある……つまり、これらの記憶は過去の人生にまつわる他の記憶と異なり、患者の意のままにならないのだ。それどころか、これらの体験は、体が通常の状態のときには患者の記憶からすっぽり抜け落ちているか、あるいは、はなはだ簡略化されたかたちでしか存在しない」(21)（引用内の強調はすべてブロイアーとフロイトによる）

ブロイアーとフロイトは、トラウマ記憶が通常の意識から失われているのは、「状況のせいで反応ができない」か、「恐怖などの、人を著しく麻痺させる感情」を抱いている間にそうした記憶が始まったかの、どちらかの理由からだと考えていた。一八九六年、フロイトは大胆にも、「ヒステリーの根本的な原因は常に、子供に対する大人の性的誘惑である」(22)と主張した。その後彼は、ウィーンの名門の家庭で虐待が蔓延していることを示す自らの証拠（彼によれば、実の父親の関与を示す証拠）に直面し、ただちにその主張を撤回し始めた。精神分析の力点は無意識の願望や空想に移っていったが、フロイトはときおり、性的虐待が現に起こっていることを認め続けた(23)。第一次大戦の惨事の中で戦争ノイローゼの実情に直面したあとフロイトは、言語記憶の喪失はトラウマにおいて重要であり、人は記憶にない場合に行動で表しがちであると、再び主張した。「人は記憶としてではなく行動としてそれを再現する。もちろん、本人は繰り返しているという自覚もないままそれを繰り返すので、私たちは最後には、これが彼の想起の方法であることを理解する」(24)

一八九三年のブロイアーとフロイトの論文の遺産として今に至っているのが、私たちが現在「談話療法」と呼ぶものだ。「当初はじつに意外だったのだが、症状を誘発した出来事の記憶をはっきり明るみに出し、それに伴う感情を喚起することに成功し、患者がその出来事をできうるかぎり詳しく説明して感情を言葉で表したとき、個々のヒステリー症状が即座に、そして永久に消失することを私たちは発見した（強調はすべて原典のもの）。感情を伴わない回想は、ほぼ例外なく成果がない」

トラウマを引き起こした出来事に対する「強力な反応」がないかぎり、感情は「記憶に付随したままになり」、患者は感情を吐き出すことができないと彼らは説明している。患者は「涙を流すことから報復行為まで」、行動によって反応を表すことができる。「だが、言語は行動の代わりを務めることができる。言葉の助けを介して、ほぼ同程度まで効果的に、感情を『解除反応によって取り除く』ことが可能だ」。彼らはこう結論づける。「私たちがこれまで説明してきた精神療法の手順が治療効果を持つことは、これでご理解いただけるだろう。この手順は談話を介して、抑えつけられていた感情にはけ口を見出させることにより、最初に［すなわちトラウマを負ったときに］解除反応で取り除けなかった……影響力に終止符を打つ。そしてその感情を通常の意識の中へ持ち込み、連合による修正を受けさせる」

今日では、精神分析は影が薄くなっているものの、「談話療法」は健在であり、トラウマの話を詳しく語ることが、それを過去のものにするうえで役立つと、精神療法家はおおむね考えてきた。それは認知行動療法（CBT）の基本前提でもあり、この療法は現在、世界中の大学院の心理学講座で教えられている。

診断名は変わっても、私たちは、シャルコーやジャネ、フロイトが説明したのと同じような患者を目にし続けている。一九八六年、私は同僚とともに、ボストンのココナッツグローヴ・ナイトクラブが一九四二年に火事で全焼したときにタバコ売りをしていたある女性の症例について論文を書いた[25]。一九七〇年代から八〇年代にかけて、彼女は年に一度、ナイトクラブがあった場所から数区画離れたニューベリーストリートで、当時の避難の場面を再演し、そのせいでけっきょく、統合失調症や双極性障害のような診断を下されて病院に収容された。また私は一九八九年には、毎年ちょうど戦友の命日に「武装強盗」を演じるヴェトナム帰還兵について論文を発表した[26]。彼はきまってズボンのポケットに指を入れ、拳銃だと言って、店員にレジからお金を全部出すよう命じた——そして、警察に通報する時間をたっぷり与えた。無意識のうちに「警官を使った自殺」を図るこの試みは、判事が彼を治療のために私のもとに来させたところで終わりになった。友の死に対して彼が抱いていた罪悪感に対処すると、それ以上再演は起こらなくなったのだ。

以上のような事例からは重大な疑問が生じる。ある人が思い出す代わりに再演を続けているかぎり、医師や警察官、ソーシャルワーカーはどうすれば、その人がトラウマ性ストレスを抱えているのだと気づくことができるだろうか。患者自身は、自分の振る舞いの原因をどうすれば突き止められるだろうか。過去のいきさつがわからなければ、彼らは過去を統合する助けを得られずに、頭のおかしい人というレッテルを貼られたり、犯罪者として罰せられたりする可能性が高い。

裁判におけるトラウマ記憶

少なくとも二〇人余りの男性が、ポール・シャンリーから性的虐待を受けたと主張し、その多くがボストン大司教区と和解した。ジュリアンはシャンリーの裁判で証言を求められた唯一の被害者だった。二〇〇五年二月、シャンリー元司祭は、児童に対する強姦二件と暴行二件で有罪となり、懲役一二～一五年の判決を言い渡された。

二〇〇七年、シャンリーの弁護士ロバート・F・ショー・ジュニアは再審請求の手続きを行ない、シャンリーの有罪判決を誤審として異議を申し立てた。「抑圧された記憶」は科学界では広く認められてはおらず、有罪判決は「似非《えせ》科学」に基づくものであり、裁判の開始までに「抑圧された記憶」の科学的地位について十分に証明されていなかったと主張しようとしたのだ。この控訴請求は第一審の判事によって棄却されたが、二年後、マサチューセッツ州の最高裁判所で受理された。アメリカ国内各地と、国外八か国の、一〇〇人近い一流の精神医学者や心理学者が、「抑圧された記憶」が存在することはこれまで証明されておらず、証拠として採用されるべきではなかったとする法廷助言書に署名した。だが、二〇一〇年一月一〇日、法廷は判事の全員一致でシャンリーの有罪判決を支持し、以下の声明を出した。「つまり、科学的検査が不足しているからといって、人が解離性健忘を経験しうるという説が信頼できないことにはならないとした判事の見解は、記録に裏づけられたものである。……解離性健忘の件に関する専門家証言を採用するにあたり、裁量権の濫用はいっさいなかった」

次章では、記憶と忘却についてさらに述べるとともに、フロイトに始まる、抑圧された記憶を巡る議論が、今日どのように展開され続けているかについても、さらに取り上げる。

第12章　思い出すことの耐え難い重み

私たちの体は記憶を収録したテキストであり、したがって、思い出すというのは新しい体に生まれ変わるのに等しい。

——ケイティ・キャノン

トラウマに関する科学的関心の度合いは、過去一五〇年にわたって激しく変動してきた。シャルコーが一八九三年に亡くなり、フロイトが精神疾患の根源として内面の葛藤や防衛機制、本能に重点を移したのは、このテーマに対する興味を医学界の主流が全体的に喪失するという成り行きの、ほんの一要因でしかなかった。精神分析は急速に人気を博した。ウィリアム・ジェイムズやピエール・ジャネと研究を行なったことのあるボストンの精神科医モートン・プリンスは一九一一年、トラウマの影響に関心を持つ人は「ボストン湾で上げ潮で水没する貝」のようなものだとこぼしている。

もっとも、トラウマがこのように軽んじられたのは、ほんの数年間にすぎなかった。一九一四年に世界大戦が勃発すると、医学と心理学は、奇怪な心理症状や原因不明の病状、記憶喪失を呈する何十万もの人々と再び直面する羽目になったからだ。映画という新しい技術のおかげで、これらの兵士を撮影することが可能になり、彼らの異様な姿勢や奇妙な発言、恐れおののいた表情、チック（不随意痙攣）といった、トラウマの身体的な表れ（「内的なイメージや言葉として心の中に、それと同時に体にも、刻みつけられた記憶[1]」）を、今日ではYouTubeで観察できる。

この戦争が始まってまもなく、イギリスは「シェルショック（砲弾ショック）」という診断を新たに設け、戦闘帰還兵はこの診断を受けると、治療と障害年金を受ける資格を得られた。シェルショックとは別の類似の診断に「神経衰弱症」があるが、この診断を下されると、治療も年金も受けられなかった。兵士にどちらの診断が下されるかは、治療にあたる医師の指向次第だった[2]。

戦争中は常に、西部戦線で一〇〇万を超えるイギリス人兵士が軍務に就いていた。ソンム川の戦いでは、一九一六年七月一日の最初のわずか数時間のうちに、イギリス軍は五万七四七〇人の死傷者（うち、戦死者は一万九二四〇人）を出し、この日は同軍史上最も血なまぐさい日となった。歴史家のジョン・キーガンは、司令官のダグラス・ヘイグ陸軍元帥（今日その像は、かつて大英帝国の中心だったロンドンのホワイトホールの大通りを見下ろしている）について、こう述べている。「彼の公の挙動にも、私的な日記にも、人間の苦しみに対する心遣いは、今も昔もいっさい見当たらない」。ソンムの戦場では、「彼はイギリスの若人の鑑《かがみ》を死へ、負傷へと送り込んだのだった[3]」。

戦争は延々と続き、戦闘部隊の戦力はシェルショックによってしだいに落ちていった。兵士の被害を深刻に受け止めつつも、ドイツに対する勝利を追い求めるイギリスの参謀本部は、一九一七年六月、一般日々《ひび》命令第二三八四号を発令した。それには、こうあった。「いかなる状況下でも、『シェルショック』という表現は、口に出してはならない。また、いかなる連隊報告書、その他の死傷者報告書、もしくは病院文書、その他の医療文書にも記録してはならない」。精神医学的問題を抱える兵士は全員、「NYDN（「未診断、神経性」を意味する「Not Yet Diagnosed, Nervous」の頭文字を並べた略語）」という、たった一つの診断を下されることになった。(4) 一九一七年一一月、参謀本部は、負傷兵のための四つの野戦病院を運営していたチャールズ・サミュエル・マイヤーズがシェルショックについての論文を「ブリティッシュ・メディカル・ジャーナル」誌に投稿することを許さなかった。ドイツはそれに輪をかけて懲罰的で、シェルショックを性格上の欠陥として扱い、電気ショックなど、痛みを伴うさまざまな治療で対処した。

一九二二年、イギリス政府は「サウスボロ報告書」を出した。将来、いかなる戦争においてもシェルショックという診断が下されるのを防ぎ、これ以上の補償金請求を妨げるのが目的だった。この報告書は、シェルショックを公式の用語体系から全面的に排除することを提案し、「体調不良や病気が戦傷と見なされないのと同様」、この種の症例も戦傷と分類されるべきではないと断言した。(5) 十分訓練された兵が適切に指揮されれば、シェルショックになることはなく、この障害に陥るのは、訓練不足の、反抗的な兵士であるというのが公式見解だった。シェルショックの正当性にまつわる政治的議論は、さらに数年にわたって激烈に戦わされ続けたが、これらの兵士をどう治療するのが最善かについての報告は、科学文献から姿を消した。[6]

　アメリカでも帰還兵たちの処遇は問題だらけだった。一九一八年、フランスやフランドルの戦場から帰国したとき、彼らは今日、イラクやアフガニスタンから戻ってくる兵士たちと同様、国家の英雄として歓迎された。一九二四年、連邦議会は彼らに国外での軍務に対して、一日当たり一ドル二五セントの特別手当を支給することを議決したが、実際に支払いが行なわれたのは一九四五年になってからだった。

　アメリカは一九三二年には世界大恐慌のさなかにあり、その年の五月、失業して無一文の帰還兵一万五〇〇〇人ほどが、首都ワシントンのモール（連邦議会議事堂とワシントン記念塔の間に広がる広大な帯状の区域）に野営し、特別手当を即刻支給するよう請願した。だが上院は、支払いを繰り上げる法案を六二対一八で否決した。ひと月後、フーヴァー大統領は、帰還兵たちの野営地を撤去するよう陸軍に命じた。陸軍参謀総長ダグラス・マッカーサー大将が、六両の戦車に支援された兵士たちを指揮した。ドワイト・D・アイゼンハワー少佐がワシントンの警察との連絡係を務め、ジョージ・パットン少佐が騎兵隊の指揮を担当した。兵士たちは銃剣を構えて突き進み、帰還兵の群れに催涙弾を投げ込んだ。翌朝、モールは人《ひと》気《け》がなくなり、野営地は炎に包まれた。[7] 帰還兵たちはとうとう手当を受け取れなかった。

　復員してくる兵士たちに政界と医学界が背を向けている間に、この戦争の恐怖を記念する文学と芸術の作品が続々と誕生した。ドイツの作家エーリヒ・マリア・レマルクが前線兵士の体験を描いた小説『西部戦線異状なし』[8]の中で、主人公のポール・バウマーが、彼の世代全員を代弁している。「私は、自分でも気づかぬうちに感情を失ってしまったことを承知している。私はもはや、この世の者ではない。よその世界に生きている。誰にも邪魔されずに、独りでいたい。彼らは言葉が多過ぎる。まったく共感できない。彼らは表面的なことにばかりうつつを抜かしている」[9]。この小説は、一九二九年に出版されるとたちまち世界的なベストセラーとなり、二五か国語に翻訳された。ハリウッドで制作された一九三〇年の映画は、アカデミー作品賞を受賞した。

だが、その数年後にヒトラーが権力の座に就くと、『西部戦線異状なし』は、ベルリンのフンボルト大学前の公共広場で、「退廃した」書物の一冊として、ナチスに真っ先に焼かれた[10]。戦争が兵士の心に与える破壊的影響に人々が気づいていたらきっと、新たな一連の狂気にナチスが突入する歯止めとなっていただろう。

トラウマの結果を認めなければ、社会の構造が台無しになりかねない。人々が、戦争がもたらす害に直面することを拒み、「弱さ」に不寛容だったせいで、一九三〇年代に世界中でファシズムと軍国主義の台頭に弾みがついた。すでに面目を失っていたドイツは、ヴェルサイユ条約で定められた法外な戦争賠償金によって、さらに屈辱を味わわされた。そしてそのドイツは、トラウマを負った自国の退役軍人に無慈悲な態度をとり、彼らは劣等人種として扱われた。無力な者に対するこの辱めの連鎖が、ナチス政権下で人権が徹底的にないがしろにされるお膳立てをしたのであり、強者が弱者を征服することを道徳的に正当化し、あとに続く戦争に理論的根拠を与えたわけだ。

トラウマの新しい顔

第二次大戦の勃発に促され、チャールズ・サミュエル・マイヤーズとアメリカの精神科医エイブラム・カーディナーは、第一次大戦の兵士と帰還兵に対する治療経験に基づく『一九一四〜一九一八年のフランスにおけるシェルショック』[11]（一九四〇年）と『戦争の外傷性神経症』[12]（一九四一年）を刊行した。この二作は、新しい戦争で「戦争神経症」を発症した兵士の治療にあたる精神科医にとって、主要な手引きの役割を果たした。アメリカの戦争遂行努力は並外れており、現場の精神医学における進歩は、その努力を反映していた。またしてもYouTubeが過去を直接覗く窓を提供してくれる。ハリウッドの映画監督ジョン・ヒューストンのドキュメンタリー映画『光あれ（*Let There Be Light*）』（一九四六年）には、戦争神経症に対する当時の中心的治療法だった催眠が描かれている。[13]

ヒューストンが陸軍の通信隊で勤務していたときに制作したこの映画では、医師は依然として家父長的存在であり、患者は依然として恐れおののく若者たちだ。だが、彼らは、異なるかたちでトラウマを示している。第一次大戦の兵士は手足を激しく揺り動かし、顔面を痙攣させ、体が麻痺してくずおれるのに対して、次の世代は物を語ったり、畏縮したりする。それでも彼らの体は記録をつけている。胃の具合が悪くなり、鼓動が速まり、パニックに圧倒される。だが、トラウマは体に影響を及ぼすだけではなかった。催眠によって引き起こされたトランス状態のおかげで、兵士たちは恐ろし過ぎて思い出せなかった事柄、すなわち恐怖や、生き残ったことに対する罪悪感、相容れない複数の忠誠心を、言葉で表すことができた。また、私が診てきたもっと若い復員兵たちと比べて、これらの兵士は自分の怒りや敵意を厳重に抑え込んでいるようにも見えた。文化がトラウマ性ストレスの表現形式を決めるのだ。

フェミニスト理論家ジャーメイン・グリアは、第二次大戦後に父親が受けたPTSDの治療について書いている。「深刻な障害を見せる兵を［軍医が］調べると、ほぼ必ず、根本原因が戦前の経験にあることが判明した。病気になる兵士は、戦闘員として第一級の人材ではなかった。……軍の主張では、兵士は戦争のせいで病気になるのではなく、病気の人間は戦争で戦うことができないというものだった」(14)。グリアの父親にとって、医師たちがたいして役立ったとは思えないが、彼の苦難に正面から取り組もうとするグリアの努力は、レイプや近親姦、家庭内暴力といった、性的支配のおぞましい現れのいっさいを彼女が探究するときに、強力な後押しになったことには、疑いの余地がない。

私はボストン退役軍人クリニックで勤務していたとき、精神科の診療で私たちが目にする患者の大多数が、除隊になったばかりの若いヴェトナム帰還兵であるのに対して、診療各科への廊下やエレベーターは高齢者でいっぱいなのが、不思議でならなかった。この違いに好奇心をそそられた私は、一九八三年に、各地の診療所で治療を受けている第二次大戦の復員兵の調査を行なった。その大多数が、私の使った評価尺度の得点からPTSDと判定されたが、彼らの治療は、精神科の症状の訴えではなく内科の症状の訴えに的を絞っていた。これらの復員兵が悪夢や憤激に苦しんでいるのは、私の調査から明らかだったが、彼らは自分の苦しみを、そのような悪夢や憤激ではなく腹痛や胸の痛みを通して伝えていた。患者が自分の苦しみをどう伝えるかは、医師が決める。患者が恐ろしい悪夢を見ると訴えたときに医師が胸部のレントゲン写真を撮るように指示すると、患者は身体的な問題に焦点を絞ったほうが良い治療を受けられることに気づく。第二次大戦で戦ったり、戦時中に捕えられたりした私の親族と同じで、これらの兵士のほとんどは、自分の体験を打ち明けることをひどく嫌った。医師も患者も戦争のことには立ち返りたくないという印象を、私は受けた。

とはいえ、軍の指導者も文民の指導者も、第二次大戦からは重要な教訓を引き出した。それは、前の世代が捉えそこなったものだった。ナチス・ドイツと大日本帝国の敗北後、アメリカはマーシャルプランによってヨーロッパの復興を助け、それによって、その後五〇年に及ぶ比較的平和な時代の経済基盤が築かれた。アメリカ国内では、復員兵援護法により、何百万もの帰還兵が教育を受けたり、住宅ローンを組んだりし、そのおかげで経済状況が全般的に上向き、広範な基盤を持った、教育水準の高い中産階級が誕生した。軍は国の先頭に立って人種差別を廃止し、機会を提供した。退役軍人管理局は、戦闘帰還兵たちの医療のために全国に施設を建設した。それでも、復員兵たちにこれほど深い配慮がなされたにもかかわらず、戦争の精神的な傷痕に日が当たることはなく、外傷性神経症は公式の精神医学用語体系から完全に姿を消した。第二次大戦後、戦闘トラウマについて書かれた科学的な文献は、一九四七年を最後に途絶えた。[15]

トラウマの再発見

すでに書いたとおり、私がヴェトナム帰還兵の治療を始めたときには、ボストン退役軍人クリニックの図書館には戦争のトラウマに関する本は一冊もなかったが、ヴェトナム戦争がきっかけで多数の研究が行なわれ、学究的な組織が設立され、PTSDというトラウマの診断が専門分野の文献で使われるようになった。時を同じくして、一般大衆の間でも、トラウマに対する関心が爆発的に高まっていた。

一九七四年に刊行された、フリードマンとカプランの『精神医学の総合教科書』には、こうある。「近親姦は極度に稀で、一一〇万人当たりに一件程度しか起こらない[16]」。第1章で見たように、この権威ある教科書は、続いて、近親姦の潜在的恩恵を褒めそやしている。「このような近親姦行動は、当人が精神病になる可能性を減じるとともに、外部世界への適応状態を向上させる。……大多数は、その体験から何らの害を被ることもない」

こうした主張がどれほど見当違いかは、やがて明らかになった。女性解放運動が高まりを見せ、戦闘帰還兵の間でトラウマが認識されたこともあり、子供時代の性的虐待や家庭内の虐待、レイプの何万というサバイバーが勇気づけられ、名乗り出てきたからだ。意識を高めるための団体やサバイバーの団体が結成され、近親姦サバイバーのためのベストセラー・セルフヘルプ書『生きる勇気と癒す力――性暴力の時代を生きる女性のためのガイドブック』（一九八八年、邦訳は三一書房、他）や、ジュディス・ハーマンの『心的外傷と回復』（一九九二年）など、無数の一般書が治療と回復の各段階をじつに詳しく論じた。

過去の展開を踏まえて慎重になった私は、トラウマの実情を認めることに対する、一八九五年と一九一七年と一九四七年のもののような反動が再び起こりはしまいかと考え始めた。そして、その予感は的中した。一九九〇年代初期には、アメリカとヨーロッパの主要な新聞や雑誌の多くに、いわゆる「虚偽記憶症候群」に関する記事がすでに登場し始めていた。この症候群は、精神疾患患者が性的虐待の手の込んだ虚偽の記憶をでっち上げたうえ、その記憶が長年眠っていたあと、蘇ったと主張するというものだ。

これらの記事について特筆するべきなのは、人はトラウマを、通常の出来事とは異なるかたちで記憶しているという証拠がないと述べるときの確信の度合いだ。今でもはっきり覚えているが、あるときロンドンの有名なニュース週刊誌から電話があり、翌週の号にトラウマ記憶の記事を載せるので、このテーマについて何か意見はあるかと訊かれた。この質問に胸を躍らせた私は、トラウマを引き起こした出来事の記憶の喪失は、優に一世紀以上前、イギリスで最初に研究されたことを教えた。そして、ジョン・エリック・エリクセンとフレデリック・マイヤーズが一八六〇年代と七〇年代に鉄道事故を研究したことや、チャールズ・サミュエル・マイヤーズとW・H・R・リヴァーズが第一次大戦で戦闘に参加した兵士の記憶の問題について行なった広範な研究にも触れた。また、一九九四年に医学雑誌「ランセット」に掲載された論文も読むように勧めた。一九四〇年にダンケルクの浜から全イギリス軍が救出された直後の状況を説明する論文で、研究対象となった兵士の一割以上が、撤収作戦のあとに深刻な記憶喪失を経験していた。[17] ところがそのニュース週刊誌は翌週、トラウマを引き起こす出来事について記憶の一部あるいは全部を失うことがあるという証拠はいっさいないと読者に告げた。

トラウマの遅延想起の問題は、マイヤーズとカーディナーが第一次大戦の戦場ノイローゼについての著書の中で、この現象を初めて説明したときにも、ダンケルクからの撤収のあと、深刻な記憶喪失が観察されたときにも、ヴェトナム帰還兵や、ココナッツグローヴ・ナイトクラブの火災の生存者について私が書いたときにも、とくに議論の的にはならなかった。ところが、一九八〇年代と、九〇年代初期に、家庭内の虐待という背景で同じような記憶の問題が女性や子供に起こることが詳しく記録され始めるなか、虐待の被害者が容疑者に対する正当な裁きを求めて奮闘すると、この問題は科学から政治と法の領域に移った。すると、今度はそれを背景として、カトリック教会における小児性愛スキャンダルが起こり、まずアメリカ各地の法廷で、やがてヨーロッパとオーストラリアの法廷でも、記憶の専門家たちが激論を戦わせることになった。

教会側に立って証言する専門家は、子供時代に性的虐待を受けたという記憶は、贔屓《ひいき》目に見ても当てにならず、被害者とされる人の主張は、過剰に同情したり、物事を鵜呑みにしやすかったり、自分の立場を優先させたりするセラピストによって頭に植えつけられた虚偽の記憶に由来する可能性のほうが高いと断言した。私はこの時期に、ジュリアンのように聖職者に虐待されたことを思い出した成人を五〇人以上診察した。彼らの主張は、およそ半数の訴訟で退けられた。

「抑圧された記憶」の科学

トラウマの記憶が抑圧され、何年も、あるいは何十年もしてから蘇りうることを詳しく記した科学的刊行物は、じつは優に一世紀以上も前からあり、その総数は何百点にも及ぶ。[18] 記憶の喪失は、自然災害や事故、戦争トラウマ、誘拐、拷問、強制収容所、身体的虐待、性的虐待を経験した人について報告されている。完全な記憶喪失が最も多いのが子供時代の性的虐待で、発生率は一九～三八パーセントだ。[19] この点に関してはあまり異論はない。すでに一九八〇年、『精神疾患の診断・統計マニュアル』第三版が解離性健忘の診断基準の中で、トラウマを引き起こした出来事の記憶の喪失が起こりうることを認めている。「普通は外傷性あるいはストレスに満ちた性質を持つ、重要な個人的情報を、通常の健忘症では説明できないほど広い範囲で想起できないこと」。記憶喪失は、PTSDという診断が最初に導入されたときから、PTSDの基準の一部になっている。

抑圧された記憶に関する研究のうちでもとりわけ興味深いのは、リンダ・マイヤー・ウィリアムズ博士が行なったもので、彼女がペンシルヴェニア大学の社会学専攻の大学院生だった一九七〇年代初期に始まった。ウィリアムズは、性的虐待を受けて病院の救急処置室に行ったことのある、一〇～一二歳の少女二〇六人を面接した。臨床検査結果と、本人や親との面接の結果は、病院の医療記録の中に保存された。ウィリアムズは一七年後、少女たち（このときにはすでに成人していた）のうち一三六人を捜し出すことができ、徹底した追跡面接を実施した。[20] 女性たちの三分の一以上（三八パーセント）が、医療記録に残っている虐待を覚えていなかったが、子供のころに一度も虐待されなかったと答えた女性は一五人（一二パーセント）だけだった。三分の二以上（六八パーセント）は、幼少期の他の性的虐待の事例を報告した。年齢が低いときに、知っている人から性的虐待を受けた女性のほうが、その虐待を忘れている率が高かった。

この研究では、蘇ってきた記憶の信頼性も調べた。一〇人に一人の女性（虐待を思い出した人の一六パーセント）は、過去の一時期、虐待のことを忘れていたが、それが起こったことをのちに思い出したと報告した。虐待された記憶を失ったことのない女性と比べると、忘れていた時期のある女性は、虐待を受けたときの年齢が低く、母親から支援を受けていない率が高かった。また、蘇ってきた記憶は、一度も失われなかった記憶とほぼ同じぐらい正確であることも、ウィリアムズは突き止めた。虐待の中心的な事実に関しては、女性たち全員の記憶が正確だったが、カルテの記録とあらゆる詳細に至るまで記憶が一致している人は一人もいなかった。[21]

ウィリアムズの研究結果は、最近の神経科学研究によって支持されている。想起された記憶は、改変されて記憶の貯蔵庫に戻される傾向にあることが、新たな研究でわかっているのだ。[22]記憶にアクセスできないかぎり、心はその記憶を変えることができない。だが記憶は、語られ始めると（とくに、繰り返し語られると）、変化する。話を語る行為自体が、その話を変えてしまうのだ。心は自らが知っていることに意味づけせずにはいられない。そして、私たちが自分の人生に与える意味は、何をどのように思い出すかを変えてしまう。

トラウマが忘れられ、何年ものちに再浮上するという証拠がたっぷりあるというのに、なぜ数か国の一〇〇人近い名高い記憶の科学者が、「抑圧された記憶」は「似非科学」に基づいていると主張して、シャンリー神父の有罪判決を覆すための上訴に自分の威信をかけたのだろう。トラウマ体験の記憶喪失と遅延想起は研究室で実証されていないので、認知科学者のなかには、そのような現象が存在することや、想起したトラウマ記憶が正確でありうることを断固否定した人がいる。[23][24]とはいえ、医師が救急処置室や精神科の病棟、戦場で出合うものは、科学者が安全で整理整頓が行き届いた研究室で観察するものとは、必然的にまったく異なる。

たとえば、「ショッピングモールで迷子」実験として知られているものを考えてほしい。アメリカの研究者たちは、子供のころにショッピングモールで迷子になるといった、実際には起こらなかった出来事の記憶を植えつけるのが比較的容易であることを示した。[25]こうした研究の参加者の約二五パーセントが、のちに、自分がおびえたことを「思い出し」、抜け落ちていた詳細を埋めさえする。だが、そのような記憶には、迷子の子供が実際に経験するような、体の芯からの恐怖をいっさい伴わない。

別の種類の研究では、目撃者の証言が当てにならないことが立証された。参加者は、通りを走る自動車の動画を見せられ、あとで、一時停止標識か交通信号が見えたか尋ねられたりした。子供の場合は、教室を訪れた男性が何を着ていたかを訊かれたりした。他の目撃実験では、投げかけられた質問によって、証言者が覚えていると主張する内容が変わりうることが立証された。これらの研究は、警察や法廷での多くの慣行の是非を問ううえでは貴重だが、トラウマ記憶とはほとんど関連性がない。

根本的な問題は、研究室で起こる出来事はトラウマ記憶が形成される状況と同等とは考えられない点にある。PTSDと結びついている恐怖と無力感は、研究室での設定では新たに誘発することはできない。台本を使ってフラッシュバックを引き起こして脳画像装置で調べた私たちの研究でのように、既存のトラウマの影響を研究室で調べることはできても、トラウマの最初の痕跡を研究室で刻みつけるわけにはいかない。ロジャー・ピットマン医師は、ハーヴァード大学で研究を行ない、『ジャンク』という、暴力に満ちた死と処刑のニュース映画の場面を含む映画を学生に見せた。現在では広く上映が禁じられているこの映画は、どのような機関の倫理審査委員会であれ、許可の限度すれすれというほど極端だが、ピットマンが募った参加者にはPTSDの症状を引き起こさなかった。トラウマ記憶を研究したければ、実際にトラウマを負った人の記憶を研究しなければならない。

面白いことに、法廷での証言にまつわる騒ぎが下火になり、証言の有益性がしぼむと、「科学的」な論争も消え、トラウマ記憶の残骸に取り組む仕事は臨床家たちに任された。

通常の記憶とトラウマ記憶

一九九四年、私はマサチューセッツ総合病院の同僚たちと、人々が当たり障りのない記憶と恐ろしい記憶をどのように想起するかの体系的研究に取りかかることにした。そして、地元の新聞や、コインランドリー、学生会館の掲示板に、「何か恐ろしいことが身に起こって、忘れられずにいませんか？　727―5500までお電話ください。この研究に参加すれば、一〇ドル差し上げます」という広告を掲げた。すると、この最初の広告に、七六人が応募してくれた(26)。

私たちは自己紹介してから、手始めに、それぞれの参加者に「自分の人生の出来事のうち、トラウマを引き起こしはしなかったものの、いつまでも覚えているようなものを教えてください」と頼んだ。ある参加者はぱっと顔を輝かせ、「娘が生まれた日」と答えた。結婚した日や、スポーツのチームでプレイして優勝したこと、高校の卒業式で卒業生総代を務めたことを挙げた参加者もいた。続いて私たちは、そうした出来事の具体的な感覚の細部に注意を集中してもらい、「結婚式の日の夫の姿が、どこかで突然、ありありと頭に浮かんできたことはありますか」といった質問をした。答えは常に否定的だった。「それでは、結婚式の晩、夫の体はどんな感触でしたか」（この質問に対しては、何人かに変な顔をされた）。私たちはさらに続けた。「卒業生総代としてスピーチをしたときの、鮮明で正確な記憶が蘇ってくることはありますか」「最初の子供を産んだときのことを思い出していて、強烈な感覚を経験したことはありますか」。答えはどれも否定的だった。

次に、彼らがこの研究に参加するきっかけとなったトラウマについて尋ねた。その多くがレイプだった。「レイプした人の臭いを、突然思い出すことがありますか」「レイプされたときと同じ身体的感覚を経験することはありますか」と私たちは訊いた。そうした質問は、強烈な情動的返答を引き出した。「だから私はもうパーティに行かれないのです。誰かの息がお酒臭いと、またレイプされているような気がしてしまうので」とか、「夫ともう愛し合うことができません。夫に触れられると、その触れ方によっては、またレイプされているように感じるので」という具合だ。

好ましい体験とトラウマ体験の記憶について人が語るときには、二つの大きな違いがあった。

（1）記憶の構成のされ方。（2）記憶に対する身体的反応。結婚や出産や卒業は、過去の出来事、起承転結のある話として想起された。これらの出来事を完全に忘れていた時期があったという人はいなかった。

これとは対照的に、トラウマ記憶は混乱していた。参加者たちは詳細の一部（たとえば、レイプした人の臭い、死んだ子供の額にぱっくり口を開けた傷）をまざまざと思い出すのだが、出来事の順番や他の重要な詳細（真っ先に助けにきてくれた人、救急車か警察の車が病院に運んでくれたか）を思い出せなかった。

私たちは、トラウマが、それが発生した直後と、その症状に最も苦しんでいるときと、この研究の一週間前という三つの時点で、どのように思い出されたかも尋ねた。トラウマを負った参加者全員が、その出来事の直後には、何が起こったかを誰にも正確に伝えられなかったと答えた（救急処置室で働いたことのある人や救急業務に就いたことのある人なら、誰もこれを意外とは思わないだろう。自動車事故に遭って子供や友人が亡くなったあとに運ばれてきた人は、恐怖で言葉を失い、呆然と座っているものだ）。ほぼ全員がフラッシュバックを繰り返し経験した。そして、光景や音、声、感覚、情動に圧倒されるように感じた。時がたつにつれ、さらに多くのこまごまとした感覚や感情が湧き起こったが、参加者の大半は、そこに何かしらの意味合いを見出せるようにもなり始めた。彼らは何が起こったかを「知り」始め、徐々に他の人にその話（私たちが「トラウマの記憶」と呼ぶ話）をすることができるようになった。

頭に光景が浮かんできたり、フラッシュバックを経験したりする頻度は少しずつ下がったが、最大の進歩は、その出来事のさまざまな詳細を一つにまとめ上げ、順序づける能力に見られた。私たちが研究を行なった時点で、参加者の八五パーセントが起承転結のある、一貫した話を語ることができた。重大な詳細が欠落している人はごくわずかだった。子供のときに虐待されたという五人が、著しく断片化した物語を語ることに、私たちは気づいた。彼らの記憶は、相変わらず光景や身体的感覚、強烈な情動というかたちで蘇ってくるのだった。

端的に言えば、私たちの研究は、一〇〇年以上前にジャネとその同僚たちがサルペトリエール病院で記述した二重の記憶システムの存在の確証となった。トラウマ記憶は私たちが過去について語る話とは根本的に違う。トラウマ記憶は解離している。トラウマを負ったときに脳に入った異なる感覚は、適切にまとめられた一つの話や自伝のひとコマにはなっていない。

私たちの研究における最も重要な発見は、次の事実かもしれない。一八九三年のブロイアーとフロイトの主張とは裏腹に、トラウマを、それと結びついた感情のいっさいとともに思い出しても、必ずしもトラウマは解消しないのだ。私たちの研究は、言語が行動の代わりになりうるという考え方を支持しなかった。研究参加者の大半は、筋の通った話を語り、そうした話と結びついた痛みも経験できたが、耐え難い光景や身体的感覚につきまとわれ続けた。認知行動療法の柱である現代の曝露療法の研究からも、同様のがっかりするような結果が出ている。この手法で治療を受けた患者の大多数が、治療の終了後三か月の時点で、相変わらず深刻なＰＴＳＤの症状を見せるのだ。[27] いずれ論じるように、人は自分の身に起こったことを説明する言葉を見つければ、大きく変われるかもしれないが、必ずしもフラッシュバックがなくなったり、集中力が高まったりするわけではないし、人生に生き生きとかかわるように促されたり、失望や自分が受けたと認識している心身の傷に対する過敏性が和らいだりするわけでもない。

サバイバーの話を傾聴する

トラウマを思い出したい人などいない。その点では、社会も被害者自身と違いはない。私たちはみな、安全で、管理しやすく、予想可能な世界で暮らすことを望んでいるが、世の中はいつもそのような状態にあるとはかぎらないことを、トラウマを負った人々が私たちに思い知らせてくれる。トラウマを理解するには、そのような現実に直面したくないという、持って生まれた傾向を克服し、サバイバーたちの証言に耳を傾ける勇気を養わなければならない。

ローレンス・ランガーは、著書『ホロコースト証言――記憶の廃墟』で、イェール大学のフォーチュノフ・ビデオアーカイブで行なった研究について書いている。「私たちはホロコースト体験の談話に耳を傾けることで、証拠――不完全性の底なしの層へと絶えず呑み込まれていく、モザイクのような証拠――を掘り出す。証言者がたじろぎ、深い記憶の圧倒的な誘惑によって苦悩の沈黙へとしばしば陥る光景を目の当たりにしながら、不完全な間《ま》ばかりの、永遠に未完の物語の始まりと私たちは悪戦苦闘する」(28)。証言者の一人が言うように、「そこにいなかった人には、状況を説明し、それがどのようなものだったかを語るのは難しい。そのようなストレスの下で人がどのように振舞うかを説明するのがそもそも難しく、そのうえ、それほどまでの残虐行為が存在することをまったく知らなかった人に、それを伝え、表現するというのは、幻想のように思える」

　やはりホロコーストのサバイバーであるシャーロット・デルボは、アウシュヴィッツ以後の二重の存在を、次のように説明している。「収容所にいた『自己』は、私ではありません。あなたと向かい合って、ここにいる人間ではありません。そう、本当に信じ難いのですが。この、もう一人の『自己』、アウシュヴィッツに由来する自己に起こったことはすべて、今の私、私には届きません。私には関係ないのです。深層の記憶と通常の記憶とは、それほどまでに別個のものなのです。……この分裂がなければ、私は生き返ることができなかったでしょう[29]」。言葉にさえも二重の意味があると彼女は言う。「そうでなければ、［収容所で］何週間にもわたって渇きに苦しめられた人は、『喉が渇いたわ。お茶を一杯淹れましょう』とは、二度と言えないでしょう。乾きは［戦後は］また広く使われる言葉に戻ったのです。その一方で、ビルケナウ［アウシュヴィッツの虐殺施設］で感じた渇きを夢に見ると、憔悴《しょうすい》して理性を失い、よろよろしている、当時の私が目に浮かびます[30]」

　ランガーは読む者にまとわりついてくる言葉でこう締めくくる。「あれほど痛めつけられた心のモザイクが安らかに眠れるような、ふさわしい墓を見つけられる人がいるだろうか。人生は続いていくが、それは、二つの時間的方向に同時に向かうものであり、未来は悲嘆に満ちた記憶の束縛から逃れることはできない[31]」

　トラウマの本質は、トラウマが圧倒的で信じ難く、耐えられないことだ。どの患者も私たちに、何が正常かという感覚を保留することを要求し、彼らが二重の現実——比較的安全で予想可能な現在が、破壊的で常につきまとってくる過去と隣り合わせに存在しているという現実——に対処していることを受け容れるよう求める。

ナンシーの物語

この二重性をナンシーほど鮮明に言葉に表した患者はほとんどいない。ナンシーは中西部の病院の看護部長で、私に診てもらうために何度かボストンにやって来た。彼女は三人目の子供を産んでまもなく、腹腔鏡下卵管結紮《けっさつ》という手術を受けた。将来の妊娠を防ぐために、卵管を焼灼《しょうしゃく》する、普通であればなんでもない外来外科手術だ。ところが麻酔が不十分だったため、手術が始まってからナンシーは目が覚め、本人の言葉を借りれば、「浅い眠り」あるいは「夢」にときおり陥りながらも、ほぼ最後まで意識があり、ときどき自分の置かれた状況の恐ろしさを嫌というほど経験した。手術中に筋肉が収縮するのを防ぐために、標準的な筋肉弛緩剤を投与されていたので、体を動かしたり、叫び声を上げたりして、手術室の医師や看護師に事態を知らせることができなかったのだ。

現在の推定では、ある程度の「麻酔中の覚醒」が毎年アメリカの手術患者およそ三万人に起こっており、(32)私は以前、その体験でトラウマを負った数人のために、法廷で証言をしたことがあった。だがナンシーには、執刀医や麻酔専門医を訴える気はなかった。彼女はもっぱら、自分が負ったトラウマの全貌を自覚し、それによって、トラウマが日常生活に侵入してくる状態を脱することを望んでいた。彼女が回復への茨の道を綴った一連の注目すべき電子メールからの抜粋を紹介して、この章を終わりにしよう。

当初、ナンシーは自分の身に何が起こったのかわからなかった。「帰宅したときには、まだぼうっとしていて、いつもの家事をしていましたが、自分が生きているとか、本当に存在しているとかいう気があまりしませんでした。その晩は、よく眠れませんでした。それから何日も、支離滅裂の、狭苦しい自分の世界にはまり込んでいました。ヘアドライヤーも、トースターも、コンロも、熱くなるものは何一つ使えません。他の人がしていることや、私に言っていることに集中できません。どうでもよかったのです。しだいに不安が増してきました。睡眠時間も短くなる一方でした。自分の振る舞いがおかしいのは承知していたので、なぜこれほどおびえているのか、理解しようとし続けました。

手術から四度目の夜の、午前三時ごろ、これまでずっと過ごしてきた夢のような状態が、手術室で耳にした会話に関係していることに気づき始めました。そのとき、突然私は手術室に戻っていて、麻痺した体が焼かれるのを感じることができました。私は恐怖の世界に呑み込まれました」。それ以来、記憶とフラッシュバックが自分の生活の中になだれ込んできたとナンシーは言う。

「まるで、ドアが少しだけ押し開けられ、侵入を許すようになったかのようでした。好奇心と拒否感が入り交じった気分でした。不合理な恐れが続きました。眠りに落ちるのが死ぬほど怖かったです。青い色を目にすると、恐怖の感覚を経験しました。あいにく、具合の悪い私の矛先は夫に向けられていました。そんなつもりもないときに、つい夫を激しく罵ってしまうのです。睡眠時間はせいぜい二、三時間で、日中は何時間ものフラッシュバックばかりでした。慢性的に過敏な状態が続き、自分の考えることに脅かされ、それから逃れたくてしかたありません。三週間で一〇キロ以上痩せました。人はそんな私の外見を褒めるばかりでした。

私は死ぬことを考え始めました。自分の人生をひどく歪んだ目で見るようになり、これまでの成功はすべて影が薄くなり、昔の失敗が何倍にも膨らんできました。私は夫を傷つけ、わが子を自分の激怒から守れないことにも気づきました。

手術の三週間後、病院での仕事に復帰しました。エレベーターの中で、手術着を着た人を最初に目にしました。すぐさまそこを飛び出したかったのですが、もちろん、そんなことはできません。そうしたら、その人を打ちのめしたいという、なんとも不合理な衝動が湧いてきたので、必死になってそれを抑え込みました。それがきっかけで、フラッシュバックや恐怖、解離がしだいに悪化しました。仕事からの帰り道は泣きどおしでした。そのあとは、回避がうまくなりました。エレベーターには絶対乗らず、カフェテリアにもけっして行かず、手術室のある階は避けました」

ナンシーは徐々にフラッシュバックをつなぎ合わせ、ぞっとするようなものではあるにせよ、理解可能な手術の記憶を生み出せた。手術室の看護師たちに、大丈夫ですよと言われ、麻酔が効き始めてからしばらく眠っていたことを思い出した。それから、目覚めてきたときの記憶が蘇った。

「手術チーム全員が、不倫をしている看護師の噂話をして笑っていました。ちょうどそのとき、最初の外科的切開が始まりました。メスが刺さり、切開され、温かい血が肌を流れるのを感じました。必死に動こう、口を利こうとしましたが、体が言うことを聞きません。わけがわかりませんでした。筋肉が自らの緊張で何層も引き離されるときの、深い痛みを感じました。こんなものを感じるのですから、手術がうまくいっていないことを悟りました」

続いてナンシーは、誰かが彼女の腹の中を「引っ掻き回している」のを感じ、腹腔鏡が挿入されているのだと気づいたことを思い出した。左の輸卵管が締めつけられるのを感じた。「そのあと突然、焼かれるような強烈な痛みに襲われました。逃れようとしましたが、焼灼器の先が追いかけてきて、中まで容赦なく焼くのです。この経験の恐ろしさを表す言葉など、ありはしません。この痛みは、骨折や自然分娩といった、すでに経験して打ち勝った他の痛みとは別の次元のものでした。極端な痛みとして始まり、輸卵管をゆっくり焼いていく間じゅう続くのです。その途方のなさと比べれば、メスの痛みなど、物の数にも入りません。

それから、今度は右の輸卵管に焼けつく先端を突きつけられる最初の衝撃を唐突に感じました。手術チームが笑っているのが聞こえたとき、私は束の間、自分がどこにいるのかわからなくなりました。自分は拷問室にいるに違いないと思えて、なぜ彼らが情報を聞き出そうとさえせずに私を拷問しているのか、理解できませんでした。……私の世界は狭まって、手術台の周りの小さな球になりました。時間の感覚も、過去も、未来もありませんでした。あるのは、痛みと恐怖だけです。周りには人がいるのに、全人類から孤立している気がし、心底孤独に感じました。そして、例の球が私に向かってさらに縮まってきました。

私は苦悶しながら、体を動かしたに違いありません。看護麻酔師が麻酔専門医に、私が『ライト』だと告げるのが聞こえました。すると医師は麻酔薬を増やすように命じ、それから静かに言いました。『このことは、いっさいカルテに記入する必要はない』。そのあとは、記憶がありません」

ナンシーは、のちに送ってきたメールで、トラウマとはどのような経験かを捉えようと苦労していた。

「フラッシュバックがどのようなものかをお伝えしたいです。それは、まるで時間が折り重ねられたり、あるいは、ねじ曲げられたりしたようで、過去と現在が一つになります。体ごと過去に移されたかのような感じです。もともとのトラウマを象徴するものは、現実にはまったく当たり障りがなくても、すっかり汚染され、憎み、恐れるべき対象、可能なら破壊し、それが不可能なら回避するべき対象と化します。たとえばアイロンは、おもちゃであれ、服にかけるものであれ、髪をカールさせるためのものであれ、どのような形態のものも拷問の道具と見なされるようになります。手術着を目にするたびに、私は解離し、混乱し、体の具合が悪くなり、ときには怒りが込み上げてくるのが意識されます。

私の結婚生活は、少しずつ破綻していきました。夫は、私を傷つけた人々、笑っている冷酷な人々「手術チーム」を象徴するようになったのです。私は二重の状態で存在しています。全面的な麻痺感覚が私を毛布で覆い、それでいて、小さな子供に触れられると、この世界に引き戻されます。一瞬、私はここに存在し、生活の一部となり、ただの観察者ではなくなります。

おかしな話ですが、仕事はとてもうまくこなしていますし、四六時中、肯定的なフィードバックをもらっています。生活は、一種独特の偽りの感覚を伴って進んでいきます。

この二重生活には、奇妙さ、異様さがつきまとっています。嫌になります。それでも、人生に見切りをつけることができませんし、この獣は無視すれば去っていくなどと、自分を欺《あざむ》いて信じ込ませることもできません。手術のときの出来事はすべて思い出したと、何度も思いましたが、必ず新しい出来事の記憶が蘇ってきます。

私の人生の、あの四五分間には、未知のままになっている部分が本当に多くあります。私の記憶は相変わらず不完全で断片的ですが、何が起こったかを理解するためには全部知る必要があるとは、もう考えていません。

恐れが収まると、自分には対処できると気づくのですが、はたしてそうかと疑っている部分が自分の中にはあります。過去へと引き戻そうとする力は強く、それは私の人生の暗い面で、ときどきそこにとどまらざるをえません。この苦闘は、私が生き延びられることを知る、一つの方法でもあるのかもしれません。生き延びるための闘いの再現なのかもしれません。その闘いに、明らかに私は勝ちましたが、それを支配することはできないのです」

回復の初期の兆しが見えたのは、ナンシーが別の、より大きな手術を受ける必要に迫られたときだった。彼女はあるボストンの病院を選び、前の体験について語るという、まさにそのために、執刀医たちや麻酔専門医に手術前に面会を申し込み、私が手術に立ち会う許可を求めた。私はじつに久しぶりに手術着をまとい、彼女について手術室に入り、麻酔が導入される様子を見守った。このときは手術のあと目覚めた彼女は、安心感を覚えることができた。

二年後、私はナンシーに手紙を書き、麻酔中の覚醒についての彼女の話を本章に使う許可を求めた。彼女は返信の中で、回復の進み具合について最新情報を提供してくれた。「先生がわざわざ立ち会ってくださった手術のおかげで、私の苦しみに幕が下りたと言えれば素晴らしいのですが、残念ながら、そうはなりませんでした。あの半年ほどあと、二つの選択をし、それが図に当たりました。認知行動療法のセラピストのもとを離れ、精神力動的な精神科医に診てもらうことにし、ピラティスの教室にも入りました。

セラピーの最後の月に、担当の精神科医に訊いてみました。先生はなぜ、他のセラピストがみな試みたものの、失敗したように、私のことを治そうとしなかったのですか、と。すると先生が言うには、私が子育てや仕事でどれだけのことを成し遂げられたかを考えると、足場となる環境を生み出してあげれば、私には自分を癒すだけのレジリエンスがあるように思ったからだそうです。その足場というのが毎週一時間のセラピーで、それは、自分がどうしてこれほど損なわれたのかという謎を解き明かし、それから、ばらばらではなくひとまとまりの、苦悩しているのではなく平穏な自己の感覚を再建する、安全な避難場所となりました。また、私はピラティスを通して、これまでよりも強い身体的な核を見出し、あわせて、あのトラウマ以来私の人生からは疎遠になっていた受容と社会的支援を進んで提供してくれる女性たちのコミュニティとも出合いました。この組み合わせによる核の強化――精神的、社会的、身体的な強化――から、自分は安全で主導権を握っているという感覚が生まれ、トラウマの記憶は過去に追いやられ、現在と未来が現れ出てこられたのです」

第5部　回復へのさまざまな道

第13章　トラウマからの回復——自己を支配する

セラピーに行くのは、頭がおかしいかどうかを知るためではない。
私は毎週セラピーに行き、たった一つの答えを見つける。
そしてセラピーについて話すと、人がこう思っているのがわかる——
セラピーは人を利己的にして、その精神科医を好きにならせるだけだ、と。
でも私は、他のみんなのことをどんなに愛していたことか。
自分についてじつに多くのことを、ようやく語るようになったときには。
——ダー・ウィリアムス「ホワット・ドゥ・ユー・ヒア・イン・ジーズ・サウンズ」

誰も戦争を「治療する」ことはできないし、それを言うなら、虐待やレイプや性的虐待をはじめ、他のどのような恐ろしい出来事であれ「治療」することもできない。起こってしまったことを、なかったことにはできない。だが、対処できるものはある。それは、トラウマが体と心と魂に残した痕跡だ。その痕跡とは、不安や抑うつ感とも呼べる、胸が押し潰されるような感覚や、自分を制御できなくなるのではないかという恐れ、危険や拒絶に対して常に身構えてしまうこと、自己嫌悪、悪夢とフラッシュバック、目の前の課題に取り組み続けることも、今している作業に打ち込むこともできないほどの混乱、他者にすっかり心を開けないこと、といったものだ。

トラウマは、自分で自分を取り仕切っているという感覚を人から奪う。今後の章で『セルフ（自分そのもの）』によるリーダーシップ」と呼ぶものを奪う。[1] 回復のための課題は、体と心——すなわち自己——の所有権を取り戻すことだ。それは、圧倒されたり、激怒したり、恥じ入ったり、虚脱状態に陥ったりせずに、遠慮なく自分が知っていることを知り、感じているものを感じるということだ。たいていの人にとって、それには次のことが必要になる。（1）落ち着いて意識を集中した状態になる方法を見つける。（2）過去を思い出させる光景や思考、音、声、身体的感覚に反応するときに、その落ち着きを保ち続けることを学ぶ。（3）今を思う存分生き、周囲の人々と十分にかかわる方法を見つける。（4）どうにか生き延びてきた手段についての秘密も含めて、自分に隠し事をしないで済むようにする。

こうした目標は、ある決まった順序で一つひとつ達成されるものではない。それらは重なり合い、各自の状況次第では、とくに難しいものもあるかもしれない。このあとの各章では、これらの目標を達成するための具体的な手法や取り組み方について述べていく。トラウマサバイバーにも、彼らを治療しているセラピストにも、なるべく有用になるように書いたつもりだ。一時的なストレスを感じている人にも役立つかもしれない。私はどの手法も、患者を治療するために広く使ってきたし、自分自身でも体験している。これらの手法の一つを使うだけで改善する人もいるが、回復の段階ごとに異なる取り組みが助けになる人がほとんどだ。

私はここで述べる治療法の多くについての科学的研究をしてきており、専門家の査読がある科学雑誌に研究結果を発表している。[2] 本章での私の目的は、根底にある原理を概観し、このあとの章の内容を簡単に紹介するとともに、のちに詳しく取り上げない手法に関する短い所見を提示することだ。

回復のための新たな主眼点

トラウマについて語るときには、私たちはしばしば話や問いから始める。たとえば、「戦争中に何がありましたか」「性的虐待を受けたことはありますか」「その事故(あるいは、そのレイプ)について話をさせてください」「家族にアルコール依存の人はいましたか」といった具合に。だがトラウマは、ずっと昔に起こったことについての話という程度のものでは断じてない。トラウマを負ったときに刻みつけられた情動と身体的感覚が、記憶としてではなく、現在における破壊的な身体的反応として経験されるのだ。

自己を制御する能力を取り戻すためには、トラウマに立ち返る必要がある。自分に起こった出来事に遅かれ早かれ対峙しなければならないのだが、それは、自分が安全だと感じ、過去に立ち返ることによって再びトラウマを負わないようになったあとだ。最初にしなければならないのは、過去と結びついた感覚と情動に圧倒されていると感じる事態に対処する方法を見つけることだ。

第4部までで示したように、心的外傷後の反応を引き起こすエンジンは、情動脳の中にある。理性脳が思考というかたちで現れ出てくるのとは対照的に、情動脳は身体的な反応というかたちで姿を現す。たとえば、はらわたがよじれるような感覚、心臓の激しい鼓動、速く浅い呼吸、胸が張り裂けるような感覚、話すときの緊張した甲高い声、虚脱や硬直や憤激や過剰な自己防衛を示す特徴的な体の動きなどだ。

なぜ私たちは、ただ理性に従うわけにはいかないのか。理解は手助けになるのだろうか。理性的で実行機能のある脳が上手に手助けしてくれるので、私たちは自分の抱いている感情の由来を理解できる（「男性に近寄るとおびえてしまうのは、父に性的虐待をされたからだ」「息子への愛情表現が下手なのは、イラクで子供を殺したことに罪の意識を持っているからだ」というように）。とはいえ、理性脳は、情動や感覚や思考をなくすことはできない（レイプされたのは自分のせいではないと理性ではわかっていても、漠然とした脅威を覚えながら生きていたり、自分は根本的にひどい人間なのだと感じていたりする）。なぜそう感じるのかを理解しても、どのように感じるのかは変わらない。だが、理解をすれば、思わず強烈な反応（加害者を思い出させる上司を非難する、一度意見が衝突しただけで恋人と別れる、見知らぬ人の腕に飛び込むといった反応）を見せてしまうのを防ぐことはできる。それでも私たちが疲弊すればするほど、理性脳は情動に主導権を奪われていく。(3)

辺縁系セラピー

トラウマ性ストレスを解消するうえでの根本的な課題は、理性脳と情動脳との適切な均衡を取り戻して、自分がどう反応し、どう人生を送るかを自分で取り仕切っていると感じられるようにすることだ。私たちは、何かのきっかけで過覚醒や低覚醒の状態になるときには、「耐性領域」（最適なかたちで機能できる範囲）の外に押しやられている。[4] 過覚醒の場合には、私たちは反応しやすくなり、混乱に陥る。フィルターが働かなくなるので、音や光に悩まされ、望みもしない過去の光景が心に侵入し、パニックになったり逆上したりする。低覚醒の状態で機能停止に陥ると、心も体も麻痺しているように感じ、頭の働きが鈍り、椅子から立ち上がることも難しくなる。

過覚醒になったり機能停止に陥ったりしているかぎり、人は経験から学ぶことができない。どうにか主導権を握り続けていたとしても、極度の緊張状態になっているので（アルコホーリクス・アノニマス（アルコール依存症からの回復を手助けする匿名会員による組織）ではこれを、「指の関節が白くなるほど手をきつく握りしめながら保つ、しらふの状態」という）、柔軟性を欠き、頑なになり、気分が落ち込んでいる。トラウマからの回復には、実行機能を回復し、それとともに自信と、遊び戯れたり創造したりするための能力を取り戻すことが必要となる。

心的外傷後の反応を変えたいのなら、情動脳にアクセスして、「辺縁系セラピー」をしなければならない。壊れた警報システムを修理し、情動脳を通常業務（体の維持管理をする静かで目立たない存在）に戻して、食べ、眠り、親密なパートナーと結びつき、子供たちを保護し、危険から身を守

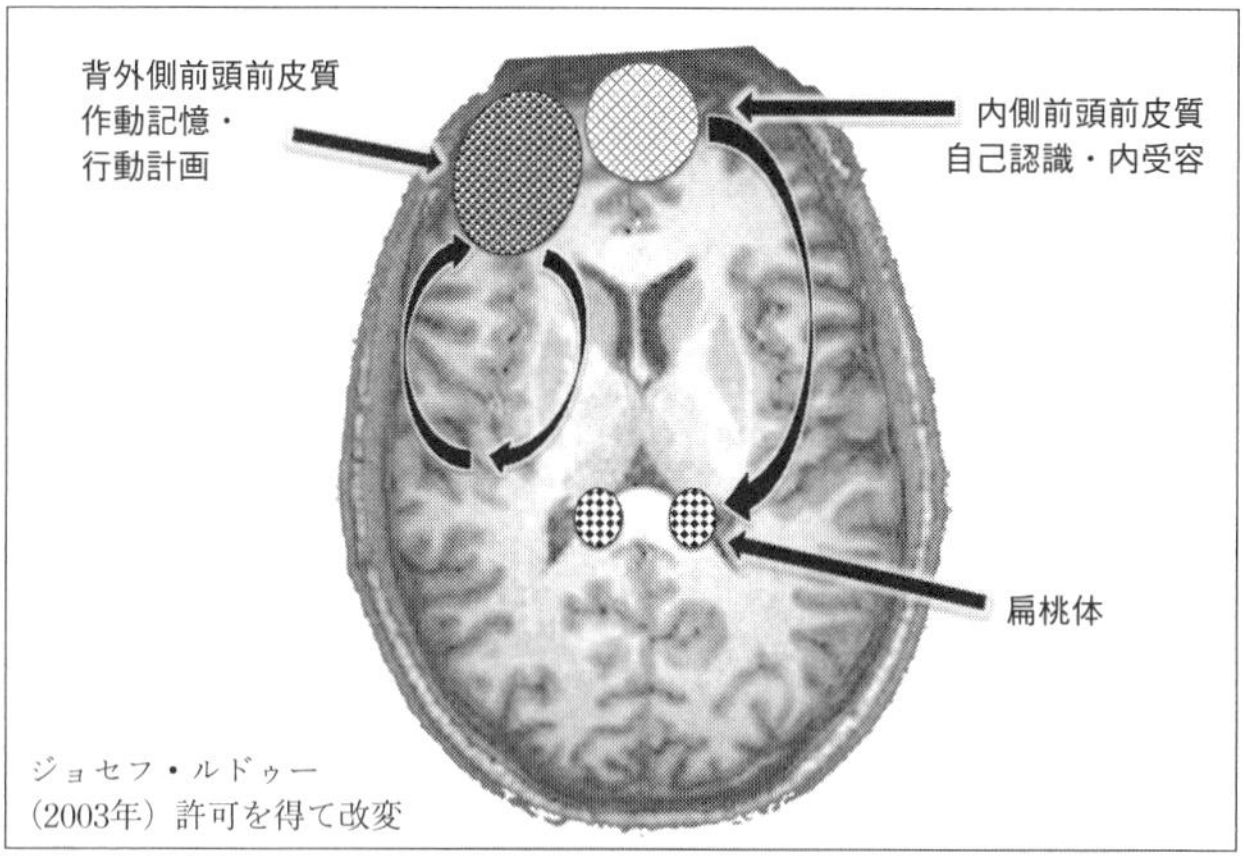

図13-1 情動脳にアクセスする　背外側前頭前皮質の中心にある、理性的で分析的な脳領域は、トラウマの痕跡のほとんどが刻み込まれている情動脳と直接つながっていないが、自己認識の中枢である内側前頭前皮質は、情動脳とつながっている。（リシア・スカイ筆）

ることがきちんとできるようにするのだ。

神経科学者のジョセフ・ルドゥーとその共同研究者たちは、情動脳に意識的にアクセスできる唯一の方法は、自己認識を通してであることを示した。つまり、自分の内部で何が起こっているかに気づいて、自分が感じているものを感じること（専門用語では、「内部を見る」というラテン語に由来する「interoception（内受容）」）を可能にする脳領域である内側前頭前皮質を活性化するのだ[5]。意識ある脳のほとんどは、もっぱら外の世界に向けられており、他者と仲良くやったり、将来のための計画立案をしたりすることに専念している。だがそれは、自分自身を管理する助けにはならない。神経科学的な研究から明らかなとおり、私たちの感じ方を変えられる唯一の方法は、内部の経験を自覚して、自分の内部で起こっている出来事と仲良くなれるようにすることなのだ。

情動脳と仲良くなる

1．過覚醒に対処する

過去数十年間にわたって精神医学の主流は、薬を使って私たちの感じ方を変えることに焦点を絞ってきており、この薬物療法が過覚醒と低覚醒への対処法として容認されるに至っている。薬については本章でいずれ論じるが、最初に強調しておかなければならないことがある。私たちは、自分を安定させておくための技能を生まれながらにして数多く持っているのだ。第5章で、情動がどのように体に認識されるかを見た。脳と多くの内臓とをつないでいる迷走神経線維の八割ほどは求心性で、体から脳へと走っている。[6]これは、呼吸や歌、動きによって、覚醒系を直接訓練できることを意味する。この原理は、中国やインドなどで、そして私の知るかぎり、あらゆる宗教的慣習の中で、太古から利用されているが、主流の文化では社会的基準から外れた「代替療法《オルタナティブ》」として疑いの目で見られている。

私は共同研究者たちと、国立保健研究所の支援を受けた研究を行ない、薬や他の治療法ではまったく効果がなかった患者が、ヨーガを一〇週間実習すると、PTSD症状が著しく軽減することを立証した[7]（ヨーガは第16章で取り上げる）。第19章のテーマであるニューロフィードバックも、過覚醒や機能停止のために意識を集中したり優先順位をつけて物事を処理したりすることが困難な子供や大人に、とりわけ大きな効果を発揮しうる。[8]

たとえ不快な記憶やぞっとするような記憶を呼び起こしている最中にも穏やかに呼吸し続けるこ

とを学び、体を比較的リラックスした状態に保つことが、回復のために欠かせない。[9] 意図的にゆっくりとした深い呼吸を数回すると、覚醒状態に副交感神経のブレーキがかかる効果に気づくだろう（これについては第5章で説明した）。呼吸に意識を集中していればいるほど、得るものは大きい。注意を向けながら最後まで息を吐ききり、少しの間《ま》を置いてから再び吸うと、とくに効果がある。呼吸を続けて、空気が肺を出入りするのに意識を向けながら、酸素は体を育み、生き生きと物事に携わっているると感じるのに必要なエネルギーを組織に行き渡らせる役割を果たしているのだと思ってもいい。第16章では、この単純な練習が全身に与える効果について述べる。

情動調節は、トラウマやネグレクトの影響を処理するうえで重要なので、教師や訓練係の軍曹、里親、メンタルヘルスの専門家が情動調節の技法の訓練を十分に受けたなら、目覚ましい成果がもたらされるだろう。だが現在のところは、情動調節はおもに保育園や幼稚園の職員の領分だ。彼らは毎日、未成熟な脳と衝動的な行動に対処しており、それを管理するのに非常に長けていることが多い。[10]

西洋における精神医学的・心理学的治療の主流は、昔から自己管理にほとんど注意を払ってこなかった。西洋が薬や言葉によるセラピーに頼るのとは対照的に、世界の他の国々は伝統的に、マインドフルネスや体の動き、リズム、行動に頼っている。インドのヨーガ、中国の太極拳と気功、アフリカ各地のリズミカルなドラム演奏など、例を挙げればきりがない。日本と朝鮮半島の文化からは数多くの武道が生まれた。武道は、目的のある動きの修練と現在に意識を集中することに的を絞るのだが、これはトラウマを負った人が支障を来す能力だ。合気道、柔道、テコンドー、剣道、ブラジルのカポエイラなどが、そのような武道の例だ。こうした技術にはすべて、身体的な動き、呼吸、瞑想が伴う。ヨーガを別にして、こうした民間に普及している非西洋の治療の伝統が、PTSD治療のために体系的に研究されたことはほとんどない。

2. マインドフルネスを活用する

回復の核となるのは、自己認識だ。トラウマのセラピーで最も重要な言葉は、「それに意識を向けてください」と「次にどうなりますか」だ。トラウマを負った人々は、我慢できそうにない感覚とともに生きている。胸が張り裂けるように感じ、みぞおちの耐え難い感覚や、胸が締めつけられる思いに苦しんでいる。だが、体内のこうした感覚を感じるのを避けると、その感覚にますます圧倒されやすくなる。

体を意識すれば、私たちの内部の世界、すなわち生体の状況に接するようになる。自分の苛立ちや心配、不安に気づきさえすれば、物の見方を変えやすくなり、無意識の習慣的な反応ではない、新しい選択肢が得られる。マインドフルネスによって、私たちは感情も知覚も一時的なものであることを悟る。身体的感覚に意識を集中して注意を払うと、情動が満ちたり引いたりするのを認識でき、それとともに、情動を制御しやすくなる。

トラウマを負った人は、感じるのを恐れていることが多い。今や彼らの敵は、加害者（近くにいて傷つけられることがもうなければいいのだが）ではなく、自分の身体的感覚だ。不快な感覚に乗っ取られるのではないかという不安から、体が凍りつき、心は閉ざされたままになる。トラウマは過去のものなのに、情動脳は、サバイバーがおびえたり、無力だと感じたりするような感覚を生み続ける。じつに多くのトラウマサバイバーが、強迫観念に駆られて飲み食いし、愛し合うことを恐れ、多くの社会的な活動を避けるのも驚くにはあたらない。彼らの感覚世界の大部分が、立ち入り禁止になっているのだ。

変わるためには、人は内部経験に心を開く必要がある。その第一歩は、心が感覚に注意を集中するのを許し、永遠に続くように思えるトラウマ体験とは対照的に、身体的感覚は一時的なもので、姿勢のわずかな変化や、呼吸や思考の変化に反応するのに気づくことだ。身体的感覚に注意を払ったら、次に、それを言葉で説明する。「不安に感じるときは胸が潰れるような感覚がある」というように。そのあと私は患者に、「その感覚に意識を集中し、息を深く吐いたり、鎖骨のすぐ下を軽く叩いたり、泣きたければ泣いたりすると、その感覚がどう変化するか注意してみてください」と言うこともある。マインドフルネスを実践すると交感神経系が落ち着くので、闘争／逃走反応を起こしにくくなる。[11] 自分の身体的反応を観察して、それに耐えるのを学んで初めて、過去に安全に立ち返れるようになる。今現在感じていることに耐えられなければ、過去に心を開いても苦悩が深まり、なおさら深いトラウマを負うだけだ。[12]

体の混乱状態は絶えず変化するという事実を意識し続けていれば、非常に多くの不快感にも耐えることができる。ある瞬間に胸が締めつけられても、息を深く吸い込んで吐き出せば、その感覚は和らぎ、肩の筋肉の緊張といった、何か他のものに気づくかもしれない。今度は息をさらに深く吸い込むとどうなるかを探り始めて、胸郭が拡がるのに気づくことができる。[13] いったん気分が落ち着いて好奇心が増したら、先ほどの肩の感覚に戻ることもできる。その肩が何かしら関係するような記憶が自然に浮かんできても、驚いてはならない。

さらに次のステップは、思考と身体的感覚の相互作用の観察だ。特定の思考は、どのように体に認識されるだろうか（「父は私を愛している」といった思考や、「恋人に捨てられた」といった思考は、異なる感覚を生むだろうか）。体が特定の情動や記憶をどのように生み出すのかが自覚できると、かつて生き延びるために遮断していた感覚や衝動を解放する可能性が開かれる。[14] その仕組みについては、演劇の効用などを取り上げる第20章で詳しく説明する。

心身医療の先駆者の一人であるジョン・カバットジンは、一九七九年にマサチューセッツ大学メディカルセンターで、「マインドフルネスストレス低減法（MBSR）」のプログラムを創始した。彼の手法は、三〇年以上にわたって綿密に研究されている。彼はマインドフルネスを次のように説明している。「この変化のプロセスは、こんなふうに考えてもいい。マインドフルネスをレンズだと見なし、心の中に散らばっている受け身のエネルギーを集約し、それを生きるためや、問題解決のためや、癒やしのためのエネルギーの一貫した源にするのだ[15]」

マインドフルネスは、うつ病や慢性疼痛といった、数多くの精神医学的・心身医学的症状や、ストレス関連症状に有効であることが立証されている。[16] また、免疫反応、血圧、コルチゾール値の改善といった、身体的な健康に幅広い効果がある。[17] 情動調節に関与する脳領域を活性化し、[18] 体の認識と恐れに関連する領域に変化をもたらすことも立証されている。[19] 私の研究仲間であるハーヴァード大学のブリッタ・ホルツェルとサラ・ラザーによる研究では、マインドフルネスを練習すると、脳の煙探知機である扁桃体の活性化が抑えられ、トリガーになりそうなものに対して反応しにくくなりさえすることが立証された。[20]

3．かかわり合う

良い支援ネットワークを持つというのが、トラウマを負うのを防ぐための最も効果的な要因であることは、幾度となく研究によって立証されている。安全と恐怖とは両立しない。恐れおののいているときには、信頼している人の心強い声や固い抱擁ほど心を落ち着かせてくれるものはない。おびえている大人は、恐れおののいた子供に与えられるものと同じ慰めに反応する。優しく抱き締められて体を揺り動かされ、誰か強くて大きい人に、万事任せなさいと請け合ってもらえると、安心して眠りに就くことができるのだ。回復するためには、心と体と脳に、身構える必要がないことを納得させなくてはならない。それが実現するのは、体の芯から安全だと感じて、その安心感を過去の無力感の記憶と結びつけられるようになったときだ。

暴行や事故や自然災害などに負わされた急性のトラウマのあとにサバイバーが必要とするのは、なじみのある人や、その顔や声、身体的接触、食べ物、雨風を凌げる場所や安全な場所、眠る時間だ。近くや遠くにいる大切な人々と連絡をとり、安全だと思える場所で家族や友人とできるだけ早く再会することが肝心だ。愛着の絆は脅威から私たちを守ってくれる最高の盾となる。たとえば、トラウマを引き起こした出来事のあとに親から引き離された子供は、長期的で重大な悪影響を被りやすい。第二次大戦中にイギリスで行なわれた調査によると、ロンドン大空襲のときにロンドンに住んでいて、ドイツ軍の爆撃を避けるために田舎に疎開させられた子供たちは、そのまま親元にとどまって防空壕で夜を過ごし、破壊された建物や人々の死骸の恐ろしい光景に耐えた子供よりも、はるかに悲惨な経過をたどったという[21]。

トラウマを負った人は、家族や親類、専門のセラピストとのつながり、アルコホーリクス・アノニマスの集まり、退役軍人の組織、宗教的なコミュニティといった、人間関係の中で回復する。そうした人間関係の役割は、侮辱されたり戒められたり批判されたりしたと感じないで済むという安心感も含め、身体的・情動的な安心感を与えて、起こった出来事の実状に耐え、直面し、対処するように勇気づけることだ。

すでに見たように、脳回路の配線の多くは、他者と同調することに向けられている。トラウマから回復するには、同じ人間である他者と（再び）結びつかなければならない。人間関係の中で生じたトラウマが、交通事故や自然災害によるトラウマよりも一般的に治療が難しいのはそのためだ。私たちの社会では、女性や子供でいちばん多く見られるトラウマは、両親や親しいパートナーがもたらす。児童虐待や性的虐待、家庭内暴力はすべて、本来ならば愛してくれるはずの人によって引き起こされる。このために、愛する人に守られているという、トラウマから守ってくれる最も重要な盾が取り払われてしまう。

養育や保護を求めて当然の相手に、おびえさせられたり拒絶されたりしたら、機能停止に陥り、自分が感じるものを無視するようになる[22]。第3部で見たように、養育者から攻撃を受けたら、おびえたり、怒ったり、苛立ったりしたときに、その感情に対処するために、他の手段を見つけなければばならない。自分だけで恐怖を処理しようとすると、別の問題が出てくる。それは、解離、絶望、依存症、慢性的なパニックの感覚、そして、疎外感や断絶や感情の爆発だらけの人間関係などだ。こうした経験のある患者は、ずっと昔に自分に起こった出来事と現在の感情や行動とを、結びつけて考えることはまずない。すべてが手に負えないように思えてしまうばかりなのだ。

何が起こったかを認め、自分が格闘している目に見えない悪魔たちを認識できるようになって初めて、救いがやって来る。たとえば、第11章で取り上げた、小児性愛の聖職者に虐待された男性たちを思い出してほしい。彼らはジム通いをし、筋肉増強剤を飲み、雄牛のように強靭だった。それにもかかわらず、診察のときにはしばしばおびえた子供のように振る舞った。心の奥底ではまだ無力だと感じている、傷ついた少年だったのだ。

他者との触れ合いや同調は、生理的な自己調節の源泉であるものの、人と親密になりそうになると、傷つけられ、裏切られ、見捨てられるのではないかという恐れが引き起こされることがよくある。これには羞恥心が重要な役目を果たしている。「本当の私を知った途端、どれほど堕落したおぞましい人間かわかって、私を捨てるだろう」というように。未解決のトラウマがあると、人間関係を大きく損ないうる。愛する人から暴行されたために悲嘆に暮れたままならば、二度と傷つけられまいという思いでいっぱいになって、新たに人に心を開くのを恐れるだろう。それどころか、相手に傷つけられる前に、無意識のうちにその人を傷つけようとするかもしれない。

これは回復への大きな障害となる。心的外傷後の反応は自分の命を救おうとする取り組みとして始まったことが理解できれば、内なる音楽（あるいは不協和音）に勇気を振り絞って立ち向かうこともできるが、それには助けが必要だ。寄り添ってもらえるほど信頼できる人、トラウマ患者の感情を安全に受け止め、情動脳からの不快なメッセージに患者が耳を傾けるのを手助けしてくれる人を、見つけなければならない。患者の恐怖を怖がらずに、患者の心の奥底に秘められた憤激を受け容れることができる導き手が必要だ。長年にわたって自分にも秘密にしてこざるをえなかった、断片化した体験を探る間、患者の心身の健康を守ることができる人がいなければならない。この作業をするためには、トラウマを負った人のほとんどは、しっかりした拠り所と、多くの指導を必要とする。

専門のセラピストを選ぶ

有能なトラウマ・セラピストになるための研修では、トラウマや虐待やネグレクトの影響について学び、(1)患者をなだめ、落ち着かせ、(2)トラウマ記憶とその再演を葬り去る助けをし、(3)患者を他者と結びつけ直すといったことに役立つ、さまざまな技法を習得しなければならない。理想的にはセラピスト自身も、自分が実践するセラピーをすべて受けておいたほうがいいだろう。

セラピストが、自分が苦闘してきた事柄について患者に詳しく話すのは、不適切で倫理に反するが、どの形態のセラピーの研修を受けたのか、どこで技能を身につけたのか、行なおうとしているセラピーからセラピスト自身が恩恵を受けたことがあるかどうかを患者が尋ねるのは、しごく妥当なことだ。

トラウマには、これぞという「選り抜きの治療法」はないし、自分の手法が患者の問題に対する唯一の答えだと考えているセラピストは、患者を本当に回復させることに関心を持っているのではなく、特定の観念を信奉しているだけである疑いがある。有効な治療法のいっさいに精通しているセラピストなどいるはずがないのだから、自分が提供するものではない選択肢を患者が探ることを、セラピストは許容するべきだ。また、患者から学ぶ態度も持ち合わせていなければならない。性別や人種や経歴も関係ない。それらが重要になるのは、安全で理解されていると患者に感じさせる妨げになるときだけだ。

そのセラピストといっしょにいて、基本的に安心できるだろうか。その人はあるがままの自分でいることも、同じ人間として、あなたといっしょにいることも、心地良く感じているように見えるだろうか。患者が安全に感じることが、自分の恐れや不安と向き合うための必要条件だ。セラピストがいかめしかったり、批判的だったり、興奮していたり、棘々しかったりすると、患者は怖いとか、見捨てられているとか、屈辱を与えられているとか感じてしまい、トラウマ性ストレスを解決する助けにならない。セラピストが自分をかつて傷つけたり虐待したりした人と似ているのではないかと思って、昔の感情が湧き上がるようなときがあるかもしれない。これは、セラピストといっしょに克服できるものであってほしい。私の経験では、患者はセラピストに心から好意を抱くときにのみ、症状が改善するからだ。また、患者は自分が治療者に何らかの影響を与えていると感じないかぎり、成長して変化することもできないだろうと思う。

あなたが患者なら、重大な問いは、こうなる。あなたが何者であり、ただの一「ＰＴＳＤ患者」ではなくてあなたが何を必要としているのかを、そのセラピストが突き止めたがっていると感じるかどうか、だ。あなたは診断質問表に載っている症状のリストにすぎないのだろうか。それともセラピストは、あなたが今しているようなことをなぜして、考えているようなことをなぜ考えるのかを、じっくりと時間をかけて探り当てようとするだろうか。セラピーは協働の過程であり、あなたという人間をいっしょに探究する作業なのだ。

子供のころに養育者から残忍な仕打ちを受けていた患者は、誰といても安全だと思えないことが多い。私はよく患者に、児童期にいっしょにいて安心できた人を挙げてみるように言う。多くの患者は、これまでただ一人だけ気遣いを示してくれた教師や隣人、店の人、コーチ、あるいは聖職者の記憶を、しっかりと持っている。そしてその記憶はしばしば、物事にもう一度携わるための種《たね》となる。私たち人間は、可能性に満ちた種《しゅ》だ。トラウマに対処するというのは、損なわれたものに取り組むことだけではなく、どのように生き延びたのかを思い出すことでもある。

私は患者に、生まれたばかりのときの自分がどんなだったかを想像してもらったりもする。愛らしくて元気いっぱいだったろうか。誰もがそうだったと信じているし、傷つけられる前はこうだったに違いないというイメージを持っている。

いっしょにいて安全だと感じた人がまったく思い浮かばない患者もいる。彼らにとっては、馬や犬とかかわるほうが、人とかかわるよりもずっと安全なのかもしれない。この原理は現在、刑務所や入所型治療プログラム、帰還兵のリハビリテーションといった、多くの治療現場で応用され、大きな成果を挙げている。ヴァン・デア・コーク・センター(23)の第一期生のジェニファーは、一四歳でプログラムに参加したときには手に負えない無口な少女だった。彼女は修了式のとき、馬の世話を任されたことが自分にとって重要な第一歩だったと述べた。馬との絆を強めたおかげで、センターの職員と安心してかかわり始めるようになり、それから授業に集中し、大学進学適性試験（SAT）を受け、大学に入学できた。(24)

4．リズムの共有と同調

人間関係は、私たちの誕生の瞬間から、敏感に反応する表情や身振り、身体的接触に体現されている。第7章で見たように、これらは愛着の土台だ。トラウマを負うと、身体的に同調できなくなる。PTSDのクリニックの待合室に入ると、患者は顔が凍りつき、体が虚脱状態にある（それでいて興奮している）ので、職員とすぐに見分けられる。残念なことに多くのセラピストは、そうした身体的コミュニケーションを無視して、患者が意思疎通に使う言葉にだけ焦点を当てる。

音楽とリズムで表現される、コミュニティの癒やしの力を私が痛感したのは、一九九七年の春、南アフリカ共和国で真実和解委員会の活動に携わっていたときだ。訪れた場所によっては、悲惨な暴力が続いていた。ある日、ヨハネスバーグ郊外の黒人居住区にあるクリニックの中庭で、レイプサバイバーの集まりに出席した。遠くから射撃音が聞こえ、クリニックを囲む塀を越えて煙が押し寄せ、催涙ガスの臭いが漂っていた。のちに聞いたところによると、四〇人が亡くなったという。

だが、周囲の状況は見慣れぬもので恐ろしかったとはいえ、私はこのグループの人々の様子には、十分過ぎるほどなじみがあった。女性たちは前屈みで座り、悲しみに満ちて凍りついており、ボストンで目にしてきた多くのレイプセラピーのグループの女性たちとそっくりだった。私は無力感というおなじみの感覚を味わい、虚脱状態の人々に囲まれて、自分自身も精神的に虚脱するのを感じた。そのとき一人の女性が、体をそっと前後に揺らしながらハミングをし始めた。ゆっくりとリズムが生まれ出てきた。他の女性たちも少しずつ加わっていく。まもなくグループ全体が歌い、動き、立ち上がって踊りだした。それは驚くべき変化だった。人々は生命を取り戻し、表情は同調し始め、生気が体に蘇った。私は、ここで目にしているものを応用すること、そして、リズムと歌と動きがトラウマの治療にどのように役立ちうるかを研究することを誓った。

これについては演劇についての第20章で詳しく取り上げ、未成年犯罪者や危険な環境に置かれた里子など、さまざまな若者のグループが、メンバーどうしでいっしょに活動をし、互いに頼り合うことを学ぶ様子を示すつもりだ。彼らはシェイクスピア劇で剣術の対戦をしたり、自分たちで標準的な長さのミュージカルを書いて演じたりする。これまでに多くの患者が、合唱や合気道、タンゴのダンス、キックボクシングにどれだけ助けられたかを語ってくれた。彼らに勧められたものを、今度は私が喜んで他の患者たちに勧めている。

リズムと癒やしについて、じつに説得力のある教訓を得たことは他にもある。たとえば、中国の孤児院から養子にもらわれた、五歳の口が利けない少女イン・ミーの治療を、トラウマセンターの臨床医たちが頼まれたときだ。彼女と触れ合おうとしたものの、何か月もうまくいかなかったあとで、私の同僚のデボラ・ロゼルとエリザベス・ウォーナーは、イン・ミーはタイミングを合わせて人とかかわるシステムが機能していないことに気づいた。周囲の人の声や表情に同調できなかったのだ。そこで彼女らは、感覚運動セラピーを試すことにした。[25]

マサチューセッツ州ウォータータウンにある感覚統合クリニックは、さまざまな遊具を備えた素晴らしい室内遊技場だ。ブランコ、色とりどりのゴムボールが体を隠せるほど入っているボールプール、平均台、中を這って進めるようになっているプラスチックのトンネル。梯子《はしご》を上ったところにある台からは、ウレタンマットの上に飛び下りることができる。職員によってボールプールに入れられたイン・ミーは、肌の感覚を感じられるようになってきた。また、職員に助けてもらいながら、ブランコに乗って揺らし、ずっしりと重いブランケットの下を這った。六週間後、何かが変わった。そして、イン・ミーは話し始めた(26)。

私たちはイン・ミーの劇的な改善に促され、トラウマセンターでも感覚統合クリニックを始めることにした。現在では入所型治療プログラムでも、このクリニックを利用している。トラウマを負った大人に感覚統合がどれだけ効果があるかはまだ調べていないが、私は自分が行なうセミナーには感覚統合体験とダンスを常時組み込んでいる。

同調の仕方を学ぶことによって、親（そしてその子供たち）は、相互作用を体の芯から経験できるようになる。親子相互交流療法（PCIT）は、感覚運動による覚醒調節療法（SMART）と同様、そうした経験を強化する相互作用用セラピーで、トラウマセンターの同僚たちが開発したものだ(27)。

人はいっしょに遊ぶときに、身体的に同調したと感じて、つながりと喜びの感覚を味わう。即興エクササイズ（http://learnimprov.com/で閲覧できるようなもの）も、人が喜びを味わい探検をしながら結びつくのを手助けする素晴らしい方法だ。沈んだ顔の人々が一斉にくすくす笑いだすのを見ると、苦悩の呪文が解けたことがわかる。

5. 触れる

トラウマ治療法の主流は、恐れおののく人が自分の感覚と情動を安全に経験するのを助けることに、ほとんど注意を払ってこなかった。セロトニン再取り込み阻害薬、リスペリドン（リスパダール）、クエチアピン（セロクエル）などを使う治療が、人が自分の感覚世界に対処するのを助ける治療に、しだいに取って代わってきた。[28] だが、私たち人間が苦悩を軽減する最も自然な方法は、触れられて、ハグされて、体を優しく揺り動かされることだ。これは過覚醒の鎮静に効果をもたらす。そして、自分は損なわれておらず、安全で、守られていて、主導権を握っているという気持ちにさせてくれる。

触れるというのは、私たちに備わっているうちで、心を落ち着かせるための最も基本的な手段だが、ほとんどの治療的行為では禁止されている。とはいえ、人は体の芯から安全だと感じなければ、完全に回復することはできない。したがって私は、治療的《セラピューティック》マッサージ、フェルデンクライス・メソッド、頭蓋仙骨療法といった、何らかのボディワーク（手技や体操、運動などを通して体から意識に働きかける手法）を受けるように、すべての患者に勧めている。

私はお気に入りのボディワーク専門家であるリシア・スカイに、トラウマを負った人への治療について尋ねた。彼女は次のように語った。「個人的なつながりを築くまでは、けっしてボディワークのセッションは始めません。私は病歴を聴取しません。どれほどのトラウマを負っているのか、何が起こったのかは探らないのです。現在、その人の体がどういう状態にあるかを調べます。私に注意を払ってもらいたいことがあるかどうかを尋ねます。その間ずっと、私はその人の姿勢に注意

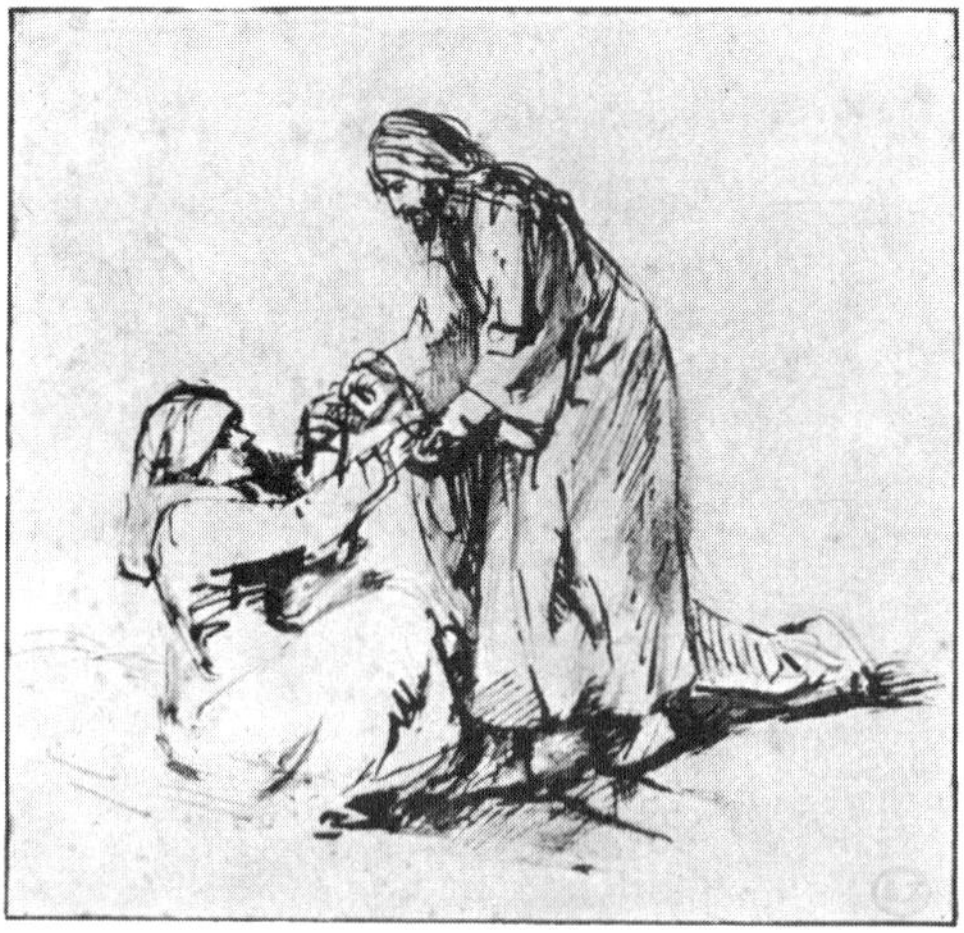

図13-2 レンブラント・ファン・レイン作、「病人を癒やすキリスト」 慰めの仕草は、場所や時代を問わずそれとわかるもので、同調して触れることによる癒やしの力を表している。

を払っていますし、私の目を見ているかどうか、どれだけ緊張しているように、あるいはリラックスしているように見えるか、私とうまくつながりを持てているか、いないか、なども確認しています。

最初に判断するのは、そのクライアントが、仰向けとうつ伏せのどちらのほうが安全だと感じるかです。その人のことをよく知らなければ、普通は仰向けから始めます。着衣にはとても気を使います。身に着けたままでいたい物を、遠慮なく身に着けたままにしてもらい、安全だと感じてもらうように気を配るのです。こうした線引きは重要で、最初にきちんと行なうべきです。

それから最初のタッチで、しっかりとした安全な触れ合いをします。無理をすることも、力を入れ過ぎることもしません。急ぎ過ぎることもありません。クライアントが楽についてこられる、ゆっくりとした、優しいリズムのタッチです。握手と同じぐらいの強さのこともあります。最初に触れる場所は、手と前腕になるかもしれません。そこは、誰に触れるにしても最も安全で、相手が触り返すことができる場所だからです。

その人の最も緊張していて、抵抗を感じる場所に触れて、その緊張や抵抗と同量のエネルギーでそれに応じなければなりません。そうすると、凍りついた緊張が解放されます。ためらってはいられません。ためらうと、自信のなさが伝わるからです。ゆっくりと動き、クライアントに注意深く同調するのは、ためらいとは異なります。並外れた自信と共感を持ってその人に触れて、タッチの圧力を、その人が体の中にため込んでいる緊張に応じたものにしなければなりません。

ボディワークは人にとって、どんな役に立つのだろうか。スカイは答える。「人は水を渇望するように、触れられることを渇望することがあります。自信を持って、深く、しっかりと、優しく、敏感に反応しながら応じてもらえれば、大きな慰めになります。注意深いタッチや動きによって、人は地に足の着いた心持ちになれるので、あまりに長い間抱いていたために、もう自覚さえしていないかもしれない緊張を、発見できるようになります。触れられることによって、触れられている体の部分に気づくのです。

情動が体内に縛りつけられていると、体は物理的に制約されます。肩は凝り、顔の筋肉が強張《こわば》ります。内部の状態をさらしかねないので、涙をこらえたり、声や動きを抑えたりするのに、途方もないエネルギーを費やします。体の緊張が解き放たれると、感情も解き放つことができます。動くことによって深い呼吸ができるようになり、緊張が解けると、表情豊かな声を出すことができます。触れられることによって、体はもっと自由になり、呼吸ももっと自由に、流れるようになります。触れられることによって、動かされることに応じて動くことができる体になれるのです。

恐れおののいている人は、自分の体が空間の中のどこにあるのかという感覚と、自分の境界についての感覚をつかまなければなりません。しっかりとした、人を安心させるタッチは、境界がどこにあるのかを教えてくれます。どこからが外側で、体はどこまでなのかがわかるのです。自分は何者なのか、そしてどこにいるのかと、いつも問う必要はないことを発見します。体は堅固であり、常に警戒している必要はないことに気づきます。触れられることによって、自分は安全だとわかるのです」

6. 行動を起こす

体は極端な経験には、ストレスホルモンを分泌することで応じる。ストレスホルモンはしばしばその後の病気や疾患の原因だとされる。だがストレスホルモンは、尋常ではない状況に反応するための力と耐久性を人に与えるためのものだ。災難に対処するために積極的に何かをする人――家族あるいは見知らぬ人を救ったり、人を病院に運んだり、医療チームで働いたり、テントを張ったり、食事を用意したりする人――は、ストレスホルモンを適切な目的のために使っている。したがって、トラウマを被る危険がずっと小さい（とはいえ、誰にも限界があり、どれだけ準備の良い人でさえ、直面した問題の大きさに圧倒されることがある）。

無力で動けない状態だと、人は自分を守るためにストレスホルモンを利用することができない。そうなると、ホルモンは分泌され続けているものの、それが促すはずの行動は妨げられてしまう。やがて、対処を促進するはずだった活性化のパターンが、本人の体に不利に働き、今度は不適切な闘争／逃走／凍結反応を煽り続ける。適切に機能する状態に戻るためには、このいつまでも続く緊急反応を終わらせなければいけない。体は標準的な状態にまで回復し、安心してくつろぐ必要がある。そうすれば、体は本当の危険に直面したときに、行動を起こして対応できるのだ。

私の友人であり師であるパット・オグデンとピーター・リヴァインは、この問題に対処するために、体に働きかける強力なセラピーをそれぞれ開発した。感覚運動心理療法《センサリーモーター・サイコセラピー》[29]と、ソマティック・エクスペリエンス[30]（「ソマティック」は「身体の」という意味）だ。これらの治療の取り組みで重要なのは、何が起こったのかという物語ではなく、身体的感覚を探って、過去のトラウマが体に残した痕跡の場所と形態を発見することだ。患者はトラウマそのものの徹底した探究に入る前に、セラピストの力を借りながら、トラウマを負ったときに自分を圧倒した感覚と情動への安全なアクセスを助けてくれるような内部の資源を蓄積する。ピーター・リヴァインはこの過程を「振り子運動《ペンデュレーション》」と呼ぶ。内部感覚へのアクセスと、トラウマ記憶へのアクセスの間を、ゆっくりと行ったり来たりするのだ。この方法によって患者は、耐性領域を徐々に拡げられるようになる。

患者は、トラウマが基になった身体的経験を自覚することに耐えられるようになると、トラウマを受けている間に湧き起こったものの、生き延びるために抑制された、叩きたい、押しのけたい、逃げたいといった、強烈な身体的衝動を発見しやすくなる。これらの衝動は、体をよじったり、向きを変えたり、後ずさりしたりするような体のちょっとした動きとして表れ出てくる。こうした動きを大げさにやってみて、それをどう修正するかあれこれ試すことによって、トラウマに関連した不完全な「行動傾向」を完全なものにする過程が始まり、最終的にトラウマの解決につながる。身体療法は、動いても安全だという経験によって、患者が再び現在に身を置くのを助けることができる。効果的な行動をとることの喜びを感じると、主体感覚と、自分を積極的に防御して保護できるのだという感覚を取り戻せる。

すでに一八九三年に、トラウマの最初の偉大な探究者であるピエール・ジャネは、「行動を完遂することの喜び」について書いている。私は、センサリーモーター・サイコセラピーとソマティック・エクスペリエンスを実践するときに、その喜びをいつも目にする。反撃したり逃げたりしたら経験していたであろうような感じを身体的に経験できると、患者はリラックスし、微笑み、達成感を表現するものだ。

人は圧倒するような力に屈服するように強いられると、しばしば忍従することによって生き延びる。これは、虐待された子供や、家庭内暴力から逃れられない女性、監禁された人々のほとんどに当てはまる。深く染み込んだ屈服のパターンを克服する最善の方法は、自ら積極的に行動して防御するための身体能力を回復することだ。効果的な闘争／逃走反応を構築することを目指す身体指向の方法のうち、私のお気に入りの一つは、私たちの地元の護身術訓練組織でのモデル・マギングというプログラムだ。そこでは女性が、攻撃者役の人と積極的に闘い、相手を撃退することを教わる[31]（男性の参加者も増えている）。プログラムが始まったのは、一九七一年に、カリフォルニア州オークランドで空手の黒帯五段の女性がレイプされたあとだ。素手で相手を殺すこともできたであろう人に、どうしてこんなことが起こりえたのかと不思議に思った友人たちは、恐れによって技能を使えない状態になったのだと結論した。本書の言葉を使えば、実行機能（前頭葉）が稼働を停止し、彼女は凍りついたということになる。モデル・マギングのプログラムでは、女性は「零時《ゼロアワー》」(作戦開始時刻を意味する軍事用語)に置かれて、恐れを積極的な闘争エネルギーに変えることを何回も繰り返し、この凍結反応を解除する術を身につける。

私の患者の一人で、過去に過酷な児童虐待を経験した大学生が、そのプログラムに参加した。最初に会ったときには、彼女は虚脱していて、抑うつ状態で、過度に従順だった。三か月後の修了式では、巨漢の攻撃者を首尾良く撃退した。攻撃者役の男性は最後には床に倒れ(厚い防御服で彼女の打撃から守られ)て縮こまった。彼女は男性に向かって、両腕を上げて空手の構えをし、穏やかにはっきりと、「ノー」と大声で言った。

その後ほどなくして、彼女が夜半過ぎに図書館から家まで歩いて帰る途中、三人の男が木陰から飛び出してきて、「おい、金を出せ」と叫んだ。のちに話してくれたところによると、彼女は先ほどの空手の構えをして、「この時を待っていたのよ。さあ、誰からでもかかってきなさい」と叫び返したという。彼らは逃げ去った。人は背中を丸めて、おびえ過ぎて周りを見ることもできないでいると、いとも簡単に他者の残虐性の餌食になってしまうが、「私に手出しをするな」というメッセージを発しながら歩いていれば、煩わされる可能性は低い。

トラウマ記憶を統合する

人は、何が起こったのかを認め、自分が闘っている目に見えない悪魔たちを認識し始めることができなければ、トラウマを引き起こした出来事を過去のものにはできない。従来の精神療法はおもに、なぜ本人がそのように感じるのかを説明する物語を構築することに的を絞ってきた。ジークムント・フロイトも一九一四年に「想起、反復、徹底操作」という論文[32]で、「患者が［そのトラウマを］本当のもの、現実のものとして体験している間に、私たちは治療的な課題を成し遂げなければならない。それは主として、そのトラウマを元どおり過去の観点から解釈することから成る」と述べている。物語を語ることは重要で、物語がなければ記憶は凍りつき、記憶がなければ物事がどのように異なりうるのかを想像できない。だが第4部で見たように、出来事についての話を語っても、トラウマ記憶を葬り去れる保証はない。

それには理由がある。人はありきたりの出来事を思い出すときには、その出来事と関連する身体的感覚、情動、光景、臭い、音、声も追体験するわけではない。それとは対照的に、トラウマをそっくり思い起こすときには、その出来事を「経験する」。過去の感覚的要素や情動的要素に呑み込まれるのだ。第4章で紹介した事故の被害者のスタン・ローレンスとユート・ローレンスの脳スキャン画像は、これがどのように起こるかを示している。スタンが身の毛もよだつような事故を思い出していたとき、脳の重要な領域が二つ、活動を停止していた。時間の感覚と全体像とを提供し、「あれはあのときのことで、今は安全だ」とわからせてくれる領域と、トラウマの光景や音、声、感覚を首尾一貫した物語に統合する領域だ。脳のそうした領域が機能停止に追い込まれると、物事を起承転結のある出来事としてではなく、感覚や光景や情動の断片として経験する。

トラウマをうまく処理するには、そうした脳領域がすべて稼働し続けていなければならない。スタンの場合は、ＥＭＤＲ（眼球運動による脱感作と再処理法）のおかげで、事故の記憶に圧倒されることなく、その記憶にアクセスできるようになった。稼働していないとフラッシュバックの原因となる脳領域が、起こった出来事を思い出している間も稼働していられれば、人はトラウマ記憶を過去に属するものとして統合できるのだ。

ユートの場合には、解離（ご記憶のとおり、彼女は完全に機能停止に陥っていた）のために、別の意味で回復が容易でなかった。現在に関与するのに必要な脳構造がすべて稼働を停止していたので、そもそもトラウマを処理しようがなかったのだ。脳が鋭敏に活動していなければ、統合も解決もありえない。ユートはＰＴＳＤの症状に対処する前に、耐性領域を拡げる手助けが必要だった。

一八〇〇年代後半のピエール・ジャネとジークムント・フロイトの時代から第二次大戦後まで、トラウマの治療法として最も広く実践されたのが催眠だった。今でもＹｏｕＴｕｂｅで、ハリウッドの偉大な監督ジョン・ヒューストンのドキュメンタリー映画『光あれ』を観ることができる。そこには、「戦争神経症」を治療するために催眠を受けている男性たちが映っている。催眠は一九九〇年代初期にはすたれてしまい、ＰＴＳＤ治療における催眠の有効性について、近年は研究がなされていない。だが、催眠は比較的平静な状態を引き起こすことができ、患者はその状態からトラウマ体験を、それに圧倒されることなく観察できる。自身を静かに観察するその力は、トラウマ記憶の統合にとって重大な要因なので、催眠が何らかのかたちで復活する可能性は高い。

認知行動療法（CBT）

ほとんどの精神療法家は、研修の際に認知行動療法を教わる。認知行動療法はもともと、クモや飛行機や高所を恐れるといった恐怖症を治療する目的で、患者が不合理な恐れと無害な現実とを比較できるように開発されたものだった。患者は最も恐れているものを想起することによって不合理な恐れをしだいに感じなくなる。これには、物語や想像を使うもの（「想像《イメージ》曝露」）や、本当に不安を引き起こす（だが実際には安全な）状況に患者を置くもの（「実生活曝露」）がある。また、たとえば戦闘関連のＰＴＳＤ治療では、イラクのファルージャの街路で戦うコンピューター・シミュレーションの場面といった仮想現実にさらされたりする。

認知行動療法の裏には、次のような発想がある。刺激に繰り返しさらされても実際に悪いことが起こらないと、患者はしだいに動揺しなくなり、嫌な記憶は、安全だという「矯正的な」情報と結びつく。[33] 認知行動療法は、「それについて話したくない」といった回避傾向に、患者が対処するのを援助しようともする。[34] これは単純な話に聞こえるが、すでに見たように、トラウマを追体験すると脳の警報システムが再稼働し、過去を統合するのに必要な重要な脳領域を機能停止に追い込むので、患者はトラウマを解決できず、いずれまた追体験する可能性が高くなる。

長時間曝露療法（「情動氾濫《フラッディング》療法」）は、他のＰＴＳＤ治療法よりも徹底して研究されてきた。患者は「トラウマとなっているものに注意を集中させて……他の思考や活動で気を散らさないように」求められる。[35] 研究によると、不安の軽減が報告されるまでには、最長で一〇〇分のフラッディング（その間、不安を誘発するトリガーが、強烈で持続したかたちで提示される）が必要だという。[36] 曝露は、恐れや不安に対処するのに役立つことがあるが、罪悪感や他の複雑な情動への有効性は証明されていない。[37]

認知行動療法は、クモに対するような不合理な恐れについては有効であるものの、トラウマを負った人、とりわけ児童虐待を受けたことのある人には、あまり成果を挙げていない。調査研究に最後まで参加したPTSD患者のうち、何らかの改善を見せるのは三人に一人ほどにすぎない。[38] 認知行動療法を終えると通常はPTSDの症状は軽減するものの、完全に回復することは稀だ。ほとんどの人は健康や仕事や、心の健全性にかなりの問題を抱え続ける。[39]

PTSDに対する認知行動療法の臨床研究中、公表されたうちで最大規模のものでは、三分の一を超える参加者が脱落し、残りの人々には数多くの有害な副作用があった。女性のほとんどは、研究に三か月参加したあとも、依然として本格的なPTSD症状を示しており、主要なPTSD症状が消えたのは、一五パーセントだけだった。[40] 認知行動療法に関する科学的研究をすべて綿密に調べたある研究によると、この療法の有効性は、支持的精神療法を受けた場合と同程度だという。[41] 曝露療法が最も効果が薄いのは、「精神的に敗北した」患者、すなわち諦めてしまった人が対象のときだ。[42]

トラウマを負っているというのは、単に過去に囚われているということだけではなく、今このときに目一杯生きていないという問題でもある。曝露療法の一形態である仮想現実セラピーでは、帰還兵がハイテクのゴーグルをつけて、ファルージャの戦いを細部まで現実であるかのようにやり直すことができる。私の知るかぎりでは、アメリカの海兵隊は戦闘で見事に任務を遂行した。問題は、彼らが祖国に戻ってからの暮らしに耐えられないことだ。オーストラリアの戦闘帰還兵に関する最近の研究は、彼らの脳が緊急事態を警戒するように配線し直されているために、日常生活の細部に的を絞れなくなっていることを示している(43)（これについては、ニューロフィードバックについての第19章でさらに見ていく）。トラウマを負った患者に、仮想現実セラピーよりも必要なのは、地元のスーパーマーケットで買い物をしたり、わが子と遊んだりするときに、バグダードの通りで感じたのと同じぐらい生き生きとした気分になれるようにしてくれる、「現実世界」セラピーなのだ。

患者がトラウマの追体験から恩恵を受けられるのは、追体験によって圧倒されない場合に限られる。それをよく示しているのが、一九九〇年代初めに私の同僚のロジャー・ピットマンが行なった、ヴェトナム帰還兵に関する研究だ(44)。当時私は、第2章で述べたPTSD患者における脳内の麻薬様物質の研究をいっしょに行なっていたために、彼の研究室を毎週訪れていた。ピットマンは研究していた治療のセッションのビデオテープをいつも見せてくれ、私たちはそこに映っているものについて論議したものだった。彼とその共同研究者たちは、帰還兵たちにヴェトナムでの経験を細大漏らさず繰り返し話すように強いたところ、その研究を中止せざるをえなくなった。多くの患者がフラッシュバックによってパニックになり、セッション後もしばしば恐れが続いたからだ。研究に戻らなかった人もいたが、そのまま研究への参加を続けた人の多くは、抑うつ状態と暴力と恐れがさらにひどくなった。悪化した症状に対処するために、アルコールの摂取量を増した人もいた。それは、さらなる暴力と屈辱をもたらした。病院に連れていってもらうために警察を呼んだ家族もあったからだ。

脱感作

過去二〇年にわたって、心理学専攻の学生がいちばんよく教わる治療法は、何らかのかたちの系統的脱感作だった。これは、患者が特定の情動や感覚に過敏に反応しにくくなるように助けるものだ。だが、これは正しい目標だろうか。課題は脱感作ではなくて、統合だろう。つまり、トラウマを引き起こした出来事を、人生の全軌跡の適切な位置に収めることだ。

脱感作というと、最近わが家の前で見た男の子（五歳ぐらいだったに違いない）のことを思い出す。その子は図体の大きい父親に大声で怒鳴りつけられながら、家の前の通りを三輪車で走っていた。その子は動じていなかったが、私は鼓動が速まり、父親を殴り倒してやりたいという衝動に駆られた。これほど幼い子が、父親の残虐性に対して麻痺するまでには、どれだけの残虐な行為が必要だったのだろうか。父親の怒鳴り声に無関心なのは、長期的な曝露の結果に違いなかったが、その代償は何だったのだろう。そう、人は薬で情動を鈍らせることもできれば、自分を脱感作する術を身につけることもできる。私たちは医学生時代、第三度熱傷（最も重度の火傷）の子供たちを治療しなければならないときに、平静を保つことを学んだ。だが、シカゴ大学の神経科学者のジーン・ディセティが示したように、自分や他者の痛みに対して脱感作すると、情動的な感受性を全般的に鈍らせることになりかねない[45]。

イラクとアフガニスタンの戦争に参加し、新たにPTSDと診断され、退役軍人病院での治療を求めた帰還兵四万九四二五人に関する二〇一〇年の報告は、推奨された治療を実際に最後まで受けた割合が一〇人に一人にも満たなかったとしている。[46] ピットマンが調べたヴェトナム帰還兵の場合と同じで、現在実践されているような曝露療法が新しい帰還兵に効果をもたらすことは稀だ。身の毛もよだつような体験を「処理」できるのは、その体験に圧倒されないときに限られる。それはつまり、別の取り組み方が必要であることを意味する。

薬物はトラウマに安全にアクセスさせてくれるか?

私は医学生だった一九六六年の夏を、オランダのライデン大学のヤン・バスチアーンス教授の手伝いをして過ごした。彼はホロコーストの生存者を幻覚剤LSDで治療する研究で知られており、素晴らしい結果を得たと主張していた。だが、同業者が彼の記録を調べたところ、主張を裏づけるデータはほとんど見つからなかった。その後は、トラウマ治療に幻覚剤を用いる可能性が顧みられることはなかったが、二〇〇〇年にサウスカロライナ州のマイケル・ミットホーファーとその共同研究者たちが、MDMA（通称「エクスタシー」）を使った実験を行なう許可を、食品医薬品局（FDA）から得た。MDMAは快楽麻薬として長年使用されたあとに、一九八五年に規制薬物に分類された。フルオキセチン（プロザック）や他の向精神薬と同様、MDMAの作用については正確にはわかっていないが、MDMAは、オキシトシン、バソプレシン、コルチゾール、プロラクチンなどの、多くの重要なホルモンの濃度を増すことが知られている。[47] トラウマ治療にとって肝心なのは、MDMAが自己についての意識を高めることだ。思いやりのエネルギーが強まる感覚があり、あわせて、好奇心や明晰さ、自信、創造性、つながりも感じるようになったという報告が、しばしばなされている。ミットホーファーとその共同研究者たちは、精神療法の効果を高めてくれる薬を探していて、MDMAに興味を持った。MDMAは、恐れや過剰な自己防衛や麻痺を軽減すると同時に、内部経験へのアクセスを手助けするからだ。[48] MDMAによって、患者は耐性領域内にいられるようになるかもしれないので、抗し難い生理的・情動的覚醒に苦しむことなくトラウマ記憶に立ち返れるのではないかと彼らは考えた。

初期段階の予備研究は、その期待を支持している。[49] PTSDを抱える戦闘帰還兵や消防士、警官を対象にした最初の研究からは、肯定的な結果が出た。次の研究では、それまでのセラピーで効果がなかった暴行被害者二〇人のうち、一二人はMDMAを、八人は効き目のない偽薬を与えられた。そして、居心地の良い部屋に座るか横たわるかして、本書の第17章のテーマである内的家族システム療法（IFS）をおもに使った八時間の精神療法のセッションを二回受けた。二か月後、MDMAを与えられて精神療法を受けた患者の八三パーセントが、完全に回復したと判断された。一方、偽薬のグループでは、その割合は二五パーセントだった。有害な副作用が出た患者はいなかった。最も興味深いのは、実験終了後一年以上たって面接を行なったとき、参加者が改善の度合を保っていたことかもしれない。

内的家族システム療法で「セルフ（自分そのもの）」（この用語については第17章でさらに論じる）と

呼ばれる穏やかで注意深い状態からトラウマを眺めることができると、心と脳はトラウマを人生の全体構造に統合する態勢が整う。これは、過去の恐怖への反応を弱めるという、従来の脱感作の技法とはまったく異なる。連合と統合を目指すものであり、過去に本人が圧倒された身の毛もよだつような出来事を、ずっと昔に起こったことについての記憶に作り替えることだ。

とはいえ、幻覚剤は強力な薬剤で、その歴史は問題だらけだ。治療の範囲内での慎重な投与と管理がなされないと、濫用されやすい。MDMAを治療に使うのも、パンドラの箱を開ける結果にならないことが望まれる。

薬物療法はどうなのか?

人は昔からトラウマ性ストレスに対処するために、薬物やアルコール類を使ってきた。文化や世代によって、好まれるものは違う。たとえばジン、ウオッカ、ビール、ウィスキー。ハシッシュ、マリファナ、大麻、ガンジャ。コカイン。オキシコドン（オキノーム、オキシコンチン）のような麻薬様物質。ジアゼパム（セルシン、ホリゾン）、アルプラゾラム（コンスタン、ソラナックス）、クロナゼパム（リボトリール、ランドセン）のような精神安定剤。人は切羽詰まると、もっと落ち着いて主導権を握っていると感じるためなら、どんなことでもしようとする。[50]

精神医学の主流はこの伝統に従っている。この一〇年間で国防総省と退役軍人省は、抗うつ薬と抗精神病薬と抗不安薬に、合わせて四五億ドル以上の支出をしてきた。二〇一〇年六月、テキサス州サンアントニオの軍事施設フォート・サムヒューストンにある国防総省の薬剤経済センターが出した内部報告書によると、調査した一一〇万人の現役勤務兵士の二割にあたる二一万三九七二人が、抗うつ薬、抗精神病薬、催眠鎮静薬、その他の規制薬物といった、何らかの向精神薬を服用していた。[51]

だが、薬はトラウマを「治す」ことはできない。乱れた生理機能の表れを抑えることができるだけだ。また、自己調節を可能にする効果が永続するような教訓を与えてはくれない。感情と行動を制御するのを助けることはできるが、それには常に代償が伴う——なぜなら薬は、関与、モチベーション、痛み、喜びを調節する化学システムを抑え込むことによって作用するからだ。私の同業者の一部は相変わらず楽観的だ。この分野の会議では、脳内の恐怖回路を奇跡的にリセットしてくれる、容易には手に入り難い「魔法の弾丸」を求めて、科学者が真剣に論議することが頻繁にある(あたかもトラウマ性ストレスが、一つの単純な脳回路にしかかかわりがないかのようだ)。私もしばしば、薬を処方する。

PTSDの何らかの側面を治療するために、ほぼすべてのグループの向精神薬が使われてきた。[52]プロザック、セルトラリン(ジェイゾロフト)、ベンラファキシン(イフェクサー)、パロキセチン(パキシル)のような、選択的セロトニン再取り込み阻害薬(SSRI)は徹底的に研究されてきており、これらは激しい感情を和らげ、生活を送りやすくしてくれる。SSRIを服用している患者は、以前よりも落ち着き、自分が人生の主導権を握っていると感じることが多い。そして、圧倒される感覚が弱まると、セラピーに取り組みやすくなる。SSRIを服用するとぼんやりとして、「鋭さを失って」いると感じる患者もいる。したがって、実際にやってみないとわからないので、「では、他に何が有効なのか、試してみましょう」という取り組み方をする。そしてその答えを出せるのは、患者だけだ。一つのSSRIが効かないのなら、別のSSRIを試す価値はある。それぞれに微妙に異なる作用があるからだ。興味深いことに、SSRIはうつ病の治療に広く使われているが、PTSD患者（多くはうつ病でもあった）を対象に、プロザックとEMDR（眼球運動による脱感作と再処理法）を比較した私たちの研究では、プロザックよりもEMDRのほうが抗うつ作用が大きかった。[53] それについては第15章で再び取り上げる。[54]

プロプラノロール（インデラル）やクロニジン（カタプレス）のように自律神経系に働きかける薬は、過覚醒やストレスへの反応を抑える助けになりうる。[55] このグループの薬は、覚醒を促進するアドレナリンの、体への影響を抑え込むことによって作用して、悪夢や不眠や、トラウマのトリガーに対する反応を軽減する。[56] アドレナリンを抑え込むと、理性脳が稼働し続けるので、「これは本当に私がやりたいことなのだろうか」という問いに基づいた選択が可能になる。私は、マインドフルネスとヨーガを治療に取り入れ始めてから、患者が安眠できるようにときおり処方する場合を除いて、こうした薬に頼ることが少なくなっている。

トラウマ患者は、リボトリール、セルシン、コンスタン、ロラゼパム（ワイパックス）のようなベンゾジアゼピン系の精神安定剤を好む傾向がある。そうした薬の作用は多くの面でアルコールに似ており、人の気持ちを落ち着かせ、心配しないで済むようにしてくれる（カジノのオーナーは、ベンゾジアゼピンを摂取している客が好きだ。負けても動揺しないで、ギャンブルを続けるからだ）。だがまた、アルコールと同じように、ベンゾジアゼピンを摂取するとブレーキが緩み、大切な人々に心を傷つける言葉を放ってしまう。民間の医師のほとんどは、こうした薬を処方したがらない。依存症になる可能性が高く、トラウマの治療の妨げにもなりかねないからだ。長期にわたって使用したあとで服用をやめると、通常は離脱反応が出て興奮し、心的外傷後の症状がひどくなる。

私は患者に、毎日服用するほどの量ではなく、必要に応じて服用するための低用量のベンゾジアゼピンを処方することがある。患者は限られた量の薬をいつ使いきるかを、自分で決めなければならない。また私は、薬を飲もうと決めたときに何が起こっていたかを、患者に記録してもらう。そうすることによって、引き金を引いた特定の出来事について話し合う機会が得られる。

リチウム(リーマス)やバルプロ酸(デパケン、セレニカ)のような気分安定薬や抗痙攣薬が、過覚醒とパニックを和らげて、多少良い効果をもたらしうることを立証した研究もいくつかある。[57] 最も異論の多い薬は、リスパダールやセロクエルのような、いわゆる第二世代抗精神病薬で、これらはアメリカで売れ行きがとくに良い(二〇〇八年の売上は一四六億ドル)。こうした薬を低用量服用すると、戦闘帰還兵や、児童虐待に関連したPTSDを抱えた女性を落ち着かせるのに有効な場合もある。[58] これらの薬の使用は、正当とされることもある。たとえば、患者がまったく自分を抑えられなくなって眠ることもできないと感じているときや、他の方法がどれもうまくいかなかったときだ。[59] だがこれらの薬は、喜びやモチベーションの原動力としても機能する、脳の報酬系であるドーパミン・システムを抑え込むことによって作用する点を、肝に銘じておくべきだ。

リスパダール、アリピプラゾール(エビリファイ)、セロクエルのような抗精神病薬は、情動脳を著しく鈍らせ、患者がびくびくしたり激怒したりする度合いを下げるが、喜びや危険や満足の微妙な信号を察知する能力を阻害することもある。また、服用すると体重が増加し、糖尿病にかかりやすくなり、体の動きが緩慢になってしまう。それによって、患者は疎外感をさらに強めることになる。こうした薬は、双極性障害や気分調節不全障害という不適切な診断を下された被虐待児の治療に、広く使われている。アメリカでは現在、五〇万人を超える児童や少年が抗精神病薬を服用している。抗精神病薬のおかげで彼らは気が落ち着くかもしれないが、年齢相応の技能を身につけて、他の子供たちとの友情を育むのを妨げられてしまう可能性がある。[60] コロンビア大学の研究によって近年判明したのだが、個人で保険に加入している二〜五歳児への抗精神病薬の処方は、二〇〇〇年から二〇〇七年にかけて二倍になった。[61] 彼らのうちで、適切なメンタルヘルスの評価を受けていたのは四割にすぎなかった。

保健・医療品メーカーのジョンソン・エンド・ジョンソンは、リスパダールの特許が失効するまで、「Risperdal」という文字の入ったレゴのブロックを児童精神科の待合室に置いてもらっていた。低収入家庭の子供は、抗精神病薬を処方される割合が個人で保険に加入している子供の四倍ほどになる。テキサス州のメディケード（低所得者医療扶助制度）は、二〇歳未満の子供への抗精神病薬に、一年間だけで九六〇〇万ドルを費やした。身元は特定されていないものの、一歳の誕生日を迎える前に抗精神病薬を処方された子供も三人いる。[62] 発達途上の脳に与える向精神薬の影響についての研究は、まったく行なわれていない。通常これらの薬はどれも、解離や自傷行為、断片化した記憶、記憶喪失などには効果がない。

第2章で論じたプロザックの研究は、トラウマを受けた一般市民のほうが戦闘帰還兵よりも、薬がはるかに有効であることを明らかにした、最初のものだった。[63] それ以降、他の研究によっても同様の違いが認められている。この観点から見ると、国防総省と退役軍人省が実戦に参加している兵士や帰還兵に、多くの場合、他のセラピーを施すことなく、大量の薬を処方しているのは憂慮に値する。二〇〇一年から二〇一一年にかけて、退役軍人省は約一五億ドルを、国防総省は同じ期間に約九〇〇〇万ドルを、セロクエルとリスパダールに使った。二〇〇一年に発表された論文で、リスパダールはPTSD治療で偽薬と同程度の効果しかないことが立証されていたにもかかわらず、だ。[64] 同様に、二〇〇一年から二〇一一年にかけて、退役軍人省は七二一〇万ドルを、国防総省は四四一〇万ドルを、ベンゾジアゼピンに使った[65]――臨床医は普通、PTSDを抱えた一般市民にはベンゾジアゼピンの処方を避ける。依存症になる可能性があり、PTSD症状に対して有意の効果はないからだ。

回復の道は人生の道

私は本書の第1章で、三〇年以上前にボストン退役軍人クリニックで出会ったビルという名の患者のことを紹介した。私にとって長年の患者であり師でもある人物となった人は何人もいるが、ビルもその一人で、私たちの関係は私のトラウマ治療の進化の物語でもある。

ビルは一九六七年から七一年にかけてヴェトナムで衛生兵として任務に就き、帰還後には軍で学んだ技能を活かそうと、地元の病院の熱傷治療室に勤務した。看護の仕事で疲れ果て、激しやすくなり、苛立っていたが、彼はそうした問題がヴェトナムでの経験と関係があるとは夢にも思っていなかった。なんといってもPTSDという診断はまだ存在しなかったし、ボストンに住むアイルランド系の労働者階級の男性が、精神科の診察を受けることはなかった。彼の悪夢と不眠は、看護職を離れて聖職者になるために神学校に入ったあと、少し治まった。彼が助けを求めたのは、一九七八年に第一子の息子が生まれてからだった。

赤ん坊の泣き声がひっきりなしにフラッシュバックを誘発した。その中でビルは、ヴェトナムで焼かれてずたずたになった子供の姿を見て、声を聞いて、臭いを嗅いだ。彼はまったく手に負えない状態だったので、退役軍人クリニックの私の同僚のなかには精神病だと判断して、入院治療を受けさせようとする人もいた。だが、ビルは私との治療を開始すると、私といて安全だと感じ始め、ヴェトナムで目撃したことに対してしだいに心を開いていき、圧倒されずに自分の感情に耐えることが徐々にできるようになった。これによって彼は、家族の面倒を見ることと、聖職者としての研修を最後まで続けることに、再び集中できるようになった。二年後には自分の教区を持つ牧師になっていて、治療は完了したと私たちは思った。

その後ビルとの連絡は途絶えていたが、最初に会った日からきっかり一八年後、電話がかかってきた。ビルは、フラッシュバック、恐ろしい悪夢、気が狂うのではないかという感じといった、赤ん坊が生まれた直後に襲われたのとまさに同じ症状を経験していた。直前に息子が一八歳になり、徴兵登録をするのに付き添って軍事訓練場まで行ったのだが、かつてビル自身がヴェトナムに送り出されたのが、その訓練場だった。私はこのときまでには、トラウマ性ストレスの治療についてずっと多くを学んでいた。私たちは、ビルがかつてヴェトナムで、見たり、聞いたり、臭いを嗅いだりしたものについての具体的な記憶に取り組んだ。それは、最初に会ったときには、あまりにも恐ろしくて思い出すことができなかった細部にまで及んだ。今度は、こうした記憶をEMDR（眼球運動による脱感作と再処理法）で統合することができた。するとその記憶は、地獄のヴェトナムに即座に連れ戻すものではなく、ずっと昔に起こったことについての物語になった。彼はいったん落ち着きを取り戻すと、児童期と少年期の問題に対処したいと言った。一つは、自分が受けた過酷な躾《しつけ》で、もう一つは、ヴェトナム戦争のために兵役に志願したとき、統合失調症の弟を、逆上しては暴力を振るう父親から守る人のいない状態で置き去りにしたという罪の意識だった。

私たちのセッションでは、他にも重大なテーマに取り組んだ。ビルが聖職者として直面する日々の苦悩もそうだ。自らの手で洗礼を施した少年たちをほんの数年後に車の衝突事故で失って埋葬しなければならなかったり、結婚させたカップルが家庭内暴力による危機で再び彼のもとを訪ねてきたりするのだ。やがてビルは、同様のトラウマに直面している仲間の聖職者のために支援グループの設立に取りかかり、コミュニティの大きな力になった。

ビルの三回目の治療は、その五年後、五三歳で重篤な神経疾患になったときに始まった。突然、体の何箇所かがときおり麻痺するようになったビルは、残りの人生を車椅子で過ごすことになるだろうと覚悟し始めていた。彼の問題は多発性硬化症によるものではないかと私は考えたが、担当の神経科医たちは特定の病変を見つけられず、治療法はないと告げた。ビルは私に、妻の支えにとても感謝していると述べた。妻はすでに、家の台所の入口に車椅子用のスロープを造る手配を済ませていた。

厳しい予後を考えた私は、戦争の最も不快な記憶に耐えてそれとともに生きることを学んだように、体の中の悩ましい感情を十分に感じて、その感情と仲良くなる方法を見つけるようにビルを激励した。そして、身体的感覚と筋肉の動きを整え直す、穏やかで実践的な取り組みであるフェルデンクライス・メソッドを私に紹介してくれたボディワーカーに、相談するように促した。その後の様子を報告するために来てくれたビルは、自己制御感が増したと喜んでいた。私は、最近自分もヨーガをやるようになり、トラウマセンターでヨーガのプログラムを始めたばかりであることを話した。そして、次のステップとして、ヨーガを試してみるように勧めた。

ビルは地元のビクラムヨーガの教室を見つけた。これは、通常は若くて活力に満ちた人向けの、高温の部屋で行なう激しいヨーガだ。教室で体の一部がときおりついていけないことがあったものの、ビルはそのヨーガが気に入った。身体的な障害を抱えていたにもかかわらず、以前は感じることがなかった身体的な喜びと体を意のままにしている感覚を得た。

かつては精神的な治療が、ヴェトナムでの身の毛もよだつような経験を過去のものにするのを手助けしてくれた。今度は自分の体と友達になれたおかげで、ビルは身体的な制御の喪失に縛られることなく、人生を送り続けることができた。ビルはヨーガ・インストラクターの資格を取ることに決め、地元の軍事訓練場で、イラクやアフガニスタンからの帰還兵にヨーガを教え始めた。

一〇年後の現在、ビルは人生を積極的に生き続けている——子供や孫たちとともに、また、帰還兵たちとの活動を通して、そして彼の教会で。ビルは自分の身体的な限界をただの不便と捉え、それに対処している。これまでに、一三〇〇人を超える戦闘帰還兵にヨーガを教えてきた。今でも突然手足に力が入らなくなることがよくあり、座るか横になるかしなければならない。だが、子供時代とヴェトナムの記憶と同様、そうした出来事が彼の生き方を支配することはない。それらは彼の人生の、継続し、展開し続けている物語の一部にすぎないのだ。

第14章　言葉——奇跡と暴虐

悲しみを言葉にするといい。口に出して伝えなければ、悲嘆は心にあふれていき、ついには胸が張り裂けてしまうだろう。

——ウィリアム・シェイクスピア『マクベス』

つらすぎて正視できない。その影は、私たちが生きなかった、最良の人生を宿しているのかもしれない。地下室に、屋根裏部屋に、ゴミ箱の中に、入っていきなさい。そこで貴いものを見つけなさい。食べ物も水も与えられていない獣を見つけなさい。それは、あなただ！　この、顧みられずに、追放され、注意を向けてもらいたがっている獣は、あなたの自己の一部だ。

——マリオン・ウッドマン（スティーヴン・コープ『あなたが人生で成し遂げた偉業（*The Great Work of Your Life*）』での引用）

二〇〇一年九月、国立保健研究所、製薬会社ファイザー、ニューヨークタイムズ社財団といった組織が、世界貿易センターへのテロ攻撃によってトラウマを被った人々への最善の治療法を推奨するための、専門委員会を設けた。広く用いられている多くのトラウマ治療法が、（精神科病院にやって来る患者ではなく）一つのコミュニティ全体を対象にして慎重に評価されることはそれまでなかったので、これは多様な取り組み方の有効性を比較するための、またとない機会になると私は考えた。ところが、私の同業者たちはもっと保守的で、長々しい討議のあとに委員会が推奨したのは、たった二種類の治療法だけだった。精神分析を重視するセラピーと、認知行動療法だ。なぜ精神分析的なトークセラピーなのか。マンハッタンはフロイト派の精神分析に残された数少ない砦の一つなので、地元のメンタルヘルス専門家のかなりの割合を排除するのは、政治的によろしくなかったのだろう。なぜ認知行動療法なのか。行動療法は、具体的なステップに分割し、画一的な治療プログラムに「マニュアル化」することができるので、これまた無視できない勢力である学術研究者のお気に入りの治療法だからだ。推奨された治療法が承認されると、私たちはニューヨーカーがセラピストの診療室を訪れるのを、ただ待った。だが、ほとんど誰もやって来なかった。

グリニッチヴィレッジの今はもうない聖ヴィンセント病院で精神科を取り仕切っていたスペンサー・エズ医師は、生存者たちはどこに助けを求めたのかに興味を持ち、二〇〇二年の初めに医学生たちとともに、ツインタワーから逃げ延びた二二五人に関する調査を行なった。自分の体験の影響を乗り越えるのに何が最も役立ったかを訊かれた生存者は、鍼《はり》治療、マッサージ、ヨーガ、EMDR（眼球運動による脱感作と再処理法）を、この順番で挙げた。(1) マッサージは救助隊員にとりわけ人気があった。最も有用な治療は、トラウマによって生じた身体的な負担を軽減することに的を絞っていたのを、エズの調査は示している。生存者の経験と専門家が推奨するものとに食い違いがあったことは、興味深い。むろん、もっと伝統的なセラピーを最終的に求めた生存者がどれだけいたのかは、私たちにはわからない。だが、トークセラピーへの関心が明らかに低かったことから、根本的な疑問が湧いてきた。トラウマについて話すことに、どんな利点があるのだろうか。

口に出せない真実

セラピストは、話すことにはトラウマを解決する力があると考え、その力に絶対的な信頼を置いている。その信頼は一八九三年にさかのぼる。当時フロイト（と、その師のブロイアー）は、トラウマは、「誘因となる出来事の記憶にはっきりと光を当て、それに伴う感情を想起させることに成功したとき、さらに、患者がその出来事をできうるかぎり詳細に語って、その感情を言葉にしたときに、急速かつ永遠に消失した(2)」と書いている。

残念ながら、事はそれほど単純ではない。トラウマを引き起こした出来事を言葉にするのはほぼ不可能だからだ。これはPTSD患者だけでなく、私たち全員に当てはまる。九・一一テロが最初に残した痕跡は、筋の通った話ではなくさまざまな光景だった。顔は灰にまみれ、通りを走っていく半狂乱の人々、世界貿易センターの北棟に突っ込む飛行機、ぽつぽつと遠くに見える小さな点（じつは、手を取り合って飛び降りる人々）……。そうした光景が、私たちの頭の中とテレビの画面で繰り返し再生されたが、やがて私たちはジュリアーニ市長とメディアの手助けで、一つの物語を創り上げ、みなで語り合えるようになった。

T・E・ロレンスは著書『知恵の七柱』で、自らの戦争体験について書いている。「私たちの自己には自ずと限りがあり、それが認識するにはあまりにもつらすぎる苦しみ、あまりにも深すぎる悲しみ、あまりにも強すぎる激情があることを、私たちは学んだ。情動がその度合いに達したとき、心は窒息し、記憶は真っ白になり、平凡な日々が戻ってくるまでそれが続いた」(3)。トラウマのせいで私たちは物も言えなくなるが、そこから抜け出る道には、言葉が敷き詰められている。一つひとつ慎重に敷き詰めていくうちに、ようやく物語全体が明らかになる。

沈黙を破る

エイズ啓発運動の初期の活動家たちが考え出した力強いスローガンは、「沈黙は死」だった。トラウマの場合も、沈黙は死――魂の死――に結びつく。沈黙はトラウマがもたらす救いようのない孤立を強める。「私はレイプされた」「夫に暴力を振るわれた」「親は躾だと言ったけれど、あれは虐待だった」「イラクから戻って以来、何一つうまくいかない」と声に出して他者に話せたなら、それは治癒が始まりうるところまできたというしるしだ。

人は沈黙を守ることによって悲嘆や恐怖や羞恥心を制御できると思うかもしれないが、名前をつけることは、また別のかたちで制御する可能性を与えてくれる。『創世記』でアダムが動物界の管理を任されたときに最初にしたのは、すべての生き物に名前をつけることだった。

人は傷つけられたことがあったなら、自分に起こった出来事を認めて、それに名前をつけなければならない。私は自分の経験から、それがわかる。三歳のときに悪さばかりして、そのたびに父に家の地下室に閉じ込められたとき、その苦しみがどのようなものなのかを言葉で表し、状況を理解できるまでは、家族から締め出されて捨てられたのだとずっと思い込んでいた。幼かった自分がどんな思いでいたのかを話すことができて初めて、そして、幼い自分があれほどおびえていて人の言いなりだったのを許すことができて初めて、独りでいることを楽しむようになった。人は、耳を傾けてもらえている、理解してもらえていると感じると、生理的作用が変わる。複雑な感情を明確に表現できて、気持ちを認めてもらうと、大脳辺縁系が活性化し、「腑に落ちる瞬間」が訪れる。それとは対照的に、沈黙と無理解に突き当たると、心が挫ける。あるいは、ジョン・ボウルビィの非常に印象的な言葉を借りれば、「母親に話せないことは、自分にも話せない」のだ。

人は、幼いころに叔父に性的虐待を受けたという事実を自分に隠していたとしたら、嵐の中の動物のように、トリガーに反応しやすくなる。「危険」を知らせるホルモンに対して、体全体で反応してしまうのだ。言葉と文脈がなければ、「私はおびえている」という自覚しかないかもしれない。

それでも、断固として主導権を握り続けようとしていると、トラウマをぼんやりとでも思い出させる人や物をすべて避けることになる可能性が高い。また、感情をあらわにできずにいるかと思えば怒りっぽくなったり、受け身でいるかと思えば激情に駆られたりしかねない——すべて理由もわからずに。

人は秘密を守って情報を伏せておくかぎり、基本的に自分自身と闘っている状態にある。自分の核心にある感情を隠すには厖大なエネルギーが必要なので、やり甲斐のある目標を追い求めるためのモチベーションが奪われ、辟易《へきえき》として、機能停止に陥ったままになる。その間もストレスホルモンは体にあふれ続け、頭痛や筋肉痛になったり、便通や性機能に問題を生じたりする。さらに、不合理な行動をとるようになり、それによって自分もばつの悪い思いをし、周囲の人を傷つけかねない。こうした反応の源泉を明らかにして初めて、自分の感情を、緊急の注意を要する問題の合図として使い始めることができる。

心の中の現実を無視すると、自己感覚や自己同一性感覚や目的意識も侵蝕される。臨床心理学者のエドナ・フォアとその共同研究者たちは、患者が自分自身についてどう考えているかを評価するための、外傷後認知尺度を開発した。(4) PTSDの症状として、「自分の内面が死んでいるように感じる」「普通の情動を二度と感じることはできないだろう」「私は永久に悪い方向に変わってしまった」「自分が人間ではなく物のように感じられる」「私には未来がない」「もう自分で自分がわからないような気がする」などと患者が述べることがよくある。

肝心なのは、自分が知っていることを知るのを自分に許すことだ。それには途方もない勇気が必要となる。ヴェトナム帰還兵のカール・マーランテスは、『戦争に行くとはどういうことなのか』で、卓越した戦闘能力を誇る海兵隊の戦闘部隊に所属していたときの記憶と格闘し、自分の内に見出した恐ろしい分裂状態に直面する。

長年、その分裂状態を癒やす必要があることを自覚していなかったし、帰還後にそれを指摘してくれる人は誰もいなかった。……自分の中には一人の人間しかいないと、なぜ思い込んでいたのだろうか。……私には、傷つけ、殺し、拷問するのが本当に好きな部分があるのだ。この部分は私のすべてではない。実際には正反対の要素もあって、私はそれを誇りに思っている。では、私は殺人者なのか。違う。だが私の一部は殺人者だ。私は拷問者なのか。違う。だが私の一部は拷問者だ。虐待された子供についての記事を新聞で読むと、私は恐怖と悲しみを感じるだろうか。イエスだ。だが、興味をそそられてもいるのだろうか。(5)

回復に至るには真実を話せるようになることが必要だったと、マーランテスは読者に語る。たとえその真実が残酷なほど不快なものだったとしても。死も、破壊も、悲しみも、その苦しみを網羅する包括的な意味が得られないときには、絶えず正当化されなければならない。この包括的な意味がないと、何かをでっち上げる、つまり嘘をついて、意味の間隙を埋めるように仕向けられる。(6)

私は自分の中で起こっていることを誰にも話せなかった。だから、そうしたイメージを長年、遠くのほうに押しやってきた。その若者を一人の若者、ことによると私の子供だと本当に想像するようになって初めて、自分の経験のうち、切り離された部分を再統合し始めた。すると、この圧倒するような悲しみが訪れた——そして癒やしが。悲しみや憤激やそうしたすべての感情と、その行為との統合は、人を直接殺したことのある兵士全員が標準的に実施する手順であるべきだ。それには高度な心理学の研修を要しない。ただ、グループ・リーダーの養成研修を数日間受けた分隊や小隊の仲間の下でグループを作り、みなに話すように促すだけでいい。(7)

人は自分が抱く恐怖を客観的に捉え、それを他者と共有することによって、自分は人類の一員であるという感覚を取り戻せる。私が診たヴェトナム帰還兵たちは、セラピーグループに入って、自分が目撃したり犯したりした残虐行為を共有できたあと、恋人に心を開き始めているというふうに語った。

自己発見の奇跡

言語に「セルフ（自分そのもの）」を発見するのは、真実を直感的に把握する瞬間だ。心の中の現実を説明する言葉を見つけるのが、苦悶に満ちた過程となりうるとしても。だからこそ私は、ヘレン・ケラーが「言語に目覚めた」(8)話にとても感銘を受けるのだ。

ヘレンは一歳七か月の、話し始めたばかりのときに、ウイルス感染によって視力と聴力を奪われた。愛らしい元気な子供が、聞くことも、見ることも、話すこともできなくなり、手に負えない孤立した生き物と化した。家族は五年の絶望的な日々ののちに、視覚に障害のあるアン・サリヴァンを、ヘレンの家庭教師としてボストンからアラバマ州の田舎の家に招いた。サリヴァンはただちにヘレンに指文字を教え始め、単語を一文字一文字、ヘレンの手のひらに綴っていったが、この荒々しい子供と心を通じ合わせることはなかなかできなかった。一〇週間後、ようやく突破口が開かれた。それは、ヘレンの手をつかんで流れ出る井戸水の中に突き出しながら、サリヴァンがヘレンのもう一方の手に「water」という単語を綴ったときだった。

ヘレンはのちにその瞬間を、著書『奇跡の人——ヘレン・ケラー自伝』(邦訳は新潮文庫、他)で思い起こしている。「ウォーター！　その言葉は私の魂を揺り動かし、魂は目覚め、朝の生気で満たされた。……その日まで、私の心は暗くした部屋のようで、言葉が入ってきて明かり——思考という明かり——を灯してくれるのを待っていた。その日、私は多くの言葉を学んだ」

物の名前を学ぶことによってその子は、目に見えない、音も聞こえない周囲の物理的な現実についての内的表象を作り出すだけでなく、自分自身を見つけることもできるようになった。半年後、彼女は一人称の「I(私)」という単語を使い始めた。

ヘレンの物語を読むと、私たちの入所型治療プログラムで出会う、虐待された、強情で打ち解けない子供のことが頭に浮かぶ。ヘレンは言語を獲得する前は、困惑し、自己中心的だった——のちに振り返って、彼女はそんな自分を「幻影《ファントム》」と呼んだ。実際、プログラムの子供たちは、自分が何者なのかを発見して、自分に起こっていることを伝えられるほど安全だと感じるまでは、幻影のように見える。

ヘレンはのちの著作『私の住む世界』でも、自我に目覚めるところを描写した。「先生が来るまで、自分が存在することを知らなかった。私は世界ではない世界に住んでいた。……私には意思も知性もなかった。……これをすべて思い出せるのは、そうだったと知っていたからではなく、触覚の記憶があるからだ。その記憶のおかげで、自分が額に皺を寄せて考え事をしたためしがなかったことが思い出せる(9)」

ヘレンの「触覚の」記憶――触れることにのみ基づいた記憶――は、共有されえなかった。だが言語が、コミュニティに加わる可能性を開いてくれた。八歳のときにサリヴァン先生とともにボストンのパーキンズ盲学校（サリヴァン自身が学んだ学校）に行ったヘレンは、他の子供たちと初めて意思を通わせることができた。「ああ、なんと幸せなのだろう！　他の子たちと自由に話せるとは！この広い世界で心安らぐ思いができるとは！」と彼女は書いている。

ヘレンがアン・サリヴァンの助けによって言語を発見するというこの話は、治療的関係の本質を捉えている。それは、以前は言葉がなかった場所で言葉を見つけ、その結果、最も深い痛みと感情を他者と共有できるということだ。これは私たちが持ちうるうちでもとくに奥深い経験であり、そうした共鳴、つまり今まで話されなかった言葉が発見され、口にされ、受け容れられうるという体験は、トラウマに伴う孤立感を癒やす土台となる。これまでの人生で他者から無視されたり黙らされたりしてきた場合には、なおさらだ。十分に心を通い合わせることは、トラウマを負うこととと正反対なのだ。

自分自身を知るのか、自分の物語を語るのか？——二重の認識システム

だが、トークセラピーを受ける人は誰しも、たちまち言語の制約に直面する。私が精神分析を受けたときもそうだった。私は苦もなく話すことができるし、面白い話をすることもできるが、自分の感情を深く感じつつ、その感情を他者に伝えるのがどれほど難しいかをすぐに悟った。自分の人生の最も私的な瞬間や不快な瞬間、頭が混乱するような瞬間を思い出すと、図らずも選択を迫られることがよくあった。記憶の中の昔の場面を追体験することに的を絞り、その場面で感じたことを自分に感じさせるか、あるいは、起こった出来事を論理的に筋道立てて精神分析医に話すかという選択だ。後者を選ぶと、いつもたちまち自分自身とのつながりを失い、分析医にしている話についての彼の意見に意識を集中し始めた。疑われたり、判断を下されたりしている気配を少しでも感じると、私は抑え込まれて、彼の承認を取り戻すことに注意を向けてしまうのだった。

その後、神経科学的な研究によって、人には二つの異なるかたちの自己認識があることが明らかになっている。時間に沿って自己をたどっていくものと、今この瞬間における自己を捉えるものだ。一つ目の自伝的な自己は、経験どうしを関連づけて、首尾一貫した物語にまとめる。このシステムは言語に根差している。私たちの物語は語ることによって変化する。物の見方が変わり、新しい情報が組み込まれるからだ。

二つ目の、その瞬間における自己認識のシステムは、おもに身体的感覚に基づいているが、私たちは、安全で、急き立てられていないと感じていれば、その身体的体験を伝えるための言葉を見つ

けることもできる。二つの認識システムは脳の別々の領域に局在しており、それらの領域どうしの接続はほとんどない(10)。そして、内側前頭前皮質に基盤を置く、その瞬間における自己認識システムだけが、情動脳を変えることができる。

私は帰還兵のために主導していたグループで、これら二つのシステムがいっしょに働くのを目にできることがあった。兵士たちは死や破壊について恐ろしい話を語ったが、同時にその体からは、しばしば誇りと帰属の意識があふれていることに私は気づいた。同様に、多くの患者は自分が育った幸せな家庭について語りながら、体は前屈みになり、声は不安で、緊張しているように聞こえた。一つ目のシステムが人に聞かせるための話を創作し、私たちはそれを何度も語ると、それが偽りのない真実を含んでいると信じるようになりやすい。だが二つ目のシステムは、心の奥底でその状況をどのように経験するのかという、別の真実を認識する。アクセスして、仲良くなり、和解しなければならないのは、この二つ目のシステムだ。

ごく最近、私は大学の付属病院で精神医学の研修医の一団とともに、自殺未遂後に診察を受けている側頭葉癲癇のある若い女性に面接した。研修医たちは彼女に、どのような症状なのか、何の薬を服用しているのか、何歳のときに癲癇の診断を下されたのか、どうして死のうとしたのかといった標準的な質問をした。彼女は平板で事務的な声で、診断されたのは五歳のときだった、職を失った、自分をごまかして生きてきたのは承知している、自分は無価値だと感じている、などと答えた。どういう理由からか、研修医の一人が、性的虐待をされていたかどうかを尋ねた。私はその質問に驚いた。彼女が親密な関係や性的な事柄で問題を抱えている様子はなかったので、その研修医は個人的な興味に駆られたのではないかと思ったほどだ。

とはいえ、その患者が語った話は、失業後に心のバランスを崩したことの説明になっていなかった。それで私は、五歳の少女にとって、脳に悪いところがあると言われるのはどのような体験だったか尋ねた。彼女はこの質問には答えを用意していなかったため、自分自身と対話せざるをえなくなった。抑えた調子の声で、診断されていちばん嫌だったのは、そのあと父親がもう自分を相手にしたがらなくなったことだったと言った。「父は私を、欠陥のある子供としてしか見ませんでした」。支えてくれる人が誰もいなかった、だからたいていのことは自分でなんとかせざるをえなかったと彼女は語った。

私はそれから、癲癇の診断が下されたばかりの、一人で放っておかれた、その小さな女の子について、今どのように感じているか尋ねた。彼女は孤独だったことを嘆いたり、支えてもらえなかったことを怒ったりせずに、強い口調で、「その子は馬鹿で、めそめそしていて、他人に頼り過ぎだったのよ。真正面からぶつかって頑張ればよかったんだわ」と言い放った。その激情は明らかに、自分の苦悩に敢然と立ち向かおうとしてきた彼女の一部から出たものだったし、おそらくそれが当時、生き延びる手助けになったのではないかと私は思った。そのおびえて見捨てられた少女に語らせてあげてください、家族の拒絶によって病気が悪化し、一人ぼっちでいるのはどのような感じだったかを、と私は頼んだ。彼女は泣きじゃくりだし、長い間言葉を発しなかったが、ようやく言った。「いいえ、その子には、あんな扱いを受けるいわれはありませんでした。支えてもらって当然でした。誰かが面倒を見てあげるべきだったんです」と。それからもう一度態度を変えて、自分が成し遂げたことについて誇らしげに語った。支えがなかったにもかかわらず、どれだけのことをやり遂げたのかを。人に聞かせる物語と内部経験とが、ようやく一致したのだ。

体は架け橋

トラウマの物語はトラウマがもたらす孤立感を弱め、なぜ本人がそのように苦しむのかの説明を与えてくれる。医師はトラウマの物語によって診断を下して、不眠や憤激、悪夢、麻痺といった問題に対処することができるようになる。物語はまた、責める対象を人に与える。誰でも、嫌な気分のときに誰かのせいや何かのせいにすると、気持ちが晴れるものだ。あるいは、恩師のエルヴィン・セムラッドがよく言っていたように、「憎しみが世の中を動かしている」。だが、物語はもっと重要な問題を覆い隠しもする。それは、トラウマは人をまったく変えてしまう、それどころか、人はもはや「自分自身」ではなくなるという問題だ。

もはや自分ではないという感情を言葉にするのは、途方もなく難しい。言語が進化したのはおもに「そこにある物」について人に語るためであって、自分の内面の感情、自分の内面性を伝えるためではない（繰り返しになるが、脳の言語中枢は、自己を経験する中枢から脳内で物理的に可能なかぎり離れたところにある）。ほとんどの人は、自分のことよりも他者についてのほうがうまく説明できる。ハーヴァード大学の心理学者ジェローム・ケーガンが、次のように言うのを聞いたことがある。「最も私的な経験を説明するという課題は、厚い革のミトンをはめた手を深い井戸の底に伸ばして、壊れやすい小さなクリスタルフィギュアを拾うようなものだ[11]」

言葉が上滑りするのを免れるには、自分を観察する、体に基づいた自己システムを稼働させるといい。このシステムは、感覚や、声の調子や、体の緊張を通して語る。内臓で経験する感覚を知覚できるのが、情動的自覚のまさに基本だ[12]。八歳のとき父が家族を捨てて出ていきましたと患者に言われたら、私はいったん彼を制止して、自分自身と対話するように促すだろう。父親と二度と会うことのなかったその少年について私に語っているとき、彼の内部で何が起こっているだろうか。それは体のどこで認識されているだろうか。腹の底で物を感じ、胸が張り裂けるほどの悲しみに耳を傾けたとき——内受容の経路をたどって心の奥底にまで行き着いたとき——変化が始まる。

自分自身に手紙を書く

感情という内面世界に触れる方法は他にもある。非常に効果的なものの一つは、書くことだ。人は裏切られたり見捨てられたりしたあとに、その思いを、怒りに満ちた手紙や、非難めいた手紙、哀れを誘う手紙、悲しい手紙としてぶちまけることがある。そうすると、たとえその手紙を出さなくても、まず間違いなく気分が良くなる。自分自身に手紙を書くときには、他者の判断を気にしなくて済む。自分の思考にただ耳を傾けて、その流れに身を任せればいい。書いたものをあとになって読み返すと、しばしば驚くような真実が見つかる。

社会の一員として本分を果たすためには、私たちは日々の人間関係の中で「クール」であり続け、自分の感情よりも目の前の課題を優先させることになっている。いっしょにいて絶対に安全だと思えない人と話すときは、自分の社会的な「編集者」が割り込んできて目を光らせ、不用意な言葉を抑え込んでしまう。だが、手紙を書く場合には事情が違う。自分の編集者にしばらく放っておいてくれるように頼めば、そこにあるとは思ってもいなかったものが現れ出てくる。一種のトランス状態に気兼ねなく入り込むことができ、すると何であろうと内面から湧き上がるものを、ペン（あるいはキーボード）が言葉にしてくれるように思える。他者の反応を気にすることなく、自己を観察する脳領域と物語を語る脳領域とを、結びつけることができるのだ。

自由筆記法《フリーライティング》という手法では、どのような物でも自分用のロールシャッハテストとして使い、連想の流れに入ることができる。目の前の物を見ながら、真っ先に思い浮かぶことをただ書き、手を止めたり、読み直したり、消したりせずにさらに続けていく。カウンターの上の木のスプーンが、祖母といっしょにトマトソースを作っている記憶、あるいは子供のころに叩かれている記憶を誘発するかもしれない。何世代も受け継がれてきたティーポットに誘われてあてどもなくさまようちに、心のいちばん奥底にまで行き着くかもしれない。そこには、今はもういない肉親がいたり、愛と争いが入り混じった家族の休日が眠っていたりするかもしれない。しだいにイメージが湧き、次に記憶が、それから、それを記録するパラグラフが浮かんでくるだろう。紙の上に姿を見せるものは何であれ、自分ならではの連想の表れだ。

私の患者は、話し合う準備がまだできていないような記憶について書いたものや描いたものの断片を、よく持ってくる。彼らは、その内容を声に出して読んだら圧倒されることになるのだろうが、自分が取り組んでいるものを私に認識していてもらいたいのだ。それまで隠されていた自分の中の部分を探ることを自らに許し、私を信用してそれを委ねる勇気を、私はおおいに称讃する。こうしたためらいがちな意思疎通は、私の治療計画の手引きとなる。たとえば、ソマティック・エクスペリエンスや、ニューロフィードバックや、EMDR（眼球運動による脱感作と再処理法）を、その患者の治療に加えるかどうかを決めるのに役立つ。

私が知るかぎり、トラウマを軽減する言語の力についての最初の体系的な検証が行なわれたのは一九八六年で、この年、テキサス大学オースティン校のジェイムズ・ペネベーカーが、自分の心理学の入門講座を実験室に仕立てたときだった。ペネベーカーは実験を始めるにあたって、自分の胸に収めておくという「抑制」の重要性を、良識をもって尊重していた。抑制は、文明を結束させる「接着剤」と見ていたからだ。[13] だが、知らぬふりをしていると、代償を払う羽目になるとも考えた。

彼はまず学生に、大きなストレスやトラウマの原因になったと思う、非常に私的な経験を一つ特定するように求めた。それから、クラスを三つのグループに分けた。第一グループは、自分の生活で今起こっていることについて書いた。第二グループは、ストレスやトラウマを引き起こした出来事について詳細に書いた。第三グループは、その出来事に関する事実と、それに対して抱いている感情や情動と、その出来事が自分の人生に与えてきたと思う影響について、詳しく書いていった。どのグループの学生も、心理学科の建物にある狭い仕切りの中に独りで座って、四日間連続して一日一五分間休まずに書いた。

学生たちはその実験にとても真剣に取り組んだ。誰にも話したことがなかった秘密を明かした人も多かった。書きながら泣くこともあったし、多くの学生が講座の助手たちに、この経験で頭がいっぱいになったと打ち明けた。二〇〇人の参加者のうち、六五人が児童期のトラウマについて書いた。家族の死が最も多いトピックだったが、女性の二二パーセントと男性の一〇パーセントは、一七歳未満で負った性的なトラウマを報告した。

ペネベーカーらは学生に健康状態についても質問し、癌、高血圧、潰瘍、インフルエンザ、頭痛、耳痛といった、大小の健康問題を含む病歴を自発的に報告する学生が多いのに驚いた。[14] 子供時代の性体験でトラウマを負ったことを報告した学生は、この実験の前年に平均一・七日の入院治療を受けていた。これは、そうでない人々のほぼ二倍だ。

それから研究チームは、学生たちが実験前の一か月間で学生健康センターを訪れた回数を、実験後の一か月間で訪れた回数と比較した。トラウマに関連する事実と情動について書いたグループが、明らかに最も大きな恩恵を受けていた。他の二つのグループと比べて、診察を受ける回数が半減したのだ。トラウマについての最も深い考えや痛切な気持ちを書くことによって気分が改善し、楽観的な態度と身体的な健康につながったのだった。

この実験を評価するように求めると、学生たちは実験によって自己理解が深まったことに焦点を当てた。「そのときに何を感じていたかを、考えられるようになりました。どんな影響を受けていたか、今まで気づきませんでした」「過去の経験について考えて、それを解決せざるをえませんでした。実験の結果、一つには、心の平静を得ることができました。情動と感情について書かなければならなかったので、自分がどう感じていたのか、なぜそう感じていたのかを、理解しやすくなりました[15]」

ペネベーカーはのちの研究で、七二人の学生の半分に、人生で最悪のトラウマ体験について、テープレコーダーに吹き込むように求めた。残る半分の学生は、その日の実験後の過ごし方について話し合った。学生が話していたときに、ペネベーカーらは血圧、心拍数、筋肉の緊張、手の温度といった、生理的反応を測定した[16]。この研究からも同様の結果が得られた。情動を感じるのを自分に許した人は、有意の生理的変化を、その時点でも長期的にも示した。告白をしている間は、血圧や心拍数などの自律神経系の働きを示す数値が上がったが、のちに、その値は実験開始時よりも下がった。実験終了後、六週間たっても、血圧は低いままだった。

離婚であれ、期末試験であれ、孤独であれ、ストレスとなる経験が免疫機能に悪影響を与えることは現在では広く認められているが、ペネベーカーが研究を行なった当時、それは非常に異論の多い考え方だった。オハイオ州立大学医学部の研究チームは、ペネベーカーの実験計画に基づいて、自分のトラウマについて書いた学生と、当たり障りのない話題について書いた学生の、二つのグループを比較した[17]。このときにも、自分のトラウマについて書いた人は学生健康センターを訪れる回数が少なくなり、健康状態の改善と相関して免疫機能も改善していることが、Tリンパ球（ナチュラルキラー細胞）や、血液中の他の免疫マーカーの活性化によって計測された。この影響は実験直後が最も顕著だったが、六週間後にもまだ検知できた。小学生、養護施設入居者、医学生、凶悪犯罪者向けの刑務所の囚人、関節炎患者、新米の母親、レイプ被害者らを対象にして世界各地で実施されたライティングの実験は、気が動転した出来事について書くと、心身の健康が改善することを

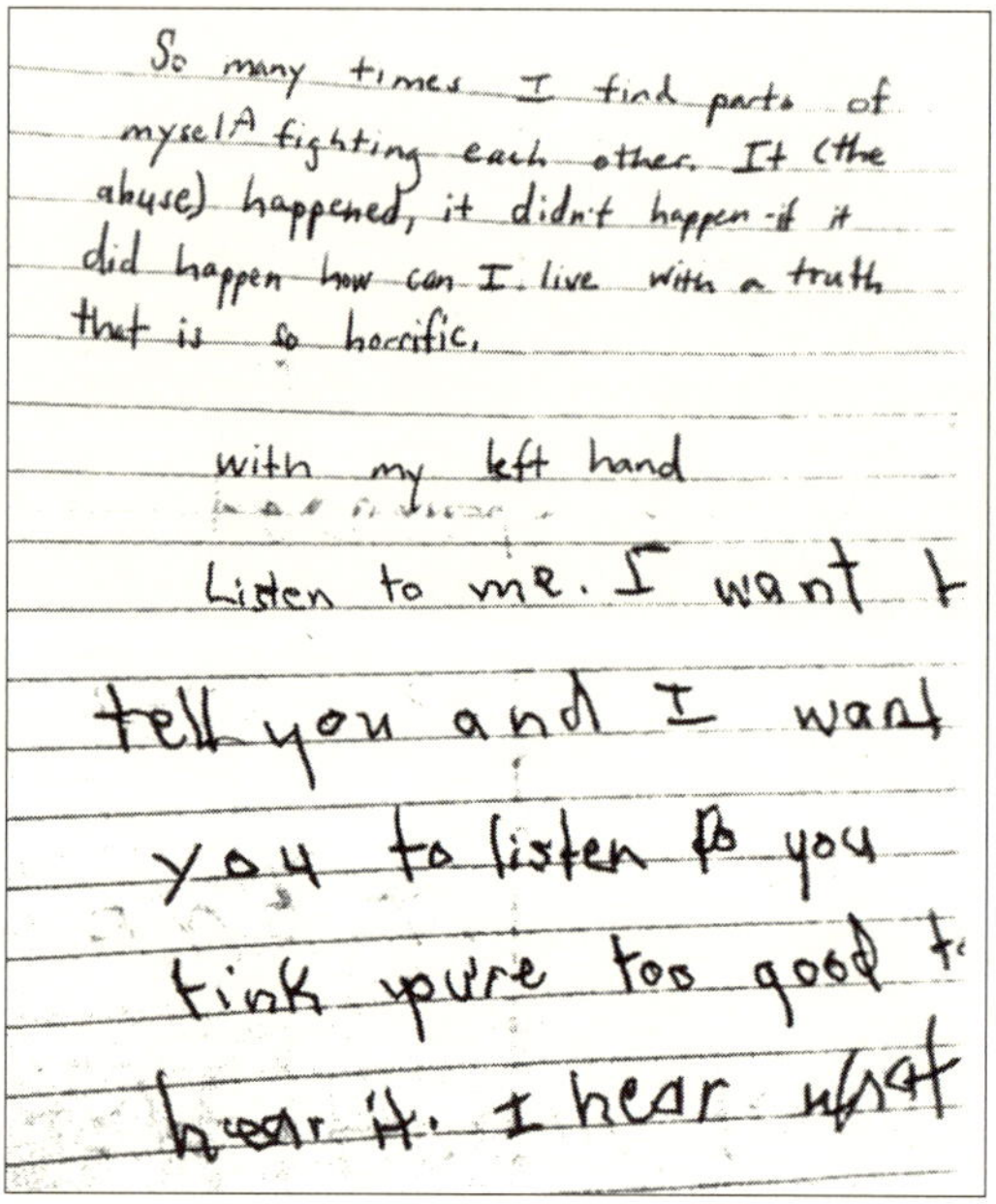

So many times I find parts of myself fighting each other. It (the abuse) happened, it didn't happen - if it did happen how can I live with a truth that is so horrific.
with my left hand
Listen to me. I want t
tell you and I want
you to listen to you
tink you're too good to
hear it. I hear what

図14-1

一貫して示している。

私は、ペネベーカーの研究の別の点にも注意を惹かれた。参加者が、私的な問題あるいは厄介な問題について話したときは、声の調子と話し方が変わることが多かったのだ。その違いがあまりにも著しいので、ペネベーカーは自分がテープを取り違えてしまったのかと思ったほどだった。たとえばある女性は、その日の計画について子供のような甲高い声で話したが、数分後に、開いたレジの引き出しから一〇〇ドルを盗んだ話をしたときには、声がずっと低く小さくなったので、別人のように聞こえた。情動の状態の変化は、参加者の筆跡にも反映されていた。参加者が話題を変えると、筆記体からブロック体へ、そしてまた筆記体へと変わることもあった。文字の傾きと筆圧にも違いがあった。

そうした変化は臨床現場では「スイッチング」と呼ばれており、トラウマを負った人にしばしば

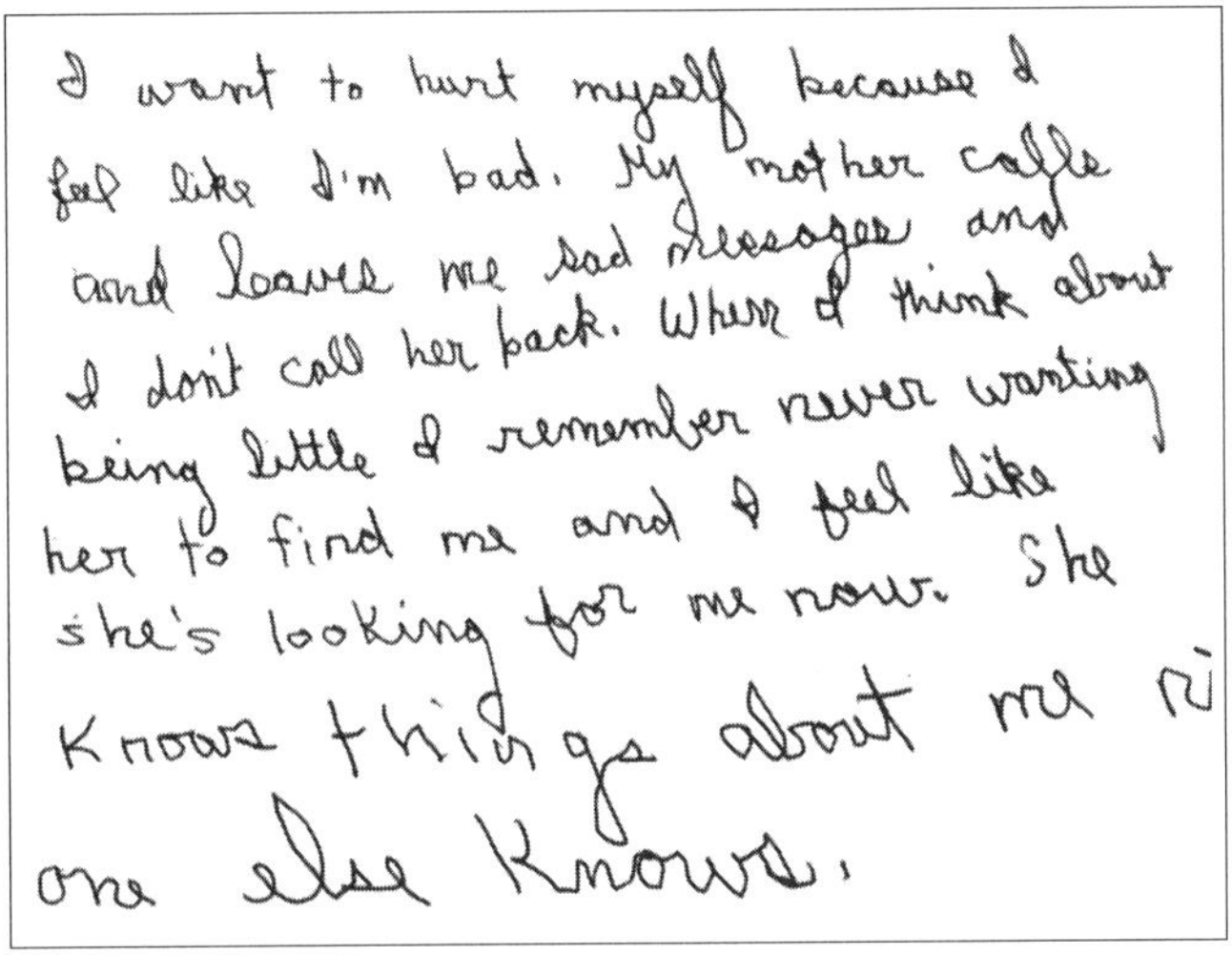
I want to hurt myself because I feel like I'm bad. My mother calls and leaves me sad messages and I don't call her back. When I think about being little I remember never wanting her to find me and I feel like she's looking for me now. She knows things about me no one else knows.

図14-2

見られる。患者は話題が変わるたびに、まったく違う情動的状態と生理的状態に入る。スイッチングは、声のパターンのはなはだしい変化としてだけでなく、表情や体の動きの変化としても表れる。臆病な人から強引で攻撃的な人へ、心配症で他人の言いなりになる人からいかにも魅惑的な人へと、人格が変わるようにさえ見える患者もいる。心の奥底の恐れについて書くときには、筆跡が子供っぽく稚拙になることが多い。

そうしたまったく異なる状態を示す患者が、仮病として扱われたり、気まぐれに迷惑行動をとるのをやめるように言われたりしたなら、口を閉ざしてしまいやすい。彼らはおそらく助けを求め続けるだろうが、黙らされたあとでは、助けを求める叫びを、言葉ではなく行動によって伝えることになる。それが、自殺企図や、抑うつ状態や、憤激の発作だ。第17章で見るように、本人が生き延びるためにこうした異なる状態が果たしてきた役割を、患者とセラピストの両者が認めたとき初めて、患者は改善に向かう。

アート、音楽、ダンス

数多くのアートセラピスト、音楽セラピスト、ダンスセラピストが、虐待された子供やPTSDを抱える兵士、近親姦の被害者、難民、拷問のサバイバーに見事な治療を行なっている。そして数多くの報告によって、自己表現をするセラピーの有効性が立証されている。[18] だが、現時点では、そうしたセラピーがなぜ効果を挙げるのか、具体的にはトラウマ性ストレスのどのような面に働きかけているのかは、ほとんどわかっていない。この事実は、それらのセラピーの有用性を科学的に立証するのに必要な研究を行なうには、段取りや資金の面で途方もない障害となるだろう。

アートや音楽やダンスは、恐れのために口が利けなくなった状態でも行なえることもあって、世界各地の文化でトラウマ治療に使われているのかもしれない。言葉を使わない芸術的表現とライティングとを比較する、数少ない体系的な研究の一つは、ジェイムズ・ペネベーカーと、サンフランシスコのダンスとムーブメント（身体動作）を用いるセラピストであるアン・クランツによって行なわれた。[19] 六四人の学生が三グループに分かれ、第一グループは個人的なトラウマ体験を体の表現的な動きで表すことを、一日に少なくとも一〇分間、三日間連続して行ない、さらにトラウマ体験について一〇分間書いた。第二グループはダンスをしたが、トラウマについて書くことはしなかった。第三グループは、ありきたりのエクササイズ・プログラムに参加した。実験後三か月間にわたって、全グループの参加者が、以前よりも幸福で健康に感じると報告した。だが、客観的な証拠が得られたのは、表現的な動きをしたうえでライティングをしたグループだけだった。身体的な健康度が増し、大学の成績評価の平均点が上がったのだ（この研究では具体的なＰＴＳＤ症状の評価はしなかった）。ペネベーカーとクランツは、「トラウマを体で表現するだけでは十分ではない。健康には、経験を言語に翻訳することが必要らしい」と結論した。

だが、言語は治癒に必須であるというこの結論が、実際にいつも当てはまるかどうかはまだわからない。（全般的な健康状態ではなく）ＰＴＳＤ症状に焦点を当てたライティングの研究の結果は、これまで期待外れのものばかりだった。ペネベーカーはこれについて私と話し合ったとき、ＰＴＳＤ患者に関するライティングの研究はたいてい集団で実施されていて、そこでは患者は自分の物語を披露し合うことが期待されている点を指摘した。そして、私が前述したのと同じことを述べた。すなわち、ライティングの目的は自分自身に向けて書くこと、自分がずっと避けようとしていたことを自分自身に知らせることだ、と。

言語の限界

トラウマは、それについて話す人だけでなく聴く人をも打ちのめす。ポール・ファッセルは、第一次大戦についての優れた研究書『現代の記憶の中の第一次大戦』で、トラウマが生み出す沈黙の領域について見事に論評している。

戦争の難しいところの一つ……は、出来事と、出来事を記述するために使用できる言語——あるいは適切な思考——とが一致しない点だ。……論理的には、英語が……戦争の現実を完璧に描写できない理由などない。英語には、血、恐怖、苦悶、狂気、くそ、残虐、殺人、裏切り、痛み、でっち上げのような単語と、脚を吹き飛ばされる、腸が両手の上に噴き出す、夜通し叫ぶ、直腸からの出血で死ぬのような表現がたっぷりある。……問題は、「言語」についてというよりも、礼儀や楽観論にかかわるものだった。……［兵士たちが黙り込む］本当の理由は、自分が伝えようとするひどい話に、誰もたいして興味を持っていないとわかったことだ。心を掻き乱され、動揺させられるような話を好き好んで聞く人などいるのだろうか。そうする必要などないときに。私たちは「口に出せない」という言葉を、「言い表しようがない」という意味で使うようになったが、それはじつは、胸が悪くなるようなという意味なのだ。(20)

痛ましい出来事について話したからといって、必ずしもコミュニティが成立するわけではない。むしろ、その逆になることが多い。家族や組織は、汚い洗濯物を人目にさらす成員を排除するかもしれない。友人や家族は、悲しみや傷に囚われている人に愛想が尽きるかもしれない。トラウマの犠牲者がしばしば自分の殻に閉じこもり、彼らの物語ができるかぎり拒絶を引き起こしにくいように編集された、通り一遍の語りになったりするのも、一つにはそのせいだ。

トラウマの痛みを表現するための安全な場所を見つけるのは、とてつもなく難しい。だからこそ、アルコホーリクス・アノニマスやアダルトチルドレン・オブ・アルコホーリクス（アルコール依存症の親の下で育てられ、成人になっても問題を抱えている人々の組織）、ナルコティクス・アノニマス（薬物依存症からの回復を手助けする匿名会員による組織）などの、サバイバーの自助グループが、とても重要になりうるのだ。真実を話すと敏感に反応してくれるコミュニティを見つけることによって、回復が可能になる。苦悶に満ちた人生の詳細に耳を傾けるように訓練されたプロのセラピストを、サバイバーが必要とするのもそのためだ。私は、帰還兵がヴェトナムで子供を殺したことについて語るのを、初めて聞いたときのことを覚えている。そのとき私は、鮮明なフラッシュバックを経験した。それは七歳ぐらいのころに、隣家の子がナチスの兵士に敬意を示さなかったために、私たちの家の前で殴り殺されたことを、父から聞かされたときのものだった。帰還兵の告白に対する自分の反応に耐えられなかったので、私はそのセッションを中止せざるをえなかった。だからこそセラピストは、自分自身のセラピーを徹底的に済ませておかなければならない。そうすれば、患者の話によって憤激や嫌悪の感情が生じたときにも、自らその感情を処理して、情動的に患者の役に立ち続けることができる。

トラウマ被害者が文字どおり話せなくなったとき、つまり脳の言語領域が機能停止に陥ったときには、別の問題が持ち上がる。(21) 私は多くの移民関係の訴訟や、ルワンダでの大量虐殺の加害者に対して起こされた訴訟でも、この機能停止を法廷で目にしてきた。自分の体験について証言するように求められた被害者は、しばしば完全に感情に圧倒されてろくに話せなくなったり、ひどいパニック状態に陥って自分の身に起こった出来事をはっきりと述べられなかったりする。彼らの証言は、あまりにも混沌として支離滅裂で断片的なために、信頼できないものとして退けられることが多い。

トラウマについて思い出さずに済むようなかたちで、自分の過去を語ろうとする人もいる。だが彼らは、曖昧で頼りにならない目撃者という印象を与えかねない。政治的な亡命を希望する人が、亡命理由についての首尾一貫した説明をすることができなかったために、訴えが却下されるのを、私は何十回となく見てきた。また、自分に起こった出来事を正確に語ることができないという理由で、退役軍人管理局に主張を認められなかった帰還兵も数多く知っている。

混乱と緘黙《かんもく》症は、セラピーの場面でよく見られる。物語の細部を話すように無理強いし続けると患者が圧倒されてしまうことは予期できる。そのため私たちは、トラウマへの取り組みを(友人のピーター・リヴァインの表現を借りれば)「振り子のように行ったり来たりさせる」ことを学んだ。物語の細部に直面するのを避けるわけではないが、片足の爪先を安全なかたちで水にそっと浸けてみて、それからまた引き上げるように、患者に教える。そうやって、しだいに真実に近づいていく。

私たちはまず、体の中に「安心の島」を確立する。[22] これは患者を助けて、身動きがとれなかったり、恐れおののいたり、激怒したりしたと感じたときにはいつも地に足の着いた心持ちになれるような、体の部位や姿勢、動きを突き止めてもらうことを意味する。こうした体の部位は通常、パニックのメッセージを胸部や腹部や喉に伝える迷走神経が分布していない場所にあり、トラウマを統合する際に味方になってもらえる。たとえば私は患者に、手は何ともないように感じられますかと尋ねる。はいという答えがあれば、手を動かしてその軽さと温かさとしなやかさを探ってくださいと言う。そのあとで、患者が胸を締めつけられて息も絶え絶えになっているのに気づいたら、患者を制止して、手に意識を集中し、手を動かしてくださいと言う。そうすると、自分がトラウマから切り離されていると感じることができる。吐く息に意識を向けて、それをどのように変えられるかに注意するように求めることもある。あるいは、両腕を呼吸に合わせて上げ下げしてもらうかもしれない——これは気功の動きだ。

指圧のツボをタッピングすると気が落ち着く患者もいる。[23] 私は、椅子に座りながら体の重みを感じるように、あるいは両足で床をしっかり踏みしめるように、患者に求める場合もある。黙り込んでしまっている患者には、背筋を伸ばすとどうなるかを確認するように言うかもしれない。自分の「安心の島」を発見する患者もいる——彼らは、身体的感覚を生み出して、自分には手に負えないという気持ちを打ち消せることを体得し始める。これで、トラウマ解決の舞台が整う。そして、探っている状態と安全な状態の間や、言語と体の間、過去の想起と現在に生きているという感覚の間を、振り子のように行ったり来たりするのだ。

現実に対処する

だが、トラウマ記憶に対処することは治療の始まりにすぎない。PTSDの人は、注意の集中や新たな情報の学習に関するより一般的な問題を抱えていることが、数多くの研究によって明らかになっている。[24] アレクサンダー・マクファーレンは、「B」で始まる単語を一分間でできるだけ多く挙げるように参加者に求めるという、簡単な試験をした。PTSDのない参加者は平均して一五個挙げた。PTSDのある人は平均して三個か四個だった。また、PTSDのない参加者は、「血」

「傷」「レイプ」といった、脅威を与える単語を見ると躊躇した。マクファーレンのPTSD患者は、「ウール」「アイスクリーム」「自転車」のような通常の単語にも、同じぐらい躊躇する反応を示した[25]。

PTSDの人のほとんどは、トラウマを負ってしばらくすると、過去への対処に多くの時間や労力を費やさなくなる。彼らは、その日その日をなんとか切り抜けるので精一杯なのだ。トラウマ患者は、たとえ教育やビジネスや医学や芸術におおいに貢献していたり、子供をりっぱに育てたりしていても、通常の人と比べて日々の生活の課題にはるかに多くのエネルギーを費やす。

言語のさらなる落とし穴は、私たちの思考が「意味をなす」ものでないなら、それは簡単に正せるという幻想だ。認知行動療法の「認知」の部分は、そうした「非機能的思考」を変えることに的を絞っている。これは変化へのトップダウンの取り組みで、そこではセラピストは、ネガティブな認知に疑問を呈したり、その「枠組みの作り直し《リフレーム》」をしたりする。「レイプされたのは自分のせいだというあなたの感情と、実際の事実とを比較しましょう」「運転に対する恐怖心を、今日の道路交通の安全性についての統計と比較しましょう」というように。

かつて私たちのクリニックに、自分の生後二か月の赤ん坊が「とても利己的」だからと助けを求めにきた、取り乱した女性のことが思い出される。子供の発育に関するデータ表を見せたり、利他主義の概念を説明したりしても、彼女に利するところがあっただろうか。そうした情報は、手助けになりそうもない。彼女が、自分自身のおびえた、見捨てられた部分――依存されることへの恐怖というかたちで表現される部分――にアクセスできるようにならないかぎりは。

トラウマを負った人が、「セクシー過ぎた私がいけなかった」「他の男たちは怖がっていなかったのだから、彼らこそ本物の男だ」「もっと分別があれば、その通りを歩いたりしなかったのに」といった不合理的な思考を抱いていることに疑問の余地はない。いちばんいいのは、そうした思考を認知的なフラッシュバックとして扱うことだ。悲惨な事故の視覚的なフラッシュバックを経験し続けている人と議論しないのと同様に、そのような思考についても議論しないに限る。それはトラウマを引き起こした出来事の残余だ。トラウマが起こったとき（あるいはその直後に）彼らが抱いていた思考が、ストレスの多い条件下で再活性化されているのだ。それに対処するには、次章で扱うEMDR（眼球運動による脱感作と再処理法）が有効だ。

自分の体になる

人が自分の物語を語ったときに圧倒されるのも、認知的なフラッシュバックを経験するのも、その原因は、脳が変わってしまったことにある。フロイトとブロイアーが述べたように、トラウマは症状を誘発する要因として作用するだけではない。むしろ、「心的外傷――より正確には心的外傷の記憶――は異物のように作用し、侵入から長い時を経ても、依然として作用を及ぼしている要因と見なし続けなければならない」[26]。砲弾の破片が感染を引き起こすように、異物そのもの以上に問題となるのは、異物に対する体の反応なのだ。

意識的思考の多くは、無意識から起こって押し寄せてくる直観、反射作用、動機、根深い記憶に対する複雑な正当化だというフロイトの説を、現代の神経科学は一貫して支持する。すでに見たように、トラウマは、経験を管理して解釈する脳領域の適切な働きを妨げる。そして、確固たる自己感覚（「私はこう考えて、こう感じる」「これが私に起こっていることだ」と、自信を持って人が述べるのを可能にする感覚）は、こうした脳領域間の健全でダイナミックな相互作用に依存している。

トラウマ患者の脳画像研究ではほぼ例外なく、島《とう》の異常な活性化が見つかる。脳のこの部分は、筋肉や関節やバランス（固有受容）システムといった内部器官からの入力を統合して解釈し、一つにまとまった体を持っているという感覚を生み出す。島は信号を扁桃体に伝え、闘争／逃走反応を引き起こすこともできる。このときには、何かがうまくいかなかったという認知的な入力や意識的な認識は必要なく、苛立って集中できないと感じるだけか、悪くすると、今にも死ぬのではないかと思ってしまう。こうした強烈な感情は脳の奥深くで生み出されるもので、理性や理解によって消し去ることはできない。

身体的感覚の源泉から絶えず攻撃を受けていながら、その源から意識のうえで切り離されていると、失感情症を招く。自分に何が起こっているかを感知して伝えることができなくなるのだ。自分の体と接触する、つまり自己と体の芯から結びつくことによってのみ、自分が何者なのかという感覚を取り戻し、自分なりの優先順位や価値観を回復させることができる。失感情症、解離、機能停止はみな、私たちが意識を集中させて、自分が感じていることを知り、自分を守る行動をとれるようにしてくれる脳組織と関連している。こうした重要な組織が逃避不能ショックを加えられると、困惑と動揺が起こりかねない。あるいは、私たちは自分の体との情動的なつながりを失ってしまうかもしれず、これには体外離脱体験（自分自身を遠くから見ているという感覚）が伴うことも多い。別の言い方をすれば、トラウマによって人は、自分の体が誰か別の人の体であるかのように、あるいは体がないかのように感じてしまうのだ。トラウマを克服するには、誰かの助けを借り、自分の体と、セルフ（自分そのもの）と、もう一度結びつく必要がある。

　そのために言語が不可欠であることに疑問の余地はない。私たちの「セルフ」の感覚は、記憶を首尾一貫した統一体にまとめ上げられるかどうかにかかっているのだ。[27] これには、意識ある脳と、体の自己システムとが、うまく機能するつながりによって結びついていなければならないのだが、このつながりはトラウマによって損なわれることが多い。物語全体を語れるようになるのは、そうした脳組織が修復されて基礎が築かれてからであり、自分の体が存在しない状態から存在する状態へと移れたあとだ。

第15章　過去を手放す——EMDR

それは幻だったのか、それとも白昼夢だったのか。
かの音楽は消え去った——私は目覚めているのだろうか、眠っているのだろうか。
——ジョン・キーツ

中年の建設業者のデイヴィッドがクリニックに来たのは、彼の暴力的な憤激の発作によって家庭が生き地獄になっていたからだった。彼は最初のセッションのときに、二三歳の夏に起こった出来事について話した。プールの看視員をしていたある午後、少年グループが大騒ぎをしてビールを飲んでいた。デイヴィッドは、アルコールは禁止だと注意した。すると少年たちが襲いかかってきて、そのうちの一人に、割れたビール瓶で左目をえぐり出された。三〇年たってもまだ彼は、その刺傷事件についての悪夢とフラッシュバックを経験していた。

デイヴィッドは、ティーンエイジャーの息子を容赦なく非難して、些細な落ち度があっただけでも怒鳴りつけることが多く、また、妻に対してひとかけらの愛情も示せなかった。片目を失明するという悲惨な経験をしたのだから、他者を虐待してもしかたがないのだと、心のどこかで思っていたが、怒りに満ちて執念深くなってしまっている自分を憎みもした。憤激をどうにかしようとするあまり、常に緊張していることに気づいていたし、抑えが利かなくなることへの恐れから、愛情も友情も育めなくなってしまったのではないかと思っていた。

私は二回目のセッションのときに、ＥＭＤＲ（眼球運動による脱感作と再処理法）と呼ばれる手順を導入した。暴行されたときの詳細に立ち戻って、襲われたときに目にした光景、聞こえた音、頭をよぎった考えを思い出すようにデイヴィッドに言った。「ただ、あのときが戻ってくるのに任せてください」と指示した。

そして、私の指の動きを目で追うように言ってから、彼の右目から三〇センチメートルほどの所で人差し指を左右にゆっくりと動かした。たちまち、憤激と恐怖が次から次へと表出し、痛みや頬を流れ落ちる血の感触、目が見えないことに気づいたときの感覚が、生々しく蘇った。彼がこうした感覚を報告する間、私は時おり励ましながら、指を左右に動かし続けた。数分ごとに指の動きを止めると、深呼吸するように促した。それから、その瞬間に心に浮かんでいるものに意識を向けるように指示した。そのとき彼の頭にあったのは、学生時代にした喧嘩だった。それに意識を向け、その記憶から離れないように言った。他の記憶もいくつか、一見したところ脈絡もなく現れた。どこにいても自分を襲った少年たちを探していること、奴らを痛めつけてやりたいと思っていること、酒場で口論になったことなどだ。彼が新たな記憶や感覚を報告するたびに、心に浮かんでいるものに注意を向けるように促し、人差し指をまた動かした。

その日のセッションが終わるころには、彼は前よりも穏やかで、明らかにほっとしたように見えた。刺傷事件の記憶が強烈さを失い、今ではもう、ずっと昔に起こった不愉快な出来事になっていると言った。それから、じっくり考えながら言った。「本当に最悪でした。そのために長年具合が悪かったのです。それなのに、驚きですね、けっきょく自分でこんなに素晴らしい人生を切り開くことができたわけですから」

翌週の三回目のセッションでは、トラウマの影響に取り組んだ。彼は憤激に対処するために、長年薬物やアルコールを摂取してきた。ＥＭＤＲを繰り返していくうちに、さらに多くの記憶が蘇った。自分を襲って投獄されていた少年を殺させようと、知人の刑務所の看守に相談し、あとで考え直したことを思い出した。この決断を想起したことで、とても心が楽になった。自分は抑制の利かない人でなしだと思うようになっていたが、復讐をやめたのだとわかって、思慮深くて寛大な自分の一面にまた触れることができるようになったのだ。

次のセッションでデイヴィッドは、ティーンエイジャーの加害者に抱いたのと同じ気持ちで息子に接していたのだと、自分で気づいた。セッションが終わると、何があったかを息子に話して許しを求めたいから、いっしょに家族と会ってくれないかと頼んできた。五回目の最後のセッションのときには、前よりよく眠れるようになったことを報告し、生まれて初めて心の平静を感じていると述べた。一年後にデイヴィッドは電話をしてきて、夫婦仲が良くなり、いっしょにヨーガをやるようになっただけでなく、自分もよく笑うようになり、庭仕事や木工を心から楽しんでいると語った。

EMDRについて学ぶ

　EMDRがトラウマのつらい再現を過去の出来事にするのに役立ったのは、デイヴィッドの治療のときだけではない。同じことがこの二〇年間に何度となくあった。EMDRに出合ったのは、マギーを通してだった。マギーは若く威勢の良い心理療法家で、性的虐待を受けた少女たちの社会復帰施設を運営していた。マギーは次から次へと人と対立し、ほとんど誰とでも衝突していたが、世話をしていた一三、四歳の少女たちとだけはうまくいっていた。彼女は薬物を摂取し、危険で暴力的な男たちとつき合い、上司たちとよく言い争いをし、ルームメイトに我慢ができないから（そして、ルームメイトも彼女に我慢できないから）という理由で転々と引っ越しをした。一流の大学院の心理学博士号をもらうだけの心の安定と集中力を、いったいどうやって引き出せたのか、私は首を傾げるばかりだった。

　マギーは、同じような問題を抱える女性のために私が運営していたセラピーグループに、紹介されてやって来た。二回目のミーティングのときに、父親に二度、五歳と七歳のときにレイプされたことを私たちに話した。自分のせいなのだと彼女は思い込んでいた。父親が大好きだったし、自分が媚《こび》を売ったから父親が自制できなくなったに違いないと説明した。私はその話に耳を傾けながら、「彼女は父親を責めていないかもしれないが、どう見ても、父親以外のすべての人のことを責めているな」と思った。前のセラピストたちのことも、自分が良くなる手助けをしてくれなかったからという理由で責めているのだろう。多くのトラウマサバイバーと同じように、彼女は言葉で一つの物語を語り、行動ではまた別の物語を語り、その行動で、トラウマのさまざまな面を再演し続けていた。

ある日セラピーグループのミーティングに来たマギーは、その前の週末に受けた専門家向けのEMDR研修での驚くべき経験について熱心に語った。その時点で私がEMDRに関して知っていたのは、セラピストが患者の目の前で指を振る、人気の新手法だということだけだった。私や私の学者仲間たちにしてみれば、これもまた精神医学を繰り返し見舞ってきた疫病の一つのようなもので、マギーの失敗談がまた一つ増えるだけだろうと私は思った。

EMDRのセッション中に、七歳のときに父親にレイプされたことを鮮明に思い出した、子供だった自分の体の内側から思い出したとマギーは私たちに語った。自分がどんなに小さな子供だったのかを、マギーは体で感じることができた。のしかかってくる父親の大きな体を感じられたし、父親のアルコール臭い息を感じることもできた。それでも、その出来事を追体験していたときでさえ、二九歳の自分の観点からそれを観察することができたそうだ。彼女はわっと泣きだした。「あんなに小さな子供だったのに。大きな男が小さな女の子に、よくもあんなことができたものだわ」。彼女はしばらく泣いていた。それから言った。「でも、もうあれは済んだこと。何が起こったのか、今はわかる。私が悪いんじゃなかった。私は小さな女の子で、父に乱暴されるのを防ぎようがなかったんだから」

私は度胆を抜かれた。人が再びトラウマを負うことなしに、トラウマを引き起こした過去に立ち返るのを手助けする方法を、私はずっと探していたからだ。マギーはフラッシュバックに劣らぬほど真に迫った経験をし、それでもそれに乗っ取られることはなかったようだ。ＥＭＤＲは、人をトラウマの痕跡に安全にアクセスさせられるのだろうか。そして、トラウマの痕跡を、ずっと昔に起こった出来事についての記憶に変えられるのだろうか。

マギーはＥＭＤＲのセッションをあと数回受けた。その間もグループにとどまったので、私たちは彼女の変わりぶりを目にすることができた。怒りはだいぶ治まったが、私が大好きだったあの冷ややかなユーモアのセンスは持ち続けた。数か月後に彼女は、それまで惹きつけられていた人とはまったく別のタイプの男性と親密になった。そして、トラウマを解決したと言って、グループを去った。私は、自分がＥＭＤＲの研修を受ける時だと思った。

ＥＭＤＲ――最初の体験

多くの科学的進歩がそうであるように、ＥＭＤＲは偶然の観察結果から生まれた。一九八七年のある日、心理学者のフランシーン・シャピロは、つらい記憶で頭がいっぱいの状態で公園を歩いていたとき、素早い眼球運動によって苦しみから劇的に解放されたことに気づいた。それほど短い経験から、いったいどうやって優れた治療方法が生まれたのだろうか。それほど単純なプロセスに、いったいぜんたい、なぜそれまで誰も気づかなかったのだろうか。最初は自分の所見に懐疑的だったシャピロは、数年かけて自分の手法を実験・研究して、徐々に形を整え、教えたり、対照研究で試したりできる、標準化（多くの実験データにより妥当性と信頼性を持たせること）された手順にしていった。[1]

最初のEMDR研修を受けたときには、私自身が自分のトラウマを処理する必要があった。その数週間前に、マサチューセッツ総合病院の私の科を統轄していたイエズス会の司祭が、トラウマクリニックを突然閉鎖したために、私たちは患者を治療し、学生を訓練し、研究を行なうための新しい場所と資金をなんとか確保しようと必死になっていた。ほぼ同じころ、第10章で述べた、性的虐待を受けた少女たちの長期的な研究をしていた友人のフランク・パトナムが国立保健研究所を解雇され、解離に関してはアメリカ随一の専門家リチャード・クラフトがペンシルヴェニア精神科病院で担当していた部門が閉鎖された。悪いことが偶然重なっただけかもしれないが、四面楚歌のように感じられた。

トラウマクリニックにまつわる苦悩は、私がEMDRを試すのには格好の試験材料だったようだ。研修で組んだ相手の指を両目で追っている間、児童期のぼんやりとした場面が、続けざまに心に浮かんだ。夕食の席での家族の感情的な会話、休み時間に学友と衝突したこと、兄と納屋の窓に小石を投げつけたこと——それはすべて、日曜の朝遅く、まどろんでいるときに経験し、はっきりと目覚めた途端に忘れてしまう類の、生々しくてふわふわ漂っている「半醒半睡の」光景だった。

三〇分ほどしてから、私は相手の研修者と、クリニックを閉鎖すると上司に言われた場面に立ち返った。今度は、諦めがついたように感じた。「よし、過ぎたことはしかたがない。今はもう、先へ進むべき時だ」と。私は後ろを振り返らなかった。クリニックはのちに復活し、それ以来、盛況を極めている。私はEMDRのおかげだけで、怒りと苦悩を手放すことができたのだろうか。もちろん確実なことは知る由もないが、私の心の旅――無関係な児童期のさまざまな場面から、クリニック閉鎖という出来事に片をつけることまで――は、それまでにトークセラピーで経験したものとはまるで違っていた。

次に、私がEMDRを施す番になったときに起こったことは、なおさら興味深かった。私たちは相手を変え、初対面の新しいパートナーは、父親が関係する児童期の不快な出来事と取り組みたいということだったが、それらの出来事については話したがらなかった。「話」を知らずに人のトラウマに対処することはそれまでなかったし、彼がどれほど些細なことも話すのを拒むので、私は不愉快で、苛々した。両目の前で私が指を動かしている間、彼は激しく苦悩しているように見えた。そして、しくしくと泣きだし、呼吸が速く浅くなった。だが、私が手順に沿って質問をするたびに、頭に浮かんだことを話すのを拒否した。

四五分間のセッションが終わると、パートナーは開口一番、こう言った――私とのやりとりがとても不快だったので、私には患者を絶対に紹介しない、と。それを別とすれば、このEMDRセッションのおかげで、父親から受けた虐待の問題が解決したという。私はそれを信用できず、彼が私に無礼な態度をとるのは、父親に対する感情が未解決のまま持ち越されたからではないかと思ったものの、彼が前よりリラックスしたように見えることに疑問の余地はなかった。

私は困惑した気持ちをEMDR指導者のジェラルド・パクに伝えた。パートナーは私をはっきりと嫌っていたし、EMDRのセッション中はひどく苦悩しているように見えたのに、長く続いていた不幸が去ったと今は言っている。セッション中に起こったことを話そうとしないのなら、彼が何を解決したのか、あるいはしなかったのか、知りようがないではないか。

ジェラルドは微笑んで、ひょっとしたら私が、自分の個人的な問題を解決するためにメンタルヘルスの専門家になったのではないかと訊いた。私を知っている人はたいてい、そうではないかと思っていると私は認めた。すると彼は、人が自分のトラウマの話をしてくれたときには、それは意義深いと思うかと尋ねた。これにも同意せざるをえなかった。今度は彼は、「ベッセル、たぶん君は、自分の覗き見趣味的な傾向を抑えることを学ぶ必要があるようだね。トラウマの話を聞くのが君にとって重要なら、酒場にでも行って一ドル札を二、三枚テーブルに置いて、隣の人に、『あなたのトラウマの話をしてくれたら、一杯おごってあげるよ』と言うといい。でも、話を聞きたいという君の望みと、患者の心の中で起こる治癒のプロセスとは違うんだ。それを肝に銘じるべきだね」と言った。私はジェラルドの忠告を胸に刻み、それ以来、好んでそれを学生に繰り返している。

EMDRの研修を終えたときには、次の三点で頭がいっぱいだった。そして私は今日に至るまで、その三点に魅了され続けている。

- EMDRは心/脳の中で何かを解きほぐすので、人は緩やかに結びついた過去の記憶とイメージに素早く接触できるようになる。これが、トラウマ体験をより大きな前後関係や視野に収める助けになると思われる。
- 人はトラウマについて話さなくても、トラウマから回復することができるのかもしれない。EM

DRは、他者と言葉のやりとりをすることなしに、自分の経験を新たなかたちで観察することができるようにしてくれる。

- 患者とセラピストの間に信頼関係がなくても、EMDRは手助けになりうる。これはとりわけ魅力的だった。当然のことだが、人はトラウマを経験すると、心を開いて他者を信頼し続けられることは稀だからだ。

それからの年月、私はEMDRの重要な指示である「それに意識を向けてください」という言葉しか言えない、スワヒリ語、中国語、ブルトン語を母語とする患者たちにも、EMDRを施してきた（いつも通訳についていてもらうが、それはおもに手順を説明するためだ）。EMDRでは、患者は耐え難いことについて話したり、ひどく気が動転しているわけをセラピストに説明したりする必要はないので、自分の内的経験にすっかり意識を集中し続けることができ、ときとして並外れた成果が得られる。

EMDRを研究する

トラウマクリニックを救ってくれたのは、子供を対象とする私たちの仕事にずっと関心を持っていた、マサチューセッツ州の精神保健局のある部長で、その人が今度は、ボストン地域のコミュニティ・トラウマ対応チームを組織する仕事を引き受けるよう、私たちに要請してきたのだった。私たちの基本的な活動は、そのチームで十分に賄えたし、私たちがしていること（新たに発見されたEMDRの効果で、以前は助けることができなかった患者の一部を治すことも含む）に共鳴した熱心なスタッフが、残りの部分に対応してくれた。

私と同僚たちはまず、PTSD患者に行なったEMDRセッションのビデオテープを、互いに見せ合った。それによって、週ごとの劇的な改善が観察できた。それから、標準的なPTSD評価尺度で患者の進歩を正式に評価し始めた。また、ニューイングランド・ディーコネス病院の若い神経画像専門家エリザベス・マシューに頼んで、一二人の患者の脳を治療の前後にスキャンしてもらうことにした。たった三回のEMDRセッションを受けたのちに、一二人のうちの八人は、PTSD評価得点が有意に下がっていた。スキャン画像を見ると、治療後に前頭前皮質の活動が急激に増加しており、さらに、前帯状皮質と大脳基底核の活動が前よりもはるかに盛んになっていた。トラウマ記憶の経験の仕方が変わったのは、この変化で説明できるかもしれなかった。

ある男性は、「真に迫った記憶であるかのように思い出しますが、もっと隔たりがありました。いつもその中で溺れていましたが、今回は上に浮かんでいました。自分が主導権を握っているという気がしました」と報告した。ある女性は、「以前は、その出来事の段階を一つひとつ残らず感じていました。でも今は、断片ではなく全体になっています。だから扱いやすいです」と語った。トラウマは緊急性を失い、遠い昔に起こった出来事についての物語に変わっていたのだ。

その後私たちは国立精神保健研究所から資金を得て、EMDRの効果をフルオキセチン（プロザック）の標準的な投与や偽薬の効果と比較した。[2] 八八人の参加者のうち、三〇人はEMDRを受け、二八人はプロザックを、残りは砂糖の偽薬を与えられた。よくあることだが、偽薬を服用した人にも改善が見られた。八週間後、四二パーセントという彼らの改善の度合は、「科学的根拠に基づく」として奨励されている他の多くの治療法の場合よりも大きかった。

プロザックのグループは偽薬のグループよりも成績が良かったが、その差はごくわずかだった。これは薬によるPTSDの治療に関する研究の大半で表れる結果で、研究に参加しただけで約三〇〜四二パーセントの改善が見られ、薬が効くと、さらに五〜一五パーセントがそれに上積みされる。ところが、EMDRを受けた患者は、プロザックや偽薬の人よりも大幅に改善した。EMDRのセッションを八回行なったあとに、四人に一人は完全に回復した（PTSD評価得点が無視できるレベルにまで下がっていた）。これと比較して、プロザックのグループで回復したのは一〇人に一人だった。だが、本当の違いは、時の経過とともに表れた。八か月後に参加者を診察したときには、EMDRを受けた人の六割の評価得点が完全な回復を示していたのだ。偉大な精神科医ミルトン・エリクソンが述べたように、いったん丸太を蹴れば流れ出す（丸太がたくさん川につかえているときに、これという丸太を一本見つけて蹴飛ばせば、丸太はみな流れていく、という意味。ここではEMDRがその丸太に該当する）。トラウマ記憶をいったん統合し始めた人は、自然に改善し続けた。それとは対照的に、プロザックを服用した人は、飲むのをやめると再び症状が悪化した。

この研究は重要だった。なぜなら、EMDRのような、トラウマに特化したPTSD治療のセラピーが、服薬よりもはるかに効果的になりうることを実証したからだ。他のいくつかの研究によっても裏づけられているように、患者がプロザックや、それに類するシタロプラム（セレクサ）、パロキセチン（パキシル）、セルトラリン（ジェイゾロフト）といった抗うつ薬を飲むとPTSDの症状はしばしば改善するが、それは飲み続けている間だけだ。このために薬物療法のほうが、長期的にははるかに高価になっている（興味深いことに、プロザックは主要な抗うつ薬であるにもかかわらず、私たちの研究では、ＥＭＤＲを受けた人のほうがプロザックを服用した人よりも、うつの評価得点の減少幅も大きかった）。

私たちの研究では他にも重要な発見があった。児童期にトラウマを経験した人は、大人になってトラウマを負った人とは、ＥＭＤＲに対して非常に異なる反応を示したのだ。八週間のセラピーの終わりに、ＥＭＤＲを受けた人のうち成人後にトラウマ体験をしたグループのほぼ半数は、完全な回復を示す評価得点を得たのに対し、児童虐待を受けたグループでそうした顕著な改善を示したのはたった九パーセントだった。八か月後には、成人後のトラウマ体験グループの回復の割合は七三パーセントで、児童虐待の被害者は二五パーセントだった。児童虐待のグループには、プロザックがわずかではあるが一貫して効果を挙げた。

こうした結果は、第9章で述べた発見を裏づけている。すなわち、長年にわたる児童虐待は、成人期にトラウマを負わせる個々の出来事とはまったく異なる精神的適応や生物学的適応を引き起こすのだ。ＥＭＤＲは、頑固なトラウマ記憶に対する治療法としては有効だが、児童期の身体的虐待あるいは性的虐待に伴う裏切りや遺棄の影響を必ずしも取り除くわけではない。どのような種類のセラピーを八週間行なったところで、昔のトラウマの長年にわたる影響はめったに解決しきれるものではないのだ。

私たちのＥＭＤＲの研究は二〇一四年の時点で、大人になってトラウマを体験してＰＴＳＤを発症した人について発表された研究の中では、最も良い結果が出ている。だが、こうした結果と、他の何十もの研究結果があるにもかかわらず、私の同業者の多くはEMDRについて相変わらず懐疑的だ。あまりにも話がうま過ぎるように思えるから、あまりにも単純過ぎてそれほどの効果を持つはずがないように思えるからかもしれない。そうした懐疑心はよく理解できる。EMDRは風変わりな治療法なのだ。興味深いことに、PTSDのある戦闘帰還兵にEMDRを使った最初の本格的な科学的研究では、EMDRは効果が非常に薄いと予想されていたために、バイオフィードバックを利用したリラクセーション・セラピーとの比較のための対照条件に含められていた。ところが、EMDRの一二回のセッションのほうが、治療法として有効であることがわかって、研究者たちは仰天した。(3) EMDRはそれ以来、退役軍人省の承認を得たPTSDの治療法の一つになっている。

EMDRは曝露療法の一種なのか?

EMDRは実際にはトラウマを引き起こした素材に対して人を脱感作するのであり、したがって曝露療法と同種のものだという仮説を立てている心理学者もいる。もっと正確に言えば、EMDRはトラウマを引き起こした素材を統合するということになるのだろう。私たちの研究が示したように、人はEMDRを受けるとトラウマを首尾一貫した過去の出来事だと考えるようになり、前後関係から切り離された感覚やイメージを経験することがなくなる。

記憶は、進化して変化する。記憶はでき上がるとすぐに、統合と再解釈の長い過程を経る。その過程は、意識ある自己からの入力なしに、心／脳で自動的に起こる。それが完了すると、その経験は人生における他の出来事と統合されて、それ自体の生命を持たなくなる。[4]すでに見たように、PTSDになるとこの過程がうまく進まず、記憶は消化されずに、生のまま立ち往生する。

残念なことに、精神療法家は研修の際に、脳の記憶処理システムの働きについて教わることはほとんどない。これが抜け落ちているために、治療へ間違った取り組みをしてしまいかねない。恐怖症（クモ恐怖症のように、特定の不合理な恐れに基づいたもの）とは異なり、心的外傷後のストレスは、実際に命を脅かされる経験をしたこと（あるいは、誰かの命が奪われるのを目撃したこと）に基づく、中枢神経系の根本的な改変の結果であり、（自分は無力であるというふうに）自己の経験を変え、（この世はすべて危険な場所だというふうに）現実の解釈を変更してしまうのだ。

曝露療法を受けると、患者は最初著しく動揺する。トラウマ体験に立ち返ると、心拍数と血圧とストレスホルモン値が急上昇する。だが、なんとか治療を続けてトラウマを追体験し続けると、その出来事を想起しても過敏な反応がしだいに減り、判断力を失いにくくなる。結果として、PTSD評価の得点は低くなる。だが、私たちが知るかぎり、昔のトラウマを思い出させるだけでは、その記憶を人生全体の脈絡に統合させられないし、患者はトラウマを負う前にしていたように人と楽しくかかわり、日々の営みをするところまで回復できることはめったにない。

それとは対照的に、EMDRは、あとの章で述べる治療法（内的家族システム療法、ヨーガ、ニューロフィードバック、精神運動療法、演劇）と同様に、トラウマによって活性化された強烈な記憶を調節するだけでなく、心身の所有を通じて、主体感覚や、物事に関与している、責任を持っているという感覚を回復させることにも焦点を当てている。

EMDRでトラウマを処理する

キャシーは二一歳で、地元の大学の学生だった。初めて会ったときは、おびえて恐れおののいているように見えた。それまで三年間、セラピストから精神療法を受けていた。そのセラピストを信頼していたし、理解されていると思っていたけれど、何の改善も見られなかった。三回目の自殺企図のあとに、大学の学生健康センターが、以前私から聞いた新しい技法が助けになるのではないかと期待して、彼女を紹介してきたのだった。

私のトラウマ患者の何人かと同じように、キャシーは学業に没頭することができていた。本を読んだり研究論文を書いたりするときには、人生の他のすべてのことを頭から締め出すことができた。そのおかげで有能な学生でいられたのだが、親しいパートナーとは言うまでもなく、自分自身とも、どうやって愛情深い関係を築いていいのかまったくわからなかった。

長年にわたって父親に児童売春をさせられていたとキャシーが語ったので、普通であれば私はEMDRを補助的なセラピーとしてだけ使おうと考えたところだろう。だが、やってみるとキャシーはEMDRに非常に良い反応を示し、八回のセッション後に完全に回復した。それまでの私の経験では、深刻な児童虐待を経験してきた人のうちで最短記録だった。このセッションが行なわれたのは一五年前だが、私は最近彼女に会い、三人目の子供を養子に迎えることについての長所と短所を話し合った。彼女が聡明で面白味のある人になり、家庭生活にも、児童の発達を専門とする助教授の仕事にも、楽しく取り組んでいたので、私は嬉しかった。

キャシーの四回目のEMDR治療のときに私が残した覚書を紹介しよう。これは、そうしたセッションで普通どのようなことが起こるかを示すためだけでなく、トラウマ体験を統合するときの人間の心の働きを明らかにするためでもある。脳スキャンや血液検査や評価尺度では、これを計測することはできないし、ビデオ記録さえ、EMDRが心の想像力をどのように解き放つことができるかについて、ごくわずかしか伝えられない。

キャシーと私は一・二メートルほど離れて、四五度の角度でそれぞれの椅子に座った。とりわけ不快な記憶を頭に思い浮かべるように私は求め、それが起こったときに何を聞いて、見て、考えて、体で感じたかを思い起こすように促した（その特定の記憶が何なのかを彼女が話したかどうか、記録には書かれていない。書き留めなかったということは、おそらく話さなかったのだろう）。

今「その記憶の中に」いるかどうかをキャシーに尋ね、はいという答えがあったので、それがどれだけ現実のように感じられるかを、一から一〇までの尺度で答えるように求めた。九ぐらいと彼女は答えた。それから私は、指の動きを目で追うように指示した。二五回ほどの目の動きを一区切りに、ときおり、「深呼吸をして」と言ってから、「今、何を感じますか」「今、何が頭に浮かんできますか」などと尋ねた。すると、キャシーが考えていることを話す。彼女の声の調子、顔の表情、体の動き、呼吸のパターンから、情動的に重要なテーマだとわかったときには必ず、「それに意識を向けてください」と言って、またひとしきり眼球運動を始め、その間、彼女は何も話さなかった。

私は、そうしたわずかな言葉を発する以外は、その後の四五分間、黙ったままだった。

眼球運動の最初のセットのあとに、キャシーは次のような連想をしたことを報告した。「傷跡があるのがわかります——両手を背中で縛られたときのものです。他にも、この女は自分のものだという印につけられた傷跡があります。こっちは［と指で示す］噛まれた跡です」。彼女は、当惑しているものの驚くほど冷静な様子で、次のように回想した。「ガソリンを浴びせられたのを覚えています——ポラロイド写真を撮られて——それから水に沈められて。父と、父の友人二人に集団レイプされました。テーブルに縛りつけられて。バドワイザーの瓶でレイプされたのを覚えています」

私は胃が締めつけられる思いがしたが、キャシーには、そうした記憶を心に浮かべたままにしておくようにと言うにとどめた。もう三〇回ほど指を動かしたあとに手を止めると、彼女は微笑んでいた。何を考えているのかと尋ねると、彼女は答えた。「空手の教室にいました。すごかった！尻を蹴っ飛ばしてやったんです！　あいつらが後ずさりするのが見えました。『私を傷つけているのがわからないの？　私はあんたたちの女じゃないのよ』と叫びました」。私は「その場面にいてください」と言うと、次のセットを始めた。それが終わるとキャシーは言った。「二人の私の姿が見えます——この賢くて、かわいい小さな少女……そして、あの小さな売春婦です。あの女どもはみんな、自分や、私や、あの男たちを持て余して——あの男たちの面倒を見るのを私に任せたのよ」。

彼女は次のセットの間に泣きじゃくりだした。私が指の動きを止めると、「私はあんなに小さかったのね——あんなに小さな女の子に暴力を振るうなんて。私が悪かったのではないわ」と言った。私はうなずき、「そのとおりですよ——その場面にとどまって」と言った。次のセットの終わりにはキャシーは、「今は自分の人生を思い描いています――大きな私が小さな私を抱き締めて――『もう大丈夫よ』と声をかけています」と言った。私は励ますようにうなずいて、続けた。

次々に光景が湧いてきた。「ブルドーザーが私の生家を壊すところが見えます。終わったのよ!」。それからキャシーの連想は、別の道筋に移った。「今、考えているのは、ジェフリー〔彼女の取っている講座の一つにいる青年〕がどれだけ好きかということです。そして、彼は私とつき合いたくないのかもしれない、と。私にはうまくつき合えないと思います。今まで誰かの恋人だったことはないし、どうやってなればいいのかわかりません」。私は、何を知らなければならないと思うかと彼女に訊いて、次のセットを始めた。「今、見えるのは、ただ私といっしょにいたいと思ってくれる人――単純なことですね。男の人のそばにいると、どうやってただ自分らしくしていればいいのか、わからないです。体が固まってしまって」

私の指を目で追いながら、キャシーはすすり泣き始めた。私が指を止めると、彼女は言った。「ジェフリーと私がコーヒーショップで座っているところが見えました。父がドアから入ってきて、大声を張り上げ始め、斧を振り回しています。『おまえは俺のものだと言っただろう』と言って、テーブルの上に私を載せると――私をレイプして、それからジェフリーをレイプします」。今度は激しく泣いていた。「どうやって誰かに心を開けっていうんですか、父親にレイプされて、それから二人ともレイプされているところが目に浮かんでいるときに」。私は慰めてあげたかったが、連想を続けさせることのほうが重要なのがわかっていた。そこで、体の中で感じるものに意識を集中するように求めた。「前腕と、両肩と、右胸に、それを感じます。ただ抱き締めてもらいたいです」。

私たちはEMDRを続け、一区切りしたときには、キャシーはリラックスしているように見えた。「大丈夫だよ、とジェフリーが言うのが聞こえました。君の面倒を見るためにここに送り込まれたんだ、君がしたことではないし、君のためにいっしょにいたいだけなんだ、と」。私はもう一度、体の中で何を感じるかと訊いた。「本当に穏やかな気持ちです。ほんの少し震えています——今まで使ったことがない筋肉を使っているときのように。ほっとします。ジェフリーにはもう、こういうことが全部わかっているんですね。自分が生きていて、みんな終わったのだという気がします。でも、どうしましょう、父にはもう一人、小さな女の子がいるの。それを思うと、とても、とても悲しくて。その子を救ってあげたいです」

だが、セッションを続けるうちに、トラウマが、他の考えや光景といっしょに戻ってきた。「吐きそうだわ。……いろいろな臭いが入り込んでくるんです——安物のコロンや、アルコールや、吐いた物の」。数分後に、キャシーは猛烈に泣いていた。「母が、今ここに本当にいるような気がします。私に許してもらいたがっているみたいです。母も同じような目に遭ったんだと思います——何度も何度も謝っています。同じようなことをされたのだと言って——私の祖父にされたのだ、と。こうも言っています。祖母もそこにいて私を守ってあげられなかったことで、本当にすまないと思っている、と」。深く息をして、何であれ浮かんでくるものといっしょにいるようにと私は言い続けた。

次のセットのあとで、キャシーは言った。「終わったのだと思います。祖母が今の年齢の私を抱き締めているような気がしました——祖父と結婚して本当にすまないと思っている、祖母も母もここで本当に終わりにするからねと言っています」。EMDRの最後のセットが終わると、キャシーは微笑んでいた。「こんな光景が浮かんでいます。父をコーヒーショップから押し出して、ジェフリーが中から鍵をかけてしまうんです。父は外に立っています。ガラス越しに父が見えます。父はみんなにからかわれています」

EMDRの助けによって、キャシーはトラウマ記憶を統合し、想像力に助けを求めてその記憶を葬ることができた。そして、達成感と自己制御感を得たのだ。それも、私の関与は最小限で、そして、経験したことの詳細について話し合うことなしに(私は詳細が正確かどうかを問題にする必要をまったく感じなかった。彼女の経験は彼女にとって本物だったし、私の仕事は、彼女が現在においてそれを処理するのを助けることだったからだ)。その過程のおかげで、彼女の心/脳の中で何かが解放され、新しい光景や感情や思考を活性化した。あたかも彼女の生命力が湧き出して、未来のための新しい可能性を生み出したかのように。(5)

すでに見たように、トラウマ記憶はばらばらになった未改変の光景や感覚や感情として存続する。EMDRは、求めてもいない、一見したところ無関係な感覚や情動、光景、思考を、元の記憶とともに活性化する能力を持っているように見える。私が思うに、それがEMDRの最も驚くべき特徴だ。古い情報をまとめ直して新しいパッケージにするというこのやり方こそ、私たちがトラウマではない通常の日々の経験を統合する方法なのかもしれない。

睡眠とのつながりを探る

私はEMDRについて学んだあとすぐに、マサチューセッツ・メンタルヘルスセンターのアラン・ホブソンを長とする睡眠研究所で、自分の研究について話すように求められた。ホブソンは（師のミッシェル・ジュヴェ[6]とともに）、夢は脳のどこで生まれるかを発見したことで有名であり、研究助手の一人、ロバート・スティックゴールドは当時、夢の機能を探り始めたところだった。私はホブソンらに、自動車の大事故のあと一三年にわたって重篤なPTSDで苦しんでいた患者のビデオテープを見せた。その患者はたった二回のEMDRのセッションで、パニックを起こしてばかりいる無力な被害者から、積極的で自信に満ちた女性へと変わっていた。スティックゴールドはすっかり魅了された。

数週間後、スティックゴールドの家族の友人が、飼い猫の死後にひどい抑うつ状態に陥ったために入院を余儀なくされた。担当した精神科医は、猫の死が、一二歳のときに亡くなった母親の死にまつわる未解決の記憶を誘発したのだと結論した。そして女性を、有名なEMDRのトレーナーであるロジャー・ソロモンに紹介し、ソロモンは彼女の治療に成功した。そのあとで彼女は、スティックゴールドに電話をして言った。「ボブ、これを学ばない手はないわ。本当に変わっているの——脳に働きかけるのよ、心にではなくてね」

その後まもなく、EMDRは急速眼球運動を伴うレム睡眠（睡眠のうち、夢を見る段階）に関係すると主張する論文が、「ドリーミング」誌に掲載された[7]。睡眠、とりわけ夢を見ているときの睡眠が、気分の調節に重要な役割を果たすことは、研究によってすでに明らかになっていた。「ドリーミング」誌の論文が指摘したように、レム睡眠時には目が素早く左右に動くが、同じことがEMDRでも起こる。レム睡眠の時間が増えるとうつが軽減し、レム睡眠が減ると抑うつ状態になりやすくなる。(8)

むろん、PTSDが睡眠障害をもたらすことは周知の事実であり、アルコールや薬物による自己流の治療はレム睡眠をいっそう妨げる。私はボストン退役軍人クリニックにいたときに同僚たちと、PTSDを持つ帰還兵はレム睡眠に入るとすぐに目覚めてしまうことが多いのを発見した。(9)おそらく、夢を見ている間にトラウマの断片を活性化してしまったのだろう。(10)他にもこの現象に気づいた研究者はいたが、PTSDの理解には無関係だと考えた。(11)

今日ではよく知られているように、深い睡眠とレム睡眠はともに、時間の経過に伴う記憶の変化に重要な役割を果たしている。睡眠中の脳は、情動的に有意義な情報の痕跡を増やす一方、意義のない情報が徐々に薄れるのを助けることによって、記憶を作り変える。(12)スティックゴールドとその共同研究者たちは一連の明快な研究を行ない、睡眠中の脳は、目覚めているときには意義がわからない情報を理解して、それを大きな記憶体系に統合することさえできるのを立証した。(13)

夢は古い記憶の断片を、何か月も、何年にもわたってさえ、再生し、再結合し、再統合し続ける。(14)目覚めている心が何に注意を払うかを決める意識下の現実を、夢は常に更新する。EMDRと最も関連が深いのは、レム睡眠中はノンレム睡眠や通常の覚醒状態のときよりも、関係性の薄い連想を活性化するということだろう。たとえば、ノンレム睡眠状態から起こされて単語連想テストを受けた人は、熱い／冷たい、硬い／柔らかい、というような標準的な反応をする。レム睡眠から起こされると、泥棒／悪い、といったあまり普通ではない連想をする。[15] また、レム睡眠後のほうが、単純なアナグラム（語句の綴りの順を変えて別の語句を作るゲーム）の問題を解きやすくなる。関係性の薄い連想を活性化しやすくなることが、夢がなぜとても奇妙なのかの説明になるのかもしれない[16]。

　こうしてスティックゴールドとホブソンとその共同研究者たちは、一見すると無関係な記憶どうしの新たな関係を作り出すのに夢が役立つことを発見した[17]。斬新なつながりを見出すことは、創造性の基本的な特徴であり、すでに見たように治癒にとっても不可欠だ。経験どうしを結合し直せないのは、ＰＴＳＤの顕著な特徴の一つでもある。第4章で紹介したノームは、テロの未来の被害者を救うためにトランポリンを想像することができたが、トラウマを負った人は凍りついた連想の中に閉じ込められている。ターバンを巻いている人は誰もが私を殺そうとしている、私を魅力的だと思う男性は誰もが私をレイプしたいと思っていると考えてしまうのだ。

　最後にスティックゴールドは、ＥＭＤＲと夢の中での記憶処理とには、明確なつながりがあると主張する。「ＥＭＤＲにおける左右交互の刺激が、レム睡眠時に見られるものと似た方法で脳の状態を変えられるのなら、ＥＭＤＲが、ＰＴＳＤ患者では阻害されたり無効になったりしているかもしれない、眠りに依存するプロセスを利用して、効果的な記憶の処理とトラウマの解決をさせることができるはずであるという、確固たる証拠が今や存在する」[18]。ＥＭＤＲの「そのイメージを心の中に保持したまま、左右に動く私の指をただ目で追ってください」という基本的な指示によって、夢を見ている脳で起こることがうまく再現されるのかもしれない。本書が印刷に回される間も、ルース・レイニアスと私は、ｆＭＲＩスキャナーの中に横たわった人が、トラウマを引き起こした出来事を思い出しているときと、通常の経験を思い出しているときに、脳が衝動性眼球運動にどう反応するかを研究中だ。引き続き注目してほしい。

連想と統合

従来の曝露療法とは異なり、ＥＭＤＲは元のトラウマに立ち返るのにほとんど時間をかけない。たしかにトラウマそのものを出発点とするが、刺激を与えて連想作用を活性化することに的が絞られている。プロザックとＥＭＤＲを比較した私たちの研究が立証しているように、恐怖のイメージや感覚は薬によって弱められても、心と体に埋め込まれたままだ。プロザックで改善した参加者の場合、トラウマの記憶は鮮明さを失っただけであり、過去に起こった出来事として統合されておらず、依然としてかなりの不安を引き起こしたのに比べて、ＥＭＤＲを受けた人は、トラウマの明確な痕跡をもはや経験することはなかった。トラウマは、ずっと昔に起こった悲惨な出来事についての物語になっていた。私の患者の一人が手ではねのけるような身振りをして言ったように、「それは終わった」のだ。

ＥＭＤＲの作用についてはまだ正確にわかっているわけではないが、同じことはプロザックについても言える。プロザックはセロトニンに作用するが、セロトニン値が上がるのか下がるのか、どの脳細胞内でそうなるのか、それによってなぜ人は恐れを感じにくくなるのかは、まだ明らかになっていない。同様に、信頼のおける友人に話をするとなぜ深い安堵感が得られるのかについても、正確にはわからないし、その難題を熱心に探究しようとする人がほとんどいないように思えるのは、私には意外だ[19]。

臨床家の義務は、たった一つしかない。患者が良くなるのを手助けするために、できることなら何でもすることだ。そのため、臨床診療は常に盛んな実験の場となってきた。実験のうちには失敗するものもあれば成功するものもある。そして、ＥＭＤＲや、弁証法的行動療法や内的家族システム療法のようないくつかの実験はその後、セラピーのありようを変えている。こうした治療法の効果をすべて立証するには何十年もかかるし、研究支援は往々にして、有効性が証明済みの手法に回されることもあって、立証作業は遅々として進まない。だが、ペニシリンの歴史を考えると、私はおおいに元気づけられる。一九二八年にアレクサンダー・フレミングがペニシリンという抗生物質の効果を発見してから、一九六五年にその作用機序が最終的に解明されるまでには、じつに四〇年近くの年月を要したのだから。

第16章　自分の体の中に棲むことを学ぶ——ヨーガ

自分の体の欲求と、体の芯から結びつき直す経験が再びできるようになってくると、自己を心から愛するための、まったく新しい能力が備わる。自らを思いやる能力に今までにない信頼を置くことができ、そのおかげで私たちは自分の健康や食事、エネルギー、時間管理に、注意を向け直す。このように前に増して自己をいたわるようになるのは、「するべきこと」に対する反応ではなく、自発的で自然なものだ。私たちは、自愛の中に直接的で本質的な喜びを経験できるのだ。

——スティーヴン・コープ『ヨーガと真の自己の探究（*Yoga and the Quest for the True Self*）』

初めて会ったとき、アニーは色褪《あ》せたジーンズとジミー・クリフの紫色のTシャツを着て、クリニックの待合室の椅子に前屈みに座っていた。脚は傍目にもわかるほど震えていて、私が診療室に入るように伝えても、目は床をじっと見つめたままだった。アニーについては、四七歳で、特別支援教育をしているということ以外ほとんど知らなかった。恐れおののいているために、会話をすることはおろか、住所や保険プランといった所定の情報を伝えることさえできないのを、彼女の体が物語っていた。これほどおびえた人は、筋道立てて考えることができず、無理に何かをさせようとすると、なおさら硬直してしまうだけだ。強く促すと逃げ出してしまって、二度と戻ってこないだろう。

アニーは足をひきずって診療室に入ってくると、立ち尽くした。息をしているかどうかもわからぬほどで、凍りついた鳥のようだった。まず落ち着かせてあげてからでないと、何もできないのは明らかだった。私はアニーとドアの間をふさがないようにしながら、二メートル足らずの距離にまで近づき、少し深く呼吸をするように促した。私もいっしょに呼吸をして、私のすることを真似るように伝えてから、彼女が息を吸うときに両腕をゆっくりと両脇から上げ、今度は自分が息を吐くのに合わせて両腕を下ろした。これは中国人の学生から教わった気功の技法だ。アニーは相変わらず床をじっと見つめたまま、私の動きをこっそりと真似た。私たちはこうして三〇分ほど過ごした。ときおり私は、床についた足がどのように感じられるか、呼吸をするたびに胸がどのように拡がって縮まるかに、意識を向けるように小さな声で指示した。アニーの呼吸はしだいにゆっくりと深くなり、表情は和らぎ、背筋が少し伸びて、視線は私の喉仏の高さぐらいにまで上がった。私は、抗《あらが》い難い恐怖の背後にいる人物が感じられるようになってきた。アニーはようやくリラックスしたように見え、私にかすかに微笑んで、いっしょに部屋にいることを認めた様子を示した。今日はこれまでにしましょうと私は言って（もう彼女には精一杯のことをしてもらった）、一週間後にまた来られますかと尋ねた。彼女はうなずくと、「先生は本当に変わっていますね」と小声で言った。

アニーのことがわかってくると、私は彼女が書いたメモや渡してくれた絵から、ごく幼いころに両親からひどい虐待を受けていたのだと推察した。アニーが、過去の記憶に体を乗っ取られて手に負えない不安に陥ることなく、自分に起こった出来事のいくつかを少しずつ思い起こせるようになっていくにつれて、彼女の経歴の全容がようやく徐々に浮かび上がってきた。

特別な支援を必要とする子供を世話する仕事で、アニーが抜群に優秀で思いやりがあることを、私は知った（私は彼女に数多くの技法を教わり、クリニックの子供に試してみて、それらが非常に役立つことがわかった）。アニーは教えている子たちのことは何の気兼ねもなく話したが、大人との関係に話が及ぶと、すぐに黙り込んでしまうのだった。結婚しているということだったが、夫の話はほとんどしなかった。人と意見が合わなかったり対立したりすると、自分の心を消し去って対処することがよくあった。打ちのめされたように感じると、自分の腕や胸を剃刀の刃で切った。長年さまざまなセラピーを受けてきて、数多くの薬を試してみたが、身の毛もよだつような過去の痕跡に対処する助けにはほとんどならなかった。自己破壊的な行動を解決しようと、いくつかの精神科病院に入院したこともあるが、やはりこれといった効果は見られなかった。

セラピーの最初のころのセッションでは、アニーは自分が感じていることや考えていることを少しでも話そうとすると、すぐに機能停止に陥って凍りついてしまうので、私たちは彼女の内部の生理的な混乱を鎮めることに的を絞った。長年の間に私が学んだ、あらゆる技法を使った。たとえば、吐く息に意識を集中する呼吸法で、これは人をリラックスさせる副交感神経系を活性化してくれる。

体のさまざまな場所にある指圧のツボを自分の指で順にタッピングすることも教えた。これは、よく「エモーショナル・フリーダム・テクニック（EFT）」という呼び名で教えられている手法で、患者が耐性領域の内側にとどまる助けになることが証明されており、PTSDの症状に有効なことも多い。(1)

逃避不能ショックが遺したもの

警報装置にかかわる脳回路は今ではもう突き止められているので、最初の日に待合室で座っていたアニーの脳に何が起こっていたかは、おおよそ見当がつく。彼女の煙探知機である扁桃体は特定の状況を、命を脅かす危険の前触れだと解釈するように配線し直されており、闘争、逃走、あるいは凍結せよという緊急信号をサバイバル脳に送っていた。アニーはこうした反応をすべて同時に起こしていたので、見るからに動揺し、精神的に機能停止に陥っていた。

すでに見たように、警報装置の故障の徴候は、さまざまなかたちで現れるものだし、煙探知機がうまく機能しないと、人は自分の知覚の正しさを信頼できない。たとえば、アニーは私のことが気に入りだすと、私と会うのを心待ちにするようになったが、クリニックに着いたときには、たいていひどいパニック状態に陥っていた。ある日彼女はフラッシュバックを体験した。それは、父親がもうすぐ帰宅するのだと思って浮き浮きとしていたのに、夜になったら父親に性的虐待をされるというものだった。彼女は自分の心が、愛する人に会うという気持ちの高ぶりと、乱暴されるという恐怖とを、自動的に結びつけていることに初めて気づいた。

幼い子供は自分の経験を分割してそれぞれを隔絶させるのにとても長けているので、アニーの父親への自然な愛情と、父親に暴行されるという恐怖とは、別々の意識状態に収められていた。大人になったアニーは、虐待されたのは自分のせいだと考えた。かつての自分である、愛情深くて、気持ちが高ぶった少女が、父親をそう仕向けた――あの暴行は自分が招いたのだと思い込んだからだ。理性的な心がそれは馬鹿げた考えだと教えてくれたが、この信念は情動的なサバイバル脳の奥底から、つまり大脳辺縁系の基本的な配線から生じたものなので、それを変えるには、まず体の内部で十分に安全だと思えるようになり、被虐待の経験に注意深く立ち戻って、虐待されている間にその少女がどのように感じ、どのように振る舞ったのかを本当に知っても平気でいられるようにならなければならない。

内側が麻痺する

無力感の記憶は、影響を受けた身体領域の筋肉の緊張や、各部がばらばらになった感覚として保存されることもある。その領域とは、事故の被害者では頭や背中や手足、性的虐待の被害者では膣や肛門だ。多くのトラウマサバイバーは、望まない感覚的経験に備えて、それに影響を受けないようにすることを中心に毎日を過ごすようになるし、私がクリニックで診る人のほとんどは、そういうふうに自己を麻痺させることの達人になっている。彼らは肥満になったかと思うと拒食したり、あるいは運動や仕事に過度に熱中したりすることもある。トラウマを負った人の少なくとも半数は、自分の内面世界の耐え難さを薬物やアルコールで紛らせようとする。麻痺させることと表裏一体になっているのは、刺激を追い求めることだ。自分の体を切ることによって麻痺した感覚を追いやろうとする人も多いし、バンジージャンプをしてみたり、売春やギャンブルのような危険な行動を試したりする人もいる。こうした手法によって、偽りの、矛盾した自己制御の感覚を抱いてしまうことがある。

長期にわたって怒ったりおびえたりしていると、筋肉が常に緊張状態になるために、いずれ痙攣や背中の痛み、偏頭痛、線維筋痛症といった、何らかの慢性疼痛の症状が出る。そうした人々は、さまざまな専門家に診てもらい、多様な診断検査を受け、多くの薬を処方されるかもしれない。それによって一時的に苦しみから解放されることもあるのだろうが、どれも根底にある問題は正してくれない。診断によって患者の問題が規定されてしまい、それがトラウマに対処しようとする彼らの試みの表れなのだと認識されることはない。

アニーとのセラピーの最初の二年間は、彼女が身体的感覚を、ありのままに、つまり現在における単なる一過性の感覚として許容できるようになることに的を絞った。私たちが取り組んだのは、是非を判断せずに、感じたことに意識を向けられるほど、平静を保っていられるようにすることだった。それによってアニーは、望んでもいないそうした光景や感情を、現在の生活への終わることのない脅威ではなく、悲惨な過去の残滓として観察できるようになった。

アニーのような患者と接していると、人が覚醒状態を調節して生理機能を制御するのを手助けするための、新たな方法を見つけなければという思いに常に駆り立てられる。そうしたわけで、私はトラウマセンターの同僚たちとともに、ヨーガと出合うことになった。

ヨーガに至る道――ボトムアップの調節

私たちとヨーガとのかかわりは、一九九八年にジム・ホッパーと私が、新しい生物学的指標である心搏変動について初めて聞いたときに始まった。心搏変動は、自律神経系の働きの健全性を計測するのに適切な尺度であることがわかったばかりだった。第5章の記述をご記憶と思うが、自律神経系は人間の脳内で、生存のための最も基礎的なシステムであり、その二つの系統は体じゅうの覚醒水準を調節している。おおざっぱに言って、交感神経系はアドレナリンのような化学物質を使って体と脳に行動を起こすよう促し、副交感神経系はアセチルコリンを使って消化や傷の治癒、睡眠と夢の周期のような基本的な身体機能の調節を助ける。私たちが絶好調のときには、この二つの系が密接に協働して、環境や自分自身に最適なかたちで関与し続けられるようにしてくれる。

心搏変動は、交感神経系と副交感神経系の相対的な均衡を測るものだ。私たちが息を吸うと、交感神経系が刺激されて心搏数が増加する。息を吐くと副交感神経系が刺激され、心臓の鼓動は遅くなる。健康な人では、息を吸ったり吐いたりすることによって心搏の変動は一定でリズミカルになる。適切な心搏変動は、基本的な健康状態の目安だ。

心搏変動はなぜ重要なのか。自律神経系の均衡がうまく保たれていれば、些細な欲求不満や失望に対する反応をある程度制御して、辱められたりのけ者にされたりしたと感じたときにも、何が起こっているかを冷静に評価できる。覚醒水準を効果的に調節できれば、衝動や情動を制御することが可能になる。人はなんとか平静を保っていられるかぎり、どう反応したいかを決められるのだ。自律神経系の調節がうまくいっていない人は、精神的にも身体的にもバランスを崩しやすい。自律神経系は体と脳の両方の覚醒を司るので、心拍変動が少ないと、すなわち、呼吸に連動して心拍数が変動しないと、思考や感情だけでなく、ストレスに対する体の反応にも悪影響が出る。呼吸と心拍数が緊密に調和していないと、うつ病やPTSDなどの精神的な問題に加えて、心臓病や癌のようなさまざまな身体的疾患を抱えやすくなる。(2)

この問題をさらに研究するために、私たちは心拍変動を計測する機器を手に入れて、PTSDのある人とない人の胸にバンドを巻いて呼吸の深さとリズムを記録し、耳たぶに小さなモニターを取りつけて脈拍を測定し始めた。およそ六〇人の研究参加者を測定してみて、PTSDのある人は心拍変動が異常に小さいことが明らかになった。つまり、PTSD患者では、交感神経系と副交感神経系が同調していないのだ。(3)こうして、トラウマの複雑な物語は思いがけない新たな展開を見せた。脳の調節系がまた一つ、しかるべき機能を果たしていないことが確かめられたのだ。(4)この系の均衡を保てないことが、アニーのようにトラウマを負った人が比較的小さなストレスに過剰に反応しやすいことの一つの説明になる。人生の予想のつかない出来事に対処するのを助けるはずの生物学的システムが、その課題に対応できないのだ。

私たちが掲げた次の科学的な問いは、自分の心拍変動を改善させる方法はあるのかというものだ

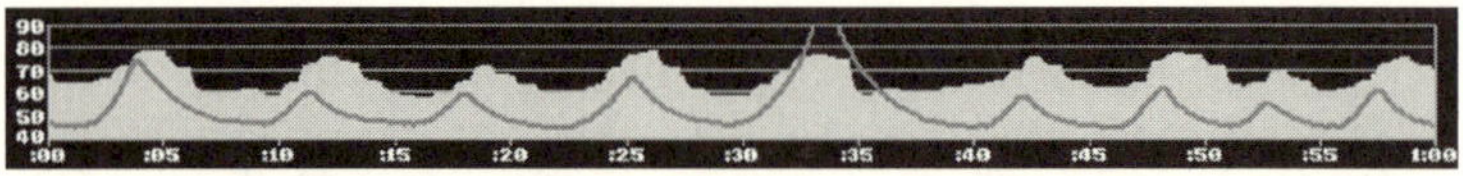

図16-1 うまく調節のとれた人の心拍変動　上下する灰色の線は呼吸を表す。この場合の呼吸は、ゆったりした規則的な呼気と吸気から成る。灰色の領域は心拍数の変化を示す。息を吸うたびに心拍数は増し、息を吐いている間は心臓の鼓動は遅くなる。このパターンの心拍変動は、素晴らしい生理学的な健全性を表している。

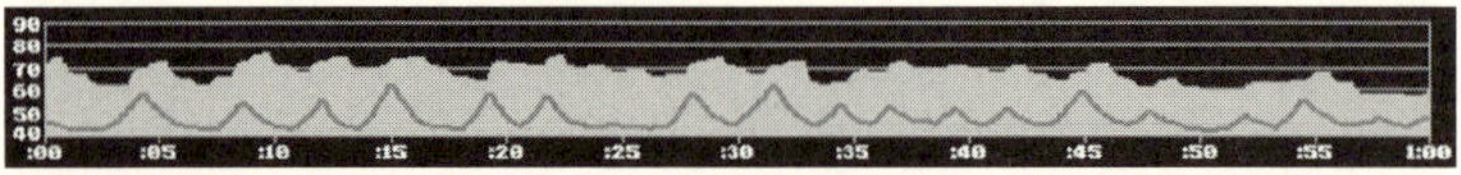

図16-2 動揺に対する反応　気が動転するような経験を思い出すと、呼吸が速まって不規則になり、心拍数も乱れる。心臓と呼吸はもう完全には同調していない。これは正常な反応だ。

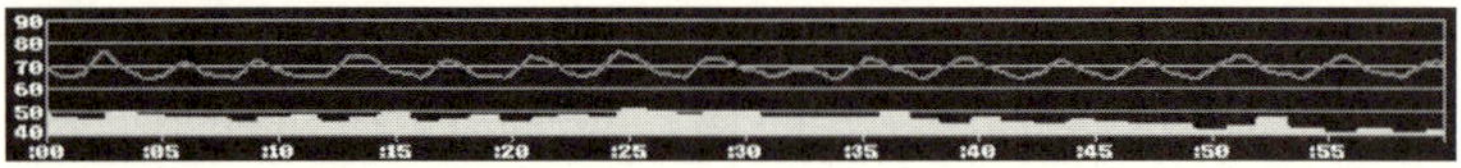

図16-3 PTSDの人の心拍変動　呼吸は速くて浅い。心拍はゆっくりで、呼吸と同調していない。これは、慢性的なPTSDで機能停止に陥った人の典型的なパターンだ。

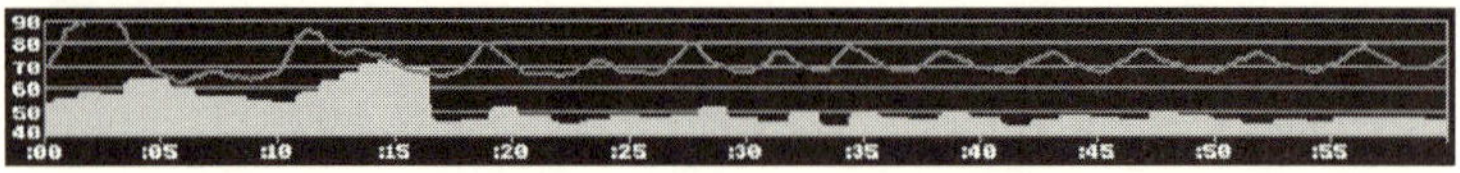

図16-4 慢性的なPTSDの人がトラウマ記憶を追体験しているところ　最初は呼吸が苦しそうで深く、これはパニック反応の典型だ。心臓の鼓動は、呼吸と同調せずに速くなる。それから、呼吸が速く浅くなり、鼓動が遅くなる。これは、その人が機能停止に陥りつつあることを示す。

った。私にはこの問いの答えを探るだけの自分なりの動機があった。というのも、私の心拍変動は強健とはとても言い難く、長期的な身体的健康が保証される状態ではないことがわかったからだ。インターネットで検索すると、マラソンが心拍変動を著しく向上させることを立証する研究が見つかった。残念なことに、これはほとんど役に立たなかった。私も私たちの患者も、ボストンマラソンの参加資格を満たす類の人間ではなかったからだ。グーグルは、心拍変動を向上させると主張するヨーガのサイトも一万七〇〇〇件表示していたが、その裏付けとなる研究を見つけることはできなかった。ヨーガ修行者は、人が内的バランスと健康を獲得するのを助ける素晴らしい方法を開発したのかもしれないが、一九九八年当時は、その主張を西洋の医学的伝統に属する手段を使って評価する研究は、それほどなされていなかった。

だが、その後、呼吸法を変えることによって怒りや抑うつ状態、不安といった問題を改善できること、[5] ヨーガが高血圧、ストレスホルモンの分泌量の増加、[6] 喘息、腰痛といった幅広い医学的問題に効果的だということが、科学的手法によって立証されている。[7] とはいえ、PTSDに対するヨーガの効果の科学的な研究が精神医学雑誌に掲載されることはなく、二〇一四年に私たちの研究が発表されたのが最初だった。[8]

私たちがインターネットで検索をした数日後のことだった。デイヴィッド・エマーソンという、ひょろっとしたヨーガ教師が、トラウマセンターの正面玄関から入ってきた。彼は、ハタ・ヨーガ（現在広まっているヨーガの源流であり、さまざまなポーズと呼吸法、瞑想を取り入れている）をPTSDに対処できるように改善したものを開発して、地元の退役軍人センターでは帰還兵向けの教室を、ボストンエリア・レイプ・クライシスセンターでは女性向けの教室を持っているのだという。そして、いっしょにやってみてはどうだろうと提案してきた。エマーソンの訪問は最終的に非常に盛んなヨーガプログラムに発展し、やがて私たちは、PTSDに対するヨーガの効果を研究するための最初の助成金を、国立保健研究所から得た。エマーソンのヨーガ指導は、私自身が定期的にヨーガをするようになるうえでも、クリパル（マサチューセッツ州西部のバークシャー郡の山地にあるヨーガセンター）でたびたび教師役を務めるうえでも役立った（そうこうするうちに、私の心拍変動パターンも改善した）。

心拍変動を改善するためにヨーガの探究を選んだおかげで、私たちはこの問題に対して多角的な取り組みをすることになった。ゆっくりと呼吸をして呼吸と心臓の鼓動とを同調させるように人を訓練する、手頃な値段で、手に持てる大きさの装置は多くあり、そのどれを使っても、それだけで図16-1に示したパターンのような、心拍と呼吸が同調した状態を得ることができただろう。[9] 今日ではスマートフォンを使って、心拍変動の改善を助けるさまざまなアプリケーションがある。[10] 私たちのクリニックでは、患者はワークステーションで自分の心拍変動の改善訓練ができる。何らかの理由でヨーガや武道や気功を練習できない患者たちには、自宅で訓練するように勧めている（詳しい情報は巻末の「情報源一覧」のページを参照のこと）。

ヨーガを探究する

ヨーガを研究しようと決めたことによって、私たちはトラウマが体に与える影響にさらに深く踏み込むことになった。最初の実験的なヨーガ教室は、近くのスタジオが気前よく提供してくれた部屋で開いた。デイヴィッド・エマーソンとその同僚のダナ・ムーア、ジョディ・ケアリーがインストラクター役を買って出た。私の研究チームは、ヨーガが心理的な機能に与える影響をうまく計測する方法を考え出した。私たちは近くのスーパーマーケットとコインランドリーにチラシを置いてヨーガ教室の宣伝をし、それに応じて電話をしてきた数十人に面接した。そのなかから、過去に重篤なトラウマを経験しており、長年セラピーを受けているものの、さして改善していない三七人の女性を選んだ。その志願者を無作為に分け、半分はヨーガグループに割り振り、残る半分には、マインドフルネスを応用して穏やかさを保ちつつ主導権を握り続ける方法を教える、弁証法的行動療法（DBT）という定評のあるメンタルヘルスの治療を受けてもらった。さらに、八人の心搏変動を同時に計測できる複雑なコンピューターを、マサチューセッツ工科大学の技術者に作ってもらった（二つのグループはいくつかのクラスに分かれ、各クラスの参加者は八人以下とした）。ヨーガグループの参加者は、PTSDにおける覚醒の問題が有意に改善され、自分の体との関係が劇的に良くなった（「今は自分の体をいたわっている」「自分の体が必要としているものに耳を傾けている」）が、弁証法的行動療法を八週間続けても、覚醒水準の改善にもPTSDの症状の緩和にも効果はなかった。こうして、ヨーガに対する私たちの関心は、ヨーガは心搏変動を変えられるのかを突き止めること（変えられることはすでに突き止められた[11]）から、トラウマを負った人が自分の痛めつけられた体に心地良く棲めるようになるのを助けることへと、焦点がしだいに移っていった。

私たちはその後、キャンプ・ルジューンで海兵隊員向けのヨーガプログラムも開始し、PTSDを抱える帰還兵向けのヨーガプログラムを実施するための他のさまざまなプログラムでも成功を収めてきた。帰還兵を対象とした公式の研究データはないものの、ヨーガは彼らにとって、私たちの研究の女性参加者にとってそうだったのと少なくとも同じ程度は有益であるようだ。

ヨーガのプログラムはどれも、呼吸法（プラーナーヤーマ）とポーズ（アーサナ）と瞑想の組み合わせから成る。それぞれのヨーガの流派によって、こうした中心となる構成要素のどれにどれだけ重点を置いたり集中したりするかが違ってくる。たとえば、呼吸の速さや深さ、口や鼻孔や喉の使い方によって異なる結果が生まれるし、技法によっては活力に強烈な影響を与えるものもある[12]。私たちの教室では、単純な取り組み方をするように心がけている。患者の多くは自分の呼吸をほとんど自覚していないので、吸う息と吐く息に意識を集中して、呼吸が速いのか遅いのかに注意し、いくつかのポーズで呼吸を数えることを習得すれば、それは大きな成果になりうる。[13]

私たちは、少数の伝統的なポーズを徐々に取り入れる。重点を置いているのはポーズを「正しく」とることではなく、そのときどきにどの筋肉が使われているのかに、参加者が気づくのを助けることだ。ポーズの順番も工夫してあり、緊張と弛緩のリズムが生まれるようになっている――それは、日々の生活でも意識するようになってほしいリズムだ。

私たちは、瞑想そのものは教えないが、いろいろなポーズをしながら体のさまざまな部位で何が起こっているのかを観察するように参加者に促すことによって、マインドフルネスを育んでいる。研究しているときにいつも気づくのだが、トラウマを負った人にとって、体の中で完全にリラックスして身体的に安全だと感じるのは非常に難しい。たいていのクラスで最後にやるシャヴァ・アーサナというポーズのときには、私たちは参加者の腕に小さなモニターをつけて心拍変動を計測する。このポーズでは、参加者は仰向けに寝て手の平を上に向け、腕と脚をリラックスさせる。だが、参加者はリラックスできない。それどころか、筋肉活動が盛んなために、正確な信号が拾えないほどだ。参加者の筋肉は穏やかな静止状態に入らずに、目に見えない敵と闘う準備を自分にさせ続けることが多い。トラウマからの回復に残されている大きな課題の一つは、完全にリラックスして、安心して身を委ねた状態になれるようにすることだ。

自己調節を学ぶ

予備研究が成功したあとで、私たちはトラウマセンターで治療的《セラピューティック》なヨーガのプログラムを確立した。私は、アニーが自分の体との思いやりのある関係を築くための良い機会になるのではないかと思って、参加してみるように勧めた。最初のクラスは大変だった。アニーはインストラクターからポーズを少し直されただけで激しい恐怖を覚えてしまい、家に帰って自分の体を切った――背中に優しく触れられただけなのに、彼女の故障した警報システムは、暴行だと解釈したのだ。それでもアニーは、体で常に感じている危険の感覚から解放される方法を、ヨーガが与えてくれるかもしれないことを悟った。そして私の励ましもあって、次の週にも教室に出てきた。

もともとアニーにとって、自分の経験について話すよりも書くほうが楽だった。二回目のヨーガクラスのあとで、彼女は私に次のように書いてきた。「なぜ自分がヨーガをこれほど恐れるのか、その理由がすべてわかるわけではありませんが、ヨーガが私にとって信じられないような癒やしの源になるであろうことはわかっています。だからこそ、ヨーガをやるように自分に言い聞かせているのです。ヨーガは、自分の外側でなく内側を見て、自分の体の声を聴くものです。私はこれまで生き延びるために、けっしてそういうことをしないようにばかりしてきました。今日、教室に行くとき、心臓が早鐘のように打って、私の一部は本当に回れ右をして帰りたがっていました。でも、それから、ただ足を一歩一歩、前に出し続けて、ようやくドアまで来ると、中に入りました。教室のあとに家に戻り、四時間眠りました。今週、家でヨーガをしてみました。すると、『あなたの体が話したいことがあるんですって』という声が聞こえてきました。私は『聴いてみるわ』と自分に返事をしました」

数日後にも、アニーは書いてきた。「今日、ヨーガをしているときとそのあとに、ある考えが浮かびました。自分を切るときには、自分の体からすっかり切り離されているに違いないと思ったのです。ポーズをしているときに気づいたのですが、顎と、脚の付け根からへそまでの下腹部全体が、固くて緊張していて、それこそが、私が痛みと記憶を保っている場所なのです。先生にときどき、どこに感覚があるのかと訊かれても、その場所を突き止めるどころではないのですが、今日、その場所がはっきりとわかりました。そして、静かに泣きたくなりました」

翌月、私もアニーも休暇に出かけた。よければ様子を知らせてくれるようにと言ってあったので、アニーはまたも私に書いてきた。「湖を見下ろす部屋で、自分でヨーガをしています。先生が貸してくれた本［スティーヴン・コープの名著『ヨーガと真の自己の探究』］をずっと読んでいます。おかしなことですね、私は自分の体の声を聴くのを、どれだけ拒み続けてきたのでしょうか。体は、私という人間にとってとても重要な部分なのに。昨日ヨーガをしたとき、体が語りたい話を語らせようと思いました。股関節を開くポーズでは、たくさんの痛みと悲しみを感じました。でも、家から離れているかぎり、私の心は本当に鮮明なイメージが浮かんでくるのを許さないようです。それはいいことです。今にして思えば、私はずっとバランスを失っていて、本当の自己の一部である過去を、懸命に否定しようとしてきたのですね。その過去に心を開いたなら、学べることがたくさんありますし、そうすれば、毎日、四六時中、自分と闘っている必要はなくなるでしょう」

アニーにとってとりわけ耐え難いヨーガのポーズは、よく「ハッピー・ベイビー」と呼ばれるもので、このポーズでは、仰向けに寝て、膝を深く折り曲げ、足の裏を天井に向け、爪先を手で持つ。こうすると骨盤を上向きにしてさらけ出す体勢になる。レイプ被害者がこれをとても無防備だと感じるのも無理はない。だが、ハッピー・ベイビーが（あるいは、それに似た他のポーズも）強烈なパニックを突如として引き起こすかぎり、人と親密な間柄にはなれない。ハッピー・ベイビーのポーズを気楽にとれるようになることが、私たちのヨーガ教室の多くの患者にとって、大きな課題だ。

自分を知るようになる――内受容感覚を培う

現代の神経科学から得られる明確な教訓の一つは、自己感覚は体との重要なつながりが拠り所となっているということだ。[14] 自分を本当に知るには、身体的感覚を感じて解釈できなければならない。人生を安全に歩んでいくためには、その身体的感覚を認識し、それに基づいて行動しなければならないのだ。[15] 麻痺状態に陥る（あるいは埋め合わせとなる感覚を追求する）ことによって、人生は耐えられるものになるのかもしれないが、人はその代償として、体の内部で起こっている出来事に気づけなくなり、そのせいで、肉体的感覚を持ちながら思う存分生きていると感じられなくなる。

第6章で、失感情症について述べた。これは、自分の内部で起こっていることが識別できないという症状の専門用語だ。[16] 失感情症の人は、身体的な不快感を抱きがちだが、何が問題なのかをはっきりと説明できない。その結果、曖昧な身体的苦痛をあれこれ訴えるのだが、医師は診断名をつけられない。さらに彼らは、どのような状況に置かれても、自分が本当はどう感じているのかや、なぜ気分が良くなったり悪くなったりするのかがわからない。これは麻痺の結果だ。彼らは体の通常の要求を穏やかに、注意深く予期したり、それに応えたりできなくなっている。同時にこの麻痺のせいで、日々の感覚的な喜びが鈍る。人生に価値を与えてくれる音楽や触感や明るさなどを経験しても、前ほど喜びが得られないのだ。内部の世界との関係を（再度）築き、それとともに、自己との思いやりにあふれた、身体的感覚を伴う関係を復活させるには、ヨーガは素晴らしい方法であることがわかった。

人は自分の体の欲求を自覚していなければ、体の面倒を見ることはできない。空腹を感じなければ、自分に栄養を与えることはできない。不安と空腹を取り違えたら、食べ過ぎてしまうかもしれない。満腹のときに、そうとわからなければ、食べ続けることになる。だからこそ、感覚を自覚する力を養うことが、トラウマからの回復にとって重要なのだ。従来のセラピーの大半は、内部の感覚世界における一瞬一瞬の変化を軽視、あるいは無視している。だが、こうした変化にこそ、生体の反応の本質がある。その本質とは、体の化学的な特徴と、内臓と、顔や喉や胴や手足の横紋筋《おうもんきん》の収縮に刻まれている、情動の状態だ。(17) トラウマを負った人は、自分の感覚に耐え、内部の経験と友達になり、新たな行動パターンを培う能力が自分にはあることを学ぶ必要がある。

ヨーガでは、そのときどきの呼吸と感覚に注意を集中する。その結果情動と体のつながりに気づき始める。たとえば、あるポーズをとることに不安があると、実際にバランスを崩してしまうかもしれない。すると、今度は試しに自分の感じ方を変えにかかる。深く息をすると、肩の緊張がほぐれるだろうか。吐く息に意識を集中すると、穏やかだという感覚が生じるだろうか、というように。[18]

自分が何を感じているのかに気づくだけで、情動調節がしやすくなり、自分の内で起こっている出来事を無視しようとするのをやめる手助けになる。学生によく話すのだが、ヨーガと同じで、セラピーで重要なのは、「それに意識を向けてください」と「次にどうなりますか」という二つの言葉だ。恐れではなく好奇心を抱いて自分の体に接し始めると、すべてが変化する。

体を意識すると、時間の感覚も変わる。トラウマを負った人は、自分ではどうしようもない、恐怖に満ちた状態に永遠にはまり込んでいるかのように感じている。ヨーガでは、感覚はしだいに強まり、頂点に達し、それから弱まることを学ぶ。たとえば、人は自分にとってとりわけ難しいポーズをとるようにインストラクターに促されると、そのポーズによって引き起こされる感情に耐えられないだろうと予想して、最初は挫折感や抵抗を覚えるかもしれない。優秀なヨーガ教師は、どんなものであれ緊張にただ意識を向けるように励まし、どれだけ長い間それを感じるかを、呼吸の回数で決める。「この姿勢は、呼吸を一〇回する間、保ちます」という具合だ。こうすると、不快感がいつ終わるのか予期しやすくなるし、身体的苦しみと情動的苦しみに対処する能力が高まる。あらゆる経験が一時的なものだと気づくと、自分を見る目が変わる。

それでもやはり、内受容感覚を取り戻すと気が動転しないともかぎらない。新たにアクセスできた胸の中の感覚が、憤激や恐れや不安として経験されると、どうなるだろう。私たちが最初に行なったヨーガの研究では、半数の人が脱落した。これまでの研究のなかでも、最も高い割合だった。脱落した患者に尋ねたところ、彼らにとってプログラムがつら過ぎたことがわかった。骨盤がかかわるポーズはどれも、強烈なパニックや、性的暴行のフラッシュバックさえ突然引き起こしかねなかった。感覚を麻痺させて注意を向けないようにし、苦心して抑え込んできた過去の悪魔たちを、強烈な身体的感覚が解き放ってしまったのだ。私たちはここから、ゆっくりと、多くの場合カタツムリのようなペースで進むことを学んだ。この取り組み方はうまくいった。最新の研究では、最後まで続けられなかったのは、三四人の参加者中一人だけだった。

ヨーガと自己認識の神経科学

この数年間に、私の研究仲間であるハーヴァード大学のサラ・ラザーやブリッタ・ホルツェルのような脳科学者が、集中的な瞑想は生理学的な自己調節に重要な脳領域そのものに良い影響を与えることを明らかにしてきた。[19] 幼少期に深刻なトラウマ体験をした六人の女性を対象とする、私たちの最新のヨーガ研究でも、ヨーガを二〇週間実習すると、基本的な自己システムである島《とう》と内側前頭前皮質の活動が増すことを、初めて示す結果が出た（第6章参照）。多くの課題がまだ残されているものの、この研究は、体の感覚に意識を向けて、その感覚と仲良くなることを含む行為が、心と脳に大きな変化をもたらし、それがトラウマからの回復につながるという、新たな視点をもたらしてくれる。

ヨーガの研究が終わるたびに、私たちは参加者に、ヨーガ教室はどのような効果があったかを尋ねた。島や内受容の話はしなかった。実際、私たちはいつも、話や説明は最小限にして、参加者が

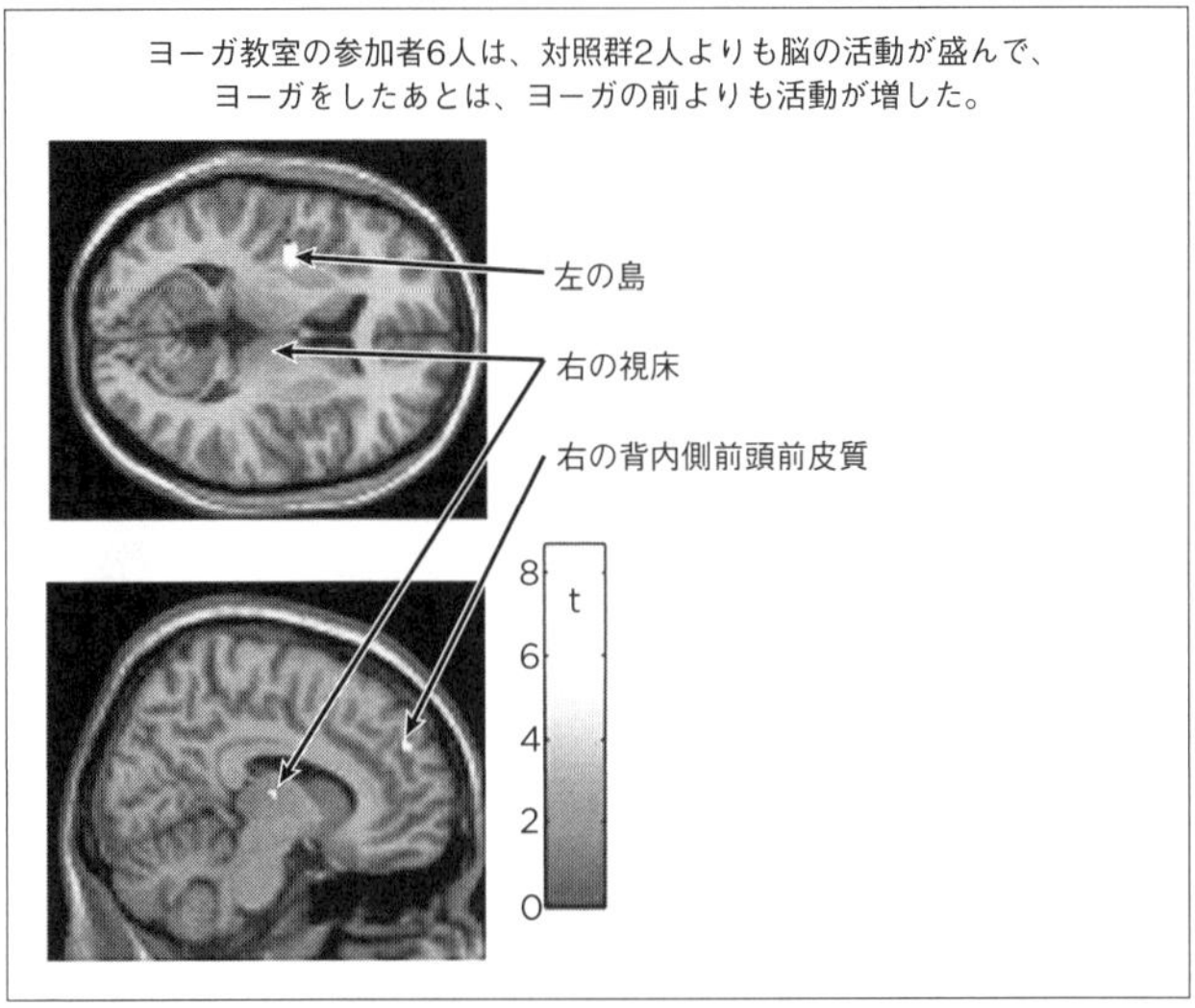

図16-5 週1回のヨーガ教室の効果　20週間後、慢性的なトラウマを抱えた女性たちは、自己調節にかかわる重要な脳の組織（島と内側前頭前皮質）の活動が増加した。

自分の内部に意識を集中することができるようにした。

彼らの回答例を挙げておこう。

- 「以前よりも強く感情を感じられます。今は感情を認めることができるというだけなのかもしれませんが」
- 「前より気持ちを表現できるようになりました。以前よりもよく感情を識別できるからです。体で感情を感じて、識別し、それに取り組みます」
- 「今は選択肢が見えます。さまざまな道が見えます。自分で決断して自分の人生を選ぶことができますし、過去の人生を繰り返したり、子供のままであるかのように人生を経験したりしなくてもいいのです」
- 「安全な場所で、自分を傷つけることも自分が傷つくこともなく、自分の体を動かしたり、体の中に収まっていたりすることができました」

意思を伝達することを学ぶ

自分の体に安心して収まっていられるようになった人は、以前なら圧倒されていただろう記憶を言語に翻訳し始めることができる。アニーは週に三回のヨーガ実習を一年間ほど続けたあとに、過去に自分に起こった出来事について、前よりもずっと率直に私に話せることに気づいた。奇跡のようだと彼女は思った。ある日、アニーが水の入ったコップをひっくり返したので、私は椅子から立ち上がってティッシュの箱を持って彼女に近づき、「拭いてあげよう」と言った。これは束の間、強烈なパニックの反応を引き起こした。だが、彼女はすぐに自分を抑えることができた。そして、その言葉になぜそれほど動揺するのかを説明した。それは、父親が彼女をレイプしたあとによく言った言葉だったのだ。アニーはそのセッションのあとで私に書いてきた。「お気づきでしょうか。私はその言葉を口に出して言うことができたのです。何が起こっていたのかを伝えるために、それを書き留める必要はありませんでした。先生が口にした言葉で私がトラウマについて思い出したからといって、先生への信頼を失いませんでした。その言葉はトリガーであり、誰も言ってはいけない恐ろしい言葉ではないのだとわかったのです」

アニーはヨーガの実習を続け、今も自分の経験について私に書いてくる。「今日私は、新しいヨーガスタジオで朝のクラスに行きました。ヨーガの先生はこんなふうに話してくれました。なるべく限界まで息を吸ったり吐いたりし、その限界に意識を向けるように。呼吸に意識を向ければ現在にいることになる。未来や過去に呼吸をすることはできないのだから、と。先生とそれについて、ついこのあいだ話し合ったと思ったら、もう自分がそういう呼吸法を実習することになるとは、本当に驚きで、まるで贈り物をもらったような気分でした。ポーズのうちには私にとってトリガーになりうるものもあります。今日は二つありました。両脚をカエルのように上げるものと、骨盤に向かってとても深い呼吸をしていくものです。パニックが始まりかけるのを感じました。とくに呼吸をするポーズでは、ああ、嫌だ、私は体のこの部分を感じたくはないのにと思いました。でも、それから自分を抑えて、かろうじてこう言うことができました。体のこの部分が経験をしまい込んでいることに気づきなさい、そして、ただ、そのままにしておきなさい、と。そこにとどまる必要もないけれど、去る必要もない。それを情報として使いなさい、と。これほど意識的なかたちで、そうできたことはなかったと思います。だから、そんなに怖がらずに意識を向ければ、もっと楽に自分自身を信じられるのだと思えました」

　別のメールで、アニーは人生の変化について思いを巡らせた。「ただ自分の感情を抱き、それに乗っ取られずにいることが、徐々にできるようになりました。人生は案外、思いのままになるものなのですね。以前よりも自分の生活と調和して、今この瞬間にしっかりと身を置いています。体に触れられても前より耐えられるようになりました。ベッドで夫と身を寄せ合って、映画を楽しんでいます……大きな進歩です。こうしたことのおかげで、ようやく夫に親密さを感じられるようになりました」

第17章　断片をつなぎ合わせる――「セルフ（自分そのもの）」によるリーダーシップ

この人間という存在は、宿屋のようなものである。毎朝、新たな客が訪れる。喜び、憂うつ、卑劣さ、束の間の悟りが、思いもかけぬ訪問客としてやって来る。……そのすべてを歓迎し、もてなしなさい。どの客も丁重に遇しなさい。邪心や恥辱、悪意は、笑いながら戸口で出迎えて、招き入れなさい。誰が来ようと感謝を捧げなさい。誰もが、彼方から案内役として遣わされてきたのであるから。

――ルーミー

人は、その人を認識する人間と同じ数の社会的自己を有する。

――ウィリアム・ジェイムズ『心理学の根本問題』（邦訳は『現代思想新書』第六巻、三笠書房に所収）

この仕事に就いて間もないころのこと、私が治療をしている患者にメアリーという若い女性がいた。内気で、孤独で、いつも肩を落としてうなだれており、私たちは三か月にわたって、週に一度の心理療法で、幼少期に彼女が受けた凄惨な虐待の被害回復に取り組んでいた。ある日、私が待合室との境のドアを開けると、そこに挑発的な姿のメアリーが立っていた。ミニスカートをはき、髪は燃えるような赤に染め、コーヒーのカップを片手に、今にも噛みついてきそうな表情だった。「あなたが、ドクター・ヴァン・デア・コークね」と彼女は言った。「私はジェイン。ここへ来たのは、メアリーがあなたに並べ立ててきた嘘八百をいっさい信じるなと警告するためよ。中に入ってあの子について話してもいいかしら」。私は面食らったが、幸いにも、「ジェイン」と真っ向から対決するのは思いとどまり、じっくり話に耳を傾けることができた。このセッションの間に、私はジェインだけでなく、傷ついた幼い女の子や怒れる少年とも出会った。こうして、長く実りある治療が始まった。

メアリーは、私が巡り合った解離性同一性障害（ＤＩＤ）の最初の症例だった。この障害は当時、多重人格障害と呼ばれていた。その症状は劇的ではあるものの、解離性同一性障害に見受けられる内部分裂や異なる人格の出現は、幅広い精神生活の領域の極端な例にすぎない。自分の中に相容れない衝動や部分がいくつもあるという感覚は誰しも抱いているが、トラウマを負い、生き延びるために極端な手段に頼らざるをえなかった人々には、とりわけ顕著なのだ。こうした部分を探ること、さらにはそれらに手を差し伸べることは、治癒の重要な要素の一つだ。

非常時には非常手段を要する

屈辱を感じるとどうなるかは、誰もが知っている。私たちは全力を挙げて自分を守ろうとして、あらんかぎりの生き残り戦略を講じる。感情を抑え込むかもしれないし、激怒して復讐を画策するかもしれない。二度と誰にも傷つけられぬほどの力と名声を得ようと心に誓うかもしれない。大半の自己破壊的行動や、一部の強迫観念や強迫行為、パニック発作といった、精神医学的問題に分類される行動の多くは、もともと自己防衛のための戦略だった。トラウマに対するこうした適応は、ときに正常な機能を妨げる大きな障害となるので、医療提供者も患者自身もしばしば、完全な回復はとうてい望めないと思い込んでしまう。こうした症状を不治の障害と見なすと、治療の焦点が適切な服薬計画を見つけることに狭められ、トラウマサバイバーを生涯にわたって薬物に依存させてしまいかねない――まるで、透析に頼る腎臓病患者のように[1]。

だが、攻撃性や抑うつ状態、傲慢さや消極性は学習された行動と考えるほうが、はるかに有益だ。患者はある時点で、強靭であれば、あるいは人目につかなければ、あるいは存在しなければ、生き延びられると考えたり、諦めたほうが身のためだと信じたりするに至った。葬り去られないかぎり侵入を繰り返すトラウマ記憶と同じで、トラウマへの適応も、本人が安全を実感し、トラウマと闘ったり、それを撃退したりする状態にはまり込んでしまった自分の部分をすべて統合できるまで続く。

私が出会ったトラウマサバイバーは一人残らず、それぞれのかたちで逆境を跳ね返す力を持っており、誰の話を聞いても、人間の対処能力には畏敬の念を覚える。ただ生き抜くためにさえも厖大なエネルギーを必要とすることを思えば、そのためにサバイバーがしばしば支払う代償にも驚きはしない。その代償とはつまり、自分の体や心、魂との愛情に満ちた関係の欠如だ。

問題への対処には犠牲が伴う。多くの子供にとっては、怒りをあらわにしたり、逃げ出したりして養育者との関係を危険にさらすよりも、自分を憎むほうが安全だ。その結果、虐待された子供は、自分はそもそも愛らしくないと信じ込んで成長する場合が多い。そうでなければ、これほどひどい扱いを受ける理由が、子供の頭では説明できないからだ。彼らは現実の大部分を否認したり、無視したり、分離したりすることによって生き延びる。虐待を忘れ、憤激や絶望を抑え込み、身体的感覚を麻痺させる。もしあなたが子供のころに虐待を受けていたとしたら、あなたの中にはおそらく、当時のまま凍りついた子供のような部分が残っていて、今なおそうした自己嫌悪や否認をやめられずにいるだろう。悲惨な経験をくぐり抜けてきた大人たちの多くも、同じ罠にはまっている。強烈な感情を追い払えば、短期的には首尾良く適応できる。尊厳や自立を保つのに役立つかもしれないし、戦友を救ったり、子供の世話をしたり、家を再建したりといった重要な責務に集中し続けやすくなるかもしれない。

だが、いずれそのつけが回ってくる。仲間が吹き飛ばされるのを目撃した兵士は、市民生活に戻って、そうした体験を頭から追い払おうとするかもしれない。彼の防衛的な部分は、そつなく仕事をこなし、同僚と仲良くやっていく術を心得ている。ところが、恋人の優しい愛撫に身を任せる喜びに自制心を失いそうだと感じるたびに、その恋人に対して激しい怒りを爆発させたり、麻痺状態に陥って凍りついてしまったりするかもしれない。されるがままに身を任せることと、仲間が戦死したときに覚えた麻痺感とを心が自動的に結びつけているという自覚は、おそらくないだろう。そこで、また別の防衛的な一部分が介入してきて、陽動作戦を展開する。怒りに駆られながらも、その原因に皆目見当のつかない彼は、何か恋人のしたことに頭にきているのだと考える。無論、恋人(さらには、その後つき合う女性たち)に怒りを爆発させ続けていたら、彼はますます孤立を深めるだろう。だが彼は、恋人に身を委ねることによって、トラウマを負った彼の一部分が覚醒し、その脆い部分を守るために別の一部分、すなわち「怒れる管理者」が介入しているとは、思いも寄らないかもしれない。こうした部分がその極端な思い込みを捨てられるように手助けすることによって、セラピーは患者の人生を救うことができるのだ。

第13章で見たとおり、トラウマから回復するうえで主要な課題は、現時点で過去の記憶に圧倒されることなく、それと共存する術を身につけることだ。ところが、サバイバーの大半は、生活のいくつかの面ではうまく――あるいは、見事に――立ち回っている人も含めて、また別の、より大きな試練に直面する。それは、最悪の事態に対処するために構築された脳と心のシステムを再形成するという難題だ。トラウマ記憶を統合するためにその記憶に立ち返る必要があるのとまったく同じように、生き延びる手立てとなった防衛的な習慣を生み出した自分の中のいくつもの部分のもとにも立ち返る必要がある。

心はモザイク

私たちはみな、いくつもの部分を持っている。たった今、私の一部分はひと眠りしたいような気がしている。だが別の部分は、執筆を続けたいと思っている。さらに、侮辱的な電子メールで今なお気分を害している私の一部は、痛烈な誹謗《そし》に「応酬」したいと思っているが、その一方で、そのような誹りは受け流しておこうと考える別の部分もある。私を知っている人ならばたいてい、情熱的だったり、誠実だったり、短気だったりするところが私にあることは、すでに承知している。なかには、私の中に棲む、歯を剝き出した子犬を目撃した人もいる。休暇で出かけた家族旅行を思い返すと、私の子供たちの脳裏には、そのときの私の茶目っ気や冒険心にあふれた一面が蘇る。

朝、出社したところ、上司の頭上に暗雲が垂れ込めていたとしたら、あなたには次の展開が手に取るようにわかる。上司の怒りに駆られた部分には、特有の声の調子や言葉遣いや姿勢がある。前日に子供の写真を見せたときとは、まったく異なるものだ。そうした部分は単なる感情ではなく、私たちの生活の中で、それぞれ独自の信念や狙い、役割を持つ個別の存在なのだ。

自分自身とどれだけうまく折り合いをつけられるかは、自分の中のリーダーシップ技能に負うところが大きい。さまざまな部分の言い分にどれだけうまく耳を傾け、それぞれが尊重されていると感じられるように気を配り、互いに足を引っ張り合わないようにしておけるか、だ。そうした部分は、実際には思考や情動や感覚の複雑な集合体の一要素を代表しているにすぎないのに、絶対的なものであるかのように思えることも多い。たとえば、言い争いをしている最中に、マーガレットが

「あなたなんて大嫌い！」と叫んだら、ジョーはきっと、ひどく嫌われたと思うだろう――そして、その場ではマーガレットもそれを認めかねない。だがじつのところ、腹を立てているのは彼女の一部分にすぎず、それが彼女の寛大で優しい感情を一時的に覆い隠しているだけで、ジョーの深く傷ついた表情を目にすれば、マーガレットにはそうした感情が蘇ってくるだろう。

心理学のおもな学派はおしなべて、人間が複数の副人格《サブパーソナリティ》を持つことを認め、それぞれに異なる名前をつけている。(2)ウィリアム・ジェイムズは、一八九〇年にこう記している。「……全体としての意識なるものがあるとすれば、その意識がいくつもの部分に分裂して共存するものの、相互に相手の存在を顧みぬまま、知識の対象を共有する可能性があることは認めざるをえない(3)」。カール・ユングはこう書く。「精神《プシケ》とは、肉体とまったく同じように、自らの均衡を維持する自己調節系である(4)」。「人間のプシケの自然状態は、せめぎ合う構成要素の集合体と、各要素の相反する行動にあり(5)」、「そうした対立にいかに折り合いをつけるかは、主要な課題の一つである。すなわち、敵は『自分の中の他者』にほかならない(6)」

現代の神経科学も、心をある種の社会と見なすこの概念を裏づけている。分離脳に関する先駆的な研究を主導したマイケル・ガザニガは、心は半自律的な機能モジュールで構成され、各モジュールには特有の役割があると結論した。(7)彼は一九八五年の著書『社会的脳――心のネットワークの発見』に、次のように書いている。「だが、自己とは統一された存在ではなく、私たちの内部には、いくつもの意識領域が存在しうるという説についてはどうだろう……私たちの［分離脳の］研究から新たに浮上したのは、文字どおり複数の自己が存在し、しかもそうした自己は、必ずしも内部で相互に『対話』してはいないという見方だ[8]」。人工知能研究の草分けであるマサチューセッツ工科大学のマーヴィン・ミンスキーは、こう断言した。「単一の『自己』という伝説は、自己に関する研究の対象を見誤らせることにしかならない[9]。……人の脳の中に、異なる複数の心から成る社会が存在すると考えることは、理にかなっている。家族一人ひとりと同じく、それぞれの心が協力して互いに助け合いながら、他の心にはけっして知りえない独自の心的経験を持っている可能性がある[10]」

人間を多数の特質と潜在能力を備えた複雑な存在と見なす訓練を受けたセラピストならば、患者がさまざまな部分から成る自らの内部システムを探り、傷ついた自身の側面を癒やすのを支援できる。こうした治療の取り組みにはいくつかあり、そのうち、私と同業のオランダ人であるオノ・ヴァン・デア・ハートとエラート・ナイエンフェイス、そしてアトランタを本拠とするキャシー・スティールが考案した構造的解離モデルは、広くヨーロッパで実践されているし、アメリカにはリチャード・クラフトの研究がある[11]。

メアリーの治療をしてから二〇年が過ぎたころ、私はリチャード・シュウォーツに巡り合った。シュウォーツは、内的家族システム療法（ＩＦＳ）の考案者だ。私は彼の著作を通じて、ミンスキーの「家族」というメタファーを真の意味で実感し、そこにトラウマが原因で分離されてしまった部分に働きかける体系的な方法を見出した。ＩＦＳの核を成す概念は、私たちの心とは、一人ひとり成熟度も、興奮しやすさも、見識の程度も、苦痛の大きさも異なる家族のようなものだというものだ。そうしたいくつもの部分がネットワーク、もしくはシステムを形成しており、その一部分に変化が起これば、それが他のあらゆる部分にも影響する。

ＩＦＳモデルのおかげで、私は解離がスペクトルの上で生じることに気づいた。トラウマを負うと、自己システムが故障し、自己を成す各部分がスペクトルの両極に分かれて互いに争い始める。自己嫌悪と過剰な自意識が、優しい気遣いと憎しみが、感情の麻痺や受動性と憤激や攻撃性が、それぞれ同居する（そして争う）。このような極端な部分が、トラウマの重荷を引き受けるのだ。

ＩＦＳでは、各部分を単なる情動の一時的状態や習慣的な思考パターンではなく、独自の来歴や能力、欲求や世界観を持つ個別の精神システムと捉える。[12] トラウマは、そうした各部分にさまざまな信念や情動を植えつけ、その信念や情動が各部分を乗っ取り、本来の有益な状態から切り離してしまう。一例を挙げよう。私たちには誰にでも、子供っぽいおどけた部分がある。だが虐待を受けると、こうした部分は最も大きく傷つき、虐待による苦痛や恐怖、裏切りを背負わされ、凍りつく。この重荷のせいで、そうした部分は有害な存在、すなわち、どのような犠牲を払ってでも否認しなければならない部分になる。そうした部分は、内側に閉じ込められてしまうので、ＩＦＳでは「追放者（exile）」と呼ばれる。

こうなると、他の部分は内的家族を追放者から守るために団結する。こうした防衛者《プロテクター》は、有害な部分を遠ざけておくが、それにより虐待者のエネルギーの一部を帯びることにもなる。批判的で完璧主義者の「管理者（manager）」は、私たちがけっして誰にも近寄らないようにすることも、絶えずしゃにむに生産性を追求するように仕向けることもできる。ＩＦＳで「消防士（firefighter）」と呼ばれる別の種類のプロテクターたちは、緊急時の対応にあたる存在で、追放された情動が喚起されるような体験をするたびに、衝動的に行動する。

分離した部分は、それぞれ異なる記憶や信念、身体的感覚を持っている。羞恥を抱える部分もあれば、憤激を抱える部分も、喜びや興奮を抱く部分も、強烈な孤独感を持つ部分も、卑屈なまでの従順さを備えた部分もある。これらはみな、虐待体験のさまざまな側面を反映している。肝に銘じておかねばならないのは、こうした部分はすべてある機能、すなわち、自分が完全に破滅するという巨大な恐怖から自己を守る機能を担っている点だ。

苦痛を押し込めずに態度に出す子供たちは、「反抗挑戦性行動」や「愛着障害」、「素行障害」といった診断を受ける場合が多い。だがこうしたレッテルは、憤激や自分の殻に閉じこもる状態が、必死でとられる多様な生き残り戦略の一部にすぎないことを見落としている。根底にある問題、すなわち虐待に取り組むことなく、子供の行動をコントロールしようとしても、効果の薄い治療につながるのがせいぜいで、悪くすれば害を及ぼすことにさえなる。子供の成長に伴って、各部分が一貫性のある人格に自然に統合されることはなく、それぞれが比較的自立した存在であり続ける。

「仲間外れ」の部分は、システムの他の部分について、まったく知らない可能性がある。[13] 児童期にカトリックの神父から受けた性的虐待に関して私が面接した男性の大半は、アナボリック・ステロイド（筋肉増強剤の一種）を使用し、ジムでのウェイトトレーニングに法外な時間を費やしていた。たくましい肉体を追い求めずにいられないこうした男性たちは、汗とアメリカンフットボールとビールの男性文化に生きており、そこでは、弱さや恐れは慎重に隠されていた。彼らが私に対する警戒心を解いたあとにようやく、私は彼らの中の恐れおののく子供に出会うことができた。

患者も、仲間外れにされた部分を嫌っていることがある。そうした部分は、怒っていたり、破壊的だったり、批判的だったりするからだ。だがＩＦＳは、そうした部分を理解するための枠組みを提供する。それに加えて、同じように重要なのだが、仲間外れにされた部分を病的な存在とは見なさずに、それらについて話す枠組みも用意している。各部分が過去の重荷を背負い込まされていることを認め、システム全体におけるそれぞれの機能を尊重することができれば、そうした部分にそれほど脅威を感じたり、圧倒されたりはしなくなる。

シュウォーツが言うように、「人間には自分の健康を促進しようとする生得の衝動があるという基本的な見解を受け容れるならば、ある人が慢性的な問題を抱えている場合、自らの内に秘めた資源を活用するのを何かが妨げていると言える。そう認めれば、患者を諭したり、彼らと対決したり、その心の隙間を埋めたりするのではなく、むしろ彼らと協働するのがセラピストの役割になる」[14]。この共同作業は、すべての部分が歓迎されること、そして、現在どれほど自己システムを脅かしているように思えても、どの部分も（自殺衝動があったり、破壊的な行動に走ったりする部分でさえも）、すべてシステムを守る方策として形成されたということを、内部システムに納得させるところから始まる。

「セルフ（自分そのもの）」によるリーダーシップ

ＩＦＳは、「セルフ」による注意深いリーダーシップを培うことが、トラウマからの回復の基礎であると考える。マインドフルネスは、思いやりと関心を持って自分の内面の風景を見渡すことを可能にするだけでなく、自己治療《セルフケア》を目指して正しい方向へ私たちを積極的に導くこともできる。家族であれ、組織であれ、国家であれ、どのようなシステムも効果的に機能するためには、明確に定められた優れたリーダーシップを持っていなければならない。内的家族も例外ではなく、私たちの「セルフ」も、そのあらゆる側面に目配りをする必要がある。内部のリーダーは、利用できる資源を賢く分配して、すべての部分を考慮した、全体のためのビジョンを提示しなければならない。

この点について、リチャード・シュウォーツはこう説明する。

被虐待者の内部システムは、有効なリーダーシップの一貫した欠如、各部分が機能する際の極端なルール、いっさいの恒常的な均衡や調和の不在という点で、虐待とは無縁の人々のシステムとは異なる。一般に、各部分は児童虐待から生じた旧式の想定や信念に基づいて行動する。たとえば、自分が耐え忍んできた児童期の体験にまつわる秘密を打ち明けることは、今なおきわめて危険だと信じていることなどがこれに当たる。(15)

では、「セルフ」が主導権を失った場合には、どうなるのだろうか。IFSでは、それを「混合(blending)」と呼ぶ。混合とは、「私は自殺したい」あるいは「私はおまえが憎い」というように、ある一部分を「セルフ」が自分と同一視してしまう状況を指す。「私など死んだほうがましだと思っている部分が私にはある」あるいは「そんなことをすれば、私のある部分が触発されて、あなたを殺したくなってしまう」という場合との違いに留意してほしい。

シュウォーツは、マインドフルネスの概念を積極的なリーダーシップの領域にまで拡大する二つの主張をしている。第一に、ここで言う「セルフ」は、育成したり発展させたりする必要はない。トラウマサバイバーの表面に現れた防衛的な部分の下には、無傷の本質、すなわち、自信と好奇心に満ちた穏やかな「セルフ」、生存を確保しようとする中で現れ出たさまざまなプロテクターたちのおかげで破壊を免れてきた「セルフ」が存在する。こうしたプロテクターが、分離しても大丈夫だと確信できさえすれば、「セルフ」は自ずから姿を現し、各部分は回復の過程に加わることが可能になる。

第二に、この注意深い「セルフ」は、傍観者の立場にとどまらない。事態にうまく対処できる者が内部にいるという信頼を各部分に醸成できるようなやり方で、内部システムを再編成し、各部分との意思疎通を促進しうると、シュウォーツは想定する。これもまた、単なるメタファーでないことは、神経科学が証明している。マインドフルネスは、内側前頭前皮質を活性化し、情動反応を引き起こす扁桃体のような構造の活性を低下させる。これにより、私たちは情動脳を制御しやすくなるのだ。

IFSでは、セラピストと無力な患者との関係の構築を促進するが、「セルフ」とさまざまな防衛的な部分との関係を育成することがそれ以上に重視される。この治療モデルでは、一部の伝統的な瞑想とは異なり、「セルフ」は目撃したり、傍観したりするだけでなく、リーダーシップを執るという積極的な役割を担う。「セルフ」はオーケストラの指揮者さながら、すべての部分が調和して機能し、不協和音ではなく、シンフォニーを奏でるのを助けるのだ。

内面の風景を把握する

セラピストの任務は、患者がこの複雑な混合をそれぞれの存在に分離して、「私のこの部分は幼な子のようで、あの部分はもっと成熟しているが、犠牲者のように感じられる」というふうに言えるように支援することだ。こうした部分の多くに対して、患者は嫌悪感を抱くかもしれないが、各部分を特定できれば、むやみにそれらにおびえたり圧倒されたりしなくなる。次のステップでは、防衛的な部分が現れるたびに、それらが何を守っているのかを見極められるように、しばらく「引き下がって」もらえないかと頼んでみるように患者を励ます。これを何度も繰り返すうちに、各部分はしだいに「セルフ」との混合を解消し、注意深い自己観察をするための余地が生まれる。患者は、恐れや憤激、あるいは嫌悪を抑制し、心を開いて関心を抱き、内省をするようになる。患者たちは、「セルフ」の安定した視点から自分の各部分と建設的な内部対話を開始できるのだ。

患者は、現在抱えている問題、たとえば、自分は価値がないとか、見捨てられたとか、復讐心に取り憑かれているとか感じるという問題に関係している部分を特定するように求められる。患者が「私の中の何がそう感じているのか」と自問すると、そうした部分のイメージが頭に浮かんでくる場合がある。[16] 抑うつ状態にある部分は、見捨てられた子供のような姿かもしれないし、老いゆく男性、あるいは、負傷者の世話にてんてこ舞いの看護師のような姿かもしれない。また、復讐心に駆られた部分は、海兵隊の戦闘員やチンピラのように見えるかもしれない。

セラピストは次に、「そのような（悲しんでいる／復讐心に駆られた／恐れおののく）部分について、あなたはどう感じますか」と尋ねる。この質問は、問題となっている部分から「あなた」を切り離すもので、注意深い自己観察のためのお膳立てとなる。患者が「大嫌いだ」というような極端な反応を示した場合、患者の「セルフ」には別の防衛的な部分がまだ混合していることが、セラピストにはわかる。そこで、「大嫌いだと感じている部分に退いてもらえるかどうか、試してみてください」と頼んでもいい。すると多くの場合、防衛的な部分に、監視してくれていることに対する感謝が伝えられ、必要な際にはまたいつでも戻ってこられるという保証が与えられる。防衛的な部分が快く退いた場合、続く質問はこうだ。「（先ほど拒絶された）部分について、今はどう感じますか」。患者は、「その（悲しんでいる／復讐心に駆られている／その他の）理由は何だろうか」といった返答をする可能性が高い。これで、そうした部分をより深く理解するための準備が整う。たとえば、その部分は何歳なのか、どうしてそのような感情を抱くようになったのか、などと問うことによって、理解が深まっていく。

ひとたび患者がある程度の「セルフ」を示すことができれば、この種の対話は自然に行なわれるようになる。この段階に入ると、セラピストは脇へ退いて、他の部分が邪魔をしないように目を配るのにとどめ、ときおり共感を示す言葉をかけたり、「セルフ」を感知できるようにするために、「その部分に対して、今はどう感じていますか」という質問を頻繁に挟みながら、「それについて、その部分にどう話しますか」とか、「今度はどうしたいですか」とか、「次に何をするべきだと思いますか」といった問いかけを発したりすることが大切だ。

いくつもの部分としての人生

ジョーンが私のもとを訪ねてきたのは、手に負えない癇癪を何とか解決し、数々の情事（直近の相手はテニスコーチだった）に対して抱いている罪悪感を解消するための支援を求めてのことだった。彼女は最初のセッションで、自分の問題についてこう語った。「ほんの一〇分の間に、私は押しの強いキャリアウーマンから、めそめそした子供や、逆上した性悪女や、底なしの大食らいに変わってしまうんです。どれが本当の私なのか、自分でもわかりません」

これだけ話すまでに、ジョーンは診療室の壁に貼られた印刷物や、ガタのきた家具や散らかった机をこき下ろしていた。彼女にとって、攻撃は最大の防御だった。ジョーンは、また傷つけられるのではないかと身構えていた――これまで多くの人がそうだったように、私もおそらく彼女の期待を裏切るだろうというのだ。セラピーがうまくいくためには、自らの鎧《よろい》を脱がなくてはならないことを彼女は承知していたので、自分の怒りや恐れ、悲しみを私が許容できるかどうかを見極める必要があった。ジョーンの過剰な自己防衛に対抗するには、彼女の人生の細部にまで強い関心を示し、彼女が危険を冒して打ち明けてくれたことへの揺るぎない支援を表明し、彼女が最も恥じている部分を受け容れる以外にないと、私は悟った。

私はジョーンに、自分の批判的な部分に気づいているかどうか尋ねた。彼女が気づいていると認めたので、その批判者をどう思うかと訊いた。これはきわめて重要な質問で、ジョーンがそうした部分から分離して、「セルフ」にアクセスするための第一歩となる。彼女は、批判者は大嫌いだと答えた。母親を思い出すからだという。その批判的な部分は何を守っているのだろうと私が問いかけると、彼女の怒りは収まり、好奇心が湧いてきて考え込んだ。「昔母が私に浴びせた罵り言葉やもっとひどい言葉を私に浴びせる必要があると彼女が思うのは、なぜかしら」。ジョーンは大人になるまで母親をとても怖がっていて、自分では何一つまともにできないと感じていたことを明かした。この批判者は、間違いなく管理者だった。ジョーンを私から守っているだけでなく、母親の批判を未然に回避しようとしていたのだった。

ジョーンはその後の数週間で、おそらく小学校一、二年生のころに、母親の恋人から性的虐待を受けていたことを打ち明けた。それによって自分は「台無しに」されたので、親密な関係は築けないと考えていた。彼女は夫に対しては厳しく、批判的で、性的欲望をまったく感じなかったが、その一方で、他の男性とは情熱的で向こう見ずな情事を重ねていた。だがそうした関係は、いつも同じようなかたちで破局を迎えた。セックスの途中で、ジョーンは突然恐れおののき、身を縮めて丸くなり、幼い女の子のようにすすり泣くのだった。こうした醜態に彼女は混乱して嫌悪感を覚え、以後その恋人と関係を持ち続けることには耐えられなくなる。

第8章に登場したマリリンと同じで、ジョーンも性的虐待を受けているときに自分を消し去ることを覚え、誰か別の女の子に起こっていることのように、その場面を空中から眺めていることができたと話してくれた。ジョーンは性的虐待の事実を頭から追い払うことで、仲良しを作ったり、友達の家に泊まりがけで遊びにいったり、チームスポーツに参加したりしながら通常の学校生活を送れた。だが、問題は少年期に始まった。彼女を大切にしてくれる男の子たちを冷ややかに見下す一方で、行きずりのセックスをしては、屈辱と羞恥を覚えるというパターンができてしまったのだ。ジョーンによれば、彼女にとって過食は、他の人々にとってのオーガズムのようなものであり、夫とのセックスは嘔吐のようなものだった。自分が受けた虐待の詳細な記憶は分離されて（解離して）いるものの、彼女は無意識のうちに虐待を再演し続けているのだった。

私は、そのような強い怒りや罪悪感を覚えたり、機能停止に陥ったりする理由について、彼女に説明しようとはしなかった。というのも、すでに彼女は自分を傷物と見なしていたからだ。セラピーでは、記憶処理の場合と同じように、振り子運動《ペンデュレーション》（第13章で論じた段階的な取り組み）が中核を成す。ジョーンが自分の窮状や苦痛に対処できるようになるためには、彼女自身の強さと自己愛の力を借りて、自ら立ち直っていけるように仕向けなくてはならなかった。

これはすなわち、彼女の中に眠る多くの資源に意識を集中することを意味した。そして私は、子供のころに彼女が受けられなかった愛情や優しさを自分が与えることはできないのだと、肝に銘じておく必要があった。セラピスト、教師、あるいは助言者として、幼いころの窮乏の穴を埋めてやろうとしても、自分が不適切なときに不適切な場所に現れた不適切な人物であるという事実を思い知らされるだけだ。セラピーの重点は、ジョーンと私との関係ではなく、彼女と内部のさまざまな部分との関係に置かれることになった。

管理者たちと対面する

ジョーンの治療が進むうちに、さまざまな場面を担当する数多くの部分が確認された。癇癪を起こす攻撃的な幼い部分、尻軽な少年期の部分、自殺衝動を抱く部分、偏執的な管理者、気取ったモラリスト……。例によって、私たちはまず管理者たちと面接した。彼らの仕事は、ジョーンが屈辱を感じたり自暴自棄になったりせず、身の安全を確保し、うまく立ち回れるように目を配ることにあった。管理者のうちには、ジョーンの中の批判者のように攻撃的な者もいるが、完璧主義者や、自分たちにあまり注意が向かないよう用心している控えめな者たちもいる。そのような管理者は、周囲の出来事に目を閉ざし、常に消極的に振る舞って危険を回避するように諭すかもしれない。また内部の管理者たちは、私たちがどの程度情動を感じ取れるかも制御しているので、自己システムが圧倒されてしまうことはない。

このシステムを常に制御しておくためには、厖大なエネルギーがいる。気を惹くような誘い言葉をたったひと言かけられただけで、一度にいくつもの部分が刺激されうるからだ。ある部分はひどく性欲を掻き立てられ、別のある部分は自己嫌悪でいっぱいになり、またある部分はカッティング（自分の体を切る行為）によって事態を収拾しようとする。強迫や錯乱を生じさせたり、現実をそっくり否認したりする管理者もいる。だが、どの部分も重要な防御拠点を維持している内部のプロテクターとして取り扱われるべきだ。管理者たちは途方もない重責を背負わされて、ほとんどの場合、自分の手には負えない状態に陥っているのだ。

管理者のなかには、きわめて有能な者もいる。私の患者には、責任ある立場にあったり、目覚ましい業績を挙げていたりする人も多く、彼らは素晴らしく思いやり深い親にもなりうる。ジョーンが眼科医として成功するうえで、批判的な管理者がひと役買っているのは間違いない。私がこれまでに診た患者のうちには、卓越した技能を持つ教師や看護師が数多くいた。そうした患者の同僚たちは、彼らを少しよそよそしい人、あるいは控えめな人だと感じていたかもしれないが、自分たちの模範的な同僚が自傷行為を行なったり、摂食障害を抱えていたり、異様な性行為を行なったりしていると知ったら、おそらく仰天しただろう。

ジョーンは、相反する感情や思考を同時に経験するのは当たり前のことであるのをしだいに理解し始め、そのおかげで、この先に待ち受ける課題に立ち向かう自信を深めることができた。憎しみが自分の全存在を消耗させているという思い込みを捨て、憎しみで身動きできないと感じているのは、自分のほんの一部にすぎないことを学んだ。とはいえ、仕事上で否定的な評価を受けたあと、ジョーンは激しく落ち込み、自分を守ることもできないと自責の念に駆られ、それから、自分が依存心の強い弱く無力な人間だと感じた。その無力な部分は体の中のどこにあり、それに対してどう思うかと私が尋ねると、ジョーンは答えを渋った。そして、泣き言を並べる無能な少女には我慢がならず、恥ずかしくて自分を軽蔑したいような気持ちにさせられると語った。この部分が虐待の記憶の大部分を保持しているのではないかと私は考え、このときはそれ以上質問を重ねないことにした。ジョーンは心を閉ざして、動揺したまま診療室を出ていった。

翌日、ジョーンは冷蔵庫の物を食べ漁り、その後数時間にわたって食べた物を吐き続けた。次にセラピーにやって来たとき、彼女は自殺したいと語ったが、私が善悪などの判断を下さず、彼女に心から関心を寄せている様子で、過食症についても自殺願望についても非難しないことに驚いていた。どの部分がかかわっているのかと私が尋ねると、批判者が再び姿を現して、「あの子にはうんざりよ」と口走った。ジョーンが批判者に退くように求めると、次に現れた部分は「誰も私のことなんか愛してくれっこないわ」と言った。すると、再び批判者が戻ってきて、ジョーンを救う最良の方法は、そのような戯言《ざれごと》にはいっさい耳を貸さず、薬の量を増やすことだろうと告げた。

こうした管理者たちが、ジョーンの傷ついた部分を守りたいと願いながら、期せずして彼女に危害を加えていることは明らかだった。そこで私は管理者たちに、もしあなた方が退いたらどうなると思うかと、粘り強く訊き続けた。するとジョーンは、「みんな私を憎むようになるわ」と答え、「私は独りぼっちで、通りをさまようしかない」と言った。これに続いて、ある記憶が語られた。彼女はかつて母親に、言うことを聞かなかったら養子に出されて、姉妹にも飼い犬にも二度と会えなくなると言われたのだという。自分の中にいるそのおびえた少女についてどう思うかと尋ねると、ジョーンは泣きだして、かわいそうだと言った。ようやく「セルフ」が戻ってきたのだ。私は二人でシステムを鎮めることができたと確信したが、のちに、このセッションがあまりにも拙速だったことが判明した。

炎を消す

翌週、ジョーンは姿を現さなかった。私たちが追放者を刺激してしまったので、消防士たちが暴れ回ることになったのだ。のちに彼女が語ったところによれば、里子に出されることへの恐怖について話し合った日の晩、彼女はむしゃくしゃしてどうにもやりきれなくなったという。そこで、酒場に出かけて男性を引っかけた。夜遅く、酔って乱れた格好で帰宅し、夫と口を利くことを拒んだまま、居間で眠りに落ちた。だが翌朝になると、何事もなかったかのように振る舞った。

消防士たちは、情動的な痛みを消し去るためにはどんなことでもするものだ。追放者を閉じ込めておく任務をともに担うという点を除けば、彼らは管理者の対極にいる。管理者は主導権を握り続けることに全力を傾けるのに対して、消防士は火事を消すために家ごと破壊しようとする。堅物の管理者とやりたい放題の消防士のせめぎ合いは、トラウマの重荷を背負う追放者が家に戻るのを許され、大切に扱われるようになるまで続くことになる。

サバイバーと接する人は誰もが、このような消防士に出くわす。私が出会った消防士たちは、買い物や飲酒やコンピューターゲームに依存していたり、情事を繰り返さずにいられなかったり、物に憑かれたように体を鍛えたりしていた。卑しむべき行きずりの情事も、ほんの数時間とはいえ、虐待された子供の恐怖心や羞恥心を鈍らせることができるからだ。

重要なのは、根本的には消防士もまた、必死でシステムを守ろうとしているという点を肝に銘じておくことだ。セラピーの間、たいてい表向きは協力的な管理者とは違い、消防士は遠慮などしない。彼らは侮辱的な言葉を浴びせかけ、部屋を飛び出していく。消防士たちは狂乱しており、彼らが仕事をやめたらどうなるだろうかと尋ねれば、追放された感情によって自己システム全体が破壊されると信じていることがわかるだろう。また消防士は、体と情動の安全を保障するもっと優れた方法があるとは思いもかけないため、たとえ暴飲暴食やカッティングのような行為がやんだとしても、たいていは他の方法を見つけて、再び自らに危害を及ぼす。このような悪循環は、「セルフ」が主導権を握り、システムに安心感が芽生えて初めて、断ち切ることができる。

有毒な重荷

追放者たちは、システムの有毒な廃棄物だ。彼らはトラウマにまつわる記憶や感覚、信念、情動を保持しているので、自由にさせると危ない。彼らの中には、「ああ、もうおしまいだ！」というような経験（逃避不能ショックの中核）があり、それに伴う恐怖や虚脱感、適応も封じ込められている。追放者は、圧倒的な身体的感覚や極端な麻痺感のかたちで現れかねず、管理者の分別とも、消防士の無鉄砲さとも相容れない。

近親姦のサバイバーはたいていそうだが、ジョーンも追放者たちを嫌っていた。とりわけ、虐待者の性的要求に応えた少女と、恐れおののきベッドで独りすすり泣く子供を憎んでいた。追放者が管理者を打ち負かすと、彼らが私たちを引き継ぐ。つまり、私たちは拒絶され、愛されず、見捨てられたか弱い子供にほかならなくなる。「セルフ」は追放者と「混合」され、あらんかぎりの人生の選択肢が奪われる。こうなると、シュウォーツが指摘するように、「私たちは、彼らの視点から自分自身、さらには世界を眺めるので、それこそが、『唯一無二の』世界だと信じ込んでしまう。この状態では、まさか自分が乗っ取られていようとは思いも寄らない(17)」。

とはいえ、追放者を閉じ込めておけば、記憶や情動だけでなく、それを保持する部分、すなわち、トラウマによって最も大きな傷を負った部分をも抹消することになる。シュウォーツの言葉を借りれば、「それらは通例、あなたの中の最も繊細で、創造的で、親密さを愛し、快活で、茶目っ気に富んだ無垢な部分だ。傷を負ったうえに追放されて、彼らは二重の痛手に苦しんでいる――もともとの傷にあなたの拒絶という傷が付け加えられるからだ(18)」。ジョーン自身も気づいたように、追放者たちを隠蔽して嫌悪し続けることで、彼女は親密さや真の喜びを欠いた人生を強いられていた。

過去を解き放つ

ジョーンの治療が始まって数か月が過ぎたころ、私たちは再び、彼女が受けた性的虐待にまつわる屈辱や困惑や羞恥を抱えている追放者の少女に接触した。このときまでに、ジョーンは私を十分に信頼していたし、「セルフ」の感覚もしっかりと培って、恐怖や興奮、諦観、共犯意識などの、長年埋もれていたあらゆる感情も含めて、子供のころの自分を観察しても大丈夫になっていた。少女に接触をしている間、ジョーンは言葉少なで、私のおもな役目は、彼女が落ち着いて自己観察を続けられるように計らうことだった。それでもやはり、彼女は嫌悪感と恐怖から観察をやめて、その受け容れ難い子供をそのまま独りで苦境に放置しておきたい衝動に駆られることもたびたびだった。そのようなとき、私はプロテクターたちに、少女がジョーンに知らせたいことに彼女が耳を傾け続けられるように、退いてほしいと求めた。

そしてついに、私の励ましを受けて、ジョーンは虐待の現場に駆けつけ、少女を安全な場所に連れ出すことができた。彼女は虐待者に向かって、二度と少女に近寄らせないときっぱりと告げた。ジョーンは少女を否認するのではなく、少女を解放するために積極的な役割を果たしたのだ。EMDR（眼球運動による脱感作と再処理法）の場合と同じで、トラウマの解消は、ジョーンが想像力を活用して、はるか昔に自分が凍りついてしまった場面を作り変えることができた結果として成し遂げられた。無力でされるがままだった態度に、「セルフ」主導の決然とした行動が取って代わったのだ。

ジョーンはひとたび自分の衝動や行動を支配し始めると、夫のブライアンとの関係が空虚であることに気づき、何とかしなくてはならないと主張しだした。そこで私は、セラピーに同席しないかとブライアンに訊いてみるように勧めた。その後、三人でのセッションを八回行なったあと、ブライアンも個別に私のセラピーを受けることになった。

シュウォーツの見解によると、家族のある成員の各部分が別の成員の部分とどうかかわり合っているのかを観察することを学ぶと、IFSは家族どうしで互いに「助言」し合う役に立つという。私はこれを、ジョーンとブライアンのセラピーで目の当たりにした。ブライアンは当初、これほど長い間ジョーンの振る舞いに耐えてきたことを非常に誇りに思っていた。彼女には自分がどうしても必要だと感じていたため、離婚を考えたことさえなかった。だが、ここへきてジョーンがより親密な関係を望みだすと、彼はプレッシャーと無力感に襲われた。その結果、頭がまったく働かなくなって壁を築いて感情を遮断する、パニック状態の部分があることが露呈した。

ブライアンは、アルコール依存症者のいる家庭で育ったことを徐々に打ち明け始めた。そこでは、ジョーンのもののような行動は日常茶飯事で、たいていは気にも留められなかった。父親がアルコール依存症の治療施設に入所したり、母親がうつ病や自殺企図によって長期入院をしたりすることもたびたびだった。ブライアンがすべてを感じられるようにしてしまったらどうなると思うかと、彼のパニック状態の部分に私が尋ねたところ、その部分は、苦痛に圧倒されてしまうのではないかという恐れを明かした。そこには、ジョーンとの関係から生じる苦痛に加え、子供時代の苦痛もあったのだ。

その後の数週間に、他の部分たちも姿を現した。最初に出現したプロテクターは、女性に恐怖心を抱き、ブライアンが女性たちに手玉に取られるようなことはけっしてさせないと固く心に決めていた。続いて私たちは、母親と年下の兄弟たちの面倒を見る養育者役を務めた強靭な部分を見出した。この部分のおかげで、ブライアンは自尊心と存在意義を実感し、自らの恐怖への対処法を身につけられた。そしてついに、ブライアンは追放者、すなわち、母親はいないも同然で、誰にも面倒を見てもらえなかったおびえた子供に向き合う心の準備が整った。

以上は、長期にわたるセラピーをごく手短にまとめたものだ。実際には、ジョーンの批判者が事あるごとに現れたときのような本筋からの逸脱が、何度も起こった。だが、ＩＦＳは最初から、ジョーンとブライアンが関心と思いやりを持つ客観的な「セルフ」の視点から、自分自身と相手の声に耳を傾けるための支えとなった。二人はもはや、過去に閉じ込められてはおらず、その目の前にはあらゆる種類の新たな可能性が開かれていた。

自分を思いやる気持ちの持つ力——関節リウマチ治療におけるIFS

ナンシー・シャディックは、ボストンのブリガム・アンド・ウィメンズ病院のリウマチ専門医で、それぞれの患者がどのような闘病経験をしているかへの強い関心と、関節リウマチの医学的研究を結びつけた人物だ。リチャード・シュウォーツのワークショップでIFSを知ったシャディックは、このセラピーを関節リウマチ患者に対する心理社会的介入の研究に組み入れることにした。

関節リウマチは自己免疫疾患の一つで、全身に炎症を引き起こし、慢性的な痛みと身体的障害の原因となる。服薬によって進行を遅らせ、苦痛をいくぶん和らげることはできるが、治療法はなく、関節リウマチを抱えての生活は、抑うつ状態や不安、孤立、さらには全般的な生活の質の低下につながりかねない。トラウマと自己免疫疾患が関連していることに気づいていた私は、特別な関心を持ってシャディックの研究の進展を追った。

シャディックはIFSの上級セラピストであるナンシー・ソーウェルと協力し、九か月間のランダム化研究を企画した。その研究では、関節リウマチ患者の一方のグループは、IFSに基づく集団指導と個人指導の両方を受け、対照群となる患者グループは、郵便や電話を通じて、定期的に疾病の症状や管理に関する情報を受け取った。両グループとも通常の服薬は継続し、患者がどちらのグループに属しているかを知らされていないリウマチ専門医が、定期的に評価した。

ＩＦＳグループの目的は、逃れようのない恐れや絶望、怒りを受け容れて理解し、そうした感情を自分自身の「内的家族」の一員として扱う方法を、患者たちに指導することにあった。患者は、内的対話を行なうための技能を学ぶことで、自分の苦痛を認識し、それに伴う思考や情動を特定して、関心と思いやりを持ってそのような内的状態に取り組めるようになる。

だが、ほどなく根本的な問題が発覚した。多くのトラウマサバイバーと同じで、関節リウマチ患者もまた失感情症だった。のちにナンシー・ソーウェルから聞いたのだが、患者たちはとても耐えられない状態にならないかぎり、苦痛や身体的な不自由についてけっして不満を訴えなかった。いかがですかと問われると、「大丈夫です」と判で押したように答えた。患者たちの毅然とした部分が問題への対処に役立っているのは間違いなかったが、そうした管理者のせいで、患者は何でも否認する状態に陥っていた。なかには、身体的感覚や情動を大幅に遮断していたため、医師とうまく協力できない人もいた。

事態を打開するために、シャディックらはＩＦＳにおける「部分」を劇仕立てで紹介した。家具や小道具を配置換えして、管理者や追放者、消防士などに見立てたのだ。数週間のうちに、ＩＦＳグループの患者たちは、管理者について話し始めた。管理者たちは、他人の苦痛の話を聞きたい者などどのみち誰もいないのだから、「笑顔で耐えろ」と命じるという。そこで、そうした毅然とした部分に退いてもらうと、わめきながら暴れ回りたがる怒れる部分や、ずっとベッドで過ごしていたいと願っている部分や、話すことを禁じられているせいで自分は価値のない存在だと感じている追放者などがいることを、患者たちは認めだした。その結果、子供のころにほぼ全員が、人の目には留まっても話を聞いてもらえはしない存在だったことが判明した。彼らにとって安全とは、自分の欲求を隠しとおすことを意味していた。

個別のIFSセラピーは、患者が各部分の言葉を現実の日常問題に当てはめるのに役立った。たとえばある女性は、仕事が重なって身動きがとれなくなったように感じており、管理者の一人が、問題解決のためには働き詰めに働くしかないと主張したために、とうとう関節リウマチを起こしてしまった。だが彼女は、セラピストの力を借りて、体を壊すことなく自分の必要を満たせることに気づいた。

IFS活用群とその対照群という二つのグループは、九か月にわたる研究期間中に三度評価を受け、一年後にも再度評価された。九か月の研究期間の終了時には、IFSグループは対照グループと比較して、関節痛や身体機能、自分を思いやる気持ち、全般的な苦痛に関する自己評価にかなりの改善が見られた。また、抑うつ感や自己効力感についても有意の改善を示した。苦痛の知覚や抑うつ症状に関するIFSグループの収穫は、一年後も持続していた。客観的な医学的検査では、痛みや機能について測定可能な改善はもう検出しえなかったにもかかわらず、だ。言い換えれば、最も大きな変化は、病気とともに生きる患者の能力に起こったのだ。シャディックとソーウェルは研究の結論で、IFSが効果を挙げた最大の要因として、自分を思いやる気持ちが重視されていることを強調した。

心理学的介入によって関節リウマチ患者を支援しうることを示したのは、この研究が初めてではなかった。認知行動療法やマインドフルネスに基づく治療が、痛みや関節炎、身体的障害、抑うつ感の改善に有効であることも実証されている[19]。とはいえ、こうした研究はどれも、肝心の問題に触れていなかった。すなわち、心理的な安心感と快適さの増大は、免疫系の機能向上に反映されるのかという問題だ。

追放された子供を解放する

ピーターは、常に国内屈指との評価を維持している著名な大学病院で、腫瘍の専門医として腫瘍部門を管理していた。私の診療室で腰掛けたピーターは、定期的にスカッシュをしているおかげで申し分のない健康状態で、その態度は自信の域を超えて、尊大と呼ぶのがふさわしかった。この男性がＰＴＳＤに苦しんでいるとは、とうてい思えなかった。彼は私に、妻の「気難しさ」を改善してやれる方法を知りたいだけだと言った。彼女は、彼の行動が冷淡だとし、それをどうにかしなければ別れると脅したという。だがピーターはこれについて、妻の認識が歪んでいるのだと断言し、その証拠に、自分はまったく何の支障もなく病人に親身に接していると語った。

ピーターは仕事の話をするのが好きで、研修医やフェロー（専門性をさらに高めるために研修をしている医師）らが彼のチームに入ろうと激しく張り合っているという事実や、部下たちが自分を恐れているらしいという噂を耳にしたことを得意気に語った。そして、自分は冷徹なまでに率直で、真の学者で、事実だけを見つめ、

（ここで私のほうに意味ありげな目配せを送って）愚行を容認しない人間だという。彼は他人に厳しいが、自分自身に対してはさらに厳しく、他人からの愛情など不要で、尊敬さえ得られれば十分だと言いきった。

ピーターはさらに、メディカルスクール時代のローテーションで精神科を経験して、精神科医は今なお魔術まがいのことをやっていると確信し、夫婦療法を一度試してみて、この見方は一段と強まったと語った。彼は自分の問題を親や社会のせいにする人々に対する軽蔑をあらわにした。ピーター自身も、子供のころにそれなりの苦難は味わってきたが、自分を犠牲者とは考えまいと心に決めていた。

私はピーターの強靭さと正確性へのこだわりに惹かれたが、一方で、これまでごく頻繁に目にしてきた事実を、彼とも見出すことになるのではないかと思わずにはいられなかった。すなわち、力に固執する内部の管理者はたいてい、無力感を覚えないための防衛手段として生み出されているという事実だ。

家族について尋ねると、父親は製造業を営んでいるとピーターは答えた。父親はホロコーストの生き残りで、情け容赦なく厳格な態度を示すときもあったが、同時に優しく情に脆《もろ》い一面も持ち合わせていたので、ピーターは親近感を抱き続けたし、医師を志す気にもなった。母親の話をしていたとき、母親が心から家族の世話をするのではなく、ただ家事を完璧にこなしていただけであることに、ピーターは初めて思い当たったが、それはとくに気にならないと語った。学校に上がると、彼はオールAの成績を収めた。そして、拒絶や屈辱とは無縁の人生を築いていこうと心に誓ったが、皮肉なことに、死と拒絶とともに日々を過ごしていた——癌病棟で死に接し、研究の費用を工面したり、研究結果を専門誌などに発表したりするために悪戦苦闘していたからだ。

次のセッションには、ピーターの妻も同席した。妻は夫が自分を批判してばかりいることを話した。服装の好みや育児法、よく読む本の選択から、知性や友人までがその対象になった。ピーターはほとんど自宅におらず、気持ちを通じ合わせてくれることはけっしてなかった。彼は重大な責務を数多く抱えていたうえ、はなはだ激しやすいので、家族は恐れをなして寄りつかなかった。彼が根本から変わらないかぎり、別れて新しい生活を始めようと妻は心を決めていた。ここに至って初めて、ピーターが明らかに苦悩し始めたのが見て取れた。彼は私と妻に向かって、問題を解決したいと思っていることをはっきりと告げた。

その次のセッションで、私はピーターに体を楽にして目を閉じ、自分の内部に注意を集中して、もし情け容赦ない非難をやめたら何が起こりかねないと思うか、(前回妻が指摘した) 批判的な部分に訊いてみるように求めた。ピーターは三〇秒ほどして、自分自身に話しかけるなど馬鹿らしく思えると言った。自分はニューエイジ志向のでたらめなど試す気はなく、「実験により実証されているセラピー」を求めて私のもとに来たのだという。そこで私は、自分も彼と同じく、実験に基づいたセラピーの最前線に身を置いており、これもその一つだと請け合った。ピーターは一分ほど沈黙したあと、こうつぶやいた。「傷つけられると思う」。私はピーターに、それはどういう意味なのか批判者に尋ねるように促した。まだ目を閉じたまま、彼は答えた。「あなたが他者を批判しているかぎり、彼らはあなたを傷つけようとはしない」。さらに、「欠点がなければ、誰もあなたを批判できない」と。私は彼に、傷ついたり屈辱を受けたりしないように守ってくれている批判者に感謝するように言った。すると、彼は再び黙り込んだが、肩の緊張が解け、息遣いが深まり、ゆったりしてくるのが見て取れた。

次にピーターは、自分の尊大な態度が同僚や学生との関係に影響していることを自覚していると語った。スタッフミーティングの間は、孤独で見下されているような気がするし、病院のパーティでは居心地の悪さを感じるという。怒れる部分が周囲の人々を委縮させる現状を変えたいと思うかと訊くと、彼は変えたいと答えた。そこで、怒れる部分は体の中のどこにあるのかと問うと、ピーターは胸の真ん中にあるのに気づいた。私は彼に、意識を自身の内部に向けさせたまま、それについてどう感じるかと尋ねた。すると彼は、それが怖いと言った。

次に私は、その部分に意識を集中し続けたまま、今はどう感じているのか確かめてほしいと言った。するとピーターは、怒れる部分についてもっと知りたいと答えた。そこで私は、それは何歳なのかと尋ねた。七歳ぐらいだという。その子供が何を守っているのか批判者に教えてもらうように、私はピーターに求めた。長い沈黙のあと、ピーターは相変わらず目を閉じたまま、児童期のある場面が見えていると言った。父親が少年、つまり彼を殴っている。彼はその脇に立ち、父親を怒らせるなんて、なんて愚かな子供だと考えていた。痛めつけられている少年についてどう感じるかと私が訊くと、ピーターは軽蔑すると答えた。少年は弱虫で泣き言ばかりこぼしている。父親の高圧的なやり方にほんのわずかな反抗を示したときにさえ、そのあといつもすぐに諦めて泣きながら、良い子になると約束するのだ。彼には根性も、熱い思いもなかった。私はこの批判者に、少年の身に何が起こっているのかを確かめられるように脇へ退いてもらえないだろうかと頼んだ。これに対して、批判者はあらんかぎりの勢いで前面に出てきて、少年を「意気地なし」、「女々しいやつ」などと罵倒した。私は再度ピーターに向かって、少年に話す機会を与えるために、もしよかったら批判者に脇へ退いてもらえないだろうかと尋ねた。すると、ピーターは完全に心を閉ざし、私の診療室に足を踏み入れることは今後二度とないだろうという捨て台詞を残して、セッションをあとにした。

だが翌週、彼は戻ってきた。かねてからの予告どおり、ついに妻が弁護士に依頼して、離婚を申し立てたのだった。ピーターはひどく打ちひしがれており、私が見慣れていた、そして多くの面で恐れるようになっていた、非の打ち所がない有能な医師という外見はすっかり影を潜めていた。家庭を失うという現実を目の当たりにして、彼は取り乱してしまい、事態がどうしようもなく悪化すれば、ようやく自分も腹をくくって事に当たれるという考えに慰めを見出していた。

私たちは再びピーターの内面に向かい、見捨てられることにおびえる部分を見つけた。ピーターが注意深い「セルフ」の状態に入ったところで、私は恐れおののいている少年にどのような重荷を背負っているのか明かしてもらうように彼を促した。このときもまた、ピーターはまず、少年の弱さに嫌悪感を示したが、そうした反応を示している部分を退かせるように私が求めると、ピーターの目には少年時代の自分の姿が浮かんできた。両親と暮らす家の部屋で独り、恐怖のあまり悲鳴を上げている。ピーターはこの場面を数分眺めていたが、その間ほとんど、さめざめと泣いていた。少年がピーターに知ってもらいたいことはすべて伝えきれたかと、私は尋ねた。すると、見てもらいたい場面はまだ他にもあるという。たとえば、扉口に立つ父親に抱きつこうと走り寄ったところ、母親の言うことを聞かなかったとして平手打ちを食らった場面だ。

彼はときおりこの過程を中断し、両親がどうしてそのような接し方しかできなかったのか、二人がホロコーストの生き残りであり、それがどのような意味を持つのかといった説明を差し挟んだ。そこで私はまた、少年の苦しみを直視するのを邪魔している防衛的な部分を見つけて、少しの間、別室に退いていてもらうように依頼してはどうかとピーターに助言した。すると毎回、ピーターは自分の悲嘆に立ち返ることができた。

私はピーターに、少年にその経験がどれほどつらいものだったかがようやく理解できたと伝えるように勧めた。彼は長い間、悲しげに押し黙っていた。そこで、少年に彼を大切に思っていることを示してはどうかと提案した。しばらく説得を重ねたところ、ピーターは少年を抱き締めた。厳しく冷淡に見えるこの男性が、少年をどう扱えばいいのかをきちんと知っていることに私は驚いた。

それから、しばらく間《ま》を置いて、私はピーターにその場面に戻って、少年をそこから助け出すように促した。ピーターは、一人前の男として父親と対峙する自分を想像し、父親にこう告げた。「もしこの子にまた手を出したら、私が駆けつけて殺してやるからな」。そして、想像の世界で、ピーターはその子供を、自分の知っている素晴らしいキャンプ場に連れていった。少年はそこでピーターに見守られながら、ポニーといっしょに遊び回ることができた。

だが、私たちの取り組みは終わっていなかった。妻が離婚するという脅しを撤回すると、ピーターには以前の悪癖の一部が戻ってきたので、私たちは折に触れてその孤独な少年のもとに立ち返り、ピーターの傷ついた部分にきちんと目配りがなされるようにする必要があった。とりわけ、家庭や職場での出来事にピーターが心を痛めているときにはそうした。これはＩＦＳで「重荷の除去（unburdening）」と呼ばれ、追放された部分を正常な状態に回復させる段階に当たる。重荷が一つずつ取り除かれるにつれて、かつては情け容赦なかった内部の批判者は肩の力が抜けて、裁判官から助言者のような存在へと少しずつ変化していき、ピーターは家族や職場の人々との関係を修復し始めた。それと同時に、緊張型頭痛も治まった。

ある日ピーターは、成人してからは過去と訣別しようとして毎日を過ごしてきたと語り、過去を手放すためには、過去に近づかなければならないとは、なんと皮肉なことだろうと、しみじみと言った。

第18章　穴を埋める――ストラクチャーを作る

私の世代の最も偉大な発見は、人は心の持ちようを変えると人生も変えられるということだ。

――ウィリアム・ジェイムズ

違うものが見えるのではなく、違うふうに見るのだ。まるで、新たな次元によって、見るという空間的な行為が変わったかのようだ。

――カール・ユング

トラウマの記憶を処理するのと、内面の空しさと向き合うのとは、まったく別の問題だ。内面の空しさとはつまり、望まれたり、関心を向けてもらったり、真実を語らせてもらったりしたことがなかったために生じる魂の穴だ。親が自分に目を向けるときにその顔が一度として輝かなかったとしたら、愛され大切にされるとはどういう感じなのかを知るのは難しい。隠し事や恐れに満ちた理解し難い世界に生まれ育ったとしたら、自分の耐えてきたことを表現する言葉を見つけるのは不可能に近い。望まれず相手にしてもらえずに育ったとしたら、主体感覚や自尊心を体の芯から感じられるようになるのは大変な難題だ。

ジュディス・ハーマンとクリストファー・ペリーと私で行なった研究（第9章参照）から、子供のころに望まれていないと感じた人や、成長過程で誰にも安心感を抱いた記憶がない人には、従来の精神療法があまり役立たないことがわかった。おそらく、大事にされていると感じた古い痕跡を活性化できないからだろう。

非常に熱心で、思っていることを明確に表現できる私の患者の一部にさえ、この現象が見られた。セラピーにひたむきに取り組み、私生活でも仕事のうえでもそれなりの成果を挙げているにもかかわらず、ふさぎ込み過ぎて彼らなど眼中にない母親や、生まれてこなければよかったかのように彼らを扱う父親の、破壊的な爪痕を拭い去ることはできなかった。彼らの人生を根本から変えるには、内面に秘められたそうした地図を作り直すしかないのは明らかだった。だが、どうやって？　幼少期に欠けていた感覚に人が体の芯から慣れ親しむようになるのを、どうすれば助けられるだろうか。

その答えとなるかもしれないものを垣間見たのは、一九九四年六月、マサチューセッツ州の岩の多い海岸地帯にあるベヴァリーという町の小さな大学で行なわれた、合衆国ボディサイコセラピー協会設立会議に出席したときだった。皮肉にも私はこの会議で、精神医学の主流派の代表として、脳スキャンを利用した精神状態の視覚化について講演するよう依頼を受けていた。だが、参加者が集まって朝のコーヒーを楽しんでいるロビーに足を踏み入れた途端、彼らは私がいつも出席している精神薬理学や精神療法の集まりの参加者とは違う人種であることに気がついた。会話の仕方、姿勢や身振りが、活気や積極的にかかわろうという熱意をしきりに発散していたからで、それは同調に欠かせない身体的な相互作用の要素にほかならない。

まもなく私はアルバート・ペッソと会話を始めた。ペッソはがっしりとした体つきの、マーサ・グラハム・ダンスカンパニーの元ダンサーで、当時は七〇代前半だった。濃い眉の下から覗くまなざしには、優しさと自信があふれていた。ペッソは、人と、人の核である身体的な自己との関係を根本から変える方法を見つけたと言った。意気込みは伝わってきたものの疑わしく思えたので、私は、扁桃体の設定を変えられるのは確かなのかと訊いてみた。彼の手法を科学的に試験した人は誰もいないという事実にも動じることなく、ペッソは自信たっぷりに、変えられると断言した。

ペッソはちょうど、「PBSP療法」[1]のワークショップを実施するところで、私にも参加するよう勧めてくれた。それは今まで私が目にしたグループワークのどれとも違っていた。ペッソはナンシーという女性と向かい合わせになって低い椅子に腰掛け、彼女を「主役（protagonist）」と呼んだ。他の参加者は二人の周りのクッションに座った。次にペッソはナンシーに、自分が苦しんでいることについて話すよう促し、ときおりナンシーの言葉の切れ目を利用して、目にしていることを「証言」した。たとえば、「証言者（witness）には、あなたが家族を捨てたお父さんの話をするときに、すっかりうなだれるのが見えます」という具合だ。姿勢や表情、声の調子、視線といった情動の非言語的表現の微妙な変化を、ペッソがじつに注意深く追っているのに私は感心した（精神運動療法ではこれを「マイクロトラッキング（microtracking）」と呼ぶ）。

ペッソが「証言者の言葉」を述べるたびに、ナンシーの表情や体の緊張が少しずつほぐれていった。他者に見られたり確認されたりすることで慰められているかのようだった。ペッソが静かに述べる所見のおかげでナンシーは勇気が出て、話を続け、さらに心の奥深くに入っていけるように見えた。ナンシーが泣き出すと、ペッソは、誰であれそれほどの苦痛を自分一人で耐える必要などないと述べて、誰かを選んで隣に座ってもらいたいかどうか尋ねた（彼はその人を「触れ合い人（contact person）」と呼んだ）。ナンシーはうなずき、部屋をじっくり見回したあとで、いかにも優しそうな中年の女性を指し示した。ペッソは触れ合い人にはどこに座ってほしいか訊いた。ナンシーは「ここです」ときっぱり言うと、自分のすぐ右のクッションを指差した。

私は強く興味をそそられた。人は脳の右半球で空間的関係を処理しており、私たちが行なった神経画像研究でも、トラウマの痕跡が、おもに右半球にあることがわかっていた（第3章参照）。気遣いや非難、無関心はみな、おおむね表情、声の調子、身体的な動きで伝わる。最近の研究によると、人のコミュニケーションの最大九割が、非言語的な機能が優位な右半球の領域で起こるという[2]。そして、ペッソの取り組みは、おもにこの領域に向けられているようだった。ワークショップが進むなかで、これも強く印象に残ったのだが、自分の掘り起こしているつらい体験にナンシーが耐えるのを、触れ合い人の存在が助けているようだった[3]。

だがとくに変わっていたのは、ペッソが主役の過去にまつわるタブロー（人物を配して構成するある場面）（彼はそれを「ストラクチャー（structure）」と呼んでいた）を創り上げる点だった。物語が展開していくにつれて、グループの参加者は、親やその他の家族といった、主役の人生における重要人物の役をするよう頼まれ、その結果、内面の世界が三次元空間で徐々に形になっていった。グループのメンバーはさらに、重大なときに欠けていた支えや愛情、保護を与えてくれる理想的な望みどおりの親を演じるように求められた。主役は自分の劇の演出家になり、実際にはなかった過去を自分の周りに創り上げた。そしてこのような架空のシナリオを形にしたあとには、明らかに心身ともに深い安堵感を味わっていた。最初に心や脳が改変されてから何十年も過ぎたあとでも、この技法によって、恐怖や見捨てられた体験の痕跡のすぐ脇に、安心感や居心地良さの痕跡を徐々に定着させられるものなのだろうか。

私はペッソの取り組みの持つ可能性に興味が湧いたため、彼の誘いに喜んで応じ、ニューハンプシャー州南部の農場の、丘の上に建つ彼の家を訪問した。オークの老木の下で昼食をとったあと、現在はスタジオとして使用している赤い下見板張りの納屋で、いっしょにストラクチャーをやってみないかと訊かれた。何年か精神分析学をやってきた私には、とくに重大な発見があるとは思えなかった。私は四〇代の、地位の安定した専門家で、家族もあり、親のことは、人並みの老後を自ら築こうとしている二人の老人だと考えていた。両親が今でも私に重大な影響を与えているとは思ってもみなかった。

役を演じる人が他にいなかったため、ペッソはまず、物か家具を選んで父親に見立てるように言った。私は大きな黒い革のソファを選び出して、自分の正面からやや左寄り、二メートル半ほど離れた所に立てて置いてくれるようにペッソに頼んだ。次に母親も部屋に招き入れたいかと訊かれたので、私は立てたソファとほぼ同じ高さの、どっしりした電気スタンドを選んだ。セッションが進むにつれて、空間が私の人生で重要な人々で埋まっていった。親友はごく小さなティッシュボックスで私の右に、妻は小さなクッションで親友の隣に、二人の子供はやはり小さな二つのクッションだ。

しばらくすると私は、自分の内面の風景を投影したこの場面を眺め渡した。両親を表す二つのやたらに大きく暗い威嚇的な物と、妻や子供や友人たちを表すちっぽけな物の数々。私は愕然とした。自分が幼かったころの厳格なカルヴァン主義の両親という内面のイメージを、私は再現していたのだ。胸が締めつけられた。声はなおさらひきつっていたに違いない。空間を司る脳が暴露したものは否定のしようがなかった。このストラクチャーによって、私は内面に秘められた自分の世界の地図を視覚化することができたのだ。

自分がたった今明らかにしたものについてペッソに話すと、ペッソはうなずいてから、私の物の見え方を変えてもいいかと尋ねた。疑わしい気持ちがまたしても頭をもたげたが、私はペッソに好感を持っていたし、彼の手法にも興味があったので、躊躇しながらも同意した。するとペッソは、私とソファと電気スタンドとの間に自分の体をすかさず割り込ませて、私の視線から二つを隠した。私は即座に体の中で強い解放感を味わった[4]。胸の締めつけが緩み、呼吸が楽になった。ペッソの下で学ぼうと決めたのは、この瞬間だった。

心の中の地図を再構築する

内面の世界をストラクチャーという三次元空間に投影すると、自分の心の劇場で何が起こっているかを眺められて、過去にかかわった人や起こった出来事に対する自分の反応を、はるかに明確に捉えることができる。人生の重要人物の代わりを務める人をあるべき場所に置くと、思いもよらぬ記憶や思考、情動が湧き起こるのに驚くかもしれない。そのあと、自分の創り上げた、体の外の舞台でそれらの物を動かし、自分がどんな影響を受けるか試してみることができる。

ストラクチャーには対話が含まれているが、精神運動療法では過去の出来事の説明や解釈を行なわない。代わりに、その当時感じたことを感じたり、目にしたものを視覚化したり、その出来事が実際に起こったときに言えなかったことを言ったりできる。自分の人生の映画をさかのぼって、きわめて重要な場面を書き直せるかのようだ。役を演じる人には、過去にその人がしそこなかったことをやるように指示できる。父親に、母親をさんざん殴打したりしないようにさせる、というように。このようなタブローは、強い情動を誘発する可能性がある。たとえば、「現実の母親」を部屋の片隅に置くと、恐怖に縮こまっているその姿に、守ってあげたいという気持ちが心の底から湧いてきて、子供のころに自分をどれだけ無力に感じていたかに気づくかもしれない。だがそのあと、理想の母親を創り出せば、その母親は父親に立ち向かうし、虐待関係にはまり込むのを避ける術を知っているから、人は体の芯から安堵を覚え、そのような過去の罪悪感や無力感という重荷を下ろす体験をするだろう。あるいは、子供のころの自分に残忍な仕打ちをした兄と対決し、そのあと、自分を守り、手本になってくれるような理想の兄を創り出すこともできる。

演出家／セラピストやグループの他のメンバーの仕事は、何であれ、あまりにも怖くて主役が独りではそれまで探れなかったことを、深く掘り下げるのに必要な支えを与えることだ。グループにいる安心感のおかげで、主役はそれまで目を背けてきた事柄、たいていはこの上なく恥じている事柄に気づくことができる。もはや隠す必要がなくなったとき、主役はストラクチャーのおかげで、本来の場所へとその恥の原因を帰することができる。つまり、子供のころに主役を傷つけ、無力感を抱かせた人物の役をしている目の前の人に、責任を負わせられるようになる。

安心感を得ると、父親（正確には、父親役の人）に、自分が五歳のときに言えたらよかったことを言える。ふさぎ込み、おびえている母親役の人に、守ってあげられなくてどれほどつらく感じていたかを告げることができる。役に扮している人を、試しに遠ざけたり近づけたりできるので、彼らの位置を変えるとどうなるかを探れる。セラピーに能動的に参加するので、話をするだけではできないかたちで場面に没頭できる。そして、主役が指示を出しながら自分の体験した現実を表現している間、証言者がそばについていて、主役の姿勢や表情、声の調子の変化を言葉で言い表し続けてくれる。

私自身の経験から言うと、過去を今の時点で身体的に再体験し、安心できて支えてもらえる「器」の中でその過去を作り直すと、大きな効果があり、新しい追加の記憶を生み出すことができる。危害から守られ、同調した、愛情あふれる環境で成長するという疑似体験の記憶だ。ストラクチャーは過去の悪い記憶を消しはしないし、ＥＭＤＲ（眼球運動による脱感作と再処理法）のように、悪い記憶を無力化することさえない。その代わりに新たな選択肢、すなわち、人としての基本的な欲求が満たされ、自分が切望する愛情や保護を受けたという、代替の記憶を与えてくれる。

過去を修正する

カリフォルニア州ビッグサーのエサレン研究所で、つい先ごろ私が指導したワークショップの例をここで紹介しよう。

マリアは、運動選手のような引き締まった体つきの四〇代なかばのフィリピン人だ。トラウマの長期に及ぶ影響を探り、自己調節の技法を教えることに当てた最初の二日間は、快活で、そつなく対応していた。ところが今、私から二メートル近く離れてクッションに座っている彼女は、おびえて虚脱状態にあるように見えた。マリアが主役を買って出たのは、ひとえに、ワークショップに同行した女友達の意に添おうとしたためなのかもしれないと私は思った。

私はまず、自分の内部で何が起こっているかに意識を向けて、頭に浮かぶことを何でもいいから話すように勧めた。長い沈黙のあとにマリアは言った。「体の中で何もあまり感じられないし、頭も空っぽなんです」。私はマリアの内面の緊張を忠実に再現しながら、「証言者には、あなたがストラクチャーを進んで行なうことにしたあとに、頭が空っぽで何も感じないことを気に病んでいるのが見て取れます。当たっていますか」と応じた。「ええ！」と、マリアは少しほっとしたように答えた。

「証言者」は冒頭からストラクチャーに参加して、是非の判断を加えず物事をそのまま受け止める観察者の役割を果たし、主役の情動の状態を映し出して、その状態になった状況について述べるというかたちで主役に協力する（マリアが「ストラクチャーを進んで行なうことにした」と私が述べたときがそうだ）。他者に認められ、聞いたり見たりしてもらえているのを感じるのは、安心感を得るための必須条件で、安心感はトラウマや遺棄にまつわる危険な領域を探るときに不可欠だ。人は自分の内面の状態を忠実に映し出す言葉を聞くと、その言葉の正確さを強調するかのように、右の扁桃体が一瞬活性化することが、ある神経画像研究からわかっている。

私はマリアを励まし、いっしょに練習してきたエクササイズの一つである呼吸への集中を続けて、体の中で何を感じているかに意識を向けるようにしてもらった。再び長い沈黙があったあと、マリアはためらいながら話し始めた。「何をやるときでもいつも恐れを感じるんです。怖がっているというわけではなさそうなのですが、いつも無理をしています。ここにいるのはほんとうに大変なんです」。「証言者には、無理してここにいるのをあなたが不快に感じているのが見て取れます」と私が反復すると、マリアはうなずいて背筋を少し伸ばした。わかってもらえていると感じたしるしだ。マリアは続けた。「私はうちの家族を普通だと思って育ちました。でも、いつも父に恐れおののいていたんです。父に大事にされていると感じたことなんてありません。他の兄弟ほどひどくは殴られなかったけれど、恐れが染みついています」。証言者にはあなたが父親の話をするときにとてもおびえているように見えると私は述べて、父親役をするメンバーを選ぶように言った。

マリアは部屋を見渡して、スコットを選んだ。スコットは温和なビデオプロデューサーで、このグループの快活で協力的なメンバーだった。私はスコットの言うべき台詞を口にした。「私はあなたの現実の父親役をします。この父親は、子供のころのあなたを恐れおののかせていました」。それをスコットが繰り返す（この取り組みは、即興劇を行なうのではなく、対話を正確に再現したり、主役と証言者の指示を厳密に実行したりするのが目的であるのに留意してほしい）。次に私が、現実の父親にはどこにいてほしいかと尋ねると、マリアはスコットに、前方やや右、三メートル半ほどの所に、こちらに背を向けて立つように指示した。こうして私たちはタブローを創り始めた。私はストラクチャーを実施するたびに舌を巻くのだが、脳の右半球はじつに的確に外部への投影を行なう。主役は常に、自分のストラクチャーのさまざまな登場人物がどこにいるべきかを、正確に心得ているのだ。

主役の過去における重要人物役をする人が、ほとんど瞬時に仮想の現実を装うのにも、私は何度となく驚かされる。役に加わる人は、主役がその当時向き合うべきだった人になりきるように見える。主役にだけでなく、他の参加者にもしばしばそう見えるのだ。私はマリアに自分の現実の父親をじっくり眺めるように勧め、マリアがそこに立っている父親をじっと見つめると、マリアの情動が、父親に対する恐怖と深い憐れみとの間を揺れ動くのを目にすることができた。マリアは、父親の人生がいかにつらいものだったかを、涙ぐみながら振り返った。子供だった第二次大戦中、人々が斬首されるのを目にしたこと、蛆《うじ》だらけの腐った魚を無理やり食べさせられたこと……。ストラクチャーは、深い治療的変化に欠かせない条件の一つを満たす。過去と現在、大人であるのがわかっていながら子供だったときと同じように感じること、自分の虐待者のように感じられる人に対して憤激や恐怖を表しながら、現実の父親とは似ても似つかぬスコットと話しているのを十分に自覚していること、そして子供が親に対して抱く忠誠心や優しさ、憤激、恋しさなどの複雑な情動を同時に体験することといった、複数の現実が共存できるトランスのような状態をもたらすのだ。

マリアが幼いころの両親との関係について話し始めると、私は引き続き彼女の表情を忠実に映し出した。父は母に残忍な仕打ちをしたと彼女は言った。母の食べる物や体、家事を容赦なくこきおろし、父親が母親を怒鳴りつけるたびに、マリアは母親を心配した。母は愛情深く温かい人だった、母がいなかったら生き延びられなかったという。マリアが父親に暴力を振るわれたあとは、いつもそばにいて慰めてくれた。だが、逆上する父親から子供たちをかばってくれることはなかった。「ママは自分もすごく怖かったんだと思います。自分も八方ふさがりのように感じていたから、私たちを守ってくれなかったんじゃないかという気がします」

ここで私は、マリアの現実の母親を部屋に呼び入れてはどうかと勧めた。マリアはグループを見渡すと、晴れやかに微笑んで、スカンディナヴィア人らしい容貌のブロンドのアーティスト、クリスティンに現実の母親の役を演じてほしいと頼んだ。クリスティンはストラクチャーの定型の言葉で承諾した。「私はあなたの現実の母親役になります。彼女は温かく愛情深く、彼女なしにはあなたは生き延びられなかったけれど、彼女は虐待を加える父親からあなたたちを守ってはくれませんでした」。マリアはクリスティンを自分の右側の、現実の父親よりずっと近いクッションに座らせた。

私はマリアを促してクリスティンを見つめさせ、それから尋ねた。「さて、彼女を見ているとどうなりますか」。マリアは、「どうにも」と腹立たしそうに答えた。「証言者には、あなたが自分の現実の母親を見て体を強張らせ、腹立たしそうに、何も感じないと言っているのが見えます」と私は指摘した。長い沈黙のあと、私は再び尋ねた。「さて、今度はどうなりましたか」。マリアはさらにいくらか体を縮こまらせ、また「どうにも」と言った。私は、「お母さんに何か言いたいことがありますか」と尋ねた。ようやくマリアは、「ママができるだけのことをしたのはわかるわ」と言い、それから少しして、「私を守ってほしかった」と言った。私は彼女が静かに泣き始めたとき、「あなたの中で何が起こっていますか」と尋ねた。「胸を押さえると、心臓がすごくどきどきしているのを感じます」とマリアは言った。「ママがかわいそうでなりません。ママがパパに立ち向かって私たちを守るなんてとても無理だったんですね。ママはただ自分を殺して万事問題ないというふりをするだけで、たぶん頭の中では、万事問題なしだったんでしょう。でも、今日、私にはそれが我慢できません。ママに言ってやりたいです。『ママ、パパがつらく当たっているときのママの反応を見ていると……ママの顔を見ていると、すごく嫌そうで、だから私は、どうしてママが、いいかげんにしてと言わないのかわからないわ。ママはどう闘えばいいのかわからなくて、本当に弱気なんだから。ママの中にも良くないところ、生気がないところがあるのよ。私はママに何て言ってほしいかもわからない。ただ、変わってほしいだけ――ママのやっていることは何から何まで間違っている、全然大丈夫じゃないときに全部受け容れるなんて』」。私は、「証言者には、あなたが母親に、父親に立ち向かってほしいと思い、激情に駆られているのが見えます」と指摘した。それからマリアは、母親が子供たちを連れて逃げて、恐ろしい父親から遠ざけてくれることをどれほど望んでいたかを語った。

私はそれから、彼女の理想の母親役をグループの別のメンバーに割り当てるよう促した。マリアは再び部屋を見渡して、セラピストで武道家のエレンを選んだ。マリアは彼女を自分の右側の、現実の母親と自分の間のクッションに座らせ、腕を自分に回してくれるよう頼んだ。「理想のお母さんに、お父さんに向かって何と言ってもらいたいですか」と私は尋ねた。「『そんな口を利くと、子供たちを連れて出ていくわよ』と言ってほしいです」と彼女は答えた。「『私も子供たちもここに座ってそんな戯言《たわごと》を聞いているつもりはないわ』って」。エレンはマリアの言葉を繰り返した。それから私は、「今はどうなりましたか」と尋ねた。マリアは答えた。「良い感じです。頭の中に少し圧力を感じます。呼吸が楽です。今、私の体の中で何とも言えないエネルギッシュなダンスが始まっています。すてき」。「証言者には、母親が父親からのこんな戯言をもう受け容れない、あなたたちを父親から遠ざけると言うのを聞いて、あなたがとても喜んでいるのが見えます」と、私は彼女に言った。マリアはすすり泣き始め、「私は何の心配もない幸せな女の子でいられたでしょうに」と言った。グループのメンバーの何人かが静かに泣いているのが私の目の端に映った——何の心配もなく幸せに成長できるという可能性が、彼ら自身の憧れと明らかに共鳴したのだ。

しばらくたってから私はマリアに、そろそろ理想の父親を登場させるように促した。マリアが理想の父親を思い描きながらグループを見渡したとき、その目にははっきり喜びが見て取れた。彼女はけっきょく、ダニーを選んだ。私は彼に台詞を教え、彼は優しくマリアに言った。「私はあなたを愛し、大切にし、怖がらせたりしなかっただろうような理想の父親役になります」。マリアは彼に、自分のすぐ左側に座るよう指示し、にっこりと笑った。「私の申し分ないママとパパ！」と彼女は叫んだ。私はそれを受けて言った。「あなたを大切にしていただろう理想のお父さんを見ながら、思う存分その喜びに浸ってください」。マリアは「なんてすてきなの！」と叫び、ダニーに抱きつき、涙を流しながら微笑みかけた。「パパがとても優しくしてくれたときのことを思い出してきたけれど、それはこんな感じよ。ママにも私の隣に来てほしいわ」。理想の親は二人とも優しくそれに応じ、彼女を両手で抱いた。彼らがその経験を十分に自分の内に取り込めるよう、私はしばらく三人をそのままにした。

私たちはダニーの次の言葉で締めくくった。「もし私があのころ、あなたの理想の父親だったなら、ちょうどこんなふうにあなたを愛し、残虐な仕打ちをしたりはしなかったでしょう」。またエレンも付け加えた。「もし私があなたの理想の母親だったなら、あなたと自分のために立ち上がってあなたを守り、どんな危害も加えさせなかったでしょう」。それから、登場人物全員が最後の言葉を述べ、自分たちの演じた役から降り、正式に自分自身に戻った。

人生を書き直す

理想的な環境の下で育つ者などいない——そう言うと、まるで私たちが理想的な環境とは何かを知ってでもいるかのようだが。亡き友、ダヴィド・セルヴァン＝シュレベールがかつて言ったように、誰の人生もそれなりに困難だ。だが、確実にわかっていることがある。自信に満ちた有能な大人になるためには、頼りになって、反応が予測できる親の下で育つことが大きな助けになる。あなたのことが大好きで、あなたの発見や探求に喜びを見出す親、あなたが責任ある行動をとれるようになるのを助けてくれる両親、あなたが自立し、他の人々とうまくやっていくうえで手本となってくれる両親の下で育つことが。

こうした条件のどれか一つでも満たされないと、それはのちの人生で表面化することが多い。無視されてきたり、絶えず屈辱を与えられてきたりした子供は、自尊心が欠如しがちになる。自己主張することを許されなかった子供たちは、おそらく大人になってから自分の立場を擁護するのが難しくなるだろうし、子供のころに残忍な仕打ちをされた大人のほとんどは憤激が鬱積《うっせき》しており、それを抑え込むには大変なエネルギーを要するようになる。

人間関係も損なわれる。幼少期に経験する痛みと窮乏が多いほど、私たちは他の人々の行為を自分に敵対的に向けられたものと解釈しがちになり、彼らの葛藤や不安や懸念に対して思いやりを示さなくなる。他人の人生の複雑さがきちんと理解できなければ、彼らが何をしようと、自分を傷つけ、落胆させるためにやっているように見えてしまうかもしれない。

トラウマの生物学的作用に関する各章で、人はトラウマや遺棄のせいで自分の体から切り離されることを見てきた。体は喜びと慰めの源であり、さらに言えば、気配りや愛情に満ちた世話を必要とする自分自身の一部ですらあるというのに。自分の体が当てにならず、安全や警告の合図を出してもらえないばかりか、体の興奮で絶えず圧倒されるように感じていたら、とうてい体の芯からくつろげないし、ましてや外の世界ではくつろげるどころではない。自分の世界の地図がトラウマや虐待、ネグレクトに基づいているかぎり、人はどうしても忘却への近道を求めたくなる。どのみち拒絶、嘲笑、窮乏しか期待できないと思えば、新しく何かを試すことに気乗りしなくなり、やってもどうせ失敗するに違いないと考えてしまう。こんなふうに、新しく踏み出すことをしなくなると、人は恐れと孤立と欠乏の鋳型にはまり込み、その結果、基本的な世界観を変えうるかもしれない経験そのものを迎え入れることが不可能になる。

精神運動療法がもたらす高度に構造化されたストラクチャーにおける経験が非常に貴重である一因も、そこにある。参加者たちは生身の人間がたくさんいる空間に自分の心の中の現実を安心して投影でき、そこで過去の不協和音と混乱を探ることができる。これが具体的に腑に落ちる瞬間につながる。「そうだ、こんなふうだったのだ。私が対処しなくてはならなかったのは、これだ。そして、もし私が大事に優しく育てられていたら、あのころ、こんなふうな感じだったのだろう」。人は、ストラクチャーによるトランス状態のような器の中で、三歳児として大切にされ保護されていると感じるという感覚的経験を得ることによって、「私は拒絶されたり傷つけられたりすることを恐れる必要なく他の人々と自然に交流することができる」というように、自らの内部経験を書き直すことができる。

ストラクチャーは、想像力の持つ卓越した力を利用して、人間社会における私たちの活動を推進したり制限したりする内面の物語を変える。適切な支援があれば、かつては危険すぎて明らかにできなかった秘密でも、当世の聴罪司祭であるセラピストに対してだけでなく、想像の中でなら、実際に自分を傷つけたり裏切ったりした人々に対しても、明かすことができる。

ストラクチャーの三次元的性質は、隠されているもの、禁じられているもの、恐れられているものを目に見える具体的な現実に変える。この点では、前章で紹介した内的家族システム療法にいくぶん似ている。内的家族システム療法は、患者が生き延びるために創り出した、分離された部分を呼び出して、その人がそれらを特定し、それらと話せるようにし、その結果、無傷の「セルフ（自分そのもの）」が出てこられるようにする。これに対してストラクチャーは、患者が対処しなければならなかった人や物事の三次元のイメージを創出し、違う結果を生み出す機会を与える。

たいていの人は過去の苦痛や失望に踏み込むのを躊躇する。そんなことをしたら耐え難いものを蘇らせるだけだと思う。ところが、自分の姿が忠実に映し出され、証言されるにつれ、新しい現実が形をとり始める。正確に映し出されるのは、無視され、非難され、けなされるのとはまったく違う感じがするものだ。患者は自分が感じるものを感じ、自分が知っていることを知るのを許される。これは回復に必須の土台の一つだ。

人はトラウマのせいで、変わることのない過去に照らして現在を解釈することしかできなくなる。患者がストラクチャーの中で再現する場面は実際に起こったとおりのことかもしれないし、そうではないかもしれないが、それは患者の心の中にある世界の構造《ストラクチャー》を表している。それは患者が生きる頼りにしてきた心の中の地図と隠されたルールだ。

思いきって真実を語る

私は最近、マークという名の二六歳の男性に対してもグループ・ストラクチャーを行なった。彼は一三歳のとき、父親が叔母（母親の妹）とテレホン・セックスをしているのを偶然聞いてしまった。マークはこれを知って混乱し、困惑し、傷つき、裏切られた気がし、体が硬直したが、そのことについて話そうとすると、父親は激怒し、否認した。マークは、なんと淫らな想像をするのかと言われ、家庭を壊すつもりかと責められた。マークは母親には何も打ち明けることができなかったが、それ以後、家族の秘密と偽善のせいで家庭生活のあらゆる面が穢《けが》れたものになり、彼の中には誰も信用できないという感覚が拡がった。放課後、彼は近所のバスケットボールコートで時間を潰したり、部屋でテレビを見たりして独りぼっちの少年期を過ごした。二一歳のとき、マークによれば悲嘆のせいで、母親が亡くなり、父親は叔母と結婚した。マークは葬儀にも結婚式にも招かれなかった。

このような秘密は心の毒となる。それは、自分自身にも他人にも認めることを許されず、それでいて本人の人生の雛形となる現実だ。マークがグループに加わったとき、私はそうした過去をまったく知らなかったが、彼は情動的なよそよそしさのせいで目立っており、登録手続きの間、濃い霧によってすべての人から隔てられているような気がすると自分でも認めていた。彼の凍りついた無表情な外面の奥をいったん覗き始めたら、いったい何が明らかになるのだろうと、私はとても心配だった。

私がマークに家族について話してみるよう促すと、彼はふた言み言話しただけで、いっそう心を閉ざしたように見えた。そこで私は彼に、助けとなる「触れ合い人」を頼むよう勧めた。彼は白髪のメンバー、リチャードを選び、リチャードを自分の隣のクッションに座らせてその肩に触れた。

それから、自分の話を始めたとき、現実の父親として、ジョーを自分の前方三メートルの位置に座らせ、母親の役を務めるキャロリンには、顔を隠して部屋の隅にうずくまるよう指示した。次にマークは、アマンダに叔母の役を演じるよう頼み、彼女に、男性をものにしようとする、打算的で冷酷で道を外れた女性全員を代表して、胸の前で腕組みをし、一方の側にふてぶてしく立つようにと言った。

自分が創り出したタブローを見渡すと、マークは座ったまま背筋を伸ばして、目を大きく見開いた。明らかに霧は晴れたようだ。「証言者には、自分が相手にしなければならなかったものを見て、あなたが愕然としているのが見えます」と私は言った。マークは満足そうにうなずき、しばらく真剣な様子で黙っていた。それから「父親」を見ると、突然、感情を爆発させた。「この馬鹿野郎、偽善者、僕の人生を台無しにしやがって」。私はマークに、「父親」に向かって言いたくても言えなかったことを洗いざらい言うように促した。すると、告発が長々と続いた。私は「父親」に、まるで殴られたように体で反応するよう指示して、マークに自分の強打が当たったことがわかるようにした。マークが、自分は憤激を抑えきれなくなるのではないかといつも不安に思い、その恐れのせいで学校でも職場でもその他の人間関係においても自分の立場を擁護することができなかったと自ら言い出したとき、私は驚かなかった。

マークが「父親」と対決したあと、私は彼に、リチャードに新しい役割、すなわち理想の父親の役割を引き受けてほしいかどうか尋ねた。私はリチャードに、マークの目を真っ向から見てこう言うよう指示した。「もし私があのころ、あなたの理想の父親だったなら、私はあなたの言葉に耳を傾け、淫らな想像をしたなどと言って責めるようなことはしなかったでしょう」。リチャードがこの言葉を繰り返すと、マークはぶるぶる震え始めた。「なんてことだ、もし父さんを信頼して、何が起こっているかを話せていたら、人生はすごく違っていただろう。僕は父親を持つことができたのに」。次に私はリチャードにこう言うよう指示した。「もし私があのころ、あなたの理想の父親だったなら、あなたの怒りを甘んじて受け容れ、あなたは信頼できる父親を持てたでしょう」。マークは見るからに緊張が和らぎ、そうなっていれば大違いだっただろうと言った。

それからマークは叔母の代役に話しかけた。彼が相手に悪態のかぎりを浴びせかけたので、グループの人々は明らかに肝を潰した。「腹黒い売女《ばいた》め、この卑怯者。おまえは自分の姉さんを裏切って、その人生を台無しにした。僕の家族をめちゃくちゃにした」。言いたいだけ言ってしまうと、マークはすすり泣き始めた。それから、自分に関心を示す女性には誰に対しても、いつも深い疑いの念を抱いてきたと言った。このストラクチャーはさらに三〇分続き、私たちはゆっくりと、彼が新しく二人の女性を創造するところまで持っていった。姉を裏切らず、このよるべのない移民一家を支えるのを手伝う理想の叔母と、夫の関心と愛情をしっかりとつなぎとめ、したがって傷心のために死ぬこともなかった理想の母親だ。マークは自分が創り上げた情景を満足の笑みを浮かべて静かに見渡し、ストラクチャーを終えた。

ワークショップの残りの期間、マークは心の広い、価値あるメンバーとしてグループに貢献した。そして三か月後、彼は、この体験のおかげで人生が変わったという電子メールをくれた。最近、初めての恋人と同居を始め、新しい暮らしについて二人で何度か激しい議論をしたけれど、身構えて黙り込んだり、恐れや憤激がぶり返したり、彼女が自分を騙そうとしていると感じたりすることなく、彼女の視点を受け容れることができているという。彼は自分が彼女と意見が合わなくても大丈夫だと感じていることや、自分の立場を擁護できていることに驚いているそうだ。さらに、彼が人生で起こし始めている大きな変化を手助けしてくれるセラピストが近所にいれば、名前を教えてくれるよう求めてきた。幸い私は彼に紹介できる同僚を一人知っていた。

つらい記憶の解毒剤

本書の第13章で触れた護身術のモデル・マギングの教室と同じく、精神運動療法におけるストラクチャーは仮想の記憶を形成する可能性を提供してくれる。その記憶は過去の苦痛に満ちた現実と共存し、傷つけられ裏切られた記憶の解毒剤としての役目を果たせるような、目を向けられ、優しく抱かれ、支えられているように感じるという感覚経験を与えてくれる。人は、変わるためには、トラウマのせいで凍りついたりパニックになったりした自己という、凝り固まった感覚に真っ向から反する現実に体の芯から慣れ親しみ、トラウマがもたらした感覚を、安心感や主導権、喜び、人とのつながりに根差した感覚に置き換える必要がある。EMDR（眼球運動による脱感作と再処理法）に関する章で見たように、夢の機能の一つは、さまざまな連想を生み出して、その日の苛立たしい出来事を人生の他の部分と絡み合わせることだ。夢と違って精神運動ストラクチャーは依然として物理の法則に従ってはいるものの、夢と同じように過去を織り直すことができる。

むろん、起こったことはもう取り消せないが、強力で現実感のある新しい情動のシナリオを創作して、古いシナリオのいくつかの力を弱めたり無効にしたりすることはできる。ストラクチャーの癒しのタブローは、多くの参加者たちが可能だとは思ってもみなかった経験を提供してくれる――人々に喜ばれ、守られ、欲求を満たしてもらい、くつろいだ気持ちになれる世界に迎え入れられるという経験を。

第19章　脳を配線し直す——ニューロフィードバック

物質の世界が、電気によって壮大な神経になり、息もつかせぬ一瞬の間に何千キロメートルにもわたって振動しているのは事実だろうか——それとも私の夢だったのだろうか。

——ナサニエル・ホーソーン

あちらへこちらへと逸れる注意を何度も何度も自発的に呼び戻す能力こそが、判断力、人格、意志の根幹だ。

——ウィリアム・ジェイムズ

メディカルスクールでの最初の一年が終わったあとの夏、私は州立ボストン病院のアーネスト・ハートマンの睡眠研究所でパートタイムの研究助手として働いた。私の仕事は研究参加者の支度を整え、彼らをモニターし、脳波図を分析することだった。参加者は夜やって来る。私は彼らの頭皮に電極を一セット貼りつけ、夢を見ているときに起こる急速眼球運動（レム）を記録するために目の周囲にも別の電極のセットをつける。それから彼らを寝室に案内し、「お休みなさい」と声をかけ、ポリグラフを始動させる。それは三二本のペンが彼らの脳の活動をひと巻きの連続用紙に記録する巨大な装置だ。

参加者がぐっすりと寝入っていても、彼らの脳内のニューロンは活発に内部のコミュニケーションを続けており、それがひと晩じゅうポリグラフに伝えられる。私はポリグラフの前に座って前夜の脳波図を詳細に調べる。ときどき手を休めては、ラジオで野球のスコアに耳を傾けたり、ポリグラフがレム睡眠周期を示すたびにインターコムを使って参加者を起こしたりする。参加者に何の夢を見ていたのか尋ね、彼らの答えを書き留める。その後、朝になってから、睡眠の質についての質問表に彼らが答えを書き込む手助けをし、帰ってもらう。

ハートマンの研究所で過ごしたそうした静かな夜の間に、レム睡眠について厖大なデータが集められ、それが睡眠プロセスの基本的な理解を得るのに役立った。そして、それが第15章で述べたきわめて重大な発見につながった。もっとも、脳波計の助けを借りて、脳の電気的活動が精神医学的問題に与える影響の理解を深めるという、研究者の長年の望みは、つい最近までほとんど実現していなかった。

脳の電気回路のマッピング

薬理学の革命が起こる以前は、脳の活動は化学信号と電気信号の両方に依存していると広く理解されていた。ところが革命後の薬理学優位の世界では、数十年にわたって、脳の電気生理学への関心がほとんど失われていた。

脳の電気的活動は一九二四年に、ドイツの精神医学者ハンス・ベルガーによって初めて記録された。この新しい技術は、当初は懐疑的な目で見られ、医学界の支配層には嘲笑されたが、脳波記録検査は癲癇患者の発作の状態を診断するうえでしだいに欠かせない手段になっていった。ベルガーは、異なる脳波パターンが異なる精神活動を反映していることを発見した（たとえば、数学の問題を解いていると、ベータ波として知られる比較的速い周波数帯の脳波がしきりに現れる）。彼は、いずれ科学によってさまざまな精神医学的問題を特定の脳波の不規則性に関連づけられることを期待した。一九三八年に「問題行動を起こす子供」の脳波パターンが始めて報告されると、[1]この期待は高まった。こうした過剰に活発で衝動的な子供のほとんどが、前頭葉の脳波が正常より遅かった。この発見はその後何度となく再現され、二〇一三年には前頭前皮質の徐波（遅い脳波）の活動が、食品医薬品局により注意欠如・多動性障害（ＡＤＨＤ）のバイオマーカーとして認定された。前頭葉の遅い電気活動で、これらの子供の実行機能がなぜ乏しいかが説明できる。彼らの理性脳は情動脳を適切に制御できないのだ。そうした制御の欠如は、虐待やトラウマによって情動中枢が危険に対して過剰に敏感になり、闘争／逃走に向けて準備されたときにも起こる。

私も医師になりたてのころ、やはり脳波図がより適正な診断を下す助けになることを期待しており、一九八〇年から九〇年にかけて、多くの患者に脳波を測定しにいってもらい、彼らの不安定な情動が神経学的な異常に起因するのかどうかを判断しようとした。だが結果の報告書にはたいてい、「非特異性側頭葉異常」(2)と書かれていた。これだけではほとんど何の手掛かりにもならなかったし、当時こうした曖昧なパターンを変えるには薬物の投与以外に方法がなく、薬物使用には得るものより副作用のほうが大きかったので、私は患者に漏れなく脳波記録検査を行なうのをやめた。

その後、二〇〇〇年に、友人のアレクサンダー・マクファーレンが仲間(オーストラリアのアデレードの研究者たち)と行なった研究が私の興味を再燃させた。それは、トラウマを持つ人々と「正常」なオーストラリア人グループとの間に、情報処理に関して明確な違いがあることを立証するものだったからだ。マクファーレンらは「変わり者課題《オドボール》」と呼ばれる標準化された検査を使用した。この検査では、参加者は関係のある一連の物の画像に交じっている関係のない物(たとえば、テーブルや椅子に交じったトランペット)を選ぶように言われる。マクファーレンらの使った画像は、どれもトラウマとは何の関係もなかった。

「正常」なグループでは、脳のいくつかの重要な部位が協働して、選別、集中、分析の首尾一貫したパターンを生み出した(図19-1の左図参照)。それとは対照的に、トラウマを負った参加者の脳波はあまり協調せず、首尾一貫したパターンにまとまることはなかった。具体的に言うと、彼らの脳では、関係のない情報を篩にかけて取り除き、本人が現在取り組んでいる課題に注意を向けるのを助ける脳波パターン(N200と名づけられた上向き曲線)が生じなかった。さらに、脳の情報

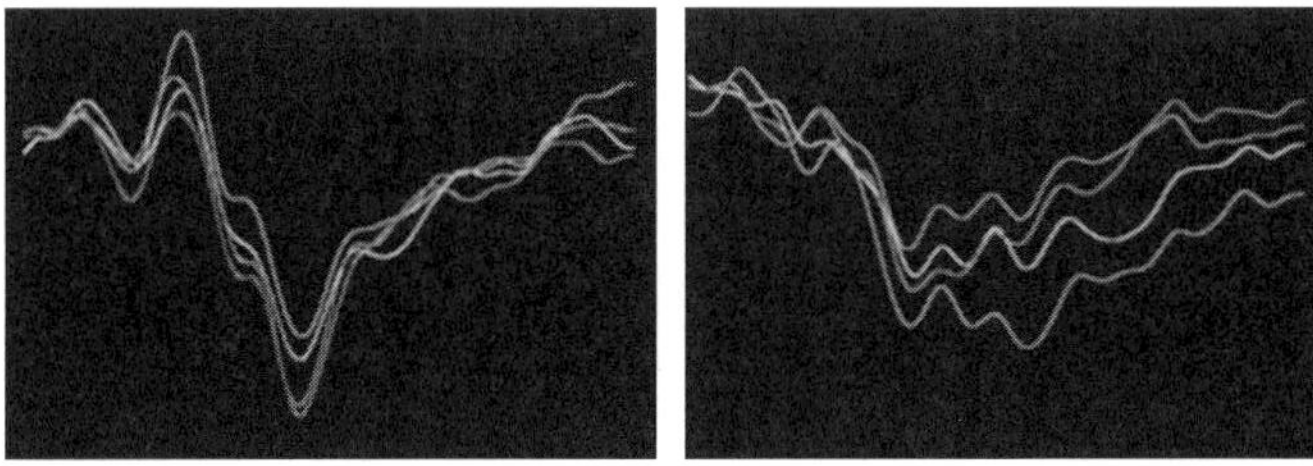

図19-1「正常」な脳波とPTSDの脳波　注意のパターン。脳はインプットを受けてから数ミリ秒後に、その入力情報の意味をまとめ始める。正常な脳ではすべての部位が協働して同期したパターンを示す（左図）。一方、PTSDの患者の脳波はあまりうまく協調しない。PTSDの人の脳は関係のない情報を篩にかけて取り除くのが苦手で、目の前の刺激を処理することができない。

処理の中核を示す形状（下向き曲線の谷底、Ｐ３００）があまり明確ではなかった。私たちがどれほどうまく新しいデータを取り入れて分析できるかは、この波の谷の深さに表れる。Ｐ３００が明確ではないということは、トラウマを負った患者がトラウマとは無関係の情報をどのように処理するのかに関する重要な新知識であり、日々の情報処理を理解するうえで計り知れない意味合いを持っている。トラウマを負った人のそれほど多くが、経験から学んだり日常生活に満足に関与したりするのに苦労する理由が、この脳波パターンによって説明できるからだ。彼らの脳は現在進行中の出来事に十分な注意を払うよう構成されていないのだ。

私はマクファーレンの研究から、一八八九年にピエール・ジャネが言った、「トラウマ性ストレスとは今このときを思う存分生きられない病気だ」という言葉を思い出した。後年、兵士たちのイラクでの経験を扱った『ハート・ロッカー』という映画を観たとき、すぐにマクファーレンの研究が頭に浮かんだ。これらの兵士は極度のストレスに対処している間は、焦点を精確に絞り込んで任務をこなせたが、普通の生活に戻ると、スーパーマーケットで商品を選ぶという単純な選択をするときにさえ途方に暮れてしまった。戦地から帰還し、復員兵援護法により大学に入学しても学位を取得するに至らない退役軍人の数が由々しいまでに多いという統計を、私たちは今や目の当たりにしている（その数が八割を上回ると見積もる統計もある）。こうした残念な結果の一因が、的を絞って集中することができないという、データによって十分に裏付けされた彼らの問題にあるのは確かだ。

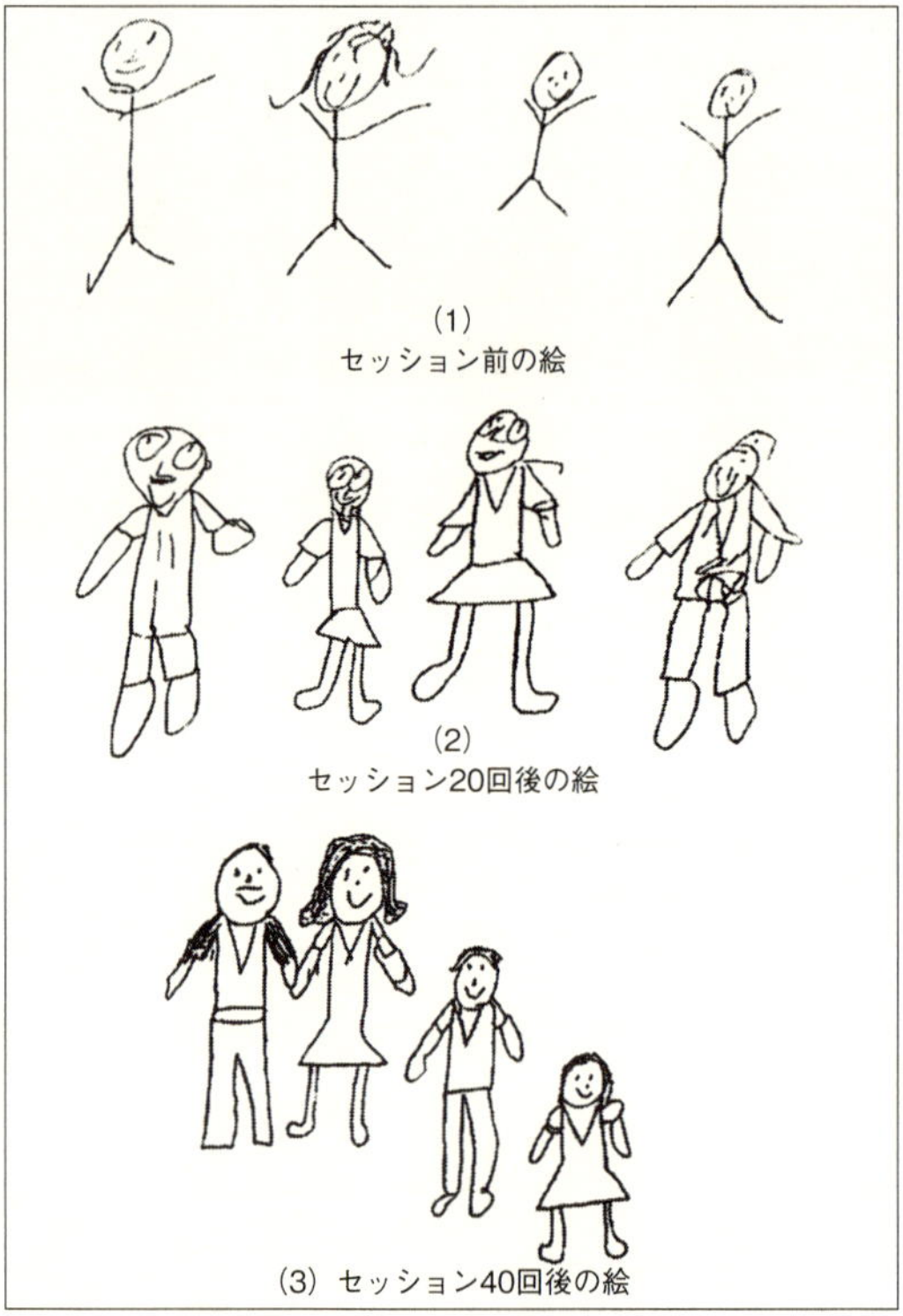
(1)
セッション前の絵
(2)
セッション20回後の絵
(3) セッション40回後の絵

図19-2 ただの棒人間から、人間らしい特徴がはっきりと描かれている人間へ　4か月にわたってニューロフィードバックのセッションを受けたあと、10歳の少年の家族の絵は6歳分の精神的発達を見せた。

マクファーレンの研究は、ＰＴＳＤにおいて注意力と集中力の欠如を起こしうるメカニズムを明らかにしたばかりか、まったく新しい難題をも提示した。それは、これらの機能不全の脳波パターンを変える方法があるのか、というものだ。その方法があるかもしれないのを私が知ったのはそれから七年後のことだった。

私は二〇〇七年に、愛着障害の子供に関する会議でシーバーン・フィッシャーに出会った。以前、重度の精神障害を持つ少年患者の入所型治療センターで臨床部長を務めていたフィッシャーは、自分のカウンセリンググルームで一〇年ほどニューロフィードバックを使っていると言った。彼女は一〇歳の少年が治療の前後に描いた絵を見せてくれた。この少年はひどい癇癪持ちで、学習障害と自己管理の全般的問題があり、学校は対処しかねていた。(3)

治療を始める前に少年が最初に描いた家族の肖像（図19－2の(1)）は、三歳児の発達水準に相当するものだった。それから五週間もしないうちに、ニューロフィードバックセッションを二〇回受けたあと、癇癪を起こす回数は減少し、彼の絵はずっと手の込んだものになった。一〇週間たち、さらに二〇回のセッションのあと、彼の絵はまたしても緻密さが飛躍的に増し、行動は正常になった。

私はそれまでこれほど短期間にこれほど劇的な変化を精神機能に生み出せる治療に出合ったことがなかった。だからフィッシャーにニューロフィードバックを試してみないかと声をかけられると、大喜びで承知した。

脳のシンフォニーを目にする

マサチューセッツ州ノーサンプトンのカウンセリングルームで、フィッシャーは私にニューロフィードバックの装置（二台のデスクトップコンピューターと小さな増幅器）とそれまで集めてきたデータの一部を見せてくれた。それから私の頭の左右と右耳に電極を貼りつけた。すぐに私の正面のコンピューターが、三〇年前に睡眠研究所のポリグラフで私が見たものと同じような脳波の列を映し出し始めた。フィッシャーの小さなコンピューターは、ハートマンの研究所のおそらくは一〇〇万ドルの価値があっただろう装置より速く正確に私の脳の電気的シンフォニーを検出して、記録して、表示することができた。

フィッシャーの説明によると、フィードバックは脳に自らの機能（心の動きの本流や逆流を支える振動やリズム）を映し出す鏡を提供してくれるという。ニューロフィードバックは脳を刺激し、ある周波数の波を増やしたり、別の周波数の波を減らしたりして、本来の複雑さをさらに高めたり、自己調節の傾向を強めたりする新しいパターンを生み出す[4]。フィッシャーは言った。「ようするに私たちは、先天的でありながら立ち往生してしまった脳内の振動の特性を再び自由にするとともに、新しい特性が発達するのを許しているのかもしれません」

フィッシャーは「報酬と抑制の周波数を設定するため」の調節をした。フィッシャーの説明では、こうすれば、選択した脳波パターンをフィードバックで強化したり制限したりできるのだそうだ。今や私の前の画面には、それぞれ色の異なる三隻の宇宙船が登場するテレビゲームのようなものが映っていた。コンピューターは不規則な音を立て、宇宙船はまったくでたらめに動き回っている。そのうち、瞬きをすると宇宙船が止まり、スクリーンを落ち着いて見ていると、宇宙船がビーッという音を規則的に立てて一列に並んで移動することに気づいた。そのあとフィッシャーが、緑色の宇宙船を先行させるよう私に促した。私は集中しようと身を乗り出したが、必死になればなるほど緑色の宇宙船は他の二隻に引き離された。彼女はにっこりと微笑み、ただリラックスして、コンピューターが生み出しているフィードバックを脳が取り入れるに任せていれば、ずっとうまくいくと私に言った。そこで私はゆったりと座り直した。しばらくすると、音がだんだん規則的になり、緑色の宇宙船が他の二隻の前に出始めた。私は自分が落ち着いて意識を集中させているのを感じた。すると、緑色の宇宙船が先頭に立っていた。

ニューロフィードバックはある意味では、会話中に相手の顔を見ている状態に似ている。相手が見せる微笑みや軽くうなずく仕草が「報酬」となる。だから、話を続けたり、言いたいことを主張し続けたりする。ところが相手が退屈している様子を見せたり、目を逸らしたりした途端、人は話を切り上げたり、話題を変えたりしにかかる。ニューロフィードバックでは、報酬は微笑みではなく音やスクリーン上の動きであり、抑制はしかめ面よりはるかに穏やかなもので、望ましくないパターンにすぎない。

次にフィッシャーは、ニューロフィードバックの別の特徴を教えてくれた。脳の特定部位の回路網を監視する能力だ。彼女は電極を私の両のこめかみから左眉に移した。すると私は、頭が冴え、集中力が高まったように感じ始めた。前頭皮質のベータ波に報酬を与えているので、鋭敏になったのだと彼女は言った。電極を頭頂部に移動させると、私はコンピューターの画像から切り離されたように感じ、体内の感覚の自覚が増した。あとから、私が精神状態と身体的感覚の微妙な変化を経験したときに脳波がどのように変化したかを記録した概要グラフを見せてもらった。

トラウマの治療の一助として、ニューロフィードバックはどのように利用できるのだろうか。フィッシャーは次のように説明してくれた。「ニューロフィードバックを使って、恐れの状態と、恐怖心や羞恥心や憤激の習性を増進させ継続させる回路網に介入したいのです。これらの回路を繰返し発火させるのが、トラウマの顕著な特徴ですから」。患者がトラウマとそのあとの影響により生じた習慣的な脳のパターンを変えるには、手助けを必要とする。恐れのパターンが緩和されると、脳は自動的なストレス反応に前ほど影響されにくくなり、通常の出来事にうまく意識を集中できるようになる。つまるところ、ストレスは出来事自体に固有の特性ではなく、私たちが出来事にどのようなレッテルを貼って、どのように反応するかの結果なのだ。ニューロフィードバックは単に、脳を安定させ、回復力《レジリエンス》を増加させることによって、私たちがどう反応するかという選択の幅を拡げてくれる。

ニューロフィードバックの誕生

ニューロフィードバックは二〇〇七年の時点で、新しい技術ではなかった。早くも一九五〇年代後半には、内部知覚という現象を研究していたシカゴ大学の心理学の教授ジョー・カミヤが、リラクセーションに関係するアルファ波をいつ生み出しているかフィードバックによって本人がわかるようになることを発見していた（参加者のなかには、わずか四日で精度一〇〇パーセントに達した人もいた）。そのあと彼は、参加者が単純な音の合図に反応して、自発的にアルファ波状態に入れることも実証した。

一九六八年にカミヤの研究に関する記事が、一般向けの心理学雑誌「サイコロジー・トゥデイ」に掲載され、アルファ波トレーニングがストレスやストレス関連症状を緩和できるという考え方が広く知られるようになった。[5] ニューロフィードバックが病的な症状に効果を及ぼしうることを示す最初の科学的な研究は、カリフォルニア大学ロサンジェルス校でバリー・スターマンによって行なわれた。スターマンはアメリカ航空宇宙局（NASA）からロケット燃料モノメチルヒドラジン（MMH）の毒性の研究を依頼された。MMHは幻覚、吐き気、発作などを起こすことが知られていた。スターマンは以前、「感覚運動性リズム」という特定の脳波の周波数を生み出す訓練を猫に行なっていた（猫の場合、この油断なく意識を集中した状態は餌を待っているときに現れる）。通常の実験用猫がMMHに曝露されると発作を起こすのに対して、ニューロフィードバックの訓練を受けていた猫は発作を起こさないことを彼は発見した。訓練によって猫の脳が何らかのかたちで安定したのだ。

一九七一年にスターマンは最初の人間の実験参加者、二三歳のメアリー・フェアバンクスをニューロフィードバックの装置につないだ。フェアバンクスは八歳のときから癲癇を患い、月に二回以上も大発作を起こしていた。彼女は一週間に二日、一日一時間の訓練を受けたところ、三か月後にはほとんど発作を起こさなくなっていた。その後スターマンは国立保健研究所から助成金を得てより体系的な研究を行ない、その素晴らしい成果が一九七八年に「エピレプシア」誌に発表された[6]（「エピレプシア」は「癲癇」の意）。

こうした実験と、人間の心の潜在能力に対する多大な楽観主義の時代は、新たな向精神薬の発見によって一九七〇年代なかばに幕を閉じた。精神医学と脳科学は心と脳の化学モデルを取り入れ、それ以外の治療の取り組みは後回しにされてしまった。

それ以降、ニューロフィードバックの分野はときおり思い出したように成長し、その科学的基礎のほとんどはヨーロッパ、ロシア、オーストラリアで築かれた。アメリカには約一万人の専門家がいるのに、ニューロフィードバックは広く認められるために必要な研究資金を集められずにいる。複数の競合するニューロフィードバックシステムがあることが、その一因かもしれない。利益が挙がる可能性が低いという理由もある。限られた利用目的にしか保険が適用されないので、治療を受ける人にとってニューロフィードバックは高価なものとなり、専門家は大規模な研究をするのに必要な資金を集められない。

ホームレス緊急一時宿泊施設からナースステーションへ

フィッシャーの尽力で、彼女の患者三人と話ができた。全員から驚くべき話が聞けたが、近くの大学で看護の勉強をしている二七歳のリサの話に耳を傾けているとき、ニューロフィードバックを使った治療の目覚ましい可能性が本当にわかってきたように思った。リサには人が持ちうる最高のレジリエンスの要因が備わっていた。彼女は魅力的で、人を逸らさず、何事にも関心を示し、見るからに聡明だった。相手としっかりと視線を合わせるし、自分についてわかったことを進んで熱心に話す。何よりも、私が知っているトラウマサバイバーの非常に多くと同様、彼女は皮肉たっぷりのユーモア感覚と、人の愚かさについてのじつに愉快な見解を持っていた。

私が知っている生い立ちから考えると、リサがとても穏やかで冷静なのは奇跡的なことだった。彼女はそれまで何年も、グループホームや精神科病院で過ごし、マサチューセッツ州西部の病院の救急処置室の常連だった。処方薬の過剰服用か自傷行為による出血のために瀕死の状態で何度も救急車で運ばれたのだった。

彼女の話はこう始まった。「自分の親が酔っぱらったときにどうなるかがわかっている子供が羨ましかったものです。少なくとも、そのときにどんな大騒ぎになるかを予想できたのですから。私の家では決まったパターンというものがありませんでした。夕食をとる、テレビを観る、学校から帰る、服を着るなど、私がどんなことをしても母の怒りを買う可能性がありました。母が何をするのか、どう私を傷つけるのか見当もつきませんでした。本当に支離滅裂だったのです」

リサが三歳のときに父親が家族を捨てたので、彼女は、精神的に異常な母のなすがままになった。彼女が耐えた虐待は「拷問」と言っても言い過ぎではない。「私は屋根裏の一室で育ちました」と彼女は言った。「屋根裏には別の部屋があり、そこに行ってカーペットの上で用を足しました。あまりにも怖くて下の階にあるトイレに行けなかったからです。服を全部脱がせた人形に何本も鉛筆を突き刺して窓辺に置きました」

リサは一二歳のときに家出したが、警察に保護されて連れ戻された。再び家出したあと、児童保護サービスが介入し、その後の六年間は精神科病院や緊急一時宿泊施設、グループホーム、里親の家庭、路上で暮らした。どの場所にも長期間いることはなかった。リサは解離の症状があまりに深刻で、自己破壊的だったので、世話をする人が怖がったからだ。自分を傷つけたり家具を壊したりしたが、何をしたのか覚えていなかったので、したたかな嘘つきと言われるようになった。振り返ってみると、自分に起こっていることを人に伝える言葉を持ち合わせていなかっただけだとリサは私に言った。

一八歳になると児童保護サービスを「卒業」して、家族も教育もお金も技能もなしに独立生活を始めた。だが、外の世界に放り出されてまもなく、フィッシャーと出会った。フィッシャーは初めてニューロフィードバック装置を手に入れたばかりだった。以前働いていた入所型治療センターで会ったリサのことを覚えていた。この途方に暮れた少女をいつも不憫《ふびん》に思っていたので、新しい装置を試すことを勧めた。

フィッシャーはこう述懐した。「リサが初めて会いにきたのは秋でした。彼女は虚ろな目で歩き回り、どこに行くにもかぼちゃを持っていました。まったく、雲をつかむような感じで。自分というものを持った人間を相手にしているという手応えすらありませんでした」。リサに対しては、どんな形態のトークセラピーも無理だった。フィッシャーがリサにストレスの原因となるようなものについて尋ねると、いつも機能停止に陥るかパニックを起こす。リサに言わせれば、「成長する過程で起こったことについて話し合おうとすると、いつも神経衰弱状態になってしまいました。目覚めると切り傷や火傷の痕があったり、食べることができなくなったりして。眠れなくもなりました」とのことだった。

彼女はあらゆるものに恐れおののいた。「私はいつもおびえていました。体に触れられるのが嫌でした。常にびくびくしていて神経質でした。誰かが周りにいたら目を閉じることができません。目を閉じた途端に蹴られるのではないかと不安で。そのために、頭がおかしくなったように感じました。信頼する人と同じ部屋にいて、何も起こらないと頭ではわかっているのに、体の他の部分は別で、けっして息が抜けません。誰かが私の体に腕を回したら、私は急いでその場から去ります」。彼女は逃避不能ショックの状態にはまり込んでいたのだ。

リサは小さいころに解離した記憶があったが、思春期になると症状が悪化した。「目が覚めると切り傷があるということが起こり始めたのです。学校の人にいろいろなあだ名で呼ばれていました。決まったボーイフレンドを持てませんでした。解離したときに別の子とデートしてしまい、しかもそれを覚えていなかったからです。よく意識を失い、気がつくととんでもない状況になっていることがしばしばでした」。深刻なトラウマを負った人にはありがちなことだが、リサも鏡の中の自分を認識できなかった。[7] 私は人が、連続した自己感覚を欠くというのはどういうことかをこれほど明瞭に描写するのを聞いたことがなかった。

彼女の真の姿を定かにしてくれる人は誰もいなかった。「一七歳のとき、深刻な精神障害を抱える少年少女のためのグループホームで暮らしていて、空き缶の蓋でひどく自分を傷つけました。救急処置室に連れていかれましたが、どのように自分を切ったかを医師に話せませんでした。まったく記憶がなかったのです。救急処置室の先生は、解離性同一性障害は存在しないと確信していました。……メンタルヘルスにかかわる人の多くが、そういう障害は存在しないと言います。その障害を持つ人がいないのではなく、障害自体が存在しないのです」

入所型治療プログラムを「卒業」したあと、リサが最初にしたのは薬による治療をやめることだった。「これは誰にでも効果があるわけではありません」と彼女は認めた。「でも、私にとっては正しい選択だったことがわかりました。薬を必要とする人を知っていますが、私はそうではありませんでした。薬物療法をやめてニューロフィードバックを始めてから、頭がずっとはっきりしました」

フィッシャーは、リサにニューロフィードバックを勧めたものの、どういうことになるのかほとんど予測できなかった。解離性同一性障害の患者にニューロフィードバックを試すのは、リサのときが初めてだったからだ。二人は週に二回会い、脳の恐怖中枢である右側頭葉がより一貫した脳波のパターンを見せると、報酬を与えることから始めた。数週間後、リサは周りに人がいても以前ほど緊張しなくなったことに気づいた。住んでいる建物の地下の洗濯室を恐れることもなくなった。そしてそのあと、さらに大きな前進があった。解離しなくなったのだ。「頭の中にいつも小さな、がやがやいう話し声が聞こえていました」と彼女は振り返った。「自分は統合失調症なのではないかとおびえていました。ところが、ニューロフィードバックを半年続けると、そのような雑音が聞こえなくなりました。私は一つにまとまったのだと思います。何もかもが、うまくひとまとまりになったのです」

リサは、しだいに連続した自己感覚を発達させると、自分の体験について話せるようになった。

「今では自分の子供のころのことなども実際に話せます。初めてセラピーをすることもできるようになりました。それまで、過去と十分な距離をとれなかったし、十分落ち着くこともできませんでした。まだその体験に浸りきっていたら、その体験について話すのは難しいのです。セラピストと何かしらの関係を持つには、愛着を抱いたり心を開いたりしなければなりませんが、私にはそんなふうに愛着を抱いたり心を開いたりすることができませんでした」。これは驚くべき新発見だった。非常に多くの患者が治療を受けたりやめたりしている。彼らはまだ「その体験に浸りきって」いるから、有意義なかたちで人とつながることができないのだ。当然ながら、人は自分が誰かわからないとき、自分の周りにいる人々の本質がわかるはずはない。

リサは話し続けた。「愛着にはとても多くの不安がつきまとっていました。部屋の中に入ると、逃げ出すためのありとあらゆる手口と、そこにいる人についてのありとあらゆる情報を頭に入れておこうとしました。私を傷つけかねないものは一つ残らず、必死で把握しておこうとしました。今は人を別の方法で理解しています。恐れから人を記憶するのとは違います。傷つけられることを恐れないでいられると、人を違うかたちで理解することができます」

はきはきと話すこの若い女性は、絶望と混乱の奥深くから抜け出し、私がそれまで見たことがないほどの明瞭さと集中力を持っていた。私たちがニューロフィードバックの可能性をトラウマセンターで探らなければならないのは明らかだった。

ニューロフィードバックを始める

私たちはまず、五種類あるニューロフィードバックシステムのどれを採用するかを決め、たっぷり時間をとれる週末を見つけて、原理を学び、互いを実験台にして練習しなければならなかった[8]。八人の職員と三人のトレーナーが進んで自分の時間を割いて、脳波計、電極、コンピューターが生み出すフィードバックの複雑な扱い方を学んだ。研修二日目の朝、私は同僚のマイケルと組んだとき、彼の頭の右側、脳の感覚運動野のすぐ外側に当たる部分に電極をつけ、一一〜一四ヘルツの周波数に報酬を与えた。そのセッションが終わってすぐ、マイケルがグループの人々に、話を聞いてほしいと言った。彼はたった今驚くべき経験をしたことを私たちに告げた。彼はいつも、他人がそばにいると、それが私たちのような同僚であってもいくぶん緊張して不安になっていた。誰も気づいていなかったようだが（なんといっても、彼はとても定評あるセラピストだった）、彼は慢性的な危機感に苛《さいな》まれながら暮らしていた。今はその感覚はなくなって安心し、リラックスして、開放的な気持ちになっていた。いつも控えめだったマイケルが積極的になり、その後三年にわたって、洞察や考えを示してグループに刺激を与え、私たちのニューロフィードバックプログラムにとってかけがえのない貢献をしてくれた。

私たちは、ANS財団の支援を受け、それまでの治療では効果が見られなかった一七人の患者に対して最初の研究を始めた。的を絞ったのは脳の右側頭葉で、私たちの初期の脳スキャン研究（第3章で説明した[9]）によって、トラウマ性ストレスがかかっているときに過剰に活性化することが判明した部位だ。私たちは患者に対して、一〇週間にわたって二〇回のニューロフィードバックセッションを行なった。

これらの患者のほとんどは失感情症だったため、治療に対する反応を報告するのは簡単でなかった。だがその代わりに、彼らの行動が治療の効果を物語っていた。患者たちは、たとえ吹雪の中で車を運転しなくてはならなかったとしても、いつも約束の時間に現れた。誰も途中で脱落しなかった。そして二〇回に及ぶセッションの終わりには彼らのPTSD評価の得点[10]だけでなく、人間関係における快適さ、情動のバランス、自己認識[11]も有意に改善したことが確認できた。彼らは以前ほど取り乱すことがなく、よく眠れるようになり、落ち着き、集中できるように感じた。

どのような場合でも、自己報告は信頼できない可能性がある。治療がどれだけうまくいったかの指標としては、行動面での客観的な変化のほうがはるかに優る。私が最初にニューロフィードバックで治療した患者はその好例だった。彼は、五〇代前半で専門職に就いており、自分は異性愛者だと断言していた。だが、自分が見捨てられた、あるいは誤解されたと感じたときはいつも、衝動的に見知らぬ男性との同性愛的接触を求めた。結婚生活はこの問題のせいで破綻し、彼はHIVに感染した。そこで彼は、自分の行動の支配権を握ろうと必死になった。以前の治療のとき、彼は八歳のころに伯父から受けた性的虐待について多くを語った。私たちは彼の強迫行為はその虐待に関係していると考え、両者を関連づけたものの、彼の行動には何の変化もなかった。有能なセラピストと一年以上、定期的な精神療法を続けたが、何も変わらなかった。

彼の右側頭葉に、より遅い脳波を生み出す脳の訓練を始めてから一週間後、彼は新しい恋人と悲

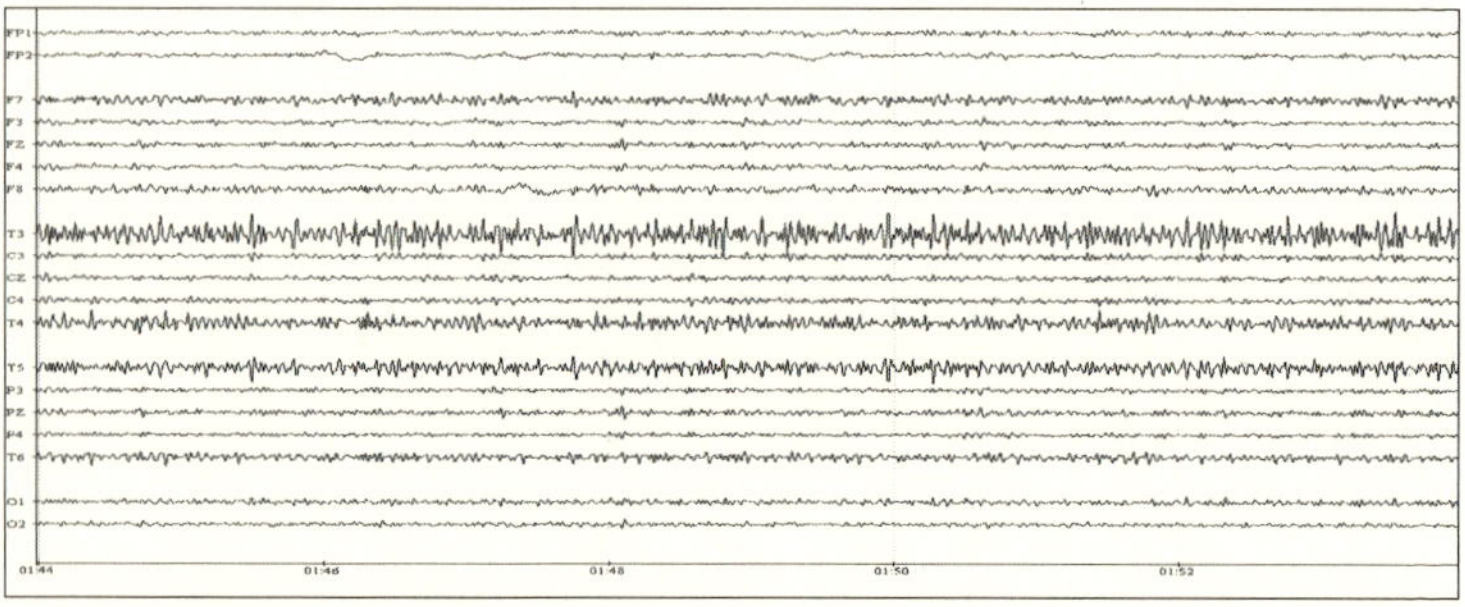

図19-3 脳波図（EEG） PTSD固有の特徴というものはないが、トラウマを負った人の多くはこの患者のように側頭葉の活動が著しく盛んだ（T_3、T_4、T_5）。ニューロフィードバックによってこのような脳波の異常なパターンが正常になり、その結果、情動が安定する。

惨な口論をしたが、セックスの相手を漁るためにいつもうろつく場所へは行かずに、釣りにいくことにした。この反応は偶然のものだろうと私は考えた。だがその後一〇週間、恋人との波乱に満ちた関係のさなかにあっても、彼は釣りに慰めを見出し続け、湖畔の小屋を修理し始めた。ところが、互いの休暇の予定が合わずに、私たちがニューロフィードバックを三週間休むと、彼の強迫行為が突然再発した。彼の脳にはまだ新しいパターンが定着していなかったらしい。そこで、さらに半年間訓練をした。四年たった今、私はほぼ半年ごとに彼を検査しているが、彼は危険な性的行動に対する衝動をもう感じなくなった。

彼の脳はどのようにして、衝動的な性的行動からでなく釣りから慰めを得られるようになったのだろう。現時点ではまったくわからない。ニューロフィードバックは脳の接続パターンを変える。そして、心はその変化に従って、新しい関心のパターンを生み出すようだ。

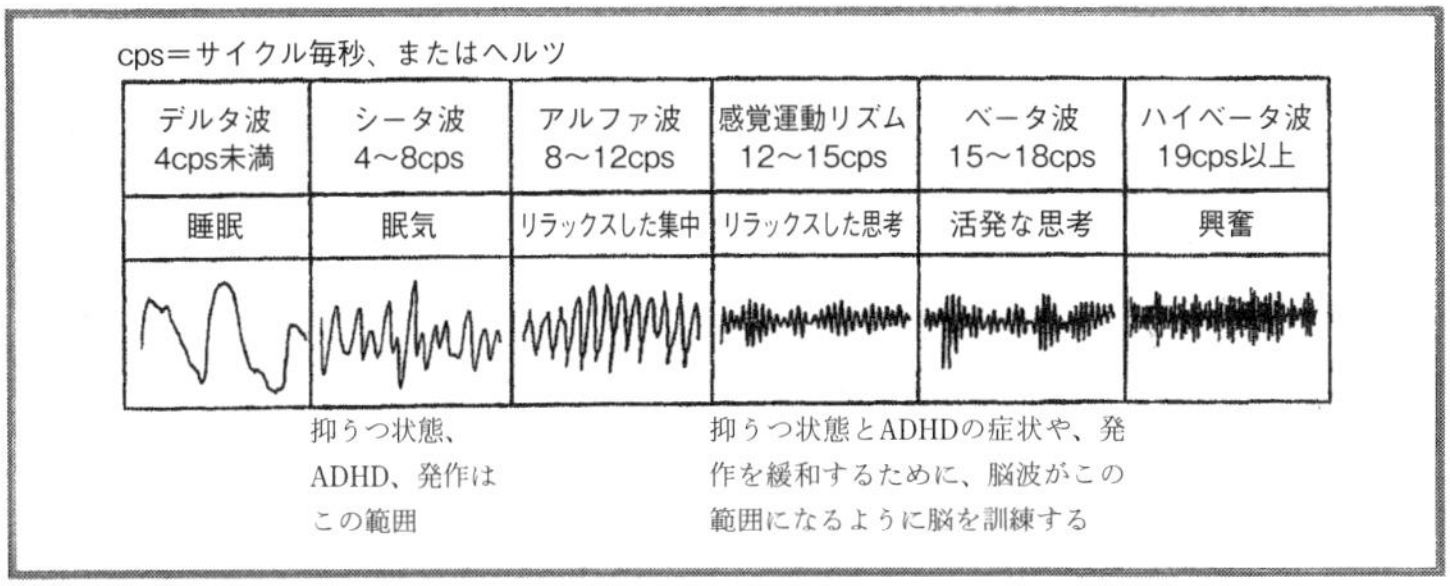

図19-4

脳波の基本――遅い波から速い波まで

脳波図では、それぞれの線は脳の異なる部位の活動を示している。異なるリズムが混在していて、遅いものから速いものへと順番に並んでいる。[12] 脳波図にはさまざまな高さ（振幅）と波長（周波数）の測定値が示されている。周波数は一秒間に波形が上下する回数を表し、一秒当たりの振動数（ヘルツ、Hz）か周期数（cps）で計測される。脳波図に示されている周波数はみな、トラウマの理解と治療に重要で、その基本原理は比較的理解しやすい。

デルタ波は最も周波数が低く、最も遅い脳波で（二～四ヘルツ）、睡眠中にいちばん多く見られる。脳はアイドリング状態にあり、心は内向きになる。人が目覚めているときに、徐波（遅い脳波）の活動があまりに多いと、思考が混乱し、判断力が低下し、衝動の制御が不十分になる。ADHDの子供の八割と、PTSDと診断された人の多くの前頭葉で徐波が過剰に見られる。

脳波の周波数は、私たちの覚醒状態に関係する

夢を見ると脳波が速まる。睡眠に入るときにはおもにシータ波（四〜八ヘルツ）が見られる。EMDR（眼球運動による脱感作と再処理法）についての第15章で説明した、ふわふわ漂っているような「半醒半睡の」状態がそうだ。また、シータ波は催眠によるトランス状態の特徴でもある。シータ波によって、論理の制約や、生活のためのありきたりな要求の制約を受けない物の見方が生まれ、新しいつながりや連想が作られる可能性が開ける。非常に有望な、PTSDのための脳波ニューロフィードバック治療の一つ、アルファ・シータ・トレーニングはその性質を利用し、凝り固まった連想を解きほぐして新たな学習を容易にする。その一方で、シータ波は私たちが人や物事に関与していないときや抑うつ状態にあるときにも生じるという欠点がある。

アルファ波（八〜一二ヘルツ）には平静や落着きという感覚が伴う。[13] アルファ波は、マインドフルネス瞑想を学んだ人ならば誰でもおなじみだろう（かつてある患者に、ニューロフィードバックは「ステロイドを使った瞑想のように」効いたと言われたことがある）。あまりにも感覚が麻痺したり、動揺したりしていて、リラックスした集中の状態に到達することができない人を助ける治療で、私はアルファ波トレーニングを最も頻繁に使う。最近、ウォルター・リード・ナショナル・ミリタリー・メディカルセンターが、PTSDの兵士の治療をするためにアルファ波トレーニング装置を導入したが、本書を執筆している現在、まだその結果は公表されていない。

ベータ波は最も周波数が高い（一三〜一八ヘルツ）。ベータ波が優勢なときは、脳は外界を向いて

いる。ベータ波のおかげで、私たちは課題に取り組んでいるときに注意を集中することができる。だが、ハイベータ波（一九ヘルツ以上）は動揺、不安、体の緊張と結びついている。事実上、私たちは危険がないかどうか常に周囲を入念に調べている状態にあるわけだ。

脳が的を絞るのを助ける

ニューロフィードバックのトレーニングによって創造性や運動制御能力、内面の自覚が高まる。すでに何かに秀でている人でもそうだ。[14] ニューロフィードバックの研究を始めたとき、ボストン大学では、このテーマに少しでもなじみがあるのはスポーツ医療の部門だけであることがわかった。私が脳生理学の勉強を始めたときに教えを受けた人の一人が、スポーツ心理学者レン・ザイコフスキーだった。彼はその後まもなく、カナダのプロアイスホッケーチーム、ヴァンクーヴァー・カナックスにニューロフィードバックの訓練を行なうためにボストンを離れた。[15]ニューロフィードバックはおそらく、精神医学的な問題を解決するためよりも能力を向上させるために熱心に研究されてきた。イタリアでは、サッカークラブのACミランのトレーナーがニューロフィードバックを使った。その結果、選手は自分がミスしたときのビデオをリラックスしながらも集中して見られるようになった。精神的にも生理的にも自分をうまく制御できるようになったおかげで、彼らのうちの何人かがイタリア選抜チームに入り、そのチームが二〇〇六年のワールドカップで優勝した。そして翌年、ACミランはUEFAチャンピオンズリーグで優勝した。[16] また、ニューロフィードバックは「表彰台を勝ち取れ《オウン・ザ・ポディウム》」という戦略の、科学的・技術的な面に採り入れられた。「オウン・ザ・ポディウム」はカナダが二〇一〇年のヴァンクーバー冬季オリンピックで上位を独占するために企画された、総額一億一七〇〇万ドルの五年がかりのプログラムだ。これが図に当たり、カナダは最も多くの金メダルを獲得し、総メダル獲得数でも三位につけた。

音楽の演奏にも効果があることがわかっている。イギリスの王立音楽大学の審査員団による審査では、ロンドン大学のジョン・グルゼリアによってニューロフィードバックの訓練を一〇回受けた学生が、受けていない学生と比べて、曲の演奏で一〇パーセントの向上が見られた。これはそのような競争が激しい分野では重大な差だ[17]。

ニューロフィードバックは、的を絞る能力や注意力、集中力を向上させることを考えると、ＡＤＨＤの専門家の注意を惹くのも意外ではない。少なくとも三六の研究で立証されているように、ニューロフィードバックはＡＤＨＤに対して限られた期間で効果が出る治療となりうるし、その効果は従来の薬物にほぼ匹敵する[18]。しかも、いったん訓練を受けて、脳がさまざまな電気的コミュニケーションのパターンを生み出せるようになると、それ以上の治療は必要ない。基本的な脳の活動を変化させず、服薬している間しか効果がない薬物療法とは対照的だ。

私の脳のどこが問題なのか？

コンピューターによる高度な脳波解析はｑＥＥＧ（定量的脳波図）解析と呼ばれ、脳波の活動をミリ秒単位で追い、ソフトウェアによって色分けした地図に転換し、脳の主要な領域のそれぞれでどの周波数が最も優勢か、あるいは劣勢かを示すことができる。[19] qEEGは、脳内の各部位間のコミュニケーションや協働がどれだけうまくいっているかも示してくれる。qEEGの正常なパターンと異常なパターンを集めた複数の大規模なデータベースが利用できるおかげで、患者のqEEGを、同様の問題を抱える何千人ものqEEGと比べることが可能だ。それに、fMRIや同種のスキャンに比べて、qEEGは相対的に安価であるとともに、機器の持ち運びができるという重要な利点もある。

qEEGは、現行の『精神疾患の診断・統計マニュアル』（DSM）による診断分類の境界がいかに恣意的かを示す有力な証拠を提供してくれる。DSMによる精神疾患診断は、脳の活性化のそれぞれに特有のパターンと呼応していない。精神錯乱や興奮や体外離脱の感覚といった、多くの診断に共通する精神状態は、qEEGに現れる特有のパターンと結びつく。一般に、患者が抱える問題が多いほど、qEEGに多くの異常が現れる。[20]

私たちの患者にとって、脳内の局部的電気活動パターンを見ることができるというのは、とても好都合だ。意識を集中できなかったり情動を制御できなかったりする原因と考えられるパターンを、私たちは患者に見せることができる。すると患者は、異なる周波数と伝達パターンを生じさせるためには異なる脳領域を鍛えなければいけない理由が理解できる。そうした説明は、患者が自己非難をして行動を抑制しようとするのをやめて別の情報処理法を覚えるのに役立つ。

私たちにqEEGの読み解き方を指導してくれたエド・ハムリンが最近私に書いてきたとおり、

「トレーニングの効果は多くの人に表れるが、最も大きく迅速な成果を挙げるのは、フィードバックと自分の行動のつながりを理解できる人だ。たとえば、ある人の『現在に生きる力』を増す手助けをしたければ、進捗状況をqEEGで見ることができる。すると、効果が本当に積み重なり始める。意識の働きで自分の脳の活動を変える経験には、とても大きな力を与えてくれる面がある」。

トラウマは脳波をどう変えるか

ニューロフィードバック研究所にやって来るのは、トラウマ性ストレスを長年抱え、既存の治療法の効果が部分的にしか表れない人々だ。彼らのqEEGが示すパターンはさまざまだ。脳の恐怖中枢である右側頭葉の活動が過剰で、同時に、前頭の徐波の活動が多過ぎる場合がよくある。これは情動脳が過覚醒となり、精神生活を支配していることを意味する。私たちの研究から明らかになったように、恐怖中枢を沈静化させれば、トラウマに由来する問題が減り、実行機能が改善される。患者のPTSD評価の得点が有意に下がるだけでなく、精神が明瞭さを増し、比較的些細な刺激にも反応して起こる動揺の抑制がうまくなることにも、それが表れる。(21)

トラウマを負った患者のなかには、目を閉じた途端に過剰な活動のパターンを呈する人もいる。周囲の出来事が見えないことでパニックを起こし、脳波がひどく乱れるのだ。そうした患者には、もっとリラックスした脳波パターンを生み出す訓練を行なう。また、音と光に過剰反応する人もいる。これは無関係な情報を視床がうまく除外できていないしるしだ。そうした患者では、脳の後部の伝達パターンを変えることに的を絞る。

私たちのセンターが長期にわたるトラウマ性ストレスを治療する最善の方法の発見を目指しているのに対して、アレクサンダー・マクファーレンは、以前は正常だった脳を実戦体験がどう変えるかを研究している。彼の研究グループはオーストラリア国防省から依頼されて、イラクとアフガニスタンでの戦闘任務への配備が精神機能と生理機能に与える影響を、脳波パターンも含めて調べている。マクファーレンらは第一段階として、実戦に参加する兵士一七九人が中東へ継続的に配備されるたびに、その前後四か月の時点でqEEGをとった。

その結果、三年間で戦闘に従事した月の合計数と、脳の後部におけるアルファ波の力の漸進的減少の間には相関関係があることがわかった。脳の後部は体の状態を監視し、睡眠や空腹といった基本的生理現象を調節する領域で、通常、アルファ波が脳の他のどの部分よりも多く出る。目を閉じているときには、なおさらだ。すでに見たように、アルファ波はリラクセーションと関係が深い。これらの兵士たちに見られるアルファ波の力の減少は、恒常的な興奮状態を反映している。同時に、普通ならベータ波が多く出る脳の前部の脳波は、配備のたびに遅くなっていった。兵士たちの前頭葉はしだいにADHDの子供の脳に似た活動をし始め、実行機能と注意の集中に支障を来すようになる。

ようするに、私たちが日常的な課題をこなすのに必要なエネルギーを与えてくれるはずの覚醒が、この兵士たちにとっては通常の課題に集中するのにもはや役立たないのだ。覚醒は単に彼らを興奮させ、落ち着かなくさせるだけだ。マクファーレンの研究の現段階では、PTSDを発症する兵士が出るかどうかは予断を許さない。彼らの脳が市民生活のリズムにどの程度まで再適応できるかがわかるのは、まだ先のことになるだろう。

ニューロフィードバックと学習障害

子供時代に慢性的な虐待とネグレクトを受けると、感覚統合系の正常な配線が妨げられる。その結果、聴覚系と言語処理系の連結や手と目の協調運動がうまくいかないといった症状を含む学習障害が生じる場合がある。私たちの入所型治療プログラムに参加する少年少女は、凍りついたり暴れたりしているうちは、日々の情報処理にどれほど問題を抱えているかわかりにくいが、行動の問題がうまく治療できると、学習障害があらわになることが多い。トラウマを負ったそうした子供は、たとえ静かに座って注意を払うことができたにしても、その多くが依然として学習技能の乏しさという障害につきまとわれる。[22]

リサは、基本的な情報処理機能の正しい配線をトラウマに妨げられた結果を、私に語ってくれた。どこかへ行こうとすると「いつも迷子になった」し、聴覚に明らかな遅れが生じて教師の指示に従えないのが常だったという。「想像してみてください。教室に先生が入ってきて『おはよう。二七二ページを開いて。第一問から第五問までを解きなさい』と言ったとします。何分の一秒かでも対応が遅れると、もうめちゃくちゃで。てんで集中できませんでした」

リサがそうした学習障害を克服するのに、ニューロフィードバックが役立った。「物事を整理して把握できるようになり、たとえば地図が読めるようになりました。セラピーを始めたばかりのころ、忘れられない出来事がありました。私はフィッシャー先生に会うために、アマーストからノーサンプトンまで［一六キロメートル弱の道のりを］行こうとしていました。バスを二本乗り継ぐはずでしたが、けっきょく、幹線道路を三キロメートル余り歩く羽目になりました。それぐらい頭の中が整理できていなかったのです。時刻表を読むことも、時間の経過を把握することもできませんでした。あまりにも気が動転して、そわそわしていて、そのせいでいつも疲れていました。注意を払ったり、落ち着きを保ったりすることができないのです。頭を整理して考えをまとめることがどうしてもできませんでした」

彼女の言葉は、脳と心の科学が取り組むべき問題を浮き彫りにする。時間と空間、距離と関係をきちんと整理して把握する能力は、生後数年間で脳内に整備される。そうした発達を幼少期のトラウマによって妨げられた人がその能力を身につけるのを、どうすれば助けられるだろう。薬にも従来のセラピーにも、発達にとって決定的な時期が過ぎたあとで、そうした能力の獲得に必要な神経可塑性を発揮させる効果は認められていない。他の治療法が奏効しなかった症例でニューロフィードバックが効果を挙げるか、今こそ調べてみるべきだ。

アルファ・シータ・トレーニング

アルファ・シータ・トレーニングはきわめて魅力に富むニューロフィードバック療法だ。なぜなら、第15章で論じたような種類の入眠状態（催眠によるトランスの本質）に導くことができるからだ。(23)シータ波が脳内で優勢になると、内的世界、つまりイメージが自由自在に浮遊する世界に精神が集中する。アルファ波が、外的世界から内的世界へ、またその逆へという架け橋の役割を果たすのかもしれない。アルファ・シータ・トレーニングでは、これらの周波数が交互に報酬を与えられる。

ＰＴＳＤの課題は、新たな可能性に向けて心を開くことで、そうすれば、現在は過去の追体験の繰り返しであるという解釈を断ち切ることができる。シータ波の活動が優勢となるトランス状態は、たとえば大きな爆発音を死の先触れである発砲だと思うような、特定の刺激と反応の条件付けされたつながりを緩めるのに役立ちうる。同じ爆発音が、家族と浜辺で過ごした独立記念日の終わりに上がる花火と結びつくようになれば、新たな連想が創り出される。

アルファ・シータ・トレーニングが生み出す朦朧《もうろう》状態では、トラウマを引き起こした出来事が安全に再体験され、新たな連想が育まれる可能性がある。患者によっては、奇異な空想、人生への深い洞察のいずれか、あるいは両方を報告したり、単に以前よりリラックスして緊張感が薄れたりする。どんな状態であれ、恐ろしさや無力感と結びついたイメージや感覚や情動がそこで安全に体験できれば、新たな可能性が生まれ、視野が拡がりやすい。

アルファ・シータ・トレーニングで過覚醒のパターンを正常化できるだろうか。これまでに積み重ねられた証拠を踏まえると、見通しは明るい。コロラド州フォート・ライアンの退役軍人メディカルセンターの研究者ユージーン・ペニストンとポール・クルコスキーは、ニューロフィードバックを利用してヴェトナム帰還兵二九人を治療した。彼らには戦闘に関連する慢性的ＰＴＳＤの一二年から一五年に及ぶ病歴があった。そのなかから無作為に選ばれた一五人がEEGアルファ・シータ・トレーニングを受け、一四人が対照群として、向精神薬や、個人セラピーとグループセラピーを含む標準的な治療を受けた。どちらのグループも、参加者のPTSDによる平均入院回数は五回を超えていた。ニューロフィードバックではアルファ波とシータ波の両方に報酬を与えることによって、朦朧状態での学習が容易になった。帰還兵たちはリクライニングチェアに横たわって目を閉じ、ニューロフィードバックの音に身を任せ、深いリラクセーションに導かれるように指導された。また、トランスに似たアルファ・シータ状態に向かう際、心の中の明るいイメージ（たとえば、酒を断ち、自信に満ちて幸せに生きているイメージ）を活用するように言われた。

一九九一年に発表されたこの研究は、PTSDに関するそれまでの報告の中でも指折りの高い成果を挙げた。ニューロフィードバックを受けたグループではPTSDの症状のみならず、肉体的な不調、抑うつ状態、不安、偏執症も有意に軽減した。この治療段階のあと、帰還兵とその家族には二年半にわたって毎月連絡をとった。ニューロフィードバック治療を受けた帰還兵では、不穏なフラッシュバックと悪夢に悩まされると報告したのは一五人のうち三人だけだった。三人とも一〇回の追加セッションを受けることを選び、さらなる治療のための再入院を必要としたのは一人にとどまった。一五人中、一四人の薬の使用量が有意に減っていた。

一方、対照群の帰還兵は一人残らず追跡調査期間中にPTSDの症状が悪化し、全員が少なくともさらに二度の入院を余儀なくされた。対照群のうち一〇人は、薬の使用量も増えていた。[24] この研究はその後他の研究者たちによって再現されてきたにもかかわらず、これまでのところ、ニューロ

フィードバック関係者の間以外では驚くほど関心が低い。(25)

ニューロフィードバック、PTSD、依存症

深刻なトラウマを負った人のおよそ三分の一から半数に薬物やアルコールの濫用の問題が起こる。(26)ホメロスの時代以来、兵士は苦痛や癇癪、抑うつ状態を鈍らせるためにアルコールを利用してきた。最近のある研究によれば、自動車事故に遭った人の半数が薬物かアルコールの問題を抱えるに至ったという。人はアルコールを濫用すると注意散漫になるため、再びトラウマを受ける恐れが高まる（ただし、暴行を受けている際に酔っていると、じつはPTSDを発症する可能性が低下する）。

PTSDと薬物やアルコールの濫用との間には循環的関係がある。薬物とアルコールはトラウマの症状を一時的に和らげてくれるかもしれないが、使用をやめると過覚醒が進み、その結果、悪夢やフラッシュバック、癇癪がひどくなる。この悪循環を断つ方法は二つしかない。EMDR（眼球運動による脱感作と再処理法）のような手法によるPTSD症状の解消か、PTSDと薬物・アルコール離脱症状の両方に含まれる過覚醒の治療だ。ナルトレキソン（レヴィア）（麻薬拮抗薬）などの薬が過覚醒の軽減のために処方されることがあるが、この薬物療法が有効な患者はごく一部にすぎない。

私がニューロフィードバックトレーニングを始めたころに治療した女性の一人は、長年のコカイン依存症患者だったうえに、児童期には身の毛もよだつような性的虐待とネグレクトを受けていた。ところがなんと、最初の二回のセッションでコカイン使用の習慣がやみ、五年後に再検査したとき

にも逆戻りしていなかった。深刻な薬物濫用からこれほど迅速に回復する人は見たことがなかったため、私は既存の科学文献を参照してみた。[27] この問題に関する研究の大半は二〇年以上前のものだった。近年、依存症のニューロフィードバック治療の研究は少なくともアメリカではほとんど発表されていない。

解毒とアルコール・薬物濫用の治療のため入院する患者の七五〜八〇パーセントが再び濫用に陥る。ペニストンとクルコスキーによる別の研究（アルコール依存症とPTSDの両方の診断を受けた帰還兵におけるニューロフィードバックトレーニングの効果に関する研究[28]）では、その問題に的が絞られた。一五人の帰還兵がアルファ・シータ・トレーニングを受け、対照群はニューロフィードバックなしの標準的治療を受けた。研究参加者にはその後三年間、定期的な経過観察が行なわれた。その間にニューロフィードバックグループでは八人がアルコールを完全に断ち、一人は一度酒に酔ったものの気分が悪くなり、その後は飲んでいなかった。参加者の大半で、抑うつ状態が著しく軽減した。ペニストンの表現を借りれば、報告された変化から「温厚さ、知性、情動の安定、社会的積極性、くつろぎ、満足感が増して[29]」いることが窺える。それとは対照的に、標準的治療を受けた参加者全員が一年半以内に再入院していた。[30] それ以来、依存症に対するニューロフィードバック治療についての研究は多数発表されているものの、[31] この重要な療法の可能性と限界を確認するためにはさらに多くの研究が必要だ。

ニューロフィードバックの未来

私が治療でニューロフィードバックを使うのは、おもに発達性トラウマを負った人の過覚醒や精神錯乱、集中力の問題の改善を手助けするためだ。とはいえ、ニューロフィードバックは本書で扱う範囲を超えた多くの問題や症状の改善にも効果を発揮してきた。たとえば、緊張型頭痛の緩和、外傷性脳損傷後の認知機能の改善、不安とパニック発作の軽減、瞑想状態を深める方法の体得、自閉症の治療、発作の制御力の向上、気分障害における自己調節などでも成果が出ている。二〇一三年現在、ニューロフィードバックは計一七か所の軍の施設と退役軍人施設でPTSDの治療に使われており(32)、最近の戦闘帰還兵に対する有効性について科学的記録が評価され始めたばかりだ。ボストン小児病院の臨床神経生理学・発達神経生理学研究所所長フランク・ダフィーは、こう述べている。「否定的な結果の出た研究の文献がまったくないことから、ニューロフィードバックが多種多様な分野で有力な治療法として役立つことが窺える。私見では、仮にこれほど広範囲にわたって有効性が示されている薬があれば、世界中で承認され、広く用いられるはずだ(33)」

ニューロフィードバックの治療プロトコルに関する疑問は多く残っているものの、科学界のパラダイムは、そうした疑問のより深い探究を促す方向へ徐々に向かっている。二〇一〇年にアメリカの国立精神保健研究所のトーマス・インセル所長は「サイエンティフィック・アメリカン」誌に発表した「故障回路（Faulty Circuit）」と題する論文で、電気信号伝達のリズムとパターンから心と脳を理解する取り組みを再開するよう呼びかけた。「正常（および異常）な精神の営みのために協調して機能する複数の脳領域は、電気回路に類似したものと考えられる。最新の研究によって、多くの精神障害の陰に回路全体の不調が潜んでいるかもしれないことがわかっている」[34]。三年後、インセルは国立精神保健研究所が「研究をＤＳＭ分類から切り離す方向へ転換し」[35]、代わりに「人間のコネクトームの障害」[36]に的を絞ると宣言した。

国立保健研究所（国立精神保健研究所はその一部門）のフランシス・コリンズ所長が説明するとおり、「コネクトームとは人間の脳内にあるきわめて精巧に相互接続されたニューロン（神経細胞）のネットワークのことだ。ゲノム（genome）や微生物叢《そう》（microbiome）といった、語尾に「ome」（「集団」「全体」の意）がつく活気ある分野と同様に、コネクトーム（connectome）の地図を作成し、コネクトームを瞬時に通過して思考や感情や行動を生じさせる電気信号を解読する取り組みは、強力な新しい手段や技術の開発によって可能になった」[37]。現在、コネクトームの詳細な地図の作成が国立精神保健研究所の主導で進められている。

この研究の結果が出るのを待ちながら、ニューロフィードバックの壮大な可能性を私に教えてくれたサバイバー、リサにこの章を締めくくってもらおう。この治療の恩恵を要約するように私が頼むと、彼女は次のように語った。「ニューロフィードバックのおかげで、落ち着きました。解離の症状が治まりました。自分の感情を利用できるようになり、感情から逃げなくなりました。感情の虜になることがなくなったのです。感情をオンにしたりオフにしたりはできませんが、遠ざけることはできます。自分が受けた虐待を悲しいと感じているかもしれませんが、その気持ちを遠ざけることができるようになりました。友達に電話しているときも、そのことについて話したくなければ話さないでいられるし、宿題やアパートの掃除もできます。情動が意味を持つようになりました。常に不安なわけではなくなったし、不安なときは、それについてじっくり考えることができます。不安が過去から来ているのであれば、それを過去の中に見つけたり、今の生活とどう関係するかを眺めてみたりできます。それに、怒りや不安といったネガティブな感情だけではなく、愛や親しみや性的魅力について思いを巡らすこともできます。今では絶えず闘争／逃走状態にあるわけではありません。血圧が下がりました。いつでも逃げ出したり攻撃から身を守ったりできるように身構えてはいません。ニューロフィードバックのおかげで、人と関係を結ぶことができるようになりました。ニューロフィードバックのおかげで解放され、自分の思うとおり生きられるようになりました。どう傷つけられ、そのせいでどんな目に遭ったかに、もう、いつも囚われているわけではないからです」

私と会ってこの会話を録音してから四年後にリサは大学の看護コースを首席に近い成績で卒業し、今は地元の病院の看護師として常勤で働いている。

第20章　自分の声を見つける——リズムの共有と演劇

演技とは、ある人物を装うことではなく、自分の中にその人物を見出すことだ。つまりあなた自身がその人物なのであって、あなたはただ、自分の中にいるその人物を見つけさえすればいい。たとえそれが、自分をかなり膨らませた人物であったとしても。

——ティナ・パッカー

私の知る科学者には、自分の子供の健康問題がきっかけで、心や脳やセラピーの捉え方を改めるようになった人が多くいる。私自身も、息子が原因不明の病気（他にふさわしい名前がないので、「慢性疲労症候群」と呼ばれている）から回復したことで、演劇による治療の可能性を確信した。

息子のニックは第七学年と第八学年のほとんどをベッドの中で過ごした。アレルギー反応と薬物療法のせいで体はむくみ、疲れ果てた彼は学校に行くこともできなかった。妻と私の目に映る息子は自己嫌悪と孤立から抜け出せなくなりつつあり、私たちはなんとか彼を救い出そうと必死だった。息子が午後五時前後に少し元気を回復することに妻が気づいたので、彼を即興劇の夜間教室に参加させることにした。そうすれば、少なくとも同年代の少年少女と交流する機会が持てるだろうと考えたのだ。彼はその教室が気に入って演技の稽古に打ち込むようになり、まもなく初めての役を手に入れた。『ウエストサイド物語』のアクションの役だ。アクションは喧嘩早い乱暴な少年で、「クラプキ巡査どの」の場面では中心となって歌う。ある日私は家で、息子が肩で風を切って歩いているのを見かけた。羽振りが良い人間がどんなものなのかを実践してみていたのだ。自分が尊敬を集めるような強い少年だと想像しながら、彼は体で喜びを感じていたのだろうか。

アクションの次には、青春コメディドラマ「ハッピーデイズ」のフォンジー役をあてがわれた。女の子たちの憧れの的となり、聴衆の心を虜にしたことが、彼が回復するうえで真の転機となった。自分の具合の悪さについて何人ものセラピストとさんざん話をしてきたそれまでの経験とは異なり、演劇は彼に、自分とは違う人間（彼は少しずつ学習障害のある神経過敏な少年になってしまっていた）になるのがどんなものなのかを、全身でたっぷり経験する機会を与えてくれた。グループに貴重な貢献ができたことで、力と能力を持つ感覚を体の芯から経験できたのだ。それまでとは違う自分を身体的に経験したからこそ、ニックは今日の彼のような創造的で愛情に満ちた大人になる道に踏み出せたのだと私は信じている。

主体感覚、つまり自分がどのぐらい主導権を握っているのかという感覚は、自分と体やそのリズムとの関係で決まる。覚醒や睡眠、あるいは食べ方、座り方、歩き方といったことが日々の輪郭を定める。自分自身の声を見つけるためには、体の中にいる必要がある。深呼吸ができて、内部感覚がつかめる状態だ。これは解離、つまり「体の外」に出て自分自身を消し去るのとは逆の状態だ。受動的な娯楽を提供するテレビの前に横たわってソファに沈み込んでいる、抑うつ状態の逆でもある。演技とは、自分の体を使い、人生において自分の場所を確保する経験なのだ。

戦争劇場

私が演劇の効用を目の当たりにしたのは、ニックの変化を経験したときが初めてではない。一九八八年、私がまだボストン退役軍人クリニックで出会ったＰＴＳＤを抱える三人の帰還兵の治療にあたっていたときのことだ。あるときその三人は、突如として活力が増し、家族との関係が改善し、楽観的に物が見られるようになったので、私はそれを自分の治療技術の向上によるものと考えていた。だがその後、三人とも舞台作品にかかわっていたことを知ったのだ。

ホームレスの帰還兵の窮状を劇にしたいと考えた彼らは、近くに住んでいた脚本家のデイヴィッド・マメットに頼み込み、毎週自分たちのグループと会って、そこで語られる経験を基に脚本を書いてもらうことにした。その後マメットはアル・パチーノとドナルド・サザーランドとマイケル・Ｊ・フォックスに声をかけ、ボストンに来て『戦争のスケッチ（*Sketches of War*）』という舞台を上演する夕べに参加するよう誘った。この催しの目的は、私が三人の患者と出会った退役軍人クリニックを、ホームレスの帰還兵のための緊急一時宿泊施設に転用する資金を集めることだった。[1]プロの俳優とともに舞台に立ち、戦争の記憶を語り、自作の詩を朗読するというのは、どのようなセラピーにもなしえなかったほど人生を変える体験だったに違いない。

太古の昔から、人間は自分の中の非常に強く恐ろしい感情に対処するのに、集団で行なう儀式を用いてきた。古代ギリシアの演劇のうち、文字による記録が残っている最古のものは、踊り、歌、神話の再現を含む宗教的儀式から発達したと思われる。紀元前五世紀までには、演劇は市民生活で重要な役割を果たすようになっていた。観客は舞台の周りに馬蹄形に座ったので、互いの情動や反応を目にすることができた。

ギリシア演劇は、戦闘帰還兵にとっては再統合の儀式だったのかもしれない。アイスキュロスが『オレステイア』三部作を書いた当時、アテネは六つの方面で戦闘を繰り広げていた。悲劇の連鎖は、凱旋したアガメムノン王が妻であるクリュタイムネストラに殺されるところから始まる。トロイア戦争へ向けて出帆する前に、アガメムノンが娘を生贄《いけにえ》として捧げたのが原因だった。アテネでは成人市民全員に兵役が課されていたので、観客のなかには帰還兵や休暇中の現役兵士が間違いなくいたはずだ。役者たち自身も市民兵だったに違いない。

ソフォクレスはアテネ軍の将軍としてペルシアと戦った。彼が書いた悲劇『アイアース』はトロイア戦争の偉大な英雄の一人が自殺するところで幕を閉じるのだが、内容はまさにトラウマ性ストレスの典型的な記述だ。作家で演出家のブライアン・ドーリーズは、二〇〇八年にサン・ディエゴで五〇〇人の海兵隊員に向けて『アイアース』を朗読する会を催したが、寄せられた反響の大きさに衝撃を受けた（トラウマと取り組む私たちの多くがそうであるように、ドーリーズがこの催しを思いついたのは個人的な理由からだった。彼は大学で古典を学び、恋人を嚢胞《のうほう》性線維症で亡くしたあと、古代ギリシアの作品に慰めを求めるようになったのだ)。彼の企画「戦争劇場(The Theater of War)」はこの最初の朗読の催しが発展したものだ。国防総省から資金援助を受けたこの二五〇〇年前の劇は、その後国内外で二〇〇回以上も上演され、戦闘帰還兵たちの窮状を世に伝え、彼らの家族や友人たちに対話と理解を促した。[2]

「戦争劇場」の公演のあとには、公会堂での対話の催しのような話し合いが行なわれる。過去三年間で帰還兵の自殺が二七パーセント増加したとニュースメディアが伝えてからまもないころ、私はマサチューセッツ州ケンブリッジでの『アイアース』の朗読会に参加した。ヴェトナム帰還兵、兵士の妻、イラクやアフガニスタンで軍務に就き、最近除隊になった男女などおよそ四〇人がマイクを前にして並んだ。彼らの多くが、劇中の台詞を引用しながら、眠れない夜や薬物依存症、家族からの疎外について語った。会場は緊迫した雰囲気に包まれ、終了後に観客はロビーに群れ集まり、抱き合って泣く人もいれば、熱心に話し込む人もいた。

のちにドーリーズが言っているように、「極度の痛みや苦しみ、死に直面した人なら、誰もがギリシア劇を難なく理解できる。ギリシア劇は、戦闘帰還兵たちの物語を伝え語るものにほかならない[3]」のだ。

歩調を合わせてともに歩む

集団でいっしょに動いたり歌ったりすることで、日々の生活に、より大きな背景ができ上がり、個々の人間の運命を超えた意義が生まれる。宗教的な儀式には例外なくリズミカルな動きが伴う。エルサレムの嘆きの壁での祈りから、カトリックのミサ中の歌による典礼と仕草、仏教の儀式における動きながらの瞑想、敬虔なイスラム教徒が日に五回行なうリズミカルな祈りの儀式に至るまで、みなそうだ。

アメリカでは、歌は公民権運動の精神的な支えだった。当時生きていた人なら誰でも、デモ参加者たちが行列を作って互いに腕を組み、それを制止しようと集結している警官隊に向かって「勝利を我らに(We Shall Overcome)」を歌いながら、一歩また一歩と進み続けた光景をけっして忘れないだろう。人はそれぞれ恐れおののいていても、みなといっしょなら自分や他者を強力に擁護できるもので、音楽はそんな人々を一つに結びつける。希望と勇気を抱くために、言語を頼るばかりでなく、踊ったり行進したり歌ったりといった方法をとるのは人間ならではだ。

リズムが共有されたときの効果を私が認識したのは、一九九六年に、南アフリカ共和国で大主教デズモンド・ツツが真実和解委員会のために開催した公聴会の様子を目にしたときだ。こうした公聴会は集団による歌と踊りで進められていた。証言者たちは、自分や家族が受けた筆舌に尽くし難いほどの残虐行為について語った。彼らが感情に圧倒されて言葉を失うと、ツツは証言を中断し、聴衆全体を祈りと歌と踊りに導いていく。やがて証言者たちはすすり泣くのをやめ、身体的な虚脱状態から立ち直る。証言者として参加した人々はこうして、恐ろしい自分の過去の追体験に入ったりそこから抜け出たりを繰り返しながら、最後には何が自分に起こったのかを語る言葉を見つけることができた。虐げられてきた人々がついに解放されたときによく起こるようなすさまじい報復が避けられたのは、ツッと委員会の他のメンバーのおかげにほかならない。

私は、偉大な歴史家ウィリアム・H・マクニールが引退する一〇年ほど前に書いた『歩調を合わせてともに歩む』[4]という本を数年前に知った。この短い本は、マクニールが言う「筋肉の絆」を生み出すにあたって、踊りと軍事訓練が歴史の中で果たしてきた役割を検証しており、演劇や、集団での踊りや、動きの持つ重要性を新たな観点から解明している。同書はまた、私自身が長年抱えていた難題も解決してくれた。オランダで育った私は、素朴なオランダの農夫や漁師の集団が、強大なスペイン帝国からどうやって独立を勝ち取ったのか、ずっと疑問に思っていた。一六世紀後半から一七世紀なかばまで続いた八〇年戦争は一連のゲリラ攻撃から始まり、そのままゲリラ戦として続く運命にあるかに思われた。なぜなら、規律もなく報酬も安い兵士たちは、銃弾の雨を浴びせられれば逃げ出すのが常だったからだ。

だが、オラニエ公マウリッツがオランダ反乱軍を率いるようになると、状況が変わった。まだ二〇代前半と若く、ラテン語を修めたばかりだった彼は、古代ローマの戦術について書かれた一五〇〇年前の文献を読むことができた。ローマの将軍リュクルゴスが古代ローマ軍に歩調を揃えた行進を取り入れたこと、また歴史家プルタルコスがローマ軍の無敵の強さはこの訓練のおかげだとして次のように記していることを知った。「それは素晴らしいと同時に恐ろしい光景だった。彼らは笛の音に合わせて前進し続ける。隊列の乱れはいっさいなく、兵士たちは心の動揺や表情の変化をまったく見せず、ただ音楽に合わせて落ち着いて、朗らかに、命懸けの戦いに向かって進んでいく」(5)

マウリッツは寄せ集めの軍隊に、太鼓、笛、ラッパによる演奏を伴う密集隊形教練を導入した。こうして集団で行動することによって、兵士たちは目的意識と連帯感を抱いただけでなく、複雑な作戦行動を遂行できるようになった。密集隊形教練はその後ヨーロッパ全体に広まり、今日でもアメリカ軍の主要な部門はマーチングバンドにたっぷり費用をかけている——今では部隊が戦場に向かうときに笛や太鼓は同行しないというのに。

バルト海に臨む小国エストニア生まれの神経科学者ヤーク・パンクセップは、エストニアの「歌う革命」についての感動的な話を私にしてくれた。一九八七年六月のある日、延々と続く亜北極圏の夏の夕べのこと。首都タリンの歌の祭典会場に集まった一万人以上の人々が、手を取り合って愛国心にあふれる歌を次々に歌い始めた。ソヴィエト連邦に占領されてから半世紀この方、こうした歌を歌うことは禁じられていた。同様の歌の集いや抗議行動はその後も続き、一九八八年九月一一日には、エストニアの人口の四分の一にあたる三〇万もの人が集まり、歌に託して独立を公に要求した。一九九一年八月にはエストニアの議会はエストニア国家の復活を宣言し、ソ連軍の戦車が介入しようとした際には、人々が人間の盾となってタリンのラジオ局やテレビ局を守った。「ニューヨークタイムズ」紙のコラムニストが書いているように、「映画『カサブランカ』でフランスを支持する人々がドイツ軍将校たちに逆らって『ラ・マルセイエーズ』を歌う場面を思い浮かべ、それからその歌の力を何千倍にもしてみてほしい。それですら、歌う革命の力がどれほどのものか、想像の端緒がつかめた程度でしかない[6]」

演劇を通してトラウマを治療する

集団で行なう儀式が心と脳にどう作用し、トラウマの防止や緩和にどう役立つのかについての研究は驚くほど少ない。とはいえ私はここ一〇年ほどの間に、演劇を通してトラウマを治療する三つの異なるプログラムを観察し、研究する機会に恵まれた。まず、ボストンのアーバン・インプロヴ[7]が開催するプログラムと、それに触発されて作られ、ボストンの公立学校や私たちの入所型治療施設[8]で開催されているトラウマドラマのプログラム。次に、ニューヨーク市でポール・グリフィンが率いるポシビリティ・プロジェクト[9]。そしてマサチューセッツ州レノックスのシェイクスピア&カンパニーが開催する少年犯罪者向けのシェイクスピア・イン・ザ・コーツ[10]と呼ばれるプログラムだ。本章ではこの三つのプログラムを取り上げるが、アメリカの国内外には多くの素晴らしいセラピー用演劇プログラムがあり、演劇は回復手段として広く活用されている。

これらのプログラムにはそれぞれ違いはあるものの、どれも共通の基盤を持っている。すなわち、集団での行動を通して人生のつらい現実と向き合い、象徴的な変化を遂げるという点だ。愛と憎しみ、攻撃と降伏、忠誠と裏切りは演劇の本質であると同時にトラウマの本質でもある。私たちの文化では、人は本当に自分が感じていることと自分とを切り離して考えるよう教えられている。シェイクスピア&カンパニーのカリスマ的創設者ティナ・パッカーの言葉を借りれば、こうなる。「役者を養成するには、そうした傾向に逆らうような訓練が必要です。つまり心に深く感じるだけでなく、感じたものを絶えず観客に伝えるのです。観客がその感情を遮断せずに、受け止められるように」

トラウマを負った人は深く感じることを心底恐れている。情動を経験するのを怖がっている。情動のせいで自分を制御できなくなるからだ。それとは対照的に、演劇とは情動を身体化し、それに声を与え、リズミカルに場面にかかわり、さまざまな役柄になりきり、それを体現することだ。

すでに見たように、トラウマの根底にあるのは、完全に見捨てられ、人類から切り離されたという感覚だ。演劇は、人間が置かれている現実と集団で向き合う。ポール・グリフィンは里親の下で育つ子供たちのための演劇プログラムを手掛けているが、その説明をしながら私にこう語った。「演劇における悲劇は本質的に、裏切りや暴行や破壊にどう対処するかを中心に展開します。この子たちにとって、リア王やオセロやマクベスやハムレットがどういう人物かを理解するのはたやすいことなのです」。ティナ・パッカーに言わせれば、「全身を使って、他の人の体をあなたの感覚や情動、思考に共鳴させること、それに尽きます」となる。演劇はトラウマサバイバーに、万人に共通の人間性を深く体験させ、それを通して相互に結びつく機会を与えてくれる。

トラウマを負った人は、葛藤を恐れる。自分を制御できなくなり、けっきょく再び敗者の側に立たされるのが怖いのだ。葛藤（心の中の葛藤、対人関係での葛藤、家庭内での葛藤、社会的な葛藤、そして、それらの葛藤の結果）は演劇の核を成している。トラウマを負った人は物事を忘れようとし、自分がどれほどおびえているか、激怒しているか、あるいは、無力なのかを隠そうとする。一方、演劇では人は、観客にありのままを告げ、深遠な真実を伝える方法を見つけようとする。そのためには、自分自身の真実を発見するのに障害となるものを打ち破り、自分の内部経験を探り、吟味して、それを舞台の上で自分の声と体で表現できるようにしなくてはいけない。

安心して取り組めるようにする

これらの演劇プログラムは俳優志望者に向けたものではなく、怒りに燃えたり、恐怖に震えたり、乱暴で手に負えなかったりするティーンエイジャーや、自分の殻に閉じこもり、燃え尽きてアルコール依存症になってしまった帰還兵が対象だ。彼らは、リハーサルに来ると椅子に沈み込み、落伍者であるのをたちまち他人に見透かされるのではないかとびくびくしている。トラウマを負った少年少女は、引っ込み思案で協調性がなく、口下手でぎくしゃくしており、目的がないなど、種々雑多な特徴を兼ね備えている。過覚醒で周囲の状況が見えない。些細なことで逆上し、感情を吐き出すのに言葉ではなく行動に頼る。

いっしょに仕事をした演出家が口を揃えて言うのだが、時間をかけて少しずつ彼らを巻き込むのがコツだ。最初の課題は、部屋にいる参加者にまずは存在感を出してもらうことだ。ここでケヴィン・コールマンに登場してもらおう。シェイクスピア・イン・ザ・コーツのディレクターで、私が会って話を聞くと、ティーンエイジャーとの作業について語ってくれた。「まず、彼らを立たせて部屋の中を歩き回らせます。次に、スペースの中にバランスを生み出そうとしてみます。すると、彼らは目的もなく歩くのではなく、他人の存在を意識するようになります。少しずつ指示を増やして、行動は複雑になっていきます。爪先で歩く、かかとで歩く、後ろ向きに歩く、という具合に。そして、人にぶつかると大声を上げて倒れます。三〇回ぐらい指示を与えたころには、みんな空中で手を振り回しており、全身のウォーミングアップにたどり着くわけですが、あくまでも段階的に進めなければなりません。一足飛びだと彼らは壁にぶち当たりますから。

安心してお互いの存在を認めることのできる環境を作らなければなりません。彼らの体がもう少し自由に動くようになったら、こういう指示を与えるんです。『誰とも目を合わせないで――床だけを見て』。彼らのほとんどは、『上等だ。もうそうしてるよ』と思っています。けれど次に私は、『今度は、誰かのそばを通り過ぎるときに相手に気づくようにして、だけど見ているのを悟られないように』と言います。それから『一瞬アイコンタクトをとって』、次は『今度はアイコンタクトなし……アイコンタクトをとる……アイコンタクトなし。さて、今度はアイコンタクトをとってそのままで……長過ぎだ。長過ぎだとわかるのは、アイコンタクトの相手とデートしたくなるか、それとも相手に喧嘩を吹っかけたくなるか、どちらかの気分になるからだ。そうなったら長過ぎだ』。

普段の暮らしでは、彼らはそんなに長く人と目を合わせません。話している相手とさえも。その相手が安全かどうか判断がつきません。だから、こうやって教えているわけです。人と目を合わせたときや誰かに見つめられたときに、逃げなくても大丈夫だ、と。少しずつ、ゆっくり……」

トラウマを負った少年少女は、周囲と同調していないことが傍目にもわかる。トラウマセンターのトラウマドラマのプログラムでは、相手と同調するために、ミラーリング・エクササイズ（相手の身振り手振りを鏡に映しているかのように正確に真似する訓練）の助けを借りる。一人が右腕を上げれば、相手はそれをそっくりそのまま真似る。体ごとくるりと回れば、相手もそれに応えて体ごとくるりと回る。彼らは、体の動きと顔の表情がどのように変化するか、自分の体の自然な動きが他の人の体の自然な動きとどう違うか、慣れない体の動きや表情をするとどんな感じか、観察するようになる。ミラーリングによって、他人からどう思われているかばかり気になっていた状態から抜け出し、頭ではなく体の芯から他者の経験に同調できるようになる。ミラーリングがくすくす笑いで終われば、まず間違いなく参加者は安心感を覚えている。

　真のパートナーになるには、お互いに信頼することを学ばなければならない。一方が目隠しされた状態で、もう一方がその手を引いて誘導する訓練は、トラウマセンターの子供にとってはとりわけ難しい。彼らにとって、導き手になり、無力な相手から信頼されるというのは、目隠しをされて手を引いてもらうのに劣らず、恐ろしいことが多い。最初は一〇秒から二〇秒ぐらいしかもたないが、訓練を重ねると五分ほど続く。そのあと、しばらく独りきりにならずにはいられない者もいる。そのようなつながりを感じると、情動的に圧倒されてしまうからだ。

　私たちが担当しているトラウマを負った子供と帰還兵は、人に見られるのを恥ずかしがり、自分が感じているものを把握するのを恐れ、互いに距離を置く。すべての演出家の仕事は、すべてのセラピストの仕事と同じく、演者が自分自身や自分の体と関係を築けるよう、物事の進み具合を遅らせることだ。演劇は、多様な情動や身体的感覚を体験できる無類の方法だ。演劇のおかげで演者は、普段の自分の体の「構え」を把握できるだけでなく、従来とは違うかたちで人生に取り組む方法をあれこれ探れる。

アーバン・インプロヴ

私の息子のニックは所属する演劇グループが大好きだった。このグループは、長い歴史を持つボストンの芸術団体アーバン・インプロヴ（UI）によって運営されていた。ニックは高校時代にずっとこのグループに所属していて、大学の一年目が終わったあとの夏にはボランティアで働いた。そのときにUIの暴力抑止プログラムを知った。このプログラムでは、一九九二年から地元の学校で何百回となくワークショップを開催しており、研究助成金をもらってその効果を分析することになっていた。担当者は研究を率いてくれる人を探していた。ニックは演出家のキッピー・デューイとシッサ・キャンピオンに、この仕事には自分の父親がぴったりだと推薦した。私にとって幸いなことに、二人はそれを受け容れてくれた。

私はUIの文化的に多彩なメンバーとともに学校訪問を開始した。演出家一人、プロの俳優兼教育者四人、ミュージシャン一人という構成だった。UIは生徒が日々直面する問題（仲間外れ、やきもち、ライバル意識と怒り、家庭の揉め事など）をテーマにした台本のある寸劇を創作している。高学年の寸劇ではデート、性感染症、同性愛嫌悪、仲間どうしの暴力といったテーマも取り上げる。典型的な上演では、プロの俳優が、たとえば昼食時のカフェテリアで生徒のグループが新入りを仲間外れにするところを演じる。新入りがいじめに応対する場面といった、選択を迫られる場面に近づくと、演出家がいったん演技を止める。そして、クラスから生徒が一人、舞台に呼ばれて俳優の一人と交代し、自分ならその状況でどう感じて、どういう行動に出るかを示す。このようなシナリオで、生徒は日常の問題を、情動的にある程度の距離を置いて観察しながら、解決策をあれこれ試すことができる。いじめっ子たちと対決するのか、友人に相談するのか、担任の先生を呼ぶのか、何があったか親に伝えるのか。

続いて別の志願者を募り、違うやり方を試みてもらう。他の選択肢を選ぶとどのような展開になるのか、生徒たちが確かめられるようにするためだ。小道具と衣装の力を借りると、参加者も役を演じるときに大胆な行動に出やすくなるようだ。遊び心あふれる雰囲気と俳優たちの支援の力も大きい。その後のグループ討論では、「舞台で演じられた光景と、みなさんの学校で起こることとの共通点と相違点は何だろう」「どうすれば自分が必要としている尊敬を得られるだろう」「他の人と意見が合わなかったとき、どうやって折り合いをつければいいのだろう」といった質問に、生徒たちが答える。この討論では、大勢の生徒が自発的に意見や考えを述べるので、活発なやりとりが見られる。

トラウマセンターのチームは、参加校一七校の二つの学年でこのプログラムを評価した。ＵＩプログラムに参加したクラスを、参加していない類似のクラスと比較したのだ。第四学年では、参加したクラスには有意の効果が見られた。攻撃性、協調性、自制心の標準化された評価尺度で測ると、ＵＩに参加した生徒のほうが喧嘩をしたり怒りを爆発させたりすることが格段に少なく、仲間と協力し、仲間に対してしっかり自己主張し、教室でも集中力があり、きちんと取り組んでいた。(11)

じつに意外だったが、第八学年では同じ結果にならなかった。何かプログラムへの反応に影響を与えるようなことが、第四学年と第八学年の間であったのだろうか。当初、手掛かりは自分たちの個人的な印象だけしかなかった。第四学年の教室を訪れたときには、子供たちは純真無垢で、UIのプログラムに熱心に参加する様子に私は心打たれた。ところが、第八学年になると、生徒はたいてい仏頂面で身構えており、全体に自発性と熱意を失ったように見えた。思春期の始まりがこの変化の一因なのは明らかだが、他にも理由があるのだろうか。

さらに探ると、高学年の生徒のほうが低学年の生徒よりも倍以上のトラウマを体験していることがわかった。このようなアメリカの典型的なスラム街の学校に在籍する第八学年の生徒は、一人残らず深刻な暴力事件を目撃していた。三分の二はそのような事件を五度以上目にしていた。刺傷事件、銃撃戦、殺人、家庭内暴力などだ。私たちのデータでは、こういった暴力にさらされることがこれほど多い第八学年の生徒は、そうした経験のない生徒と比べると攻撃性が有意に高く、UIのプログラムによって彼らの振る舞いに有意の変化が生じることはなかった。

トラウマセンターでは、この状況を変えるために、これらの子供たちが経験する暴力事件を直接取り上げた台本を使い、チーム作りと情動調節の訓練に焦点を当てた、密度の濃い長期間のプログラムを実施することにした。数か月にわたって、ジョゼフ・スピナッツォーラ率いるセンターの職員が、UIの俳優と毎週会って台本作成に励んだ。俳優はセンターの精神療法家たちに、即興、ミラーリング、正確な身体的同調を教えた。精神療法家が、逆上、対立、萎縮、虚脱を真に迫ったかたちで描けるようにするためだ。私たち精神療法家は俳優たちに、トラウマのトリガーとはどういうものかや、どのようにしてトラウマの再演に気づき、対処するかを教えた[12]。

私たちは二〇〇五年の冬から春にかけて、こうして生まれたプログラムを、ボストン公立学校区とマサチューセッツ州矯正局が共同で運営している特別支援学校で試した。そこは混沌とした環境だった。生徒は頻繁に学校と刑務所を往復していた。生徒はみな犯罪発生率が高い地区出身で、身の毛もよだつような暴力事件を経験していた。私は、これほど攻撃的で不機嫌な子供たちを見たことがなかった。新たな課題に直面すると、まず暴力を振るったり悪態をついたりするか反抗して殻に閉じこもるかする生徒と接している数多くの中学校や高校の先生の日々を、私たちは垣間見た気がした。

私たちにとって衝撃的だったのは、誰かが身の危険にさらされている場面で、生徒がきまって攻撃者側の肩を持った点だ。自分がわずかでも弱さを見せるのが許せないので、他人が弱さを見せるのも許せない。被害に遭いそうな者には軽蔑しか示さず、デートDVについての寸劇では「殺しちまえ。あの女は殺されて当然だ」と大声を上げた。

最初、プロの俳優のなかにはやめたいと言いだす人もいた。これらの子供の陰湿さに耐えられなかったのだ。だが彼らは踏みとどまった。プロの俳優が、気乗りのしない生徒に新しい役を少しずつ試させていくのに、私は舌を巻いた。プログラムが終わりに近づくころには、一部の生徒が弱さや恐れを露呈する役を買って出るまでになった。修了証を受け取ると、生徒数人が自分で描いた絵を恥ずかしそうに俳優たちに贈って感謝の気持ちを示した。何人かの目には涙が光っていた。私もその一人だったかもしれない。

残念ながら、トラウマドラマをボストンの公立学校の第八学年の通常カリキュラムに組み込もうという私たちの試みは、役人の抵抗という壁にぶつかった。とはいえトラウマドラマは、ジャスティス・リソース・インスティチュートの入所型治療プログラムの一環として生き続けている。一方、学校からは、能力と集団の絆を育むために昔から大事に受け継がれてきた手段である音楽、演劇、美術、スポーツがどんどん姿を消している。

ポシビリティ・プロジェクト

ポール・グリフィン率いるニューヨーク市のポシビリティ・プロジェクトでは、演者は事前に台本を渡されない。その代わり、九か月間、毎週三時間顔を突き合わせてミュージカルをまる一作完成させ、数百人の観客の前で上演する。設立から二〇年間で、ポシビリティ・プロジェクトは優秀なスタッフを集め、確かな伝統を築いた。各制作チームは大学を卒業したてのスタッフで構成されており、プロの俳優、ダンサー、ミュージシャンの力を借りて、新入生の脚本書き、舞台美術、振付、リハーサルをまとめる。卒業したばかりのスタッフはまたとないお手本だ。グリフィンはこう語った。「生徒たちは、プログラムに参加したばかりのときは、自分にはたいしたことはできないと思い込んでいます。ですから、このようなプログラムをやり遂げるのは、この子たちの将来を大きく変える経験になります」

二〇一〇年、グリフィンは里子向けの新しいプログラムを始めた。彼らには問題が多い。年齢制限で里親のもとを出てから五年後には、犯罪で有罪になった人の割合は六〇パーセントほど、生活保護を受けている割合は七五パーセント、コミュニティ・カレッジ（公立の地域短期大学）ですら卒業しているのはたった六パーセントだ。

トラウマセンターでは里子をたくさん診ているが、グリフィンのおかげで、私は彼らの人生を別の角度から眺められるようになった。「里親制度を理解するのは、外国について学ぶのに似ています。そこで育たないと、そこの言葉を話せません。里子にとって人生はあべこべなんです」。他の子供が与えられて当然と思っている安心感と愛情を、里子は自ら創り出さなければならない。グリフィンが「人生はあべこべ」と言っているのは、愛情に満ちた寛容な態度で里子に接しても、彼らはどう受け止めればいいのか、どう反応したらいいのかわからず途方に暮れることが多いという意味だ。彼らは粗暴な扱いのほうが慣れているし、冷笑なら理解できる。

グリフィンが指摘するように、「見捨てられる経験をすると、人を信頼できなくなります。そして、里子は見捨てられるというのがどういうことなのか、身をもって知っています。彼らに信頼されるまでは、何一つ影響を与えることはできません」。里子は、何人もの人に監督されている場合が多い。たとえば、転校したいとなると、里親、学校職員、里親制度の担当機関、ときには裁判官にも許可をもらわなければならない。そのため、子供は抜け目なく立ち回る嫌いがあり、人を手玉に取るのは朝飯前となりがちだ。

里親制度の世界では、「不変性」という言葉がやたらに流行している。そのモットーは「愛情あふれる大人が、たった一人でもいてくれさえすれば大丈夫」だ。だが、ティーンエイジャーが大人から距離を置くのは自然であり、グリフィンは、ティーンエイジャーにとって最高の不変性は、いつもいっしょにいる友人グループの存在だと言う。それを提供するために、このプログラムが考案された。里親制度に関しては、「自立」という流行語もあるが、グリフィンはこれには「相互依存」という言葉で反論する。「私たちはみな互いに依存し合っています」と彼は指摘する。「若者に、世の中にたった一人で出ていって、それで自立したと言えなんて、どうかしています。彼らに教えるべきなのは相互依存の方法です。それはつまり、どうやって人間関係を築くかを教えることです」

グリフィンは、里親の下で育った少年少女は天性の役者であることに気づいた。悲劇の人物を演じるには、情動を表現し、心の奥底から悲しみ、傷ついた経験から生じる現実を創造しなければならない。里子たちはどうか？　彼らには、まさにそういった情動と経験しかない。彼らにとっては、毎日が生きるか死ぬかなのだ。時間をかけて共同作業をしていくうちに、彼らは互いの人生にとって大切な存在へと変わっていく。このプログラムの第一段階は、グループ作りだ。最初のリハーサルで基本的な約束事を決める。責任、義務、尊敬、愛情表現にはイエス、グループ内の性的な接触にはノー。それから、彼らはいっしょに歌い、体を動かし始め、みんなで一つになる。

次は第二段階だ。それまでの人生の経験を披露し合う。お互いの話に耳を傾け、同じような経験をしていると知り、トラウマの寂しさと孤独を打ち破る段階だ。グリフィンは、あるグループでこの一連の過程が起こる様子を撮ったビデオを私にくれた。青年たちは最初、自己紹介のために何か言ったりやったりするように言われると凍りつき、無表情になって、目を伏せ、存在を消すために何でもする。

だが彼らはしゃべり始め、主体的に物が言えるようになると、自分たちの芝居の制作にとりかかる。作品の中身は彼らが何をそれに託すか次第だと、グリフィンははっきり彼らに伝える。「ミュージカルだろうが戯曲だろうが、自分たちで書けるとしたら、そこに何を込めるか。罰？　復讐？　裏切り？　喪失？　これは君たちが書く芝居なんだ」。彼らの発言は一つ残らず書き留められ、彼らの一部は自分自身の言葉を紙に書き始める。台本が形になってくると、制作チームは生徒の言葉をそのまま歌や台詞に取り入れる。グループは、自分の経験をうまく身体的に表せれば、他者が耳を傾けてくれることを学ぶ。自分たちが感じているものを感じ、知っていることを知るという学習をする。

リハーサルが始まると自然に焦点も変わる。里子としての苦痛、疎外、恐れといった過去はもはや中心ではなくなり、「どうすれば自分は俳優、あるいは歌い手、ダンサー、振付師、照明・舞台デザイナーとして、持てるものを出しきれるだろう」ということに重点が移る。能力を発揮できることが最大の関心事になる。能力は、トラウマによる無力感に対する最高の防御だ。

もちろん、これは私たち全員に当てはまる。仕事がうまくいかないときや、大切なプロジェクトが失敗したとき、頼りにしていた人間が去ったり亡くなったりしたときは、筋肉を動かしたり、意識の集中が必要な作業をしたりすることほど、助けになることはほとんどない。スラム街にある学校や精神科治療のプログラムからは、こうした視点がよく抜け落ちている。そうした学校やプログラムは、子供たちに「普通に」振る舞うことを期待する。だが、彼らが自身を普通だと思える能力を育もうとはしないのだ。

演劇プログラムでは原因と結果も教える。里子の人生はまったく予想不能だ。突然どんなことでも起こりうる。何かをきっかけにして逆上したり、親が逮捕されたり殺されたりするのを目撃したり、ある家庭から別の家庭に移されたり、前にいた家庭では褒められたことをして怒鳴りつけられたり、といった具合に。演劇作品においては、彼らの目の前で、自らの決断と行動がもたらす結果が繰り広げられる。「もし自己制御感を与えたければ、彼らのために介入するよりも、運命を切り開く力を与えるべきです」とグリフィンは言う。「いっしょに取り組んでいる若者たちを、助けたり更生させたり救ったりすることができるわけではありません。できるのは、彼らと協力して活動し、彼らが自らの展望を理解する手助けをし、それをともに実現することです。そうすることで彼らに自分を制御する力を取り戻させます。誰もトラウマという言葉を口にせずに、私たちはトラウマを癒やしているのです」

シェイクスピアを「宣告」される

シェイクスピア・イン・ザ・コーツのセッションに参加しているティーンエイジャーは、即興の演技はしないし、彼ら自身の生活を中心にした台本を創作することもない。彼らは全員、喧嘩や飲酒や窃盗などで「有罪判決を下された犯罪者」で、バークシャー郡の少年裁判所の裁判官に、六週間にわたって週に四日、午後に集中的に演技の学習をするという「罰」を「宣告」されている。シェイクスピア劇は、彼ら演者にとっては外国のようなものだ。ケヴィン・コールマンが私に語ったように、彼らは怒り、疑念を抱き、ショックを受けた状態で初めてやって来たときには、少年院にでも入れられたほうがましだと思い込んでいる。だがその代わりに、ハムレットやマーク・アントニーやヘンリー五世の台詞を覚えて、家族や友人や少年司法制度の代表などから成る観客の前で、シェイクスピア作品の短縮版の全編を舞台に立って演じる。

不安定な育ちの影響を語る言葉もないこれらの少年たちは、情動を暴力で表現する。シェイクスピア劇には剣を使った闘いの場面があり、他の武術を習うときと同じで、攻撃性を自制しながら身体的な力を表現する機会が得られる。重点が置かれているのは全員の安全だ。少年たちは剣術を好むが、互いの身の安全を保つためには、言葉を使い、話し合わなければならない。

シェイクスピアが作品を生み出していたのは、変革の時代だった。当時、世界は主として話し言葉でのコミュニケーションから書き言葉でのコミュニケーションへと移りつつあったが、ほとんどの人はまだ自分の名前が書けず、代わりに「X」という文字でサインしていた。そんな時代のシェイクスピア作品に取り組む若者たちも、彼らなりの過渡期に直面している。彼らの多くが考えを明瞭に表現することができず、字を読むのさえ覚束ない者もいる。彼らが汚い言葉に頼るのは、自分が荒くれた人間であることを示すためだけではなく、自分は何者かや自分は何を感じているかを伝える言葉を他に持たないからでもあるのだ。だから、言葉の豊かさや可能性を見出すと、体の芯から楽しい体験をすることが多い。

彼らはまず、シェイクスピアは厳密には何を言っているのかを、台詞ごとに考える。演出家は、言葉を一語ずつ演者の耳に入れ、吐く息に乗せて台詞を言うように指導する。最初のうちは、少年たちの多くが台詞をほとんど言えない。進歩は遅々としている。一人ひとりが台詞の言葉を自分のものにするのに時間がかかるからだ。連想が膨らみ、それに応じて彼らの声が変化するにつれて、言葉は深みと響きを増す。その目的は、演者に言葉に対する自分の反応を感じ取らせること、そしてそれによって役柄をつかませることだ。「自分の台詞を暗記しなければならない」というよりも、むしろ重きが置かれているのは、「これらの言葉は自分にとってどのような意味があるのか。自分は他の演者たちにどのような影響を与えているか。彼らの台詞を聞いたとき自分に何が起こるか」[13]だ。

これは人生を変えるプロセスとなりうる。シェイクスピア&カンパニーによる研修を受けた俳優たちがニューヨーク州バスにある退役軍人メディカルセンターで行なったワークショップで、私はそれを目の当たりにした。解毒治療で過去一年間に二七回も入院した、五九歳のヴェトナム帰還兵のラリーは、『ジュリアス・シーザー』からの一場面で、自ら志願してブルータス役を演じることになった。リハーサルが始まったとき、彼は自分の台詞をぶつぶつとつぶやきながら急いで終わらせた。人が自分のことをどう思っているかと、恐れおののいているようだった。

忘れるな、三月を、三月十五日を忘れてくれるな。
大シーザーが血を流したのも正義のためではなかったか?
あのからだに剣を刺しつらぬいたもののなかに、それが
正義のためではないという悪党が一人でもいたか?
(『シェイクスピア全集Ⅲ』小田島雄志訳、白水社、一九八六年 より引用)

こうして始まる台詞のリハーサルには何時間もかかりそうだった。最初のうち、ラリーは肩を落としてただ立ちすくみ、演出家が耳元でささやいた言葉を繰り返していた。「忘れるな――君は何を忘れないのか。忘れなさ過ぎるのか。忘れ過ぎなのか。忘れるな。何を忘れたいのか。忘れないというのはどんな感じか」。ラリーは、声がうわずり、うつむき、額に玉のような汗をかいていた。短い休憩があり、水をひと口飲んだあと、リハーサルに戻る。「正義――君は正義の報いを受けたか。正義のために血を流したことがあるか。君にとって正義とは何か。倒した。君は誰かを倒したことがあるか。誰かに倒されたことはあるか。それはどんな感じだったか。そのとき何をしていたらよかったと思うか。刺しつらぬく。君は誰かを刺したことはあるか。背中を刺されたような気がしたことはあるか。誰かの背中を刺したことはあるか」。この時点で、ラリーはあわてて部屋を飛び出していった。

翌日、ラリーは戻ってきたので、私たちはリハーサルを再開した――ラリーはそこに立ち、汗をかき、心臓をどきどきさせていた。無数の連想が頭をよぎり、彼は徐々にひと言ひと言を感じられるようになり、台詞を自分の言葉として言えるようになっていった。

プログラムの終了時には、ラリーは七年ぶりに仕事を始め、その後最後に様子を聞いたとき（半年後）にもまだ働いていた。深い情動を経験し許容するのを学ぶことは、トラウマからの回復に不可欠なのだ。

シェイクスピア・イン・ザ・コーツでは、リハーサルで使われている言葉の明確性は、受講生の私生活での会話にまで及ぶ。彼らの話は、「……のような気がする」といった表現だらけだとケヴィン・コールマンは言い、こう続ける。「もし情動的な体験と判断とを混同すれば、その作品は曖昧になります。もし、『どんな感じだった』と尋ねると、彼らはただちにこう答えるでしょう。『良い感じだった』、あるいは『嫌な感じだった』と。どちらも判断です。そこで私たちは場面の最後に『どんな感じだった』とはけっして問いかけません。なぜなら、それは判断を司る脳の部位を使うよう促すことになりますから」

代わりにコールマンはこう尋ねる。「あの場面を演じていて、何か特別な感情が湧き上がってくるのに気づいただろうか」と。そうすれば彼らは情動的経験を具体的に挙げることを学ぶ。「あの人がそう言ったとき腹が立った」とか、「あの人がこっちを見たとき怖かった」というように。身体的感覚として物事を経験し、それを表す言葉を持つようになると、演者は自分がさまざまな情動を抱いていることに気づく。気づけば気づくほど、好奇心が生まれる。

リハーサルが始まると、少年たちは真っ直ぐ立ち、人目を気にせず舞台を横切ることを習得しなければならない。劇場のどこにでも声が届くような話し方を身につけなければならず、それ自体が大きな課題だ。そして最終的に公演するときには、コミュニティと向き合うことになる。少年たちは舞台に歩み出て、それまでとは違った次元の弱さや、危険あるいは安全を体験し、自分自身をどれだけ信頼できるかを知る。成功させたい、自分たちにはやれることを示したいという願望が、徐々に優ってくる。コールマンは私に、『ハムレット』のオフィーリアを演じた少女の話をしてくれた。コールマンは公演当日、その少女が舞台裏で出番を待っているのを見かけた。少女はお腹のところにゴミ箱を抱えていた（本人によると、緊張のあまりもどしてしまうのではないかと、びくびくしていたという）。彼女は常習的に、里親のもとからもシェイクスピア・イン・ザ・コーツからも逃げ出していた。このプログラムは少年たちをできるかぎり放り出さないようにしていたので、警察や補導員が何度も彼女を連れ戻した。彼女には、自分の役割がグループにとって不可欠だと認識し始めた瞬間があったに違いない。あるいはこの経験が自分自身にとって本質的に価値があるのを察したのかもしれない。少なくともその日は、彼女は逃げ出さないという選択をした。

セラピーと演劇

私はかつて、ティナ・パッカーが部屋いっぱいのトラウマ専門家たちに、こう言いきるのを聞いたことがある。「セラピーと演劇では直観が活躍します。研究と正反対で、研究の場合は、仮説の客観的妥当性を試すために、人は自分自身の個人的な経験の外へ、そして患者の経験の外へさえも出ようとします。一方、セラピーを効果的にするものは、深く主観的な共感、そして、これは真実だ、これは正しいという、体に宿る深い感覚です」。いつの日かティナが間違っていることを証明し、科学的な手法の厳密さと身体化された直観の力を組み合わせられればと、私は今もなお願っている。

シェイクスピア＆カンパニーの指導者の一人であるエドワードは、パッカーの上級者向け研修ワークショップで、若手俳優として経験したことを話してくれた。そのワークショップでは、午前中は、自然かつ十分に息を吸い込むことができるように、胴体の筋肉を緩めるためのエクササイズをして過ごした。エドワードは、前傾姿勢から徐々に体を元に戻すとき、肋骨の特定の部分を動かすと、いつも悲しみがこみ上げるのを感じることに気づいた。そこをけがしたことがあるかどうかコーチに訊かれたが、いいえ、と答えた。

パッカーの午後のクラスのために、彼は『リチャード二世』の台詞を練習してあった。その場面では、リチャード二世は、自分を力ずくで王座から追いやった、のちのヘンリー四世に、王冠を譲るようにと呼び出されている。エドワードは、その後の討議の間に、母親が自分を身ごもっているときに肋骨を折り、そのことと自分が早産で生まれたことを常に結びつけていたのを思い出した。

ここから先は、エドワードの回想だ。

このことをティナに話すと、彼女は、私の生後数か月間のことについて質問し始めました。私は、保育器に入っていたときのことは覚えていないけれど、もっとあとで、呼吸が止まって病院の酸素テントの中にいたときのことは覚えていると答えました。叔父が私を車に乗せ、赤信号を無視して救急処置室に連れていってくれたのを思い出しました。それは、まるで三歳になってから乳幼児突然死症候群を起こしたかのようでした。

ティナは質問をし続けました。私がその痛みの話をどれだけ避けようとしても、かまわず訊いてくるので、私は心底苛立ち、怒りを感じ始めました。それから彼女はこう言いました。「医者があなたに針をたくさん刺したときは痛かったですか」

その瞬間、私は思わず叫び始めました。その部屋から出ていこうとしたのに、他の俳優のうち二人――じつに体格の良い人たち――が私を押さえつけ、とうとう椅子に座らせました。私はぶるぶる震えていました。それからティナが言いました。「あなたはあなたの母親になって、これから台詞を言います。あなたはあなたの母親で、あなた自身を出産しようとしています。そして、あなたはあなた自身に向かって、うまくいくと言っています。あなたは死にません。あなたは自分を納得させなければなりません。その小さな新生児に、あなたが死なないことを納得してもらわなければなりません」

そのようなつもりで、私はリチャードの台詞を言うことにしました。この台詞を最初に教室で口にしたときは、この役柄を正確に演じようと自分に言い聞かせたのであって、何か自分の奥底から湧き出てくるものが、その言葉を言う必要があったわけではありませんでした。最終的にその必要が出てきたとき、私の赤ん坊はリチャードのようだということが明確になりました。私は王座を譲る覚悟ができていなかったのです。厖大なエネルギーや緊張が私の体から抜けていったかのようでした。息を止め、死ぬのではないかと非常に恐れていたこの赤ん坊によって妨げられていた表現を解放するための、道が通じたのです。

ティナの非凡さは、私を私の母親にさせて、私に対して、大丈夫と言わせたところにありました。逆戻りして筋書きを変更するようなものでした。いつか自分の痛みを表現できるほど安全に感じるだろうと安心させてもらえたおかげで、この経験は自分の人生にとってかけがえのないものになりました。

その夜、他の人といっしょにいるときに初めてオーガズムを経験しました。それは、何か――体の何らかの緊張――を解放し、私がこの世界における存在感を増すことができたからに違いありません。

エピローグ　選ぶべき道

私たちの社会は今、トラウマを強く意識する時代を迎えようとしている。心と脳と体の働きをトラウマがどう妨げるかについての新たな報告が、私の同業者によってほぼ毎日のように発表されている。幼いころの虐待が健康と社会的機能にはなはだしい害を及ぼすことを、逆境的児童期体験（ACE）研究が明らかにする一方で、ジェイムズ・ヘックマンは、貧しい家庭や問題を抱えた家庭の子供の生活に早期に介入すれば多額の費用が倹約できることを実証してノーベル賞を受賞した。そのような早期介入により、高校の卒業率が上がり、犯罪が減り、雇用が増え、家庭内や地域社会での暴力が減少するのだ。こうしたデータを真剣に受け止め、より効果的な介入方法を開発・実施するために根気強く働く人々に、私は世界中で出会う。彼らは献身的な教師やソーシャルワーカー、医師、セラピスト、看護師、慈善家、演劇の演出家、刑務所の看守、警察官、瞑想の指導者らだ。ここまで本書を読んでくださったのなら、みなさんもすでにこのコミュニティの一員だ。

神経科学の発展のおかげで、脳の発達や自己調節、意識を集中したり他者と同調したりし続ける能力をトラウマがどう変えるかが、以前よりよく理解できるようになった。高度な画像技術によって、ＰＴＳＤの脳内の起源が突き止められたので、トラウマを負った人々が他者や物事に関与するのをやめてしまう理由や、音や光に悩まされる理由、些細なきっかけで感情を爆発させたり自分の殻に閉じこもったりする理由が、今ではわかっている。人生を通して、脳の構造と機能が経験によってどう変わるか、さらには、子供に伝える遺伝子さえもがどう影響を受けるかも明らかになった。トラウマ性ストレスの根底にある基本的プロセスの多くを理解すれば、自己調節や自己認識、注意力に関連したさまざまな脳領域を再稼働させる多数の治療法への扉が開かれる。私たちは、トラウマの治療法を知っているばかりでなく、予防法もしだいに解明しつつある。

それにもかかわらず、ボストンでも治安が悪いブルーヒル街周辺で走行中の自動車からの射撃によって、またしてもティーンエイジャーが命を落とし、その通夜に参列したあとや、貧困に喘ぐ市や町で最近またしても学校予算が削られたというニュースを読んだあとには、私は思わず絶望的な気分になりかける。多くの面で私たちは後戻りしているように見える。親が失業していたり投獄されていたりする子供のためのフードスタンプ（低所得者に農務省が支給する、食料費補助の金券／カード）を連邦議会が冷淡にも廃止したり、一部の人々が国民皆保険制度に断固として反対したり、精神的苦痛と社会的状況を結びつけることを精神医学が無神経にも拒絶したり、大勢の人を殺すのが唯一の目的である兵器の販売や所持を禁じるのを社会が拒否したり、人口の厖大な割合を投獄するのを私たちが許し、彼らの人生と私たちの資源を無駄にしたりしているのだから。

ＰＴＳＤを巡る議論は依然として、最近帰還した兵士や、テロ攻撃の犠牲者、悲惨な事故の生存者に的を絞る傾向がある。だが、トラウマは今なお、それらよりはるかに大きな公衆保健問題で、国民の健全性にとって最大の脅威と言っていい。二〇〇一年以降、親やその他の家族の手にかかって亡くなったアメリカ人の数は、イラクとアフガニスタンでのアメリカ人戦死者の数を大きく上回っている。アメリカの女性は、乳癌にかかるよりも家庭内暴力の犠牲者になる可能性のほうが二倍大きい。アメリカ小児科学会の推定では、ライフル銃やピストルなどの小火器で亡くなる子供は癌で亡くなる子供の二倍いるという。私はボストンのいたるところで、小児癌と闘うジミー基金の広告や、乳癌と白血病の研究資金調達のためのデモ行進の広告を目にするが、私たちはあまりにばつが悪く、やる気をそがれているからだろうか、トラウマを負ったときに当然予想される結果である恐れや憤激、虚脱状態に対処する方法を大人や子供が学ぶのを助ける大規模な取り組みを行なえずにいるようだ。

　私がトラウマとトラウマ治療についてのプレゼンテーションを行なうと、政治的な話は抜きにして、神経科学とセラピーについてだけ話してほしいと参加者に頼まれることがある。トラウマを政治から切り離したいのはやまやまなのだが、あくまで事実に目をつぶり、トラウマの治療に専念し、その根源を無視し続ければ、失敗に終わることは目に見えている。今日の世の中では、安全で健康な人生を送れるかどうかは、遺伝暗号《コード》以上に郵便番号《コード》で決まる（「遺伝暗号」は生まれの、「郵便番号」は育ちの象徴。場所ごとに環境が大きく異なるので、郵便番号によって育ちの条件が特定される）。収入や家族構成、住居、雇用、教育の機会が大きく物を言い、トラウマ性ストレスを引き起こす危険ばかりか、それに取り組むための効果的な支援へのアクセスにも影響を与える。貧困や失業、質の劣る学校、社会的孤立、銃器の手に入れやすさ、標準以下の住居などがみな、トラウマの温床となる。トラウマはさらなるトラウマを生み、傷ついた人は他の人も傷つける。

集合的トラウマからの回復に関して最も深く心を動かされる体験をしたのは、南アフリカ共和国の真実和解委員会の働きぶりを目の当たりにしたときだった。同委員会は、「ウブントゥ」という中心的指導原理に基づいており（「ウブントゥ」というのは、自分の持っているものを分かち合うことを意味するホサ語（南アフリカ共和国の一部族ホサ族の言語）の単語）、それは、「私の人間性はあなたの人間性と分かち難く結びついている」といった理念に表れていた。「ウブントゥ」は、私たち全員に共通の人間性と運命を容認しないかぎり真の癒やしは不可能であることを認めている。

人間は根本的に社会的な生き物であり、私たちの脳はともに働き、ともに遊ぶのを促すように配線されている。トラウマは社会的関与を司る系にはなはだしい害を及ぼし、協力や養育、仲間内で生産的なメンバーとして機能する能力を妨げる。本書で見たとおり、薬物依存症から自傷行動まで、じつに多くの精神保健の問題が、人間どうしの適切な触れ合いと支援の不足のせいで耐えられなくなった情動に対処する試みとして始まる。ところが、トラウマを負った子供や大人を扱う機関は、私たちの人となりの土台である情動的関与を司る系を顧みず、視野を狭めて、「考え方の欠陥」を正すことや、不愉快な情動と厄介な行動の抑制ばかりに的を絞ることが多過ぎる。

人は自分の行動を制御したり変えたりすることを学べるが、それは安心感を十分に抱き、新たな解決策を試してみることができる場合に限られる。体は記録をつけている。もしある人のトラウマが胸の張り裂けるような感覚やはらわたがよじれるような感覚のかたちでコード化されているときには、その人が闘争／逃走の状態を脱し、危険の知覚の仕方を改め、人間関係をうまく処理するのを助けることが、私たちの優先課題だ。トラウマを負った子供たちに関して言えば、まさにそうしたことを可能にする活動、すなわち、合唱や体育、休憩時間、それ以外の、体を動かしたり遊びを通したりして愉快なかたちで他者とかかわる活動はどれも、学校のスケジュールから絶対に削除してはならない。

すでに見たとおり、私自身の職業は、問題を軽減するどころか深めることが多い。今日、多くの精神科医の仕事は製造ラインの流れ作業のようなものだ。ろくに知らない患者と診療室で一五分ばかり会って、苦痛、あるいは不安、抑うつ状態を緩和する薬を処方する。彼らが伝えるメッセージは、「私たちに任せておけば、治してあげます。黙って言われたとおりに、これらの薬を服用して、三か月後にまた来てください。ただし、アルコールや（違法な）薬物に頼って自分の問題を解決しようなどとは、けっしてしては駄目ですよ」といったところだろう。治療でこのような近道をとれば、自ら健康を管理する能力や「セルフ（自分そのもの）」によるリーダーシップを育むことはできない。治療におけるこの指向性が表れている悲劇的な例の一つが、鎮痛剤の処方の蔓延で、毎年アメリカでは、銃や自動車事故よりも鎮痛剤のほうが多くの命を奪っている。

精神科の症状の治療に使われる薬はしだいに増えているが、薬は以下のような本当の問題には取り組んでいない。患者は何に対処しようとしているのか。彼らはそれに対処するために、自分の中や外にどのような手段を持っているのか。自分をどうやって落ち着かせるのか。自分の体と思いやりのある関係を持っているのか、そして、力や活気やくつろぎを体で感じられるようになるために、何をしているか。他者との活発な交流があるか。誰が彼らをよく知っていて、愛していて、気遣っているか。おびえたときや、赤ん坊が病気のとき、あるいは自分の具合が悪いときに、誰を当てにできるか。コミュニティの一員になっており、周りの人々の人生で不可欠の役割を演じているか。意識を集中し、注意を払い、選択をするために、どういった具体的な技能を必要としているか。目的意識を持っているか。何が得意か。どのような手助けをすれば、自分の人生の主導権を握っていると彼らに感じてもらえるか。

子供たちが必要とするものに社会が本当に的を絞りさえすれば、家庭のためのあらゆる形態の社会的支援（アメリカでは依然として異論の多い政策）が、望ましいばかりか実行可能であるように、徐々に見えてくると私は信じたい。アメリカの子供たちが全員、質の高い保育施設を利用でき、親たちが職場や学校へ出かけるときに安心して子供を預けられたら、どれほど大きな違いが出るだろうか。協力や自己調節、忍耐力、集中力を育む人材が豊富な幼稚園や保育園に子供たちが全員通えれば、学校システムはどのようになるだろう（現状では、試験に合格することに的が絞られているが、子供たちが持って生まれた好奇心に従い、能力を思う存分発揮し、絶望や恐れ、過覚醒によって機能停止に陥らないようになりさえすれば、自ずと試験に合格するようになる可能性が高い）。

私の手元には、一枚の家族写真がある。五歳だった私は、（私より明らかに賢い）姉と兄と、（私より明らかに親頼みの）弟と妹の間に腰を下ろしている。写真の中の私は、木製のおもちゃの船を誇らしげに掲げ、大きく口を開けて笑っている。「ほら、僕はなんて良い子なんだろう。それに、ほら、すごい船を持っているだろう！　君も、ここへ来て僕といっしょに遊びたくはないか」とでも言うように。私たちの誰もが、とりわけ子供たちは、そのような自信を必要とする――他者が私たちを知り、肯定し、大切にしてくれるだろうという自信を。それがなければ、主体感覚を育てることはできず、「これこそ私が信じていることだ。これこそ私が支持しているものだ。これこそ私がこれから打ち込むことだ」とは言えない。私たちを愛してくれる人、大切に思ってくれる人の心の中に自分がしっかりと抱かれていると感じているかぎり、私たちは山を登り、砂漠を越え、徹夜して作業を終える。子供も大人も、自分が信頼する人、その意見を重んじている人のためなら何でもする。

だが、もし私たちが見捨てられたとか、無価値だとか、誰にも見向きもされないとか感じていたら、すべてがどうでもよくなる。恐れは好奇心や遊び心を台無しにする。健全な社会を築くためには、安心して遊んだり学んだりできる子供を育てなければならない。好奇心がなければ成長はありえず、自分は何者か、自分にとって何が重要かを、試行錯誤を通して探らなければ適応性は生まれない。現在、ヘッドスタート（アメリカの恵まれない地域の就学前児童を対象とする教育福祉事業）の恩恵を受けている子供の半数以上が、ACE研究に含まれている類の逆境的な児童期体験（家族の収監、うつ病、暴力、虐待、家庭での薬物使用、ホームレスとして過ごした期間）を三つ以上している。

安心感を抱き、他者と有意義なつながりを持っていると感じる人には、薬物を使用したり、テレビをぼうっと眺めたりして人生を浪費する理由などないに等しい。彼らは炭水化物をお腹に詰め込んだり、他の人々を襲ったりせずにはいられないと感じたりしない。だが、何をやっても効果がなさそうに見えると、人は八方ふさがりのように感じ、薬物や犯罪組織のリーダー、過激な宗教、暴力的な政治運動など、救いを約束する人やものなら何であれ、その誘惑に抗えなくなる。ACE研究で明らかになったとおり、児童の虐待とネグレクトは、精神疾患の原因のうち最も防ぎやすいものであり、薬物濫用やアルコール濫用の最も一般的な原因であり、糖尿病や心臓病、癌、脳卒中、自殺といった死因のおもなものの重大な要因なのだ。

私は仲間たちとともに、職務の多くを、トラウマが最も大きな影響を与える対象、すなわち児童と少年に向けている。国立子供トラウマティックストレス・ネットワークは、二〇〇一年に私たちが力を合わせて設立して以来、全国に一五〇以上のセンターを持つ協働ネットワークに発展し、各センターは、学校や少年司法制度、児童福祉機関、ホームレス緊急一時宿泊施設、軍の施設、入所型グループホームなどでプログラムを生み出してきた。

ボストン・トラウマセンターは、国立子供トラウマティックストレス・ネットワークの治療開発・評価拠点の一つだ。私は同僚のジョゼフ・スピナッツォーラとマーガレット・ブラウシュタインとともに、児童と少年のための包括的なプログラムを開発し、現在、ハートフォードやシカゴ、ヒューストン、サンフランシスコ、アンカレッジ、ロサンジェルス、ニューヨークの、トラウマを熟知した仲間たちの助けを借りて、そうしたプログラムを実施している。私たちのグループは二年に一度、国内の特定の地域を対象に選び、地元の関係者に依頼して、精力的で偏見がなく、定評のある機関をいくつか探してもらい、それらが最終的には、治療を広めるための新たな拠点となる。たとえば私は、モンタナ州ミズーラの仲間たちと二年にわたって協働し、先住民のブラックフット族の居留地で、文化に配慮したトラウマプログラムの開発を手伝った。

トラウマや虐待、ネグレクトを経験した子供にとって最高の救いは、目を向けられ、知ってもらえる学校、自己管理を学べる学校、主体感覚を養える学校で良い教育を受けることだ。学校が本領を発揮すれば、混沌とした世界の中で「安心の島」の役割を果たせる。学校は子供たちに、体と脳の働きや、自分の情動の理解の仕方、情動との取り組み方を教えることができる。家庭内や近隣で負うトラウマに対処するのに必要な回復力《レジリエンス》を子供が身につけるうえで、学校は重要な役割を果たすことができる。両親が家計を支えるために二つの仕事を掛け持ちせざるをえない場合、あるいは、あまりに健康を害していたり、精神的に参っていたり、抑うつ状態がひどかったりして子供の欲求を察することができない場合には、学校は子供たちがセルフリーダーシップと内的統制を学ぶ場となるよう、設定されていなければならない。

私たちのチームが学校を訪ねると、教師たちは最初、「もしソーシャルワーカーになりたかったら、ソーシャルワークの学校に行っていたでしょう。でも私は、教師になるためにここへ来たのです」といった類の反応を示すことがよくある。とはいえ彼らの多くは、頭の中で警報ベルがひっきりなしに鳴っている生徒で教室が埋まっていたら教えようがないことを、すでに身に染みて知っている。どれほど熱心な教師や学校システムでさえも、子供たちのあまりに多くが深刻なトラウマを負っていて学習できないために、しばしば苛立ち、無力感を味わう。試験の得点を上げることだけを主眼としていても、教師たちがそれらの生徒の行動面での問題に効果的に取り組めなければ、成果は挙がらない。幸い、トラウマに的を絞った介入措置の基本原理は、学校文化全体を一変させられるような、実践的な日常の手順や取り組みに転換できる。

虐待やネグレクトを受けた生徒が、決まりきった手順から少しでも逸れる行為を危険と解釈しがちであることや、彼らの極端な反応はたいていトラウマ性ストレスの表れであることを知ると、私たちが協力する教師の大半は強い興味を示す。規則を平然と無視する生徒は、アメリカの学校で広く行なわれているように、譴責《けんせき》しても、停学処分にしてさえも、考えを改める可能性は低い。こうした生徒の不穏な行動は、苦悩を伝えるための苛立ち混じりの試みや、生き延びるための見当違いの試みとして始まったことに気づくと、教師たちの見方が変わり始める。

何をおいても、他者といて安心できることが精神保健の要であり、安全なつながりは有意義で満足のいく人生の土台となる。教室という環境での重要な課題は、相互作用を育むことだ。他者の言葉をしっかり聴き、自分の言葉もしっかり他者に聴いてもらう。他者に本当に目を向け、他者にも本当に目を向けてもらうのだ。私たちは、事務職員や校長、スクールバスの運転手、教員、カフェテリア職員など、学校というコミュニティの全員に、子供に対するトラウマの影響に気づき、それを理解することを教えようとする。そして、安心で、安定していて、教職員の誰もが子供たち全員のことを知っていて、彼らに目を向けている環境を作り上げることの重要性に意識を向けるよう指導する。毎朝必ず名を呼んで子供たちに挨拶し、教師が生徒の一人ひとりと必ず差し向かいで接するようにしてもらう。私たちのワークショップやグループワーク、演劇プログラムでの場合とまったく同じで、私たちはいつも、出席者全員の確認で一日を始める。時間をかけて、一人ひとりに気になっていることを語ってもらうのだ。

私たちが対象とする子供の多くは、怒鳴ったり、命令したり、むっつりしたり、両耳にイヤホンを突っ込んでいたりする大人に慣れているので、言葉で上手に意思伝達ができたためしがない。そこで私たちは手始めに教師たちに、今までとは違うかたちで感情について語ったり、期待を言葉で言い表したり、助けを求めたりする練習をしてもらう。子供が癇癪を起こしたときに、「やめなさい！」と怒鳴ったり、教室の隅に独りで座らせたりする代わりに、「ずいぶん腹が立っているんですね」という具合に、子供が経験していることに気づき、それを言葉で表したり、「安全な場所に行くか、それとも、先生の膝の上に座るかしたいですか」という具合に、選択肢を与えたり、「放課後、おうちに帰ったらどうなりますか」という具合に、子供を手助けして自分の感情を説明する言葉を見つけさせ、思いを表現し始めさせたりするよう、教師たちを促す。（あらゆる状況で安全になることは、けっしてないので）いつ本心を口にしても大丈夫か、子供がわかるようになるまでには何か月もかかるかもしれないが、大人にとってと同じで、子供にとっても、自分の経験の真相を確認することは、トラウマからの回復に不可欠だ。

多くの学校では、癇癪を起こしたり、ぼうっとしたり、感情を爆発させたりした子供は当然のように罰せられるが、こうした行動はすべて、トラウマ性ストレスの症状であることが多い。そのような罰が行なわれると、学校は安全な避難場所を提供する代わりに、トラウマを誘発するさらなるトリガーとなってしまう。怒りに満ちた叱責や罰は、よくても、容認し難い行動を一時的に止めるのがせいぜいで、根底にある警報システムとストレスホルモンの活動が沈静化してはいないため、また何かきっかけがあればそうした行動が噴出することになる。

そのような状況ではまず、子供の気が動転しているという事実を認める。それから教師はその子供を落ち着かせ、そのあとで原因を探り、どのような解決策があるかを話し合うべきだ。たとえば、第一学年の子供が逆上し、教師を殴ったり物をあちこちへ放り投げたりしたときには、していいことと、してはいけないことをはっきりさせつつ、「毛布にくるまりたいですか、落ち着きやすくするために」という具合に、穏やかに語りかけるように、担当教師を促す（子供はおそらく、「嫌だ！」と叫ぶが、それから毛布を被って丸くなり、落ち着くだろう）。何が期待されているかが明確で予想可能であることが肝心で、一貫性が不可欠だ。でたらめな環境で育った子供は、どうすれば人々が効果的に協力できるか、想像もつかないことが多い。したがって、教師の対応に一貫性がないと、さらに混乱が増すだけだ。トラウマに敏感な教師なら、手に負えない生徒の親に電話をして状況を説明すれば、子供が殴打され、さらに深いトラウマを負う可能性が高いことに、ほどなく気づく。

こうした試みで私たちが常に目指しているのは、脳科学を応用して日常的に実践することだ。たとえば、自分の主導権を握れるほどまで落ち着くには、自分の内部感覚に気づく脳領域（第4章で取り上げた、自己を観察する監視塔）を活性化させる必要がある。そこで教師は、「何度か深呼吸しましょうか。それとも、ブリージングスター（ファイルホールダーでできた色鮮やかな呼吸補助具）を使いましょうか」などと言う。子供の体を厚い毛布でくるんで部屋の隅に座らせ、心が落ち着くような音楽をヘッドホンで聞かせるという手もある。安全な場所で、麻布やビロードの生地、柔らかいブラシやしなやかに変形するおもちゃの入った箱など、感覚を自覚させてくれるものを与え、刺激を受けさせ、落ち着くのを助けることもできる。子供が再び口が利けるようになったら、グループに戻る前に、誰かに今どんな具合なのかを語るよう促す。

わずか三歳の子供でも、シャボン玉を膨らませ、呼吸をゆっくりさせて一分間に六回まで減らし、上唇を擦るように流れ出ていく呼気に意識を集中すれば、ずっと落ち着き、集中したように感じることを学べる。私たちのヨーガの指導陣は、少年期間近の子供を対象とするときには、自分の体と「仲良くなり」、破壊的な身体的感覚に対処することをもっぱら助ける。ティーンエイジャーが習慣的に薬物を使用するのは、恐れや憤激、無力感を知らせる身体的感覚に耐えられないのが主要な理由の一つであることがわかっているからだ。

自己調節は、狂乱した活動と身動きがとれない状態との間を行き来する多くの子供たちに教えることができる。すべての子供は中核的カリキュラムの一環として、読み書きと計算に加えて、自己認識と自己調節と意思疎通を学ぶ必要がある。私たちは歴史や地理を教えるのとちょうど同じように、脳と体がどう働くかを子供たちに教える必要がある。大人にとっても子供にとっても、自分を制御するためには、自分の内面世界に慣れ親しみ、自分が何におびえたり、動揺したり、喜んだりするかを正確に突き止めることが求められる。

情動的知能は、自分の感情にレッテルを貼り、周囲の人の情動と同調することが出発点になる。私たちはじつに単純な方法で始める。鏡を使うのだ。子供は鏡を覗き込むと、悲しいときや怒ったとき、退屈したとき、がっかりしたときに自分がどんなふうに見えるか、自覚しやすくなる。そのあと私たちは、「そういう顔を目にしたときに、どう感じますか」と問う。脳はどのようにできているかや、情動は何のためにあるか、体のどこで認識されるか、どうすれば自分の感情を周囲の人々に伝えられるかを教える。彼らは、顔の筋肉が、自分の感じていることについての手掛かりを与えてくれることを学び、それから自分の表情が他者にどのような影響を与えるかを試してみる。

私たちはまた、自分の身体的感覚に気づいていてそれを具体的に挙げることを教え、脳の監視塔を強化する。たとえば、彼らの胸が締めつけられたら、それはおそらく、彼らが心配になっているということだろう。呼吸が浅くなれば、それは緊張を感じているということだ。怒りはどんな感じか。そして、体の中のその感覚を変えるためには、何ができるか。深く息を吸ったり、ひと休みして縄跳びをしたり、サンドバッグを叩いたりしたら、どうなるだろう。指圧のツボをタッピングしたら、効き目があるだろうか。私たちは、子供や教師、その他、子供の世話をする人々に、情動反応の主導権を握る方法を伝授しようと努めている。

　私たちは、相互作用を促進するために、他のミラーリング・エクササイズも使う。そうしたエクササイズは、人と人との間の安全な意思疎通の土台だ。子供たちはお互いの表情を真似る練習をする。続いて、仕草や声をなぞり、さらには立ち上がって、相手に合わせて動く。うまくやるには、注意を払って、お互いにしっかり見たり聞いたりしなければならない。「サイモンが言う」（リーダーの指示に従って素早く動作をしたり思いとどまったりできるかを競う遊び）のような遊びをすると、くすくす笑いがあちこちで起こる。安心し、リラックスしていることの表れだ。ティーンエイジャーたちが「馬鹿らしい遊び」と言って、やるのをためらうと、私たちはそのとおりとばかりにうなずき、「彼らの助けが必要な」小さな子供たちのために、そうした遊びをやって見せてくれるように頼み、協力を募る。

　ビーチボールをできるだけ長く空中にとどめようとするといった単純な活動によって、グループが一つのことに専念し、結束を強め、楽しめることを、教師や指導者は学ぶ。こうした介入は安い費用でできる。私たちがクリニックでやっているのとまったく同じように、年長の子供たちのために、二〇〇ドル未満でワークステーションを設置してコンピューターゲームができるようにし、彼らが意識を集中したり、心搏変動（ＨＲＶ）（これについては第16章で論じた）を改善したりするのを助けている学校もある。

子供も大人も、自分の能力の限界ぎりぎりのところで物事に取り組むとどれほど報われるかを、経験する必要がある。レジリエンスは主体性の産物であり、自分の行動には何らかの効果があるのを承知していればこそ生まれる。私たちの多くは、チームスポーツをしたり、学校の合唱団で歌ったり、マーチングバンドで演奏したりすることの意義を記憶しているだろう。私たちの力を信じ、卓越することを強い、自分で可能だと思っている以上にうまくなれることを教えてくれるコーチや監督がいたときにはなおさらだ。私たちが手を差し伸べる子供たちも、そのような経験を必要としている。

運動や音楽、ダンス、演劇はみな、主体性と連帯感を育む。また、子供たちを新しい課題や不慣れな役割に取り組ませる。脱工業化によって打ちのめされたあるニューイングランドの町で、私の友人のキャロリン・ニューバーガーとイーライ・ニューバーガーは、ベネズエラで始まったエル・システマという管弦楽プログラムを教えている。私の指導している学生数人は、ボストンの犯罪発生率の高い地区で、ブラジルの舞踏と武術を兼ねたカポエイラのプログラムを学校で放課後に実施しているし、トラウマセンターの同僚たちは、トラウマドラマのプログラムを続けている。昨年私は三週間をかけ、『ジュリアス・シーザー』の一場面を二人の少年が練習するのを手伝った。なよなよした内気な少年がブルータス役を演じており、クラスのいじめっ子が演じるキャシアスを非難するためには、全力を振り絞らなければならなかった。いじめっ子のほうも、赦しを請う堕落した将軍を演じるには、指導が必要だった。その場面がようやく真に迫ってきたのは、いじめっ子が父親の暴力について語り、けっして誰にも弱みは見せないと誓ったことを打ち明けてからだった（いじめっ子のほとんどは、以前に自分もいじめに遭っており、自分の弱さを思い出させるような子供をひどく嫌っている）。一方、ブルータス役の声に力がみなぎってきたのは、その子が家庭で受ける暴力に対処するために自分を目につかない存在にしてきたことに気づいたあとだった。

このように集団で熱心に物事に取り組むと、子供たちは協働し、妥協し、目前の課題に意識を集中し続けざるをえなくなる。張り詰めた雰囲気になることが多いが、子供たちはやりとおす。コーチや監督の敬意を勝ち取りたい、チームをがっかりさせたくないと願っているからだ。こうした気持ちはみな、気まぐれな虐待にさらされるときの無力感や、ネグレクトされるときの、見向きもされていないという感覚、トラウマがもたらす救いようのない孤独感とは正反対だ。

国立子供トラウマティックストレス・ネットワークのプログラムは効果を挙げている。子供たちは不安が薄らぎ、情動に敏感になり、攻撃性が減り、自分の殻に閉じこもることも少なくなる。前よりお互いにうまくやっていけるようになり、学校の成績も上がる。注意の欠如や多動性、「反抗挑戦性」の問題が軽減し、親たちからは子供がよく眠れるようになったという報告が寄せられる。子供たちにも、その周囲でも、悲惨なことが相変わらず起こるが、今では彼らはそうした出来事について語ることができる。自分が必要とする助けを探し求めるだけの信頼を築き、手段を手に入れているからだ。私たちにはもともと、協力行動をとる傾向があるし、安全に感じれば力を発揮し、コミュニケーションを重んじ、想像力を働かせる素質があるので、それを活用すれば介入は成功する。

トラウマは私たちの脆さや、人間に対する人間の残酷さを絶えず突きつけてくるが、それと同時に、私たちの途方もないレジリエンスも見せつけてくれる。私がこれほど長くこの仕事を続けてこられたのは、人間の喜びや創造性、意義、つながりといった、人生を生きる甲斐のあるものにしているいっさいの要素の源を探るように、この仕事に駆り立てられたからだ。患者の多くが耐えたものに自分ならどう対処していたかは、想像の糸口さえ見つからない。だが、彼らの症状は彼らの強みでもあると私は見ている。それは、彼らが生き延びるために学んだ方策なのだ。そして彼らの多くは、あれほどの苦しみを抱えているにもかかわらず、やがて愛情深い伴侶や親、模範的な教師や看護師、科学者、芸術家になった。

社会変革の偉大な旗手の大半は、トラウマを身をもって知っている。トーク番組の司会者として名を馳せたオプラ・ウィンフリー、作家で詩人のマヤ・アンジェロウ、南アフリカ共和国の指導者でノーベル平和賞受賞者のネルソン・マンデラ、アウシュヴィッツを生き延びた、やはりノーベル平和賞受賞者のエリー・ウィーゼルらが頭に浮かぶ。先見性のある人々の伝記を読めば、悲惨な出来事に対処した経験に由来する洞察や情熱が必ず見つかるだろう。

社会についても同じだ。重大な進歩の多くは、トラウマを経験することから起こった。アメリカでは奴隷制度の廃止は南北戦争から、社会保障制度は世界大恐慌に応じて、かつては巨大で繁栄を極めた中産階級を生み出した復員兵援護法は第二次大戦から、といった具合だ。今やトラウマは私たちにとって最も緊急の公衆保健問題であり、それに効果的に対応するために必要な知識は、すでに存在する。自らが知っていることに基づいて行動を起こすかどうかは、私たち次第なのだ。

謝辞

本書は、人がトラウマ体験にどう対処し、その体験をどう生き延び、どう回復するかを私が理解しようとして過ごしてきた三〇年——トラウマを負った大人や子供を対象とする三〇年間の臨床業務、同僚や学生と数えられないほど重ねた議論、圧倒されるような経験に心と脳と体がどう対処し、そこからどう立ち直るかについてしだいに進展していく科学への参加——の成果だ。

まずお礼を申し上げたいのは、本書を私がまとめ、最終的に刊行するのを手伝ってくれた人々だ。編集者のトニ・バーバンクとは、本書の範囲や構成、具体的な内容について、二年にわたって毎週何度も連絡をとり合った。トニは本書の何たるかを余すところなく把握してくれ、その認識は本書の形と中身を決めるうえで決定的だった。エージェントのブレトニー・ブルームは、本書の重要性を理解し、ヴァイキング社という版元を見つけ、いつもここぞという場面で欠かせない支援の手を差し伸べてくれた。ヴァイキング社の編集者リック・コットは、貴重なフィードバックを与え、編集上の指針を示してくれた。

トラウマセンターの同僚や学生諸君は、本作品のための「餌場」と研究室と支援体制を提供してくれた。彼らはまた、過去三〇年に及ぶ私たちの仕事の実情を絶えず思い出させてくれた。全員の名前を挙げるわけにはいかないが、ジョゼフ・スピナッツォーラ、マーガレット・ブラウシュタイン、ロズリン・ムーア、リチャード・ジェイコブズ、エリザベス・ウォーナー、ウェンディ・ダンドレア、ジム・ホッパー、フラン・グロスマン、アレックス・クック、マーラ・ザッカー、ケヴィン・ベッカー、デイヴィッド・エマーソン、スティーヴ・グロス、ダナ・ムーア、ロバート・メイシー、リズ・ライス＝スミス、パティ・レヴィン、ニーナ・マレー、マーク・ゲイペン、キャリー・ペコー、デビー・コーン、ベッタ・デ・ブール・ヴァン・デア・コークはみな、私にとってかけがえのない協力者だ。そしてもちろん、ジャスティス・リソース・インスティチュートのアンディ・ポンドとスーザン・ウェインも。

トラウマ性ストレスを理解し、研究するうえで、重要な仲間や案内役になってくれたのが、アレクサンダー・マクファーレン、オノ・ヴァン・デア・ハート、ルース・レイニアス、ポール・フルーエン、レイチェル・イェフダ、スティーヴン・ポージズ、グレン・サックス、ヤーク・パンクセップ、ジャネット・オスターマン、ジュリアン・フォード、ブラッドリー・ストルバック、フランク・パトナム、ブルース・ペリー、ジュディス・ハーマン、ロバート・パイヌース、バートホールド・ガーソンズ、エラート・ナイエンフュイス、アネット・ストリーク＝フィッシャー、マリレーヌ・クロワトル、ダニエル・シーゲル、イーライ・ニューバーガー、ヴィンセント・フェリッティ、ロバート・アンダ、マーチン・タイチャー。そして、愛着について教えてくれたのが、同業者のエドワード・トロニック、カーレン・ライオンズ＝ルース、ベアトリス・ビービーだ。

ピーター・リヴァイン、パット・オグデン、アルバート・ペッソは一九九四年にトラウマ性ストレスにおける体の重要性についての私の論文を読み、体についての指導役を買って出てくれた。私は今もなお彼らから学んでおり、その後、その学習はヨーガと瞑想の指導者であるスティーヴン・コープ、ジョン・カバットジン、ジャク・コーンフィールドのおかげで、さらに拡充している。

ニューロフィードバックについて最初に教えてくれたのがシーバーン・フィッシャーだ。その後、エド・ハムリンとラリー・ハーシュバーグがその理解を深めてくれた。リチャード・シュウォーツは内的家族システム療法（ＩＦＳ）を教えてくれ、この療法についての章を書くのを手伝ってくれた。キッピー・デューイとシッサ・キャンピオンは私に演劇を紹介し、ティナ・パッカーは演劇の仕方の伝授を試み、アンドルー・ボースウィック＝レスリーはこまごまとした重要な点を教えてくれた。

アダム・カミングズ、エイミー・サリヴァン、スーザン・ミラーは、絶対に不可欠な支援をしてくれた。それがなければ、本書の多くのプロジェクトは、とうてい達成できなかっただろう。

リシア・スカイが環境を整えてくれたので、私は本書の執筆に集中できた。彼女は各章についてじつに貴重なフィードバックを与えてくれ、芸術の才を惜しみなく発揮して多くの図を描いてくれた。また、体の認識と臨床例についての部分の執筆にも協力してくれた。頼りになる秘書のアンジェラ・リンは、何度かの危機を収拾し、作業が全速で進行し続けるように取り計らってくれた。エド・ショーンバーグとエディス・ショーンバーグは、嵐の折にしばしば避難場所を提供してくれた。

バリー・ゴールデンソーンとローリー・ゴールデンソーンは、文芸批評家の役割を果たし、インスピレーションのもととなってくれた。そして、娘のハナと息子のニコラスは、どの新世代も前の世界とは根本的に異なる世界に生きていることや、それぞれの人生が唯一無二であることを示してくれた。人生はその持ち主による創造的な行為であり、遺伝や環境、文化だけでは説明のしようがないのだ。

本書は患者のみなさんに捧げるものだが、最後にそのみなさん（お名前を挙げられないのが残念だ）に感謝したい。みなさんこそ私にとって真の教科書であり、私は知っていることのほぼすべてをみなさんに教わったのだし、みなさんこそ生命の力の証であり、その生命力が私たち人間を駆り立て、遭遇する障害の数々をものともせずに有意義な人生を築かせるのだから。

解説の試み

浜松医科大学児童青年期精神医学講座　杉山登志郎

本書の著者、ヴァン・デア・コークはエピローグの冒頭で、次のように書く。「私たちの社会は今、トラウマを強く意識する時代を迎えようとしている」

本書は、凡百のトラウマに関する啓発書とはちがう。本書は、自伝的な要素を有し、著者の精神科医としての、そしてトラウマに関する世界的な研究者としての歩みがそのまま記されている。オランダ系移民であるヴァン・デア・コークの父親は、ナチスに対し批判的であったがためにナチスによる投獄を経験し、母親は幼児期のトラウマの経験を持つことが暗示され、家族の中に深いトラウマがあったことが開示される。彼の歩みは、トラウマの再発見から始まる、今日のトラウマ研究の歴史そのものなのだ。一九七八年、駆け出しの精神科医であったヴァン・デア・コークが、ベトナム戦争の帰還兵が示す凄まじい後遺症に圧倒され、トラウマのもたらす多岐にわたる脳への影響に気付くところから本書は始まる。トラウマについて、精神医学が発見と忘却を繰り返してきたことを彼もまた再発見し、一九八〇年に出版されたアメリカ精神医学会作成の「診断・統計マニュアル第三版（通称ＤＳＭ－Ⅲ）」に初めて心的外傷後ストレス障害（ＰＴＳＤ）の概念が登場したことをきっかけに、効果的な治療法を見つけるための体系的な研究を開始する。さらに彼は、慢性のトラウマや強烈なトラウマにさらされた脳が通常とは異なる働きを作り上げて行くことを、最新の脳科学や脳画像法を駆使して解明して行く。そうして積み上げられた実証を伴うデータの集積によって、一見脈絡のない不可思議な症状群が、すべてトラウマによって引き起こされた脳の変化に基づくものであることが示され、なぜ従来の治療法が無力であるのかも、脳の働きに遡って明らかになる。また薬物療法の限界も示される。

重度のトラウマ、特に子ども虐待などの慢性のトラウマによって生じる様々な重症な臨床像である、複雑性ＰＴＳＤと発達性トラウマ障害が、なぜかアメリカの精神医学の主流から無視され続けたこと、さらに抗精神病薬や抗うつ薬の処方のみが膨れ上がって行く状況も克明に語られる。その上で、不可能とも思われたトラウマの後遺症からの回復を可能にする様々な方法が、これも実証を伴った研究によって今日の到達点として描かれる。

本書を通して私は、被虐待児とその親の臨床の中で疑問を感じつつそのままになっていた問題や、断片的な理解のままになっていた問題のほぼすべてに、明確な回答を与えられ、視野が何倍にも広がったような体験をした。本書は日本でも、トラウマに向き合わざるを得ない人々にとって信頼できるテキストとなるだろう。それはこんな人々である。ドメスティック・バイオレンスや子ども虐待に向き合わざるを得ない人、少年非行や少年犯罪、薬物中毒、性被害・性加害、社会的養護、里親・里子、貧困、すべての精神疾患、怠学、不登校に関わる人々。つまり学校教師、ソーシャルワーカー、児童養護施設や児童自立支援施設で働く人、精神科医、臨床心理士、弁護士、裁判官、警察官、検察官そして政治家。まさに私たちの社会は今、トラウマを強く意識しなくては何もできない時代を迎えようとしているのである。

＊

本書の圧巻は、なんといっても第5部「回復へのさまざまな道」である。本書の冒頭でヴァン・デア・コークは三つの方法があるとしている。一、自分に起きていることを知り、それを許容しつつトラウマ記憶を処理するトップダウンの方法、二、不適切な警戒反応を抑制し、脳の情報処理を変える方法、三、トラウマに起因する無力感などに立ち向かうボトムアップの方法。どれが有効なのかはやってみなくては分からないし、一つだけではうまく行かないことが多い、従って組み合わせが必要であるとしている。

第5部で取り上げられているのは、トラウマからの回復のために工夫、開発されてきた実に広範な様々な治療方法である。

最初に、言葉での表現として、自分に手紙を書くという自由筆記法の可能性が取り上げられる。次の章ではEMDR（眼球運動による脱感作と再処理法）が紹介されるが、自分が実施していたグループセッションの参加者の中に、併行してEMDRを受けた患者がいて、その回復ぶりに驚嘆したヴァン・デア・コーク自身が早速研修を受けに行き、その効果に驚くというエピソードが紹介されている。これは私自身の経験そのものでもある。次がヨーガである。ヨーガこそボトムアップの強力な方法であり、マインドフルネスや呼吸法との組み合わせによって、細心の注意を払いながら治療に織り込んで行く具体的なやり方が示される。ヴァン・デア・コークのすばらしいところは、これらの効果を直ちに最新の脳画像研究を用いて立証して見せることができることだ。EMDRの効果検証のみならず、ヨーガに関しても自己調整の中枢である脳内の島《とう》と呼ばれる部位の活性化が示されている。次に取り上げられるのは多重人格への内的家族システム療法の紹介である。我が国では自我状態療法として行われている方法とほぼ同じ治療手技である。次いでPBSP療法が紹介される。これはグループ精神療法を用いて、失われた愛着を想像の中で取り戻すという大変に興味深い臨床的試みである。我が国の治療者のために補えば、嶺輝子《みねてるこ》が独自に開発したホログラフィートークが類似のアイデアで構成されていて、この手法に精通すれば、愛着の修復の効果が同等に得られると考えられる。次に登場するのがニューロフィードバックを用いた脳の反応の正常化である。この部分に関して私は未経験であり、ぜひ学んでみたいと強く思った。最後に紹介されるのが、演劇や声劇によるトラウマへの治療効果である。こちらも私は未経験であるが、その効果に関してはなるほどと実感ができるものばかりである。

ヴァン・デア・コークは特定の治療法を勧めてはいない。そのいくつかを組み合わせることが必要で、本人に合った治療法を選び、脳や生体の起こすトラウマ反応に細心の注意を払いつつ実践して行くことによって、薬に頼らず確実な回復を得ることができることを実証しているのである。

＊

本書は三〇年間に渡るヴァン・デア・コークの臨床と研究の集大成であり、今日におけるトラウマの信頼できる教科書であり、さらに彼自身が冒頭に書いているように、「手引きとしてだけではなく……呼びかけとして」書かれた警告の書でもある。なぜ警告が必要なのか。アメリカ社会が、ヴァン・デア・コークの望むような、トラウマを生み出す状態への早期からの社会的対応によって、将来の犯罪や、精神疾患や、社会的不安定を軽減させ、やがては社会的予算を減らすことができる社会とは別の方向に向かって進んでいるからである。本書の解説を書いているこの時期に、アメリカ大統領選ではトランプ氏の快進撃が続いている。トランプ現象もまたアメリカである。アメリカは、新自由主義による格差社会の中で、ヴァン・デア・コークが生涯をかけて取り組んできたトラウマからの回復を目指す社会に向かっているとは言いがたい。

遙かに小さな規模とはいえ、私もまた子ども虐待の臨床を通して、一般の人々のみならず、いわゆる専門家がトラウマの問題にあまりにも鈍感であることに驚かされてきた。私もまた、子ども虐待の臨床を通して、トラウマがもたらす激烈な臨床像に強い衝撃を受け、従来の治療法では歯が立たないという経験をし、さらに薬物療法の限界にも気付かざるを得なくなり、有効な複雑性PTSDの治療方法を模索してきた。私自身も戦中派の両親を持ち、そのトラウマ体験にトラウマ臨床を通して気付かされたという経験を持つ。ヴァン・デア・コークは何度か、アメリカの精神科医が、薬だけ処方して後は何もしないことや、余り有効ではないことが明らかになっている精神療法を延々と続けていて無作為であることに苦言を呈している。薬に関しては、その処方量がものすごく膨れ上がっていて、アメリカの精神保健予算を圧迫しているのにもかかわらず改善する気配がないと指摘する。これらがまた我が国においても全く同様の状況が生じているのである。無効な治療法を延々と行っていることも、薬の処方のみに頼り、その結果、多剤大量処方が社会的な非難をあびるまでに至っていることも。さらにはトラウマに起因する精神症状に関しては誤診の山である。精神科できちんとした診断や対応が全くといって良いほどなされていない。

私は我が国が、ヴァン・デア・コークが目標としてかかげる、子どもの健康なそだちへの予算を増やし、虐待の連鎖を断ち切るために家族への包括的な早期からの有効な支援を実現し、将来の社会的予算を減らすことができる社会に向かってほしいと切に願う。だが実態はどんなものだろう。形だけの対処が横行している様は、まるで旧帝国陸軍の員数主義そのままである。ヴァン・デア・コークの恩師エルヴィン・セムラッドが「最大の苦しみの源泉は自分自身に語る嘘である」と言ったように、あることを見て見ぬふりをするという状態が、子どもを巡るあちらこちらで目につくのは私だけなのだろうか。我が国はどちらの方向に向かうのだろう。

瞑想とマインドフルネス

- Zinn, Jon Kabat and Thich Nat Hanh. *Full Catastrophe Living: Using the Wisdom of Your Body and Mind to Face Stress, Pain, and Illness*, revised edition (New York: Random House, 2009)［邦訳：『マインドフルネスストレス低減法』春木豊訳、北大路書房、2007年］.
- Kornfield, Jack. *A Path with Heart: A Guide Through The Perils and Promises of Spiritual Life* (New York: Random House, 2009).
- Goldstein, Joseph, and Jack Kornfield. *Seeking the Heart of Wisdom: The Path of Insight Meditation* (Boston: Shambhala Publications, 2001).

精神運動療法

- Pesso, Albert, and John S. Crandell. *Moving Psychotherapy: Theory and Application of Pesso System-Psychomotor Therapy* (Northampton, MA: Brookline Books, 1991).
- Pesso, Albert. *Experience In Action: A Psychomotor Psychology* (New York: New York University Press, 1969).

ton, 2013).

- Shapiro, Francine. *Getting Past Your Past: Take Control of Your Life with Self-Help Techniques from EMDR Therapy* (Emmaus, PA: Rodale, 2012).
- Shapiro, Francine, and Margot Silk Forrest. *EMDR: The Breakthrough "Eye Movement" Therapy for Overcoming Anxiety, Stress, and Trauma* (New York: Basic Books, 2004)［邦訳：『トラウマからの解放――EMDR』市井雅哉監訳、二瓶社、2006年］.

解離への取り組み

- Schwartz, Richard C. *Internal Family Systems Therapy* (The Guilford Family Therapy Series) (New York: Guilford, 1997).
- O. van der Hart, E. R. Nijenhuis, and F. Steele. *The Haunted Self: Structural Dissociation and the Treatment of Chronic Traumatization* (New York: Norton, 2006)［邦訳：『構造的解離――慢性外傷の理解と治療　上巻(基本概念編)』野間俊一・岡野憲一郎監訳、星和書店、2011年］.

カップル

- Gottman, John. *The Science of Trust: Emotional Attunement for Couples* (New York: Norton, 2011).

ヨーガ

- Emerson, David, and Elizabeth Hopper. *Overcoming Trauma through Yoga: Reclaiming Your Body* (Berkeley: North Atlantic, 2012)［邦訳：『トラウマをヨーガで克服する』伊藤久子訳、紀伊國屋書店、2011年］.
- Cope, Stephen. *Yoga and the Quest for the True Self* (New York: Bantam Books, 1999).

ニューロフィードバック

- Fisher, Sebern. *Neurofeedback in the Treatment of Developmental Trauma: Calming the Fear-Driven Brain* (New York: Norton, 2014).
- Demos, John N. *Getting Started with Neurofeedback* (New York: Norton, 2005).
- Evans, James R. *Handbook of Neurofeedback: Dynamics and Clinical Applications* (CRC Press, 2013).

トラウマの身体的影響

- Mate, Gabor. *When the Body Says No: Understanding the Stress-Disease Connection.* (New York: Random House, 2011)［邦訳：『身体が「ノー」と言うとき：抑圧された感情の代価』伊藤はるみ訳、日本教文社、2005年］.
- Sapolsky, Robert. *Why Zebras Don't Get Ulcers: The Acclaimed Guide to Stress, Stress-Related Diseases, and Coping* (New York: Macmillan, 2004).

トラウマの神経科学

- Panksepp, Jaak, and Lucy Biven. *The Archaeology of Mind: Neuroevolutionary Origins of Human Emotions* (Norton Series on Interpersonal Neurobiology) (New York: Norton, 2012).
- Davidson, Richard, and Sharon Begley. *The Emotional Life of Your Brain: How Its Unique Patterns Affect the Way You Think, Feel, and Live—and How You Can Change Them* (New York: Hachette, 2012) [邦訳：『脳には、自分を変える「6つの力」がある――前向き、共感、集中力、直感…etc.』茂木健一郎訳、三笠書房、2013年].
- Porges, Stephen. *The Polyvagal Theory: Neurophysiological Foundations of Emotions, Attachment, Communication, and Self-regulation* (Norton Series on Interpersonal Neurobiology) (New York: Norton, 2011).
- Fogel, Alan. *Body Sense: The Science and Practice of Embodied Self-Awareness* (Norton Series on Interpersonal Neurobiology) (New York: Norton, 2009).
- Shore, Allan N. *Affect Regulation and the Origin of the Self: The Neurobiology of Emotional Development* (New York: Psychology Press, 1994).
- Damasio, Antonio R. *The Feeling of What Happens: Body and Emotion in the Making of Consciousness* (Houghton Mifflin Harcourt, 2000) [邦訳：『無意識の脳　自己意識の脳――身体と情動と感情の神秘』田中三彦訳、講談社、2003年].

身体志向の取り組み

- Cozzolino, Louis. *The Neuroscience of Psychotherapy: Healing the Social Brain*, second edition (Norton Series on Interpersonal Neurobiology) (New York: Norton, 2010).
- Ogden, Pat, and Kekuni Minton. *Trauma and the Body: A Sensorimotor Approach to Psychotherapy* (Norton Series on Interpersonal Neurobiology) (New York: Norton, 2008) [邦訳：『トラウマと身体――センサリーモーター・サイコセラピー〈SP〉の理論と実践』太田茂行訳、星和書店、2012年].
- Levine, Peter A. *In an Unspoken Voice: How the Body Releases Trauma and Restores Goodness* (Berkeley: North Atlantic, 2010) [邦訳：『身体に閉じ込められたトラウマ――ソマティック・エクスペリエンシングによる最新のトラウマ・ケア』池島良子・西村もゆ子・福井義一・牧野有可里訳、星和書店、2016年].
- Levine, Peter A., and Ann Frederic. *Waking the Tiger: Healing Trauma* (Berkeley: North Atlantic, 2012) [邦訳：『心と身体をつなぐトラウマ・セラピー』藤原千枝子訳、雲母書房、2008年].
- Curran, Linda. *101 Trauma-Informed Interventions: Activities, Exercises and Assignments to Move the Client and Therapy Forward* (PESI, 2013).

EMDR（眼球運動による脱感作と再処理法）

- Parnell, Laura. *Attachment-Focused EMDR: Healing Relational Trauma* (New York: Nor-

さらなる参考文献

トラウマを負った子供たちへの対処

- Blaustein, Margaret, and Kristine Kinniburgh. *Treating Traumatic Stress in Children and Adolescents: How to Foster Resilience through Attachment, Self-Regulation, and Competency* (New York: Guilford, 2012).
- Hughes, Daniel. *Building the Bonds of Attachment* (New York: Jason Aronson, 2006).
- Perry, Bruce, and Maia Szalavitz. *The Boy Who Was Raised as a Dog: And Other Stories from a Child Psychiatrist's Notebook* (New York: Basic Books, 2006)［邦訳：『犬として育てられた少年——子どもの脳とトラウマ』仁木めぐみ訳、紀伊國屋書店、2010年］.
- Terr, Lenore. *Too Scared to Cry: Psychic Trauma in Childhood* (New York: Basic Books, 2008).
- Terr, Lenore C. *Working with Children to Heal Interpersonal Trauma: The Power of Play.* Ed., Eliana Gil (New York: Guilford Press, 2011)［邦訳：『恐怖に凍てつく叫び——トラウマが子どもに与える影響』西沢哲訳、金剛出版、2006年］.
- Saxe, Glenn, Heidi Ellis, and Julie Kaplow. *Collaborative Treatment of Traumatized Children and Teens: The Trauma Systems Therapy Approach* (New York: Guilford Press, 2006).
- Lieberman, Alicia, and Patricia van Horn. *Psychotherapy with Infants and Young Children: Repairing the Effects of Stress and Trauma on Early Attachment* (New York: Guilford Press, 2011)［邦訳：『子ども—親心理療法——トラウマを受けた早期愛着関係の修復』青木紀久代・門脇陽子・森田由美訳、福村出版、2014年］.

精神療法

- Siegel, Daniel J. *Mindsight: The New Science of Personal Transformation* (New York: Norton, 2010)［邦訳：『脳をみる心、心をみる脳——マインドサイトによる新しいサイコセラピー：自分を変える脳と心のサイエンス』山藤奈穂子・小島美夏訳、星和書店、2013年］.
- Fosha D., M. Solomon, and D. J. Siegel. *The Healing Power of Emotion: Affective Neuroscience, Development and Clinical Practice* (Norton Series on Interpersonal Neurobiology) (New York: Norton, 2009).
- Siegel, D., and M. Solomon: *Healing Trauma: Attachment, Mind, Body and Brain* (Norton Series on Interpersonal Neurobiology) (New York: Norton, 2003).
- Courtois, Christine, and Julian Ford. *Treating Complex Traumatic Stress Disorders (Adults) : Scientific Foundations and Therapeutic Models* (New York: Guilford, 2013).
- Herman, Judith. *Trauma and Recovery: The Aftermath of Violence——from Domestic Abuse to Political Terror* (New York: Basic Books, 1992)［邦訳：『心的外傷と回復 増補版』中井久夫訳、みすず書房、1999年］.

org/
- Pesso Boyden system psychomotor therapy(ペッソ・ボイデン・システム精神運動療法): PBSP.com

演劇プログラム(トラウマを負った若者のためのプログラムのサンプル)

- Urban Improve(アーバン・インプロヴ)は、即興演劇のワークショップを使って、暴力予防、葛藤解決、意思決定を教えている: http://www.urbanimprov.org/
- The Possibility Project(ポシビリティ・プロジェクト). ニューヨーク市を本拠とする: http://the-possibility-project.org/
- Shakespeare in the Courts(シェイクスピア・イン・ザ・コーツ): http://www.shakespeare.org/education/for-youth/shakespeare-courts/

ヨーガとマインドフルネス

- http://givebackyoga.org/
- http://www.kripalu.org/
- http://www.mindandlife.org/

している: http://www.ptsd.va.gov/

- 司法省の犯罪被害者局は、アメリカ内外での犯罪犠牲者のための多様な情報源を提供している。その一つが「National Directory of Victim Assistance Funding Opportunities（被害者資金援助機会全国要覧）」で、これには州や準州ごとに、犯罪犠牲者に援助を提供する連邦政府補助金プログラムの連絡先名、所在地、電話場号、電子メールアドレスが載っている: http://ojp.gov/ovc/
- 国立精神保健研究所: http://www.nimh.nih.gov/health/topics/post-traumatic-stress-disorder-ptsd/index.shtml

もっぱらトラウマと記憶を扱うウェブサイト

- Jim Hopper.com. 回復の諸段階と、回復した記憶と、トラウマの想起に関する文献の包括的論評とについての情報。
- The Recovered Memory Project（回復した記憶プロジェクト）. ブラウン大学のロス・チェイトがまとめた資料の集積: http://www.brown.edu/academics/taubman-center/

薬物療法

- About Medications for Combat PTSD（戦闘PTSDのための薬物療法について）. ボストン退役軍人外来クリニック常勤精神科医ジョナサン・シェイ博士: http://www.dr-bob.org/tips/ptsd.html.webMDhttp://www.webmd.com/drugs/condition=1020-post+traumatic+stress+disorderaspx?diseaseid=10200diseasename=post+traumatic+stress+disorder

トラウマの一般的研究と普及に的を絞った専門家組織

- International Society for Traumatic Stress Studies（国際トラウマティックストレス学会）: www.istss.com
- European Society for Traumatic Stress Studies（ヨーロッパ・トラウマティックストレス学会）: www.estss.org
- International Society for the Study of Trauma and Dissociation (ISSTD)（国際トラウマ解離研究学会）: http://www.isst-d.org/

特定の治療手法を扱う専門家組織

- The EMDR International Association (EMDRIA)（EMDR国際協会）: http://www.emdria.org/
- Sensorimotor Institute（センサリーモーター・インスティチュート）（パット・オグデンによる創立）: http://www.sensorimotorpsychotherapy.org/home/index.html
- Somatic experiencing（ソマティック・エクスペリエンス）（ピーター・リヴァインによる創立）: http://www.traumahealing.com/somatic-experiencing/index.html
- Internal family systems therapy（内的家族システム療法）: http:// www.selfleadership.

情報源一覧

トラウマとその治療に関する一般情報

- ジャスティス・リソース・インスティチュート(Justice Resource Institute)のトラウマセンター。私がメディカルディレクターを務める同センターには、さまざまな特定年齢層のための資料や、多様な治療の取り組み、講義や講座がある。同センターのウェブサイトは以下のとおり: www.traumacenter.org
- デイヴィッド・ボールドウィンの「トラウマ情報ページ(Trauma Information Pages)」は、トラウマ性ストレスの分野の臨床家と研究者のために情報を提供している: http://www.trauma-pages.com/
- 国立子供トラウマティックストレス・ネットワーク(NCTSN). 少年のための効果的な治療、トラウマ訓練、教育手段。親、教育者、裁判官、児童福祉機関、軍人、セラピストのための、トラウマ検査手段の論評: http:// www.nctsnet.org/
- アメリカ心理学会。トラウマを負った人々とその家族らのための情報源ガイド。http://www.apa.org/topics/trauma/
- 逆境的児童期体験。逆境的児童期体験研究とその結果をもっぱら扱うウェブサイトがいくつかある: http://acestoohigh.com/got-your-ace-score/; http://www.cdc.gov/violenceprevention/acesstudy/; http://acestudy.org/
- Gift from Within PTSD Resources for Survivors and Caregivers(サバイバーと養育者のための「内からの贈り物」PTSD情報源): giftfromwithin.org
- There & Back Again(戦場からの復帰)は、軍人の福利を支援する非営利機関で、あらゆる戦いの戦闘帰還兵に復員支援サービスを提供することを使命としている: http://thereandbackagain.org/
- HelpPRO Therapist Finder(HelpPROセラピスト検索). トラウマなどを専門とし、特定の年齢層を対象とし、さまざまな支払いオプションなどを受け容れる、地元のセラピストの包括的な名簿: http://www.helppro.com/
- シドラン財団は、トラウマ記憶と、トラウマへの対処とに関する一般情報を提供している: www.sidran.org
- 外傷学。チャールズ・フィグリーが編集する、外傷学グリーンクロス・アカデミーの電子雑誌: www.greencross.org/
- ダートマスのPILOTSデータベースは、国立PTSDセンターが構築したデータベースで、心的外傷後ストレス障害(PTSD)に関する世界の文献が検索できる: http://search.proquest.com/pilots/?accountid=28179

政府の情報源

- 国立PTSDセンターは、「PTSD Research Quarterly(PTSD研究季刊誌)」や、行動科学、臨床神経科学、女性健康科学など、同センターの諸部門へのリンクを提供

児童が示す場合。

D. 1. 養育者またはその他の親密な人の安全(時期尚早の養育を含む)について極度に関心を抱くこと、あるいは、別離のあとの彼らとの再会を許容するのが難しいこと

D. 2. 自己嫌悪、無力感、自分は無価値だという感覚、自分は無能だという感覚、自分は不完全であるという感覚を含む、継続的な否定的自己感覚

D. 3. 成人や同輩との緊密な人間関係における、極端で継続的な不信、反抗、互恵的行動の欠如

D. 4. 同輩または養育者またはその他の成人に対する、反応性の身体的攻撃または言葉による攻撃

D. 5. 親密な接触(性的または身体的親密さを含むがそれに限らない)を得るための不適切な(過剰なまたは不品行な)試み、あるいは安全と安心材料を確保するための、同輩または成人への過剰な依存

D. 6. 他者による苦悩の表現への共感または寛容性の欠如、あるいは他者の苦悩に対する過剰な反応性によって裏づけられる、共感的覚醒調節能力の障害

E. 心的外傷後スペクトラム症状。三つのPTSD症状クラスターB、CおよびDの少なくとも二つで最低一つの症状を児童が示す場合。

F. 障害(発達性トラウマ障害規準B、C、DおよびEの症状)の持続期間が最低でも六か月。

G. 機能障害。この障害は、以下の機能領域のうち最低二つで臨床的に重大な困難または障害を引き起こす。

・学業
・家庭
・同輩集団
・法律
・健康
・職業(雇用またはボランティア作業または職業訓練に参加している、あるいはそれを求めている、あるいはそのために紹介されている若者にとって)

B. A. van der Kolk, "Developmental Trauma Disorder: Toward A Rational Diagnosis For Children With Complex Trauma Histories," Psychiatric Annals, 35, no. 5 (2005): 401-408.

「発達性トラウマ障害のための、合意に基づいて提案された規準」
A. 曝露。児童または少年が児童期または少年期初期以降、最低一年にわたって、以下のような逆境的出来事を、複数または長期間、経験または目撃した場合。

A. 1. 対人的な暴力の反復的で過酷な出来事の直接の体験または目撃、及び、
A. 2. 主要な養育者の再三の変更、主要な養育者からの再三の分離、あるいは、過酷で執拗な情緒的虐待への曝露の結果としての、保護的養育の重大な妨害

B. 感情的・生理的調節不全。以下のうち最低二つを含む、覚醒調節に関連した標準的発達能力障害を児童が示す場合。

B. 1. 極端な感情状態（恐れ、怒り、羞恥など）を調節したり、それに耐えたり、それから立ち直ったりする能力の欠如。持続的で極端な癇癪、または身動きがとれない状態を含む
B. 2. 身体的機能の調節の障害（睡眠、摂食、排泄における継続的障害、接触や音に対する過大または過小な反応性、日常生活で一つの活動から別の活動に移るときの混乱など）
B. 3. 感覚と情動と身体的状態の自覚の減少／解離
B. 4. 情動または身体的状態を説明する能力の障害

C. 注意と行動の調節不全――以下のうち最低三つを含む、注意の持続または学習またはストレスへの対処に関連した標準的発達能力障害を児童が示す場合。

C. 1. 脅威に心を奪われること、または、安全の手掛かりや危険の手掛かりの誤解を含む、脅威を知覚する能力の障害
C. 2. 極端な危険行為またはスリル追求を含む、自己防衛能力の障害
C. 3. 適応性のない自己慰撫の試み（体を揺り動かす《ロッキング》ことなどのリズミカルな動き、衝動的自慰など）
C. 4. （意図的または無意識的で）常習的な、または反応性の、自傷行為
C. 5. 目的志向の行動を開始したり継続したりする能力の欠如

D. 自己の調節不全と対人関係の調節不全。以下のうち最低三つを含む、個人的自己同一性感覚と対人関係への参加における標準的発達能力障害を

付録　発達性トラウマ障害のための、合意に基づいて提案された規準

発達性トラウマ障害の診断を導入する目的は、慢性的な対人的トラウマにさらされた児童と少年の臨床所見の実態を捉え、それによって臨床家を導いて効果的な介入措置を開発・活用してもらうとともに、研究者に慢性的な対人的暴力の神経生物学的背景と伝達を研究してもらうことにある。継続的な危険、虐待、不適切な養育体制という状況で育った子供たちは、PTSDの症状を示そうと示すまいと、現行の診断システムでは十分に対応できない。なぜなら、このシステムでは多くの場合、診断が下されなかったり、複数の無関係な診断が下されたり、症状の原因として対人的なトラウマや安全の欠如を認めることなく行動の制御に重点が置かれたり、症状の根底にある発達上の問題の改善に注意が向けられなかったりすることにつながるからだ。

「発達性トラウマ障害のための、合意に基づいて提案された規準(Consensus Proposed Criteria for Developmental Trauma Disorder)」は、ベッセル・A.ヴァン・デア・コーク博士とロバート・S.パイヌース博士が率い、ダンテ・シチェッティ博士、マリレーヌ・クロワトル博士、ウェンディ・ダンドレア博士、ジュリアン・D.フォード博士、アリシア・F.リーバーマン博士、フランク・W.パトナム博士、グレン・サックス博士、ジョゼフ・スピナッツォーラ博士、ブラッドリー・C.ストルバック博士、マーチン・タイチャー博士が参加した、国立子供トラウマティックストレス・ネットワーク傘下の作業グループによって、2009年2月に起草・提出された。この「合意に基づいて提案された規準」は、経験的な文献や専門家の臨床的見識、国立子供トラウマティックストレス・ネットワークの臨床家の調査、無数の臨床現場や児童サービス制度の現場(同ネットワークの治療センターや州の児童福祉制度、入院患者を対象とする臨床現場、少年院など)で得た何千人もの子供のデータの予備的な分析を、広範に精査した結果を基盤としている。提案されたこれらの規準はまだ、その妥当性や普遍性、症状の境界、臨床での有用性が、前向きのデータ収集や分析を通して吟味されていないので、以下に記されたとおりに『精神疾患の診断・統計マニュアル』に収録されるのにふさわしい正式な診断分類と見なされるべきではない。むしろこれらは、複雑なトラウマに続いて多くの児童や少年が見せる臨床的にとりわけ重要な症状を記述することを目指したものだ。提案されたこれらの規準に導かれて、発達性トラウマ障害のフィールドトライアルが2009年に開始され、今日も継続している。

フ・スピナッツォーラ博士だった。

13. H. Epstein and T. Packer, *The Shakespeare & Company Actor Training Experience* (Lenox MA, Plunkett Lake Press, 2007); H. Epstein, *Tina Packer Builds a Theater* (Lenox, MA: Plunkett Lake Press, 2010).

(2000): v-viii.
34. Thomas R. Insel, "Faulty Circuits," *Scientific American* 302, no. 4 (2010): 44-51.
35. T. Insel, "Transforming Diagnosis," National Institute of Mental Health, Director's Blog, April 29, 2013, http://www.nimh.nih.gov/about/director/2013/transforming-diagnosis.shtml.
36. Joshua W. Buckholtz and Andreas Meyer-Lindenberg, "Psychopathology and the Human Connectome: Toward a Transdiagnostic Model of Risk for Mental Illness," *Neuron* 74, no. 4 (2012): 990-1004.
37. F. Collins, "The Symphony Inside Your Brain," NIH Director's Blog, November 5, 2012, http://directorsblog.nih.gov/2012/11/05/the-symphony-inside-your-brain/

第20章 自分の声を見つける——リズムの共有と演劇

1. F. Butterfield, "David Mamet Lends a Hand to Homeless Vietnam Veterans," *New York Times*, October 10, 1998.新しい緊急一時宿泊施設についてのさらなる情報は、http://www.nechv.org/historyatnechv.htmlを参照のこと。
2. P. Healy, "The Anguish of War for Today's Soldiers, Explored by Sophocles," *New York Times*, November 11, 2009.ドーリーズのプロジェクトについてのさらなる情報は、http://www.outsidethewirellc.com/projects/theater-of-war/overviewを参照のこと。
3. Sara Krulwich, "The Theater of War," *New York Times*, November 11, 2009.
4. W. H. McNeill, *Keeping Together in Time: Dance and Drill in Human History* (Cambridge, MA: Harvard University Press, 1997).
5. Plutarch, *Lives*, vol. 1 (Digireads.com, 2009), 58［邦訳：『プルターク英雄伝』河野与一訳、岩波文庫、2004年、他］.
6. M. Z. Seitz, "The Singing Revolution," *New York Times*, December 14, 2007.
7. アーバン・インプロヴについてのさらなる情報は、http://www.urbanimprov.org/を参照のこと。
8. トラウマセンターのウェブサイトから、全国の教師が実践可能な第4学年用アーバン・インプロヴ・プログラムのカリキュラムをそっくりダウンロードできる。http://www.traumacenter.org/initiatives/psychosocial.php
9. ポシビリティ・プロジェクトについてのさらなる情報は、http://the-possibility-project.org/を参照のこと。
10. シェイクスピア・イン・ザ・コーツについてのさらなる情報は、http://www.shakespeare.org/education/for-youth/shakespeare-courts/を参照のこと。
11. C. Kisiel, et al., "Evaluation of a Theater-Based Youth Violence Prevention Program for Elementary School Children," *Journal of School Violence* 5, no.2 (2006): 19-36.
12. アーバン・インプロヴとトラウマセンターのリーダーは、エイミー・アリー博士、マーガレット・ブラウスタイン博士、トビー・デューイ修士、ロン・ジョーンズ、マール・パーキンズ、ケヴィン・スミス、フェイス・ソロウェイ、ジョゼ

Electrical Mapping After Alpha-Theta Brainwave Training: A Controlled Case Study of an Alcoholic in Recovery," *Alcoholism: Clinical and Experimental Research* 16, no. 3 (June 1992): 547-52; R. J. Goldberg, J. C. Greenwood, and Z. Taintor, "Alpha Conditioning as an Adjunct Treatment for Drug Dependence: Part 1,"*International Journal of Addiction* 11, no. 6 (1976): 1085-89; R. F. Kaplan, et al., "Power and Coherence Analysis of the EEG in Hospitalized Alcoholics and Nonalcoholic Controls," *Journal of Studies on Alcohol* 46 (1985): 122-27; Y. Lamontagne, et al., "Alpha and EMG Feedback Training in the Prevention of Drug Abuse: A Controlled Study," *Canadian Psychiatric Association Journal* 22, no. 6 (October 1977): 301-10; Saxby and E. G. Peniston, "Alpha-Theta Brainwave Neurofeedback Training: An Effective Treatment for Male and Female Alcoholics with Depressive Symptoms," *Journal of Clinical Psychology* 51, no. 5 (1995): 685-93; W. C. Scott, et al., "Effects of an EEG Biofeedback Protocol on a Mixed Substance Abusing Population," *American Journal of Drug and Alcohol Abuse* 31, no. 3 (2005): 455-69; D. L. Trudeau, "Applicability of Brain Wave Biofeedback to Substance Use Disorder in Adolescents," *Child & Adolescent Psychiatric Clinics of North America* 14, no. 1 (January 2005): 125-36.

28. E. G. Peniston, "EMG Biofeedback-Assisted Desensitization Treatment for Vietnam Combat Veterans Post-traumatic Stress Disorder,"*Clinical Biofeedback and Health* 9 (1986): 35-41.

29. Eugene G. Peniston, and Paul J. Kulkosky, "Alpha-Theta Brainwave Neurofeedback for Vietnam Veterans with Combat-Related Post-Traumatic Stress Disorder," *Medical Psychotherapy* 4, no. 1 (1991): 47-60.

30. 同様の結果が7年後に別のグループにより報告されている。W. C. Scott, et al., "Effects of an EEG Biofeedback Protocol on a Mixed Substance Abusing Population," *American Journal of Drug and Alcohol Abuse* 31, no. 3 (2005): 455-69.

31. D. L. Trudeau, T. M. Sokhadze, and R. L. Cannon, "Neurofeedback in Alcohol and Drug Dependency," in Introduction to *Quantitative EEG and Neurofeedback: Advanced Theory and Applications*, eds. T. Budzynski, et al. (Amsterdam: Elsevier, 1999), 241-68; F. D. Arani, R. Rostami, and M. Nostratabadi, "Effectiveness of Neurofeedback Training as a Treatment for Opioid-Dependent Patients," *Clinical EEG and Neuroscience* 41, no. 3 (2010): 170-77; F. Dehghani-Arani, R. Rostami, and H. Nadali, "Neurofeedback Training for Opiate Addiction: Improvement of Mental Health and Craving," *Applied Psychophysiology and Biofeedback* 38, no. 2 (2013): 133-41; J. Luigjes, et al., "Neuromodulation as an Intervention for Addiction: Overview and Future Prospects," *Tijdschrift voor psychiatrie* 55, no. 11 (2012): 841-52.

32. S. Othmer, "Remediating PTSD with Neurofeedback," October 11, 2011, http://hannokirk.com/files/Remediating-PTSD_10-01-11.pdf

33. F. H. Duffy, "The State of EEG Biofeedback Therapy (EEG Operant Conditioning) in 2000: An Editor's Opinion," an editorial in *Clinical Electroencephalography* 31, no. 1

あれば誰でもその状態に達することができるとリチャード・シュウォーツは主張しているし、実際に、重いトラウマを負う人々が彼の助けでまさにそれをやってのけるのを私は見てきた。私にはそれほどの技量がないため、きわめて深刻なトラウマを負う私の患者の多くは、動揺を誘う話題を持ちかけられそうになると、取り乱したりぼうっとしたりする。一方、自分を抑えられないと慢性的に感じているせいで、「自己」の持続的な感覚を見つけられない患者もいる。精神医療の現場の大半では、そのような問題を抱える人には精神を安定させるために薬が処方される。それでうまくいく場合もあるが、モチベーションと意欲を失う患者も多い。私たちが行なったニューロフィードバックのランダム化比較対照研究では、慢性的なトラウマを抱えた患者の場合、PTSD症状が約3割軽減し、実行機能と情動の制御の測定値に有意の向上が見られた(van der Kolk et al., 2014年投稿)。

22. トラウマを負い、感覚統合に障害がある子供には、彼らの必要に応じて開発されたプログラムが求められる。現在この取り組みで最先端を行くのがトラウマセンターの私の同僚エリザベス・ウォーナーと、ブリティッシュ・コロンビア大学のアデル・ダイアモンドだ。

23. R. J. Castillo, "Culture, Trance, and the Mind-Brain," *Anthropology of Consciousness* 6, no. 1 (March 1995): 17-34. B. Inglis, *Trance: A Natural History of Altered States of Mind* (London: Paladin, 1990) [邦訳:『トランス——心の神秘を探る』笠原敏雄訳、春秋社、1994年]; N. F. Graffin, W. J. Ray, and R. Lundy, "EEG Concomitants of Hypnosis and Hypnotic Susceptibility," *Journal of Abnormal Psychology* 104, no. 1 (1995): 123-31; D. L. Schacter, "EEG Theta Waves and Psychological Phenomena: A Review and Analysis," *Biological Psychology* 5, no. 1 (1977): 47-82およびM. E. Sabourin, et al., "EEG Correlates of Hypnotic Susceptibility and Hypnotic Trance: Spectral Analysis and Coherence," *International Journal of Psychophysiology* 10, no. 2 (1990): 125-42も参照のこと。

24. E. G. Peniston and P. J. Kulkosky, "Alpha-Theta Brainwave Neuro-Feedback Therapy for Vietnam Veterans with Combat-Related Post-traumatic Stress Disorder," *Medical Psychotherapy* 4 (1991): 47-60.

25. T. M. Sokhadze, R. L. Cannon, and D. L. Trudeau, "EEG Biofeedback as a Treatment for Substance Use Disorders: Review, Rating of Efficacy and Recommendations for Further Research," *Journal of Neurotherapy* 12, no. 1 (2008): 5-43.

26. R. C. Kessler, "Posttraumatic Stress Disorder: The Burden to the Individual and to Society," *Journal of Clinical Psychiatry* 61, suppl. 5 (2000): 4-14. R. Acierno, et al., "Risk Factors for Rape, Physical Assault, and Posttraumatic Stress Disorder in Women: Examination of Differential Multivariate Relationships," *Journal of Anxiety Disorders* 13, no. 6 (1999): 541-63;およびH. D. Chilcoat and N. Breslau, "Investigations of Causal Pathways Between PTSD and Drug Use Disorders," *Addictive Behaviors* 23, no. 6 (1998): 827-40も参照のこと。

27. S. L. Fahrion, et al., "Alterations in EEG Amplitude, Personality Factors, and Brain

ータ律動は局所的な皮質のネットワークによって生じるようだ。前部の正中線のシータ律動（人間の脳において唯一健全なシータ律動）は中隔海馬の神経ネットワークによって生じると推測される。最近の論評は、J. Kropotov, *Quantitative EEG, ERP's And Neurotherapy* (Amsterdam: Elsevier, 2009)を参照のこと。

13. H. Benson, "The Relaxation Response: Its Subjective and Objective Historical Precedents and Physiology," *Trends in Neurosciences* 6 (1983): 281-84.

14. Tobias Egner and John H. Gruzelier, "Ecological Validity of Neurofeedback: Modulation of Slow Wave EEG Enhances Musical Performance," *Neuroreport* 14 no. 9(2003): 1221-24; David J. Vernon, "Can Neurofeedback Training Enhance Performance? An Evaluation of the Evidence with Implications for Future Research," *Applied Psychophysiology and Biofeedback* 30, no. 4 (2005): 347-64.

15. "Vancouver Canucks Race to the Stanley Cup—Is It All in Their Minds?" Bio-Medical.com, June 2, 2011, http://bio-medical.com/news/2011/06/vancouvercanucks-race-to-the-stanley-cup-is-it-all-in-their-minds/

16. M. Beauregard, *Brain Wars* (New York: Harper Collins, 2013), 33.［邦訳：『脳の神話が崩れるとき』黒澤修司訳、角川書店、2014年］

17. J. Gruzelier, T. Egner, and D. Vernon, "Validating the Efficacy of Neurofeedback for Optimising Performance," *Progress in Brain Research* 159 (2006): 421-31. D. Vernon and J. Gruzelier, "Electroencephalographic Biofeedback as a Mechanism to Alter Mood, Creativity and Artistic Performance," in *Mind-Body and Relaxation Research Focus*, ed. B. N. De Luca (New York: Nova Science, 2008), 149-64を参照のこと。

18. たとえば、M. Arns, et al., "Efficacy of Neurofeedback Treatment in ADHD: The Effects on Inattention, Impulsivity and Hyperactivity: A Meta-Analysis," *Clinical EEG and Neuroscience* 40, no. 3 (2009): 180-89; T. Rossiter, "The Effectiveness of Neurofeedback and Stimulant Drugs in Treating AD/HD: Part I: Review of Methodological Issues," *Applied Psychophysiology and Biofeedback* 29, no. 2 (June 2004): 95-112; T. Rossiter, "The Effectiveness of Neurofeedback and Stimulant Drugs in Treating AD/HD: Part II: Replication," *Applied Psychophysiology and Biofeedback* 29, no. 4 (2004): 233-43およびL. M. Hirshberg, S. Chiu, and J. A. Frazier, "Emerging Brain-Based Interventions for Children and Adolescents: Overview and Clinical Perspective," *Child and Adolescent Psychiatric Clinics of North America* 14, no. 1 (2005): 1-19を参照のこと。

19. qEEGについてのさらなる情報は、http://thebrainlabs.com/qeeg.shtmlを参照のこと。

20. N. N. Boutros, M. Torello, and T. H. McGlashan, "Electrophysiological Aberrations in Borderline Personality Disorder: State of the Evidence," *Journal of Neuropsychiatry and Clinical Neurosciences* 15 (2003): 145-54.

21. 安定し、落ち着いた自己観察状態を培うのが不可欠であることは、第17章で見た。内的家族システム療法ではそれを「自己の中にいる」状態と呼ぶ。根気さえ

4.　J. N. Demos, *Getting Started with Neurofeedback* (New York:W. W. Norton, 2005). R. J. Davidson, "Affective Style and Affective Disorders: Prospectives from Affective Neuroscience," *Cognition and Emotion* 12, no. 3 (1998): 307-30およびR. J. Davidson, et al., "Regional Brain Function, Emotion and Disorders of Emotion," *Current Opinion in Neurobiology* 9 (1999): 228-34も参照のこと。

5.　J. Kamiya, "Conscious Control of Brain Waves, "*Psychology Today*, April 1968, 56-60. D. P. Nowlis and J. Kamiya, "The Control of Electroencephalographic Alpha Rhythms Through Auditory Feedback and the Associated Mental Activity," *Psychophysiology* 6, no. 4 (1970): 476-84およびD. Lantz and M. B. Sterman, "Neuropsychological Assessment of Subjects with Uncontrolled Epilepsy: Effects of EEG Feedback Training," *Epilepsia* 29, no. 2 (1988): 163-71 も参照のこと。

6.　M. B. Sterman, L. R. Macdonald, and R. K. Stone, "Biofeedback Training of the Sensorimotor Electroencephalogram Rhythm in Man: Effects on Epilepsy," *Epilepsia* 15, no. 3 (1974): 395-416. 87件の研究を対象とする最近のメタ分析によると、訓練を受けた癲癇患者のおよそ8割でニューロフィードバックによって発作の頻度が有意の減少を見せたことがわかった。Gabriel Tan, et al., "Meta-Analysis of EEG Biofeedback in Treating Epilepsy," *Clinical EEG and Neuroscience* 40, no. 3 (2009): 173-79.

7.　これには、第5章で説明したのと同じ自己認識の回路の一部がかかわっている。経頭蓋磁気刺激法(TMS)で内側前頭前皮質の上部の機能を一時的に停止させると、その間、人は鏡を覗いたときに誰を見ているのかわからなくなりうることを、アルヴァロ・パスカル=レオーネが立証した。J. Pascual-Leone, "Mental Attention, Consciousness, and the Progressive Emergence of Wisdom," *Journal of Adult Development* 7, no. 4 (2000): 241-54.

8.　http://www.eegspectrum.com/intro-to-neurofeedback/

9.　S. Rauch, et al., "Symptom Provocation Study Using Positron Emission Tomography and Script Driven Imagery," *Archives of General Psychiatry* 53 (1996): 380-87. 脳を画像化する新しい方法である脳磁計測法(MEG)を使った他の3つの研究によって、PTSD患者は右側頭皮質の活動が盛んになることが立証された。C. Catani, et al., "Pattern of Cortical Activation During Processing of Aversive Stimuli in Traumatized Survivors of War and Torture," *European Archives of Psychiatry and Clinical Neuroscience* 259, no. 6 (2009): 340-51; B. E. Engdahl, et al., "Post-traumatic Stress Disorder: A Right Temporal Lobe Syndrome?" *Journal of Neural Engineering* 7, no. 6 (2010): 066005; A. P. Georgopoulos, et al., "The Synchronous Neural Interactions Test as a Functional Neuromarker for Post-traumatic Stress Disorder (PTSD): A Robust Classification Method Based on the Bootstrap," *Journal of Neural Engineering* 7. no. 1 (2010): 016011.

10.　PTSD臨床診断面接尺度(CAPS)による測定。

11.　ジョン・ブリアのInventory of Altered Self-Capacities (IASC)による測定。

12.　後部と中央部のアルファ律動は視床皮質のネットワークによって生じる。ベ

the Rheumatic Diseases 71, no. 6 (2012): 911-17.

第18章 穴を埋める――ストラクチャーを作る

1. ペッソ・ボイデン・システム精神運動(Pesso Boyden System Psychomotor)。http://pbsp.com/を参照のこと。

2. D. Goleman, *Social Intelligence: The New Science of Human Relationships* (New York: Random House Digital, 2006)[邦訳:『SQ生きかたの知能指数――ほんとうの「頭のよさ」とは何か』土屋京子訳、日本経済新聞社、2007年].

3. A. Pesso, "PBSP: Pesso Boyden System Psychomotor," in *Getting in Touch: A Guide to Body-Centered Therapies,* ed. C. Caldwell (Wheaton, IL: Theosophical Publishing House, 1997); A. Pesso, *Movement in Psychotherapy: Psychomotor Techniques and Training* (New York: New York University Press, 1969); A. Pesso, *Experience in Action: A Psychomotor Psychology* (New York: New York University Press, 1973); A. Pesso and J. Crandell, eds., *Moving Psychotherapy: Theory and Application of Pesso System/Psychomotor* (Cambridge, MA: Brookline Books, 1991); M. Scarf, *Secrets, Lies, Betrayals* (New York: Ballantine Books, 2005); M. van Attekum, *Aan Den Lijve* (Netherlands: Pearson Assessment, 2009)および A. Pesso, "The Externalized Realization of the Unconscious and the Corrective Experience," in *Handbook of Body-Psychotherapy/Handbuch der Körperpsychotherapie*, eds. H. Weiss and G. Marlock (Stuttgart, Germany: Schattauer, 2006).

4. Luiz Pessoa and Ralph Adolphs, "Emotion Processing and the Amygdala: from a 'Low Road' to 'Many Roads' of Evaluating Biological Significance." *Nature Reviews Neuroscience* 11, no. 11 (2010): 773-83.

第19章 脳を配線し直す――ニューロフィードバック

1. H. H. Jasper, P. Solomon, and C. Bradley, "Electroencephalographic Analyses of Behavior Problem Children," *American Journal of Psychiatry* 95 (1938): 641-58; P. Solomon, H. H. Jasper, and C. Bradley, "Studies in Behavior Problem Children," *American Neurology and Psychiatry* 38 (1937): 1350-51.

2. ハーヴァード・メディカルスクールのマーチン・タイチャーが広範囲にわたる調査を行ない、子供のときに虐待を受けた大人の側頭葉に異常があることを実証した。M. H. Teicher, et al., "The Neurobiological Consequences of Early Stress and Childhood Maltreatment," *Neuroscience & Biobehavioral Reviews* 27, no. 1-2 (2003): 33-44; M. H. Teicher, et al., "Early Childhood Abuse and Limbic System Ratings in Adult Psychiatric Outpatients," *Journal of Neuropsychiatry & Clinical Neurosciences* 5, no. 3 (1993): 301-6; M. H. Teicher, et al., "Sticks, Stones and Hurtful Words: Combined Effects of Childhood Maltreatment Matter Most," *American Journal of Psychiatry* (2012).

3. Sebern F. Fisher, *Neurofeedback in the Treatment of Developmental Trauma: Calming the Fear-Driven Brain* (New York: Norton, 2014).

3. W. James, *The Principles of Psychology* (New York: Holt, 1890), 206［邦訳：『現代思想新書第6巻――心理学の根本問題』(松浦孝作訳、三笠書房、1940年)］.
4. C. Jung, *Collected Works*, vol. 9, *The Archetypes and the Collective Unconscious* (Princeton, NJ: Princeton University Press, 1955/1968), 330.
5. C. Jung, *Collected Works*, vol. 10, *Civilization in Transition* (Princeton, NJ: Princeton University Press, 1957/1964), 540.
6. 同上、p. 133.
7. M. S. Gazzaniga, *The Social Brain: Discovering the Networks of the Mind* (New York: Basic Books, 1985), 90［邦訳：『社会的脳――心のネットワークの発見』(杉下守弘・関啓子訳、青土社、1987年)］.
8. 同上、p. 356.
9. M. Minsky, *The Society of Mind*, 51 (New York: Simon & Schuster, 1988)［邦訳：『心の社会』(安西祐一郎訳、産業図書、1990年)］.
10. 同上、p. 290.
11. O. van der Hart, E. R. Nijenhuis, and K. Steele, *The Haunted Self: Structural Dissociation and the Treatment of Chronic Traumatization* (New York: W. W. Norton, 2006)［邦訳：『構造的解離――慢性外傷の理解と治療』(野間俊一・岡野憲一郎監訳、星和書店、2011年)］; R. P. Kluft, *Shelter from the Storm* (self-published, 2013).
12. R. Schwartz, *Internal Family Systems Therapy* (New York: Guilford Press, 1995).
13. 同上、p. 34.
14. 同上、p. 19.
15. Goulding and Schwartz, *Mosaic Mind*, 63.
16. J. G. Watkins, 1997は、抑うつ感を人格化する例としてこれを説明している。「私たちは、抑うつ感が想像の中でどのように感じられるのか、そして、それに苦しんでいるのが誰で、どのような人物なのかを知る必要がある」
17. リチャード・シュウォーツ、私信。
18. Goulding and Schwartz, *Mosaic Mind*, 33.
19. A. W. Evers, et al., "Tailored Cognitive-Behavioral Therapy in Early Rheumatoid Arthritis for Patients at Risk: A Randomized Controlled Trial," *Pain* 100, no. 1-2 (2002): 141-53; E. K. Pradhan, et al., "Effect of Mindfulness-Based Stress Reduction in Rheumatoid Arthritis Patients," *Arthritis & Rheumatology* 57, no. 7 (2007): 1134-42; J. M. Smyth, et al., "Effects of Writing About Stressful Experiences on Symptom Reduction in Patients with Asthma or Rheumatoid Arthritis: A Randomized Trial," *JAMA* 281, no. 14 (1999): 1304-9; L. Sharpe, et al., "Long-Term Efficacy of a Cognitive Behavioural Treatment from a Randomized Controlled Trial for Patients Recently Diagnosed with Rheumatoid Arthritis," *Rheumatology* (*Oxford*) 42, no. 3 (2003): 435-41; H. A. Zangi, et al., "A Mindfulness-Based Group Intervention to Reduce Psychological Distress and Fatigue in Patients with Inflammatory Rheumatic Joint Diseases: A Randomised Controlled Trial," *Annals of*

et al., "Effects of Psychotherapy on Regional Cerebral Blood Flow During Trauma Imagery in Patients with Post-traumatic Stress Disorder: A Randomized Clinical Trial," *Psychological Medicine* 38, no. 4 (2008): 543-54およびA. Etkin and T. D. Wager, "Functional Neuroimaging of Anxiety: A Meta-Analysis of Emotional Processing in PTSD, Social Anxiety Disorder, and Specific Phobia," *American Journal of Psychiatry* 164, no. 10 (2007): 1476-88も参照のこと。

16. J. C. Nemiah and P. E. Sifneos, "Psychosomatic Illness: A Problem in Communication," *Psychotherapy and Psychosomatics* 18, no. 1-6 (1970): 154-60. G. J. Taylor, R. M. Bagby, and J. D. A. Parker, *Disorders of Affect Regulation: Alexithymia in Medical and Psychiatric Illness* (Cambridge, UK: Cambridge University Press, 1997) も参照のこと。

17. A. R. Damasio, *The Feeling of What Happens: Body and Emotion and the Making of Consciousness* (New York: Random House, 2000), 28［邦訳：前掲『無意識の脳　自己意識の脳』］.

18. B. A. van der Kolk, "Clinical Implications of Neuroscience Research in PTSD," *Annals of the New York Academy of Sciences* 1071, no. 1 (2006): 277-93. B. K. Hölzel, et al., "How Does Mindfulness Meditation Work? Proposing Mechanisms of Action from a Conceptual and Neural Perspective," *Perspectives on Psychological Science* 6, no. 6 (2011): 537-59も参照のこと。

19. B. K. Hölzel, et al., "Mindfulness Practice Leads to Increases in Regional Brain Gray Matter Density," *Psychiatry Research: Neuroimaging* 191, no. 1 (2011): 36-43. B. K. Hölzel, et al., "Stress Reduction Correlates with Structural Changes in the Amygdala," *Social Cognitive and Affective Neuroscience* 5, no. 1 (2010): 11-17およびS. W. Lazar, et al., "Meditation Experience Is Associated with Increased Cortical Thickness," *NeuroReport* 16 (2005): 1893-97も参照のこと。

第17章 断片をつなぎ合わせる——「セルフ(自分そのもの)」によるリーダーシップ

1. R. A. Goulding and R.C. Schwartz, *The Mosaic Mind: Empowering the Tormented Selves of Child Abuse Survivors* (New York: Norton, 1995), 4.

2. J. G. Watkins and H. H. Watkins, *Ego States* (New York: Norton, 1997). ユングは、人格を形成するいくつもの部分を「元型」や「コンプレックス」と呼んだ。また、認知心理学の枠組みや解離性同一性障害を扱った文献では、「交代人格」と呼ばれる。J. G. Watkins and H. H. Watkins, "Theory and Practice of Ego State Therapy: A Short-Term Therapeutic Approach," *Short-Term Approaches to Psychotherapy* 3 (1979): 176-220; J. G. Watkins and H. H. Watkins, "Ego State and Hidden Observers," *Journal of Altered States of Consciousness* 5, no. 1 (1979): 3-18およびC. G. Jung, *Lectures: Psychology and Religion* (New Haven, CT: Yale University Press, 1960)［邦訳：『心理学と宗教』(村本詔司訳、人文書院、1989年)］も参照のこと。

9.　カリフォルニア州のハートマス社は、楽しいうえに心拍変動を改善するのに役立つ、素晴らしい装置やコンピューターゲームを開発してきた。ハートマスが開発したような単純な装置が、PTSDの症状を軽減させることができるかどうかは、今までのところ研究されていないが、効果がある可能性は非常に高そうだ(www.heartmath.orgを参照のこと)。

10.　本書を執筆している時点で、エムウェーブ、ハートマス、GPS4Soulのような、心拍変動の増大に役立つと謳っている、iTunesで利用できるアプリケーションが24ある。

11.　B. A. van der Kolk, "Clinical Implications of Neuroscience Research in PTSD," *Annals of the New York Academy of Sciences* 1071, no. 1 (2006): 277-93.

12.　S. Telles, et al., "Alterations of Auditory Middle Latency Evoked Potentials During Yogic Consciously Regulated Breathing and Attentive State of Mind," *International Journal of Psychophysiology* 14, no. 3 (1993): 189-98. P. L. Gerbarg, "Yoga and Neuro-Psychoanalysis," in *Bodies in Treatment: The Unspoken Dimension*, ed. Frances Sommer Anderson (New York: Analytic Press, 2008), 127-50も参照のこと。

13.　D. Emerson and E. Hopper, *Overcoming Trauma through Yoga: Reclaiming Your Body* (Berkeley, CA: North Atlantic Books, 2011)［邦訳：『トラウマをヨーガで克服する』伊藤久子訳、紀伊國屋書店、2011年］.

14.　A. Damasio, *The Feeling of What Happens: Body and Emotion in the Making of Consciousness* (New York, Harcourt, 1999)［邦訳：前掲『無意識の脳　自己意識の脳』］.

15.　「内受容」は、この基本的な自己感知能力を表す科学的な用語だ。トラウマを負った人は、身体的な自己認識に関連する脳領域、とりわけ島《とう》と呼ばれる領域に問題があることを、数々の脳画像研究が立証してきた。J. W. Hopper, et al., "Neural Correlates of Reexperiencing, Avoidance, and Dissociation in PTSD: Symptom Dimensions and Emotion Dysregulation in Responses to Script-Driven Trauma Imagery," *Journal of Traumatic Stress* 20, no. 5 (2007): 713-25. I. A. Strigo, et al., "Neural Correlates of Altered Pain Response in Women with Posttraumatic Stress Disorder from Intimate Partner Violence," *Biological Psychiatry* 68, no. 5 (2010): 442-50; G. A. Fonzo, et al., "Exaggerated and Disconnected Insular-Amygdalar Blood Oxygenation Level-Dependent Response to Threat-Related Emotional Faces in Women with Intimate-Partner Violence Posttraumatic Stress Disorder," *Biological Psychiatry* 68, no. 5 (2010): 433-41; P. A. Frewen, et al., "Social Emotions and Emotional Valence During Imagery in Women with PTSD: Affective and Neural Correlates," *Psychological Trauma: Theory, Research, Practice, and Policy* 2, no. 2 (2010): 145-57; K. Felmingham, et al., "Dissociative Responses to Conscious and Non-conscious Fear Impact Underlying Brain Function in Post-traumatic Stress Disorder," *Psychological Medicine* 38, no. 12 (2008): 1771-80; A. N. Simmons, et al., "Functional Activation and Neural Networks in Women with Posttraumatic Stress Disorder Related to Intimate Partner Violence," *Biological Psychiatry* 64, no. 8 (2008): 681-90; R. J. L. Lindauer, *ence Monitor* 11, no. 12 (2005): 555-61; G. Kirkwood et al., "Yoga for Anxiety: A Systematic Review of the Research Evidence," *British Journal of Sports Medicine* 39 (2005): 884-91; K. Pilkington, et al., "Yoga for Depression: The Research Evidence," *Journal of Affective Disorders* 89 (2005): 13-24およびP. Gerbarg and R. Brown, "Yoga: A Breath of Relief for Hurricane Katrina Refugees," *Current Psychiatry* 4 (2005): 55-67も参照のこと。

6. B. Cuthbert, et al., "Strategies of Arousal Control: Biofeedback, Meditation, and Motivation," *Journal of Experimental Psychology* 110 (1981): 518-46. S. B. S. Khalsa, "Yoga as a Therapeutic Intervention: A Bibliometric Analysis of Published Research Studies," *Indian Journal of Physiology and Pharmacology* 48 (2004): 269-85; M. M. Delmonte, "Meditation as a Clinical Intervention Strategy: A Brief Review," *International Journal of Psychosomatics* 33 (1986): 9-12; I. Becker, "Uses of Yoga in Psychiatry and Medicine," in *Complementary and Alternative Medicine and Psychiatry*, vol. 19, ed. P. R. Muskin (Washington, DC: American Psychiatric Press, 2008); L. Bernardi, et al., "Slow Breathing Reduces Chemoreflex Response to Hypoxia and Hypercapnia, and Increases Baroreflex Sensitivity," *Journal of Hypertension* 19, no. 12 (2001): 2221-29; R. P. Brown and P. L. Gerbarg, "Sudarshan Kriya Yogic Breathing in the Treatment of Stress, Anxiety, and Depression: Part I: Neurophysiologic Model," *Journal of Alternative and Complementary Medicine* 11 (2005): 189-201; R. P. Brown and P. L. Gerbarg, "Sudarshan Kriya Yogic Breathing in the Treatment of Stress, Anxiety, and Depression: Part II: Clinical Applications and Guidelines," *Journal of Alternative and Complementary Medicine* 11 (2005): 711-17; C. C. Streeter, et al., "Yoga Asana Sessions Increase Brain GABA Levels: A Pilot Study," *Journal of Alternative and Complementary Medicine* 13 (2007): 419-26およびC. C. Streeter, et al., "Effects of Yoga Versus Walking on Mood, Anxiety, and Brain GABA Levels: A Randomized Controlled MRS Study," *Journal of Alternative and Complementary Medicine* 16 (2010): 1145-52も参照のこと。

7. さまざまな病状に対するヨーガの有効性を示す科学論文が何十もある。以下に、ごく一部を挙げておく。S. B. Khalsa, "Yoga as a Therapeutic Intervention"; P. Grossman, et al., "Mindfulness-Based Stress Reduction and Health Benefits: A Meta-Analysis," *Journal of Psychosomatic Research* 57 (2004): 35-43; K. Sherman, et al., "Comparing Yoga, Exercise, and a Self-Care Book for Chronic Low Back Pain: A Randomized, Controlled Trial," *Annals of Internal Medicine* 143 (2005): 849-56; K. A. Williams, et al., "Effect of Iyengar Yoga Therapy for Chronic Low Back Pain," *Pain* 115 (2005): 107-17; R. B. Saper, et al., "Yoga for Chronic Low Back Pain in a Predominantly Minority Population: A Pilot Randomized Controlled Trial," *Alternative Therapies in Health and Medicine* 15 (2009): 18-27; J. W. Carson, et al., "Yoga for Women with Metastatic Breast Cancer: Results from a Pilot Study," *Journal of Pain and Symptom Management* 33 (2007): 331-41.

8. B. A. van der Kolk, et al., "Yoga as an Adjunctive Therapy for PTSD," *Journal of Clinical Psychiatry* 75, no. 6 (June 2014): 559-65.

(Emotional Freedom Technique): A Randomized Controlled Trial," *Journal of Nervous and Mental Disease* 201 (2013): 153-60; D. Church, G. Yount, and A. J. Brooks, "The Effect of Emotional Freedom Techniques (EFT) on Stress Biochemistry: A Randomized Controlled Trial," *Journal of Nervous and Mental Disease* 200 (2012): 891-96; R. P. Dhond, N. Kettner, and V. Napadow, "Neuroimaging Acupuncture Effects in the Human Brain," *Journal of Alternative and Complementary Medicine* 13 (2007): 603-16; K. K. Hui, et al., "Acupuncture Modulates the Limbic System and Subcortical Gray Structures of the Human Brain: Evidence from fMRI Studies in Normal Subjects," *Human Brain Mapping* 9 (2000): 13-25.

2. M. Sack, J. W. Hopper, and F. Lamprecht, "Low Respiratory Sinus Arrhythmia and Prolonged Psychophysiological Arousal in Posttraumatic Stress Disorder: Heart Rate Dynamics and Individual Differences in Arousal Regulation," *Biological Psychiatry* 55, no. 3 (2004): 284-90. H. Cohen, et al., "Analysis of Heart Rate Variability in Posttraumatic Stress Disorder Patients in Response to a Trauma-Related Reminder," *Biological Psychiatry* 44, no. 10 (1998): 1054-59; H. Cohen, et al., "Long-Lasting Behavioral Effects of Juvenile Trauma in an Animal Model of PTSD Associated with a Failure of the Autonomic Nervous System to Recover," *European Neuropsychopharmacology* 17, no. 6 (2007): 464-77および H. Wahbeh and B. S. Oken, "Peak High-Frequency HRV and Peak Alpha Frequency Higher in PTSD," *Applied Psychophysiology and Biofeedback* 38, no. 1 (2013): 57-69も参照のこと。

3. J. W. Hopper, et al., "Preliminary Evidence of Parasympathetic Influence on Basal Heart Rate in Posttraumatic Stress Disorder," *Journal of Psychosomatic Research* 60, no. 1 (2006): 83-90.

4. エルサレムのハダサ・メディカルスクールのアリ・シャレヴによる実験と、ハーヴァード大学のロジャー・ピットマンの実験も、この方向を指し示している。A. Y. Shalev, et al., "Auditory Startle Response in Trauma Survivors with Posttraumatic Stress Disorder: A Prospective Study," *American Journal of Psychiatry* 157, no. 2 (2000): 255-61; R. K. Pitman, et al., "Psychophysiologic Assessment of Posttraumatic Stress Disorder Imagery in Vietnam Combat Veterans," *Archives of General Psychiatry* 44, no. 11 (1987): 970-75; A. Y. Shalev, et al., "A Prospective Study of Heart Rate Response Following Trauma and the Subsequent Development of Posttraumatic Stress Disorder," *Archives of General Psychiatry* 55, no. 6 (1998): 553-59.

5. P. Lehrer, Y. Sasaki, and Y. Saito, "Zazen and Cardiac Variability," *Psychosomatic Medicine* 61, no. 6 (1999): 812-21. R. Sovik, "The Science of Breathing: The Yogic View," *Progress in Brain Research* 122 (1999): 491-505; P. Philippot, G. Chapelle, and S. Blairy, "Respiratory Feedback in the Generation of Emotion," *Cognition & Emotion* 16, no. 5 (2002): 605-27; A. Michalsen, et al., "Rapid Stress Reduction and Anxiolysis Among Distressed Women as a Consequence of a Three-Month Intensive Yoga Program," *Medical Sci-*

Clinical Psychology 58 (2002): 61-75.

19. 眼球運動がトラウマ記憶を処理して変えるのにどう役立つかについては、多くの研究がなされている。M. Sack, et al., "Alterations in Autonomic Tone During Trauma Exposure Using Eye Movement Desensitization and Reprocessing (EMDR)—Results of a Preliminary Investigation," *Journal of Anxiety Disorders* 22, no. 7 (2008): 1264-71; B. Letizia, F. Andrea, and C. Paolo, "Neuroanatomical Changes After Eye Movement Desensitization and Reprocessing (EMDR) Treatment in Posttraumatic Stress Disorder," *The Journal of Neuropsychiatry and Clinical Neurosciences*, 19, no. 4 (2007): 475-76; P. Levin, S. Lazrove, and B. van der Kolk, "What Psychological Testing and Neuroimaging Tell Us About the Treatment of Posttraumatic Stress Disorder by Eye Movement Desensitization and Reprocessing," *Journal of Anxiety Disorders*, 13, nos. 1-2, 159-72; M. L. Harper, T. Rasolkhani Kalhorn, J. F. Drozd, "On the Neural Basis of EMDR Therapy: Insights from Qeeg Studies, "*Traumatology*, 15, no. 2 (2009): 81-95; K. Lansing, D. G. Amen, C. Hanks, and L. Rudy, "High-Resolution Brain SPECT Imaging and Eye Movement Desensitization and Reprocessing in Police Officers with PTSD," *The Journal of Neuropsychiatry and Clinical Neurosciences* 17, no. 4 (2005): 526-32; T. Ohtani, K. Matsuo, K. Kasai, T. Kato, and N. Kato, "Hemodynamic Responses of Eye Movement Desensitization and Reprocessing in Posttraumatic Stress Disorder. "*Neuroscience Research*, 65, no. 4 (2009): 375-83; M. Pagani, G. Högberg, D. Salmaso, D. Nardo, Ö. Sundin, C. Jonsson, and T. Hällström, "Effects of EMDR Psychotherapy on ^{99m}tc-HMPAO Distribution in Occupation-Related Post-Traumatic Stress Disorder," *Nuclear Medicine Communications* 28 (2007): 757-65; H. P. Söndergaard and U. Elofsson, "Psychophysiological Studies of EMDR," *Journal of EMDR Practice and Research* 2, no. 4 (2008): 282-88.

第16章 自分の体の中に棲むことを学ぶ——ヨーガ

1. 鍼と指圧はトラウマを重視する臨床家の間で広く使われており、臨床的PTSDの治療法として体系的に研究され始めている。M. Hollifield, et al., "Acupuncture for Posttraumatic Stress Disorder: A Randomized Controlled Pilot Trial," *Journal of Nervous and Mental Disease* 195, no. 6 (2007): 504-13. 恐れと結びつけられている脳領域に対する鍼の影響を、fMRIを使って計測する研究は、鍼がこうした脳領域をすみやかに調節することを報告している。K. K. Hui, et al., "The Integrated Response of the Human Cerebro-Cerebellar and Limbic Systems to Acupuncture Stimulation at ST 36 as Evidenced by fMRI," *NeuroImage* 27 (2005): 479-96; J. Fang, et al., "The Salient Characteristics of the Central Effects of Acupuncture Needling: Limbic-Paralimbic-Neocortical Network Modulation," *Human Brain Mapping* 30 (2009): 1196-206; D. Feinstein, "Rapid Treatment of PTSD: Why Psychological Exposure with Acupoint Tapping May Be Effective," *Psychotherapy: Theory, Research, Practice, Training* 47, no. 3 (2010): 385-402; D. Church, et al., "Psychological Trauma Symptom Improvement in Veterans Using EFT

bridge, MA: MIT Press, 1999)〔邦訳:『睡眠と夢』北浜邦夫訳、紀伊國屋書店、1997年〕.
7. R. Greenwald, "Eye Movement Desensitization and Reprocessing (EMDR): A New Kind of Dreamwork?" *Dreaming* 5, no. 1 (1995): 51-55.
8. R. Cartwright, et al., "REM Sleep Reduction, Mood Regulation and Remission in Untreated Depression," *Psychiatry Research* 121, no. 2 (2003): 159-67. R. Cartwright, et al., "Role of REM Sleep and Dream Affect in Overnight Mood Regulation: A Study of Normal Volunteers," *Psychiatry Research* 81, no. 1 (1998): 1-8も参照のこと。
9. R. Greenberg, C. A. Pearlman, and D. Gampel, "War Neuroses and the Adaptive Function of REM Sleep," *British Journal of Medical Psychology* 45, no. 1 (1972): 27-33. レイモン・グリーンバーグとチェスター・パールマンは、私たちの研究室と同じように、トラウマを負った帰還兵はレム睡眠状態に入るやいなや目覚めてしまうことを発見した。トラウマを負った人にはアルコールの力を借りて眠る人が多いものの、そうすると夢の恩恵(記憶の統合と変化)を十分に受けることができなくなり、その結果PTSDの解決を妨げてしまうのかもしれない。
10. B. van der Kolk, et al., "Nightmares and Trauma: A Comparison of Nightmares After Combat with Lifelong Nightmares in Veterans," *American Journal of Psychiatry* 141, no. 2 (1984): 187-90.
11. N. Breslau, et al., "Sleep Disturbance and Psychiatric Disorders: A Longitudinal Epidemiological Study of Young Adults," *Biological Psychiatry* 39, no. 6 (1996): 411-18.
12. R. Stickgold, et al., "Sleep-Induced Changes in Associative Memory," *Journal of Cognitive Neuroscience* 11, no. 2 (1999): 182-93. R. Stickgold, "Of Sleep, Memories and Trauma," *Nature Neuroscience* 10, no. 5 (2007): 540-42およびB. Rasch, et al., "Odor Cues During Slow-Wave Sleep Prompt Declarative Memory Consolidation," *Science* 315, no. 5817 (2007): 1426-29も参照のこと。
13. E. J. Wamsley, et al., "Dreaming of a Learning Task Is Associated with Enhanced Sleep-Dependent Memory Consolidation," *Current Biology* 20, no. 9 (May 11, 2010): 850-55.
14. R. Stickgold, "Sleep-Dependent Memory Consolidation," *Nature* 437 (2005): 1272-78.
15. R. Stickgold, et al., "Sleep-Induced Changes in Associative Memory," *Journal of Cognitive Neuroscience* 11, no. 2 (1999): 182-93.
16. J. Williams, et al., "Bizarreness in Dreams and Fantasies: Implications for the Activation-Synthesis Hypothesis," *Consciousness and Cognition* 1, no. 2 (1992): 172-85. Stickgold, et al., "Sleep-Induced Changes in Associative Memory"も参照のこと。
17. M. P. Walker, et al., "Cognitive Flexibility Across the Sleep-Wake Cycle: REM-Sleep Enhancement of Anagram Problem Solving," *Cognitive Brain Research* 14 (2002): 317-24.
18. R. Stickgold, "EMDR: A Putative Neurobiological Mechanism of Action," *Journal of*

Memory Performances and Intellectual Resources in Vietnam Veterans: PTSD and No Disorder Comparisons," *Neuropsychology* 16, no. 1 (2002): 5.

25. ある神経画像研究では、PTSDを抱えた参加者はニュートラルな単語に反応して、脳の言語領域であるブローカ野が不活性化した。つまり、私たちがPTSD患者で見出していたブローカ野の機能低下(第3章参照)は、トラウマ記憶への反応としてのみ起こったわけではなく、当たり障りのない単語に注意を払うように求められたときにも起こったのだ。これは、トラウマを負った患者たちはみな、通常の出来事についての感情や思考を明確に表現するのに、普通の人より苦労することを意味する。PTSDの参加者は、内側前頭前皮質(mPFC)(すでに見たとおり、自己についての認識を伝え、煙探知機である扁桃体の活動を抑える前頭葉の領域)の活動も減少していた。このためにPTSD患者は、単純な言語課題に対する脳の恐れの反応を抑えるのが難しくなり、それによっても、注意を払ったり、人生を送り続けたりするのに苦労していたのだ。K. A. Moores, C. R. Clark, A. C. McFarlane, G. C. Brown, A. Puce, and D. J. Taylor, (2008). "Abnormal Recruitment of Working Memory Updating Networks During Maintenance of Trauma-neutral Information in Post-traumatic Stress Disorder," *Psychiatry Research: Neuroimaging*, 163(2), 156-70を参照のこと。

26. J. Breuer and S. Freud, "The Physical Mechanisms of Hysterical Phenomena," in *The Standard Edition of the Complete Psychological Works of Sigmund Freud* (London: Hogarth Press, 1893)[邦訳：前掲『フロイト全集2』所収].

27. D. L. Schacter, *Searching for Memory* (New York: Basic Books, 1996).

第15章 過去を手放す——EMDR

1. F. Shapiro, *EMDR: The Breakthrough Eye Movement Therapy for Overcoming Anxiety, Stress, and Trauma* (New York: Basic Books, 2004)[邦訳：『トラウマからの解放——EMDR』市井雅哉監訳、二瓶社、2006年].

2. B. A. van der Kolk, et al., "A Randomized Clinical Trial of Eye Movement Desensitization and Reprocessing (EMDR), Fluoxetine, and Pill Placebo in the Treatment of Posttraumatic Stress Disorder: Treatment Effects and Long-Term Maintenance," *Journal of Clinical Psychiatry* 68, no. 1 (2007): 37-46.

3. J. G. Carlson, et al., "Eye Movement Desensitization and Reprocessing (EDMR) Treatment for Combat-Related Posttraumatic Stress Disorder," *Journal of Traumatic Stress* 11, no. 1 (1998): 3-24.

4. J. D. Payne, et al., "Sleep Increases False Recall of Semantically Related Words in the Deese-Roediger-McDermott Memory Task," *Sleep* 29 (2006): A373.

5. B. A. van der Kolk and C. P. Ducey, "The Psychological Processing of Traumatic Experience: Rorschach Patterns in PTSD," *Journal of Traumatic Stress* 2, no. 3 (1989): 259-74.

6. M. Jouvet, *The Paradox of Sleep: The Story of Dreaming*, trans. Laurence Garey (Cam-

Dance Therapy 9, no. 1 (1986): 47-66; H. Englund, "Death, Trauma and Ritual: Mozambican Refugees in Malawi," *Social Science & Medicine* 46, no. 9 (1998): 1165-74; H. Tefferi, Building on Traditional Strengths: The Unaccompanied Refugee Children from South Sudan (1996); D. Tolfree, *Restoring Playfulness: Different Approaches to Assisting Children Who Are Psychologically Affected by War or Displacement* (Stockholm: Rädda Barnen, 1996), 158-73; N. Boothby, "Mobilizing Communities to Meet the Psychosocial Needs of Children in War and Refugee Crises," in *Minefields in Their Hearts: The Mental Health of Children in War and Communal Violence*, ed. R. Apfel and B. Simon (New Haven, CT: Yale University Press, 1996), 149-64; S. Sandel, S. Chaiklin, and A. Lohn, *Foundations of Dance/Movement Therapy: The Life and Work of Marian Chace* (Columbia, MD: American Dance Therapy Association, 1993); K. Callaghan, "Movement Psychotherapy with Adult Survivors of Political Torture and Organized Violence," *Arts in Psychotherapy* 20, no. 5 (1993): 411-21; A. E. L. Gray, "The Body Remembers: Dance Movement Therapy with an Adult Survivor of Torture," *American Journal of Dance Therapy* 23, no. 1 (2001): 29-43.
19. A. M. Krantz, and J. W. Pennebaker, "Expressive Dance, Writing, Trauma, and Health: When Words Have a Body." *Whole Person Healthcare* 3 (2007): 201-29.
20. P. Fussell, *The Great War and Modern Memory* (London: Oxford University Press, 1975).
21. こうした発見は以下の研究で再現されている。J. D. Bremner, "Does Stress Damage the Brain?" *Biological Psychiatry* 45, no. 7 (1999): 797-805; I. Liberzon, et al., "Brain Activation in PTSD in Response to Trauma-Related Stimuli," *Biological Psychiatry* 45, no. 7 (1999): 817-26; L. M. Shin, et al., "Visual Imagery and Perception in Posttraumatic Stress Disorder: A Positron Emission Tomographic Investigation," *Archives of General Psychiatry* 54, no. 3 (1997): 233-41; L. M. Shin, et al., "Regional Cerebral Blood Flow During Script-Driven Imagery in Childhood Sexual Abuse-Related PTSD: A PET Investigation," *American Journal of Psychiatry* 156, no. 4 (1999): 575-84.
22. この言葉を最初に使ったのは私だったのか、ピーター・リヴァインだったのか、はっきりわからない。私が持っているビデオでは、彼は私の言葉だとしているが、私が「振り子運動」について学んだことの大部分は、彼から教わったものだ。
23. 曝露／指圧のツボの刺激のほうが、従来のリラクセーション技法を取り入れた曝露の方法よりも大きな成果が得られるという主張を支持する証拠が、少数ながらある。(www.vetcases.com). D. Church, et al., "Single-Session Reduction of the Intensity of Traumatic Memories in Abused Adolescents After EFT: A Randomized Controlled Pilot Study," *Traumatology* 18, no. 3 (2012): 73-79およびD. Feinstein and D. Church, "Modulating Gene Expression Through Psychotherapy: The Contribution of Noninvasive Somatic Interventions," *Review of General Psychology* 14, no. 4 (2010): 283-95.
24. T. Gil, et al., "Cognitive Functioning in Post-traumatic Stress Disorder" *Journal of Traumatic Stress* 3, no. 1 (1990): 29-45; J. J. Vasterling, et al., "Attention, Learning, and

gulate Cortex," *Annals of the New York Academy of Sciences* 935, no. 1 (2001): 107-17も参照のこと。

11. 2006年、マサチューセッツ工科大学におけるジェローム・ケーガンとダライ・ラマとの対話より。http://www.mindandlife.org/about/history/

12. A. Goldman and F. de Vignemont, "Is Social Cognition Embodied?" *Trends in Cognitive Sciences* 13, no. 4 (2009): 154-59. A. D. Craig, "How Do You Feel—Now? The Anterior Insula and Human Awareness," *Nature Reviews Neuroscience* 10 (2009): 59-70; H. D. Critchley, "Neural Mechanisms of Autonomic, Affective, and Cognitive Integration," *Journal of Comparative Neurology* 493, no. 1 (2005): 154-66; T. D. Wager, et al., "Prefrontal-Subcortical Pathways Mediating Successful Emotion Regulation," *Neuron* 59, no. 6 (2008): 1037-50; K. N. Ochsner, et al., "Rethinking Feelings: An fMRI Study of the Cognitive Regulation of Emotion," *Journal of Cognitive Neuroscience* 14, no. 8 (2002): 1215-29; A. D'Argembeau, et al., "Self-Reflection Across Time: Cortical Midline Structures Differentiate Between Present and Past Selves," *Social Cognitive and Affective Neuroscience* 3, no. 3 (2008): 244-52; Y. Ma, et al., "Sociocultural Patterning of Neural Activity During Self-Reflection," *Social Cognitive and Affective Neuroscience* 9, no. 1 (2014): 73-80; R. N. Spreng, R. A. Mar, and A. S. Kim, "The Common Neural Basis of Autobiographical Memory, Prospection, Navigation, Theory of Mind, and the Default Mode: A Quantitative Meta-Analysis," *Journal of Cognitive Neuroscience* 21, no. 3 (2009): 489-510; H. D. Critchley, "The Human Cortex Responds to an Interoceptive Challenge," *Proceedings of the National Academy of Sciences of the United States of America* 101, no. 17 (2004): 6333-34およびC. Lamm, C. D. Batson, and J. Decety, "The Neural Substrate of Human Empathy: Effects of Perspective-Taking and Cognitive Appraisal," *Journal of Cognitive Neuroscience* 19, no. 1 (2007): 42-58も参照のこと。

13. J. W. Pennebaker, *Opening Up: The Healing Power of Expressing Emotions* (NewYork: Guilford Press, 2012), 12［邦訳：『オープニングアップ——秘密の告白と心身の健康』余語真夫監訳、北大路書房、2000年］.

14. 同上、p. 19.

15. 同上、p. 35.

16. 同上、p. 50.

17. J. W. Pennebaker, J. K. Kiecolt-Glaser, and R. Glaser, "Disclosure of Traumas and Immune Function: Health Implications for Psychotherapy," *Journal of Consulting and Clinical Psychology* 56, no. 2 (1988): 239-45.

18. D. A. Harris, "Dance/Movement Therapy Approaches to Fostering Resilience and Recovery Among African Adolescent Torture Survivors," *Torture* 17, no. 2 (2007): 134-55; M. Bensimon, D. Amir, and Y. Wolf, "Drumming Through Trauma: Music Therapy with Post-traumatic Soldiers," *Arts in Psychotherapy* 35, no. 1 (2008): 34-48; M. Weltman, "Movement Therapy with Children Who Have Been Sexually Abused," *American Journal of*

61. M. Olfson, et al., "National Trends in the Office-Based Treatment of Children, Adolescents, and Adults with Antipsychotics," *Archives of General Psychiatry* 69, no. 12 (2012): 1247-56.

62. E. Harris, et al., "Perspectives on Systems of Care: Concurrent Mental Health Therapy Among Medicaid-Enrolled Youths Starting Antipsychotic Medications," *FOCUS* 10, no. 3 (2012): 401-7.

63. B. A. Van der Kolk, "The Body Keeps the Score: Memory and the Evolving Psychobiology of Posttraumatic Stress," *Harvard Review of Psychiatry* 1, no. 5 (1994): 253-65.

64. B. Brewin, "Mental Illness Is the Leading Cause of Hospitalization for Active-Duty Troops," Nextgov.com, May 17, 2012, http://www.nextgov.com/health/2012/05/mental-illness-leading-cause-hospitalization-active-duty-troops/55797/.

65. 退役軍人省、精神保健薬支出。http://www.veterans.senate.gov/imo/media/doc/For%20the%20Record%20-%20CCHR%204.30.14.pdf

第14章 言葉——奇跡と暴虐

1. 2002年3月の、スペンサー・エズ医師からベッセル・A. ヴァン・デア・コークへの言葉より。

2. J. Breuer and S. Freud, "The Physical Mechanisms of Hysterical Phenomena,"in *The Standard Edition of the Complete Psychological Works of Sigmund Freud* (London: Hogarth Press, 1893)［邦訳：前掲『フロイト全集2』所収］. J. Breuer and S. Freud, *Studies on Hysteria* (New York: Basic Books, 2009)［邦訳：『ヒステリー研究〈初版〉』金関猛訳、中央公論新社、2013年］.

3. T. E. Lawrence, *Seven Pillars of Wisdom* (New York: Doubleday, 1935)［邦訳：『完全版　知恵の七柱（全5巻）』田隅恒夫訳、平凡社東洋文庫、2008-2009年］.

4. E. B. Foa, et al., "The Posttraumatic Cognitions Inventory (PTCI): Development and Validation," *Psychological Assessment* 11, no. 3 (1999): 303-14.

5. K. Marlantes, *What It Is Like to Go to War* (New York: Grove Press, 2011).

6. 同上、p. 114.

7. 同上、p. 129.

8. H. Keller, *The World I Live In* (1908), ed. R. Shattuck (New York: NYRB Classics, 2004)［邦訳：『私の住む世界』岩橋武夫監修、三省堂、1937年］. R. Shattuck, "A World of Words," *New York Review of Books*, February 26, 2004も参照のこと。

9. 同上。

10. W. M. Kelley, et al., "Finding the Self? An Event-Related fMRI Study," *Journal of Cognitive Neuroscience* 14, no. 5 (2002): 785-94. N. A. Farb, et al., "Attending to the Present: Mindfulness Meditation Reveals Distinct Neural Modes of Self-Reference,"*Social Cognitive and Affective Neuroscience* 2, no. 4 (2007): 313-22. P. M. Niedenthal, "Embodying Emotion," *Science* 316, no. 5827 (2007): 1002-5およびJ. M. Allman, "The Anterior Cin-

ventions to Treat Acute Traumatic Stress Symptoms," *Cochran Database of Systematic Reviews* 3 (March 2010).
55. これには、α_1受容体拮抗薬プラゾシン(ミニプレス)、α_2受容体拮抗薬クロニジン、β受容体拮抗薬プロプラノロールなどがある。M. J. Friedman and J. R. Davidson, "Pharmacotherapy for PTSD," in *Handbook of PTSD: Science and Practice*, ed. M. J. Friedman, T. M. Keane, and P. A. Resick (New York: Guilford Press, (2007), 376を 参照のこと。
56. M. A. Raskind, et al., "A Parallel Group Placebo Controlled Study of Prazosin for Trauma Nightmares and Sleep Disturbance in Combat Veterans with Post-traumatic Stress Disorder," *Biological Psychiatry* 61, no. 8 (2007): 928-34; F. B. Taylor, et al., "Prazosin Effects on Objective Sleep Measures and Clinical Symptoms in Civilian Trauma Posttraumatic Stress Disorder: A Placebo-Controlled Study," *Biological Psychiatry* 63, no. 6 (2008): 629-32.
57. リチウム、ラモトリギン(ラミクタール)、カルバマゼピン(テグレトール)、ジバルプロエクス(デパコート)、ガバペンチン(ガバペン)、トピラマート(トピナ)は、トラウマに関連した攻撃性と過敏性を鎮める助けになりうる。バルプロ酸は、慢性的なPTSDのある帰還兵の患者を対象とするものを含む、PTSDに関するいくつかの症例報告で、その有効性が立証されている。Friedman and Davidson, "Pharmacotherapy for PTSD"; F. A. Fesler, "Valproate in Combat-Related Posttraumatic Stress Disorder," *Journal of Clinical Psychiatry* 52, no. 9 (1991): 361-64. 次の研究は、PTSDの症状が37.4パーセント軽減したことを示した。S. Akuchekian and S. Amanat, "The Comparison of Topiramate and Placebo in the Treatment of Posttraumatic Stress Disorder: A Randomized, Double-Blind Study," *Journal of Research in Medical Sciences* 9, no. 5 (2004): 240-44.
58. G. Bartzokis, et al., "Adjunctive Risperidone in the Treatment of Chronic Combat-Related Posttraumatic Stress Disorder," *Biological Psychiatry* 57, no. 5 (2005): 474-79. D. B. Reich, et al., "A Preliminary Study of Risperidone in the Treatment of Posttraumatic Stress Disorder Related to Childhood Abuse in Women," *Journal of Clinical Psychiatry* 65, no. 12 (2004): 1601-6も参照のこと。
59. これ以外の手法には、抗うつ薬のトラゾドン(レスリン、デジレル)のような、トラウマを負った人が眠るのを通常は助ける薬を使った療法や、バイノーラルビートのアプリ、プロテウスのようなライト・アンド・サウンド・マシン(www.brainmachines.com)、ハートマスのような心拍変動モニター(http://www.heartmath.com)を使う方法、ヨーガを基にした効果的な方法であるiRest(http://www.irest.us)などがある。
60. D. Wilson, "Child's Ordeal Shows Risks of Psychosis Drugs for Young," *New York Times*, September 1, 2010. http://www.nytimes.com/2010/09/02/business/02kids.html?pagewanted=all&_r=0で閲覧可能。

tex 22 no. 1 (2012): 209-20; Jean Decety, C. Daniel Batson, "Neuroscience Approaches to Interpersonal Sensitivity," *Social Neuroscience* 2, nos. 3-4 (2007).
46. K. H. Seal, et al., "VA Mental Health Services Utilization in Iraq and Afghanistan Veterans in the First Year of Receiving New Mental Health Diagnoses," *Journal of Traumatic Stress* 23 (2010): 5-16.
47. L. Jerome, "(+/-)-3, 4-Methylenedioxymethamphetamine (MDMA, "Ecstasy") Investigator's Brochure," December 2007は、www.maps.org/research/mdma/protocol/ib_mdma_new08.pdfで閲覧可能(2012年8月16日にアクセス)。
48. John H. Krystal, et al. "Chronic 3, 4-methylenedioxymethamphetamine (MDMA) use: effects on mood and neuropsychological function." *The American Journal of Drug and Alcohol Abuse* 18.3 (1992): 331-41.
49. Michael C. Mithoefer, et al., "The safety and efficacy of±3, 4-methylenedioxymethamphetamine-assisted psychotherapy in Subjects with Chronic, Treatment-resistant Posttraumatic Stress Disorder: The First Randomized Controlled Pilot Study." *Journal of Psychopharmacology* 25.4 (2011): 439-52; M. C. Mithoefer, et al., "Durability of Improvement in Post-traumatic Stress Disorder Symptoms and Absence of Harmful Effects or Drug Dependency after 3, 4-Methylenedioxymethamphetamine-Assisted Psychotherapy: A Prospective Long-Term Follow-up Study," *Journal of Psychopharmacology* 27, no. 1 (2013): 28-39.
50. J. D. Bremner, "Neurobiology of Post-traumatic Stress Disorder," in *Posttraumatic Stress Disorder: A Critical Review*, ed. R. S. Rynoos (Lutherville, MD: Sidran Press, 1994), 43-64.
51. http://cdn.nextgov.com/nextgov/interstitial.html?v=2.1.1&rf=http%3A%2F%2Fwww.nextgov.com%2Fhealth%2F2011%2F01%2Fmilitarys-drug-policy-threatens-troops-health-doctors-say%2F48321%2F.
52. J. R. T. Davidson, "Drug Therapy of Post-traumatic Stress Disorder," *British Journal of Psychiatry* 160 (1992): 309-14. R. Famularo, R. Kinscherff, and T. Fenton, "Propranolol Treatment for Childhood Posttraumatic Stress Disorder Acute Type," *American Journal of Disorders of Childhood* 142 (1988): 1244-47; F. A. Fesler, "Valproate in Combat-Related Posttraumatic Stress Disorder," *Journal of Clinical Psychiatry* 52 (1991): 361-64; B. H. Herman, et al., "Naltrexone Decreases Self-Injurious Behavior," *Annals of Neurology* 22 (1987): 530-34およびB. A. van der Kolk, et al., "Fluoxetine in Posttraumatic Stress Disorder"も参照のこと。
53. B. Van der Kolk, et al., "A Randomized Clinical Trial of EMDR, Fluoxetine and Pill Placebo in the Treatment of PTSD: Treatment Effects and Long-Term Maintenance," *Journal of Clinical Psychiatry* 68 (2007): 37-46.
54. R. A. Bryant, et al., "Treating Acute Stress Disorder: An Evaluation of Cognitive Behavior Therapy and Supportive Counseling Techniques," *American Journal of Psychiatry* 156, no. 11 (November 1999): 1780-86; N. P. Roberts, et al., "Early Psychological Inter-

35. C. R. Brewin, "Implications for Psychological Intervention," in *Neuropsychology of PTSD: Biological, Cognitive, and Clinical Perspectives*, ed. J. J. Vasterling and C. R. Brewin (New York: Guilford, 2005), 272.
36. T. M. Keane, "The Role of Exposure Therapy in the Psychological Treatment of PTSD," *National Center for PTSD Clinical Quarterly* 5, no. 4 (1995): 1-6.
37. E. B. Foa and R. J. McNally, "Mechanisms of Change in Exposure Therapy," in *Current Controversies in the Anxiety Disorders*, ed. R. M. Rapee (New York: Guilford, 1996), 329-43.
38. J. D. Ford and P. Kidd, "Early Childhood Trauma and Disorders of Extreme Stress as Predictors of Treatment Outcome with Chronic PTSD," *Journal of Traumatic Stress* 18 (1998): 743-61. A. McDonagh-Coyle, et al., "Randomized Trial of Cognitive-Behavioral Therapy for Chronic Posttraumatic Stress Disorder in Adult Female Survivors of Childhood Sexual Abuse," *Journal of Consulting and Clinical Psychology* 73, no. 3 (2005): 515-24; Institute of Medicine of the National Academies, *Treatment of Posttraumatic Stress Disorder: An Assessment of the Evidence* (Washington, DC: National Academies Press, 2008)および R. Bradley, et al., "A Multidimensional Meta-Analysis of Psychotherapy for PTSD," *American Journal of Psychiatry* 162, no. 2 (2005): 214-27も参照のこと。
39. J. Bisson, et al., "Psychological Treatments for Chronic Posttraumatic Stress Disorder: Systematic Review and Meta-Analysis," *British Journal of Psychiatry* 190 (2007): 97-104. L. H. Jaycox, E. B. Foa, and A. R. Morrall, "Influence of Emotional Engagement and Habituation on Exposure Therapy for PTSD," *Journal of Consulting and Clinical Psychology* 66 (1998): 185-92も参照のこと。
40. 「脱落——長時間曝露療法(53人［38%］)、現在中心療法(30人［21%］)(P=0.002)。対照群での問題発生率も高かった——自殺以外の死者2人、精神科病院への入院9人、自殺未遂3人」。P. P. Schnurr, et al., "Cognitive Behavioral Therapy for Posttraumatic Stress Disorder in Women," *JAMA* 297, no. 8 (2007): 820-30.
41. R. Bradley, et al., "A Multidimensional Meta-Analysis of Psychotherapy for PTSD," *American Journal of Psychiatry* 162, no. 2 (2005): 214-27.
42. J. H. Jaycox and E. B. Foa, "Obstacles in Implementing Exposure Therapy for PTSD: Case Discussions and Practical Solutions," *Clinical Psychology and Psychotherapy* 3, no. 3 (1996): 176-84. E. B. Foa, D. Hearst-Ikeda, and K. J. Perry, "Evaluation of a Brief Cognitive-Behavioral Program for the Prevention of Chronic PTSD in Recent Assault Victims," *Journal of Consulting and Clinical Psychology* 63 (1995): 948-55も参照のこと。
43. アレクサンダー・マクファーレン、私信。
44. R. K. Pitman, et al., "Psychiatric Complications During Flooding Therapy for Posttraumatic Stress Disorder," *Journal of Clinical Psychiatry* 52, no. 1 (January 1991): 17-20.
45. Jean Decety, Kalina J. Michalska, and Katherine D. Kinzler, "The Contribution of Emotion and Cognition to Moral Sensitivity: A Neurodevelopmental Study," *Cerebral Cor-*

訳：『アニマルアシステッドセラピー――実践のための理論的基盤とガイドライン』太田光明・大谷伸代監修、アイディ訳、インターズー、2007年］も参照のこと。
25. E. Warner, et al., "Can the Body Change the Score? Application of Sensory Modulation Principles in the Treatment of Traumatized Adolescents in Residential Settings," *Journal of Family Violence* 28, no. 7（2013）: 729-38. A. J. Ayres, *Sensory Integration and Learning Disorders*（Los Angeles: Western Psychological Services, 1972）; H. Hodgdon, et al., "Development and Implementation of Trauma-Informed Programming in Residential Schools Using the ARC Framework," *Journal of Family Violence* 27, no. 8（2013）; J. LeBel, et al., "Integrating Sensory and Trauma-Informed Interventions: A Massachusetts State Initiative, Part 1," *Mental Health Special Interest Section Quarterly* 33, no. 1（2010）: 1-4も参照のこと。
26. おそらく、脳の前庭小脳系が活性化されたのだろう。この系は自己調節に関与しているようで、幼少期のネグレクトによって損なわれうる。
27. Aaron R. Lyon and Karen S. Budd, "A Community Mental Health Implementation of Parent-Child Interaction Therapy（PCIT）." *Journal of Child and Family Studies* 19, no. 5（2010）: 654-68. Anthony J. Urquiza and Cheryl Bodiford McNeil, "Parent-Child Interaction Therapy: An Intensive Dyadic Intervention for Physically Abusive Families." *Child Maltreatment* 1, no 2（1996）: 134-44; J. Borrego Jr., et al. "Research Publications." *Child and Family Behavior Therapy* 20: 27-54も参照のこと。
28. B. A. van der Kolk, et al., "Fluoxetine in Post Traumatic Stress," *Journal of Clinical Psychiatry*（1994）: 517-22.
29. P. Ogden, K. Minton, and C. Pain, *Trauma and the Body*（New York, Norton, 2010）［邦訳：前掲『トラウマと身体』］; P. Ogden and J. Fisher, *Sensorimotor Psychotherapy: Interventions for Trauma and Attachment*（New York: Norton, 2014）.
30. P. Levine, *In an Unspoken Voice*［邦訳：前掲『身体に閉じ込められたトラウマ』］; P. Levine, *Waking the Tiger*（Berkeley, CA: North Atlantic Books）［邦訳：『心と身体をつなぐトラウマ・セラピー』藤原千枝子訳、雲母書房、2008年］.
31. インパクト・モデル・マギングについてのさらなる情報は、http://modelmugging.org/を参照のこと。
32. S. Freud, *Remembering, Repeating, and Working Through*（*Further Recommendations on the Technique of Psychoanalysis II*）, standard ed.（London: Hogarth Press, 1914）, 371［邦訳：『フロイト著作集6』井村恒郎・小此木啓吾訳、人文書院、1970年に「想起、反復、徹底操作」として所収］.
33. E. Santini, R. U. Muller, and G. J. Quirk, "Consolidation of Extinction Learning Involves Transfer from NMDA-Independent to NMDA-Dependent Memory," *Journal of Neuroscience* 21（2001）: 9009-17.
34. E. B. Foa and M. J. Kozak, "Emotional Processing of Fear: Exposure to Corrective Information," *Psychological Bulletin* 99, no. 1（1986）: 20-35.

"Differential Engagement of Anterior Cingulate and Adjacent Medial Frontal Cortex in Adept Meditators and Non-meditators,"*Neuroscience Letters* 421, no. 1 (2007): 16-21を参照のこと。

19.　体の認識にかかわるおもな脳組織は前島《ぜんとう》だ。A. D. Craig, "Interoception: The Sense of the Physiological Condition of the Body," *Current Opinion on Neurobiology* 13 (2003): 500-5; Critchley, Wiens, Rotshtein, Ohman, and Dolan, 2004; N. A. S Farb, Z. V. Segal, H. Mayberg, J. Bean, D. McKeon, Z. Fatima, et al., "Attending to the Present: Mindfulness Meditation Reveals Distinct Neural Modes of Self-Reference," *Social Cognitive and Affective Neuroscience* 2 (2007): 313-22.; J. A. Grant, J. Courtemanche, E. G. Duerden, G. H. Duncan, and P. Rainville, "Cortical Thickness and Pain Sensitivity in Zen Meditators," *Emotion* 10, no. 1 (2010): 43-53を参照のこと。

20.　S. J. Banks, et al., "Amygdala-Frontal Connectivity During Emotion-Regulation," *Social Cognitive and Affective Neuroscience* 2, no. 4 (2007): 303-12. M. R. Milad, et al., "Thickness of Ventromedial Prefrontal Cortex in Humans Is Correlated with Extinction Memory," *Proceedings of the National Academy of Sciences of the United States of America* 102, no. 30 (2005): 10706-11およびS. L. Rauch, L. M. Shin, and E. A. Phelps, "Neurocircuitry Models of Posttraumatic Stress Disorder and Extinction: Human Neuroimaging Research—Past, Present, and Future," *Biological Psychiatry* 60, no. 4 (2006): 376-82も参照のこと。

21.　A. Freud and D. T. Burlingham, *War and Children* (New York, New York University Press, 1943).

22.　圧倒される体験に対処する方法は、3つある。解離(ぼうっとする、機能停止に陥る)と、離人症(その出来事が自分に起こっているのではないように感じる)と、現実感消失(何であれ起こっている出来事が現実ではないように感じる)だ。

23.　ジャスティス・リソース・インスティチュートの私の同業者たちは、少年少女のための入所型治療プログラムであるグレンヘイヴン・アカデミー・ヴァン・デア・コーク・センターを設立した。そこでは、本書で論じたヨーガ、感覚統合、ニューロフィードバック、演劇といった、トラウマを念頭に置いた治療の多くを実践している。http://www.jri.org/vanderkolk/about.包括的な治療モデルである、愛着・自己調節・能力(ARC)理論は、私の研究仲間のマーガレット・ブラウシュタインとクリスティーン・キニバーグによって開発された。Margaret E. Blaustein, and Kristine M. Kinniburgh, *Treating Traumatic Stress in Children and Adolescents: How to Foster Resilience Through Attachment, Self-Regulation, and Competency* (New York: Guilford Press, 2012).

24.　C. K. Chandler, *Animal Assisted Therapy in Counseling* (New York: Routledge, 2011). A. J. Cleveland, "Therapy Dogs and the Dissociative Patient: Preliminary Observations," *Dissociation* 8, no. 4 (1995): 247-52およびA. Fine, *Handbook on Animal Assisted Therapy: Theoretical Foundations and Guidelines for Practice* (San Diego: Academic Press, 2010)［邦

Psychoanalytic Dialogues 12, no. 3（2002）: 381-92も参照のこと。

12.　第5章で説明したように、PTSD患者の脳スキャン画像を見ると、自伝的記憶と自己の連続した感覚とにかかわる、デフォルト・ネットワークと関連する脳領域の活性化の仕方が変化していることがわかる。

13.　P. A. Levine, *In an Unspoken Voice*（Berkeley, CA: North Atlantic, 2010）［邦訳：前掲『身体に閉じ込められたトラウマ』］.

14.　P. Ogden, K. Minton, and C. Pain, *Trauma and the Body*（New York: Norton, 2006）［邦訳：『トラウマと身体——センサリーモーター・サイコセラピー〈SP〉の理論と実践　マインドフルネスにもとづくトラウマセラピー』太田茂行監訳、星和出版、2012年］. A. Y. Shalev,"Measuring Outcome in Posttraumatic Stress Disorder," *Journal of Clinical Psychiatry* 61, supp. 5（2000）: 33-42も参照のこと。

15.　J. Kabat-Zinn, *Full Catastrophe Living*［邦訳：前掲『マインドフルネスストレス低減法』］. p. xx.

16.　S. G. Hofmann, et al., "The Effect of Mindfulness-Based Therapy on Anxiety and Depression: A Meta-Analytic Review," *Journal of Consulting and Clinical Psychology* 78, no.2（2010）: 169-83; J. D. Teasdale, et al., "Prevention of Relapse/Recurrence in Major Depression by Mindfulness-Based Cognitive Therapy," *Journal of Consulting and Clinical Psychology* 68（2000）: 615-23. Britta K. Hölzel, et al., "How Does Mindfulness Meditation Work? Proposing Mechanisms of Action from a Conceptual and Neural Perspective," *Perspectives on Psychological Science* 6, no. 6（2011）: 537-59およびP. Grossman, et al., "Mindfulness-Based Stress Reduction and Health Benefits: A Meta-Analysis,"*Journal of Psychosomatic Research* 57, no. 1（2004）: 35-43も参照のこと。

17.　マインドフルネスの瞑想にかかわる脳回路は、しっかり特定されており、注意の調節能力を向上させ、注意を要する課題の遂行に情動的な反応が差し障るのを防ぐ効果がある。L. E. Carlson, et al., "One Year Pre-Post Intervention Follow-up of Psychological, Immune, Endocrine and Blood Pressure Outcomes of Mindfulness-Based Stress Reduction（MBSR）in Breast and Prostate Cancer Outpatients," *Brain, Behavior, and Immunity* 21, no. 8（2007）: 1038-49およびR. J. Davidson, et al., "Alterations in Brain and Immune Function Produced by Mindfulness Meditation," Psychosomatic Medicine 65, no. 4（2003）: 564-70を参照のこと。

18.　ブリッタ・ホルツェルとその共同研究者たちは、瞑想と脳機能についての広範な研究を行ない、それに背内側前頭前皮質、腹外側前頭前皮質、吻側《ふんそく》前帯状皮質が関与することを立証した。B. K. Hölzel, et al., "Stress Reduction Correlates with Structural Changes in the Amygdala," *Social Cognitive and Affective Neuroscience* 5（2010）: 11-17; B. K. Hölzel, et al., "Mindfulness Practice Leads to Increases in Regional Brain Gray Matter Density," *Psychiatry Research* 191, no. 1（2011）: 36-43; B. K. Hölzel, et al., "Investigation of Mindfulness Meditation Practitioners with Voxel-Based Morphometry," *Social Cognitive and Affective Neuroscience* 3, no. 1（2008）: 55-61およびB. K. Hölzel, et al.,

方を実践し、個人的に恩恵を受けているが、科学的な研究はしてはいない――少なくとも今のところは。

3. A. F. Arnsten, "Enhanced: The Biology of Being Frazzled," *Science* 280, no. 5370 (1998): 1711-12; A. Arnsten, "Stress Signalling Pathways That Impair Prefrontal Cortex Structure and Function," *Nature Reviews Neuroscience* 10, no. 6 (2009): 410-22.

4. D. J. Siegel, *The Mindful Therapist: A Clinician's Guide to Mindsight and Neural Integration* (New York: W.W. Norton, 2010).

5. J. E. LeDoux, "Emotion Circuits in the Brain," *Annual Review of Neuroscience* 23, no. 1 (2000): 155-84. M. A. Morgan, L. M. Romanski, and J. E. LeDoux, "Extinction of Emotional Learning: Contribution of Medial Prefrontal Cortex," *Neuroscience Letters* 163, no. 1 (1993): 109-13およびJ. M. Moscarello and J. E. LeDoux, "Active Avoidance Learning Requires Prefrontal Suppression of Amygdala-Mediated Defensive Reactions," *Journal of Neuroscience* 33, no. 9 (2013): 3815-23も参照のこと。

6. S. W. Porges, "Stress and Parasympathetic Control," *Stress Science: Neuroendocrinology* 306 (2010). S. W. Porges, "Reciprocal Influences Between Body and Brain in the Perception and Expression of Affect," in *The Healing Power of Emotion: Affective Neuroscience, Development & Clinical Practice*, Norton Series on Interpersonal Neurobiology (New York: W.W. Norton, 2009), 27も参照のこと。

7. B. A. van der Kolk, et al., "Yoga as an Adjunctive Treatment for PTSD." *Journal of Clinical Psychiatry* 75, no. 6 (June 2014): 559-65.

8. Sebern F. Fisher, *Neurofeedback in the Treatment of Developmental Trauma: Calming the Fear-Driven Brain* (New York: W.W. Norton & Company, 2014).

9. R. P. Brown and P. L. Gerbarg, "Sudarshan Kriya Yogic Breathing in the Treatment of Stress, Anxiety, and Depression—Part II: Clinical Applications and Guidelines," *Journal of Alternative & Complementary Medicine* 11, no. 4 (2005): 711-17. C. L. Mandle, et al., "The Efficacy of Relaxation Response Interventions with Adult Patients: A Review of the Literature," *Journal of Cardiovascular Nursing* 10 (1996): 4-26およびM. Nakao, et al., "Anxiety Is a Good Indicator for Somatic Symptom Reduction Through Behavioral Medicine Intervention in a Mind/Body Medicine Clinic," *Psychotherapy and Psychosomatics* 70 (2001): 50-57も参照のこと。

10. C. Hannaford, *Smart Moves: Why Learning Is Not All in Your Head* (Arlington, VA: Great Ocean Publishers, 1995), 22207-3746.

11. J. Kabat-Zinn, *Full Catastrophe Living: Using the Wisdom of Your Body and Mind to Face Stress, Pain, and Illness* (New York: Bantam Books, 2013)[邦訳:『マインドフルネスストレス低減法』春木豊訳、北大路書房、2007年、他]. D. Fosha, D. J. Siegel, and M. Solomon, eds., *The Healing Power of Emotion: Affective Neuroscience, Development & Clinical Practice*, Norton Series on Interpersonal Neurobiology (New York: W.W. Norton, 2011)およびB. A. van der Kolk, "Posttraumatic Therapy in the Age of Neuroscience,"

べている。「今では、動物モデルを使用した豊富な前臨床研究から、想起された記憶は、改変されて記憶の貯蔵庫に戻される傾向にあることがわかっている」。J. Panksepp and L. Biven, *The Archaeology of Mind: Neuroevolutionary Origins of Human Emotions*, Norton Series on Interpersonal Neurobiology（New York: W.W. Norton, 2012）.

23. E. F. Loftus, "The Reality of Repressed Memories," *American Psychologist* 48, no. 5（1993）: 518-37. E. F. Loftus and K. Ketcham, *The Myth of Repressed Memory: False Memories and Allegations of Sexual Abuse*（New York: Macmillan, 1996）［邦訳：『抑圧された記憶の神話――偽りの性的虐待の記憶をめぐって』仲真紀子訳、誠信書房、2000年］も参照のこと。

24. J. F. Kihlstrom, "The Cognitive Unconscious," *Science* 237, no. 4821（1987）: 1445-52.

25. E. F. Loftus, "Planting Misinformation in the Human Mind: A 30-Year Investigation of the Malleability of Memory," *Learning & Memory* 12, no. 4（2005）: 361-66.

26. B. A. Van der Kolk and R. Fisler, "Dissociation and the Fragmentary Nature of Traumatic Memories: Overview and Exploratory Study," *Journal of Traumatic Stress* 8, no. 4（1995）: 505-25.

27. これについては第14章でさらに検討する。

28. L. L. Langer, *Holocaust Testimonies: The Ruins of Memory*（New Haven, CT: Yale University Press, 1991）.

29. 同上、p. 5.

30. 同上、p. 21.

31. 同上、p. 34.

32. J. Osterman and B. A. van der Kolk, "Awareness during Anaesthesia and Posttraumatic Stress Disorder," *General Hospital Psychiatry* 20（1998）: 274-81. K. Kiviniemi, "Conscious Awareness and Memory During General Anesthesia," *Journal of the American Association of Nurse Anesthetists* 62（1994）: 441-49; A. D. Macleod and E. Maycock, "Awareness During Anaesthesia and Post Traumatic Stress Disorder," *Anaesthesia and Intensive Care* 20, no. 3（1992）378-82; F. Guerra, "Awareness and Recall: Neurological and Psychological Complications of Surgery and Anesthesia," in *International Anesthesiology Clinics*, vol. 24. ed. B. T Hindman（Boston: Little Brown, 1986）, 75-99; J. Eldor and D. Z. N. Frankel, "Intra-anesthetic Awareness," *Resuscitation* 21（1991）: 113-19; J. L. Breckenridge and A. R. Aitkenhead, "Awareness During Anaesthesia: A Review," *Annals of the Royal College of Surgeons of England* 65, no. 2（1983）, 93も参照のこと。

第13章 トラウマからの回復――自己を支配する

1. 「『セルフ（自分そのもの）』によるリーダーシップ」は、第17章のテーマである内的家族システム療法で、リチャード・シュウォーツが使った言葉だ。

2. 例外は第17章と第18章で詳述したシュウォーツとペッソの研究だ。私はその両

13. http://en.wikipedia.org/wiki/Let_There_Be_Light_(1946-film).
14. G. Greer and J. Oxenbould, *Daddy, We Hardly Knew You* (London: Penguin, 1990).
15. A. Kardiner and H. Spiegel, *War Stress and Neurotic Illness* (Oxford, UK: Hoeber, 1947)[邦訳:『戦争ストレスと神経症』中井久夫・加藤寛訳、みすず書房、2004年].
16. D. J. Henderson, "Incest," in *Comprehensive Textbook of Psychiatry*, 2nd ed., eds. A. M. Freedman and H. I. Kaplan (Baltimore: Williams & Wilkins, 1974), 1536.
17. W. Sargent and E. Slater, "Acute War Neuroses," *The Lancet* 236, no. 6097 (1940): 1-2. G. Debenham, et al., "Treatment of War Neurosis," *The Lancet* 237, no. 6126 (1941): 107-9およびW. Sargent and E. Slater, "Amnesic Syndromes in War," *Proceedings of the Royal Society of Medicine* (Section of Psychiatry) 34, no. 12(October 1941): 757-64も参照のこと。
18. 子供時代の性的虐待の記憶に関する科学的研究は、前向き研究だろうが、後ろ向き研究だろうが、あるいは、臨床サンプルを調べるものだろうが、一般人を調べるものだろうが、1つ残らず同じ結果を得ている。すなわち、性的虐待を受けた人の特定の割合が、その虐待を忘れ、のちに思い出すという結果だ。たとえば、B. A. van der Kolk and R. Fisler, "Dissociation and the Fragmentary Nature of Traumatic Memories: Overview and Exploratory Study," *Journal of Traumatic Stress* 8 (1995): 505-25; J. W. Hopper and B. A. van der Kolk, "Retrieving, Assessing, and Classifying Traumatic Memories: A Preliminary Report on Three Case Studies of a New Standardized Method," *Journal of Aggression, Maltreatment & Trauma* 4 (2001): 33-71; J. J. Freyd and A. P. DePrince, eds., *Trauma and Cognitive Science* (Binghamton, NY: Haworth Press, 2001), 33-71; A. P. DePrince and J. J. Freyd, "The Meeting of Trauma and Cognitive Science: Facing Challenges and Creating Opportunities at the Crossroads," *Journal of Aggression, Maltreatment & Trauma* 4, no. 2 (2001): 1-8; D. Brown, A. W. Scheflin, and D. Corydon Hammond, *Memory, Trauma Treatment and the Law* (New York: Norton, 1997); K. Pope and L. Brown, *Recovered Memories of Abuse: Assessment, Therapy, Forensics* (Washington, DC: American Psychological Association, 1996)およびL. Terr, *Unchained Memories: True Stories of Traumatic Memories, Lost and Found* (New York: Basic Books, 1994)[邦訳:『記憶を消す子供たち』吉田利子訳、草思社、1995年] を参照のこと。
19. E. F. Loftus, S. Polonsky, and M. T. Fullilove, "Memories of Childhood Sexual Abuse: Remembering and Repressing," *Psychology of Women Quarterly* 18, no. 1 (1994): 67-84. L. M. Williams, "Recall of Childhood Trauma: A Prospective Study of Women's Memories of Child Sexual Abuse," *Journal of Consulting and Clinical Psychology* 62, no. 6 (1994): 1167-76.
20. L. M. Williams, "Recall of Childhood Trauma."
21. L. M. Williams, "Recovered Memories of Abuse in Women with Documented Child Sexual Victimization Histories," *Journal of Traumatic Stress* 8, no. 4 (1995): 649-73.
22. 著名な神経科学者ヤーク・パンクセップは、最新の著書の中で次のように述

25.　B. A. van der Kolk, *Psychological Trauma* (Washington, DC: American Psychiatric Press, 1986)［邦訳：前掲『サイコロジカル・トラウマ』］.
26.　B. A. van der Kolk, "The Compulsion to Repeat the Trauma," *Psychiatric Clinics of North America* 12, no. 2 (1989): 389-411.

第12章 思い出すことの耐え難い重み

1.　A. Young, *The Harmony of Illusions: Inventing Post-traumatic Stress Disorder* (Princeton, NJ: Princeton University Press, 1997), 84［邦訳：前掲『PTSDの医療人類学』］.
2.　F. W. Mott, "Special Discussion on Shell Shock Without Visible Signs of Injury," *Proceedings of the Royal Society of Medicine* 9 (1916): i-xliv. C. S. Myers, "A Contribution to the Study of Shell Shock," *Lancet* 1 (1915): 316-20; T. W. Salmon, "The Care and Treatment of Mental Diseases and War Neuroses ('Shell Shock') in the British Army," *Mental Hygiene* 1 (1917): 509-47およびE. Jones and S. Wessely, *Shell Shock to PTSD: Military Psychiatry from 1900 to the Gulf* (Hove, UK: Psychology Press, 2005)も参照のこと。
3.　J. Keegan, *The First World War* (New York: Random House, 2011).
4.　A. D. Macleod, "Shell Shock, Gordon Holmes and the Great War." *Journal of the Royal Society of Medicine* 97, no. 2 (2004): 86-89; M. Eckstein, *Rites of Spring: The Great War and the Birth of the Modern Age* (Boston: Houghton Mifflin, 1989)［邦訳：『春の祭典――第一次世界大戦とモダン・エイジの誕生』金利光訳、みすず書房、2009年］.
5.　Lord Southborough, *Report of the War Office Committee of Enquiry into "Shell-Shock"* (London: His Majesty's Stationery Office, 1922).
6.　ブッカー賞受賞者パット・バーカーは、陸軍の精神科医W. H. R. リヴァーズの働きぶりについて、感動的な三部作を書いた。P. Barker, *Regeneration* (London: Penguin UK, 2008); P. Barker, *The Eye in the Door* (New York: Penguin, 1995); P. Barker, *The Ghost Road* (London: Penguin UK, 2008).第一次大戦の余波に関するさらなる論考は、以下に見られる。A. Young, *Harmony of Illusions*［邦訳：前掲『PTSDの医療人類学』］およびB. Shephard, *A War of Nerves, Soldiers and Psychiatrists 1914-1994* (London: Jonathan Cape, 2000).
7.　J. H. Bartlett, *The Bonus March and the New Deal* (1937); R. Daniels, *The Bonus March: An Episode of the Great Depression* (1971).
8.　E. M. Remarque, *All Quiet on the Western Front*, trans. A. W. Wheen (London: GP Putnam's Sons, 1929)［邦訳：『西部戦線異状なし』秦豊吉訳、新潮文庫、1955年、他］.
9.　同上、pp. 192-93.
10.　この話については、http://motlc.wiesenthal.com/site/pp.asp?c=gvKVLcMVIuG&b=395007を参照のこと。
11.　C. S. Myers, *Shell Shock in France 1914-1918* (Cambridge UK: Cambridge University Press, 1940).
12.　A. Kardiner, *The Traumatic Neuroses of War* (New York: Hoeber, 1941).

of Psychiatry 146 (1989): 1530-40; B. A. van der Kolk and O. van der Hart, "The Intrusive Past: The Flexibility of Memory and the Engraving of Trauma," *Imago* 48 (1991): 425-54.

17. P. Janet,"L'amnésie et la dissociation des souvenirs par l'emotion" [情動に起因する記憶喪失と記憶の解離], *Journal de Psychologie* 1 (1904): 417-53.

18. P. Janet. *Psychological Healing* (New York: Macmillan, 1925), 660.

19. P. Janet. *L'Etat mental des hystériques*, 2nd ed. (Paris: Félix Alcan, 1911; repr. Marseille, France: Lafitte Reprints. 1983); P. Janet, *The Major Symptoms of Hysteria* (London and New York: Macmillan, 1907; repr. New York: Hafner, 1965); P. Janet. *L'evolution de la memoire et de la notion du temps*(Paris: A. Chahine, 1928).

20. J. L. Titchener, "Post-traumatic Decline: A Consequence of Unresolved Destructive Drives," *Trauma and Its Wake* 2 (1986): 5-19.

21. J. Breuer and S. Freud, "The Physical Mechanisms of Hysterical Phenomena" [邦訳：前掲『フロイト全集2』所収].

22. S. Freud and J. Breuer, "The Etiology of Hysteria," in the *Standard Edition of the Complete Psychological Works of Sigmund Freud*, vol. 3, ed. J. Strachy (London: Hogarth Press, 1962): 189-221 [邦訳：『フロイト全集3　1895-99年　心理学草案　遮蔽想起』芝伸太郎他訳、岩波書店、2010年所収].

23. S. Freud, "Three Essays on the Theory of Sexuality," in the *Standard Edition of the Complete Psychological Works of Sigmund Freud*, vol. 7 (London: Hogarth Press, 1962): 190 [邦訳：『フロイト全集6　1901-06年　症例「ドーラ」性理論三篇』渡邊俊之他訳、岩波書店、2009年所収]：性行為の再現は、内的原因と外的な偶然の出来事によって起こる……内的原因についてはほどなく触れなければならないだろう。この時点で、外的な偶然の出来事には永続的で大きな意義が加わる。わけても目立つのが性的誘惑の影響であり、そうした誘惑はまだ未熟な子供を性的な対象として扱い、非常に情動的な状況下で、陰部から性的満足感を得る方法をその子供に教える。すると子供は通例、自慰行為によってそれを繰り返し、その満足感を得ることを余儀なくされる。この種の影響は、大人にも他の子供にも端を発しうる。私の論文「ヒステリーの原因」(1896年ごろ)では、その影響の重要性や頻度を誇張したと認めることはできないものの、正常であり続ける人も子供時代に同じ体験をした可能性があることを、当時は承知しておらず、結果的に、性的な気質と発育の要素に比べて性的誘惑の重要性を過大評価していた。むろん、子供の性生活を覚醒するために性的誘惑は必要としない。内的原因によっても自然に起こりうるからだ(強調はフロイトによる)。S. Freud "Introductory Lectures in Psycho-analysis," in *Standard Edition* (1916), 370 [邦訳：『フロイト全集15　1915-17年　精神分析入門講義』新宮一成他訳、岩波書店、2012年所収]：性的誘惑を受ける空想は、空想ではなく、実際の記憶であることが多いため、とくに興味深い。

24. S. Freud, *Inhibitions Symptoms and Anxiety* (1914), 150. Strachey, *Standard Edition of the Complete Psychological Works*も参照のこと。

Worse: Neural Systems Supporting the Cognitive Down-and Up-Regulation of Negative Emotion, "*Neuroimage* 23 (2004): 483-99; M. A. Morgan, L. M. Romanski, and J. E. LeDoux, et al., "Extinction of Emotional Learning: Contribution of Medial Prefrontal Cortex," *Neuroscience Letters* 163(1993): 109-13; M. R. Milad and G. J. Quirk, "Neurons in Medial Prefrontal Cortex Signal Memory for Fear Extinction," *Nature* 420 (2002): 70-74およびJ. Amat, et al., "Medial Prefrontal Cortex Determines How Stressor Controllability Affects Behavior and Dorsal Raphe Nucleus," *Nature Neuroscience* 8 (2005): 365-71も参照のこと。

6. B. A. van der Kolk and R. Fisler, "Dissociation and the Fragmentary Nature of Traumatic Memories: Overview and Exploratory Study," *Journal of Traumatic Stress* 8, no. 4 (1995): 505-25.

7. ヒステリーの定義は、Free Dictionaryのhttp://www.thefreedictionary.com/hysteriaによる。

8. A. Young, *The Harmony of Illusions: Inventing Post-traumatic Stress Disorder* (Princeton, NJ: Princeton University Press, 1997)〔邦訳：『PTSDの医療人類学』中井久夫・下地明友・内藤あかね・大月康義・辰野剛訳、みすず書房、2001年〕. H. F. Ellenberger, *The Discovery of the Unconscious: The History and Evolution of Dynamic Psychiatry* (New York: Basic Books, 2008)〔邦訳：『無意識の発見――力動精神医学発達史』木村敏・中井久夫訳、弘文堂、1980年〕も参照のこと。

9. T. Ribot, *Diseases of Memory* (New York: Appleton, 1887), 108-9; Ellenberger, *Discovery of the Unconscious*〔邦訳：前掲『無意識の発見』〕.

10. J. Breuer and S. Freud, "The Physical Mechanisms of Hysterical Phenomena," in *The Standard Edition of the Complete Psychological Works of Sigmund Freud* (London: Hogarth Press, 1893)〔邦訳：『フロイト全集2　1895年　ヒステリー研究』芝伸太郎訳、岩波書店、2008年所収〕.

11. A. Young, *Harmony of Illusions*〔邦訳：前掲『PTSDの医療人類学』〕.

12. J. L. Herman, *Trauma and Recovery* (New York: Basic Books, 1997), 15〔邦訳：『心的外傷と回復』中井久夫訳、みすず書房、1999年〕.

13. A. Young. *Harmony of Illusions*〔邦訳：前掲『PTSDの医療人類学』〕. J. M. Charcot, *Clinical Lectures on Certain Diseases of the Nervous System*, vol. 3 (London: New Sydenham Society, 1888)も参照のこと。

14. http://en.wikipedia.org/wiki/File:Jean-Martin_Charcot_chronophotography.jpg

15. P. Janet, *L'Automatisme psychologique* (Paris: Félix Alcan, 1889)〔邦訳：『心理学的自動症』松本雅彦訳、みすず書房、2013年〕.

16. 私にジャネの研究を紹介してくれたのがオノ・ヴァン・デア・ハートで、現在、ジャネ研究で彼の右に出る者はない。ジャネの基本的な考え方を要約するにあたり、私はオノと緊密に協力する幸運に恵まれた。B. A. van der Kolk and O. van der Hart, "Pierre Janet and the Breakdown of Adaptation in Psychological Trauma," *American Journal*

2010): 517-35; J. E. Taylor and S. T. Harvey, "A Meta-Analysis of the Effects of Psychotherapy with Adults Sexually Abused in Childhood," *Clinical Psychology Review* 30, no. 6 (August 2010): 749-67; Olds, Henderson, Chamberlin, & Tatelbaum, 1986; B. C. Stolbach, et al., "Complex Trauma Exposure and Symptoms in Urban Traumatized Children: A Preliminary Test of Proposed Criteria for Developmental Trauma Disorder," *Journal of Traumatic Stress* 26, no. 4 (August 2013): 483-91も参照のこと。

第11章 秘密を暴く——トラウマ記憶を巡る問題

1. 診察のときには患者の個人情報保護が求められるのだが、それとは異なり、法医学の鑑定書は、法律家、法廷、陪審員団が閲覧する公的文書だ。私は法医学的な鑑定を行なう前に、クライアントにその旨を知らせ、クライアントが私に伝える情報はいかなるものも秘密にしておくことはできないと通告している。

2. K. A. Lee. et al.. "A 50-Year Prospective Study of the Psychological Sequelae of World War II Combat," *American Journal of Psychiatry* 152, no. 4(April 1995): 516-22.

3. J. L. McGaugh and M. L. Hertz. *Memory Consolidation* (San Fransisco: Albion Press. 1972); L. Cahill and J. L. McGaugh, "Mechanisms of Emotional Arousal and Lasting Declarative Memory," *Trends in Neurosciences* 21. no. 7 (1998): 294-99.

4. A. F. Arnsten. et al., "α-1 Noradrenergic Receptor Stimulation Impairs Prefrontal Cortical Cognitive Function." *Biological Psychiatry* 45, no. 1(1999): 26-31. A. F. Arnsten. "Enhanced: The Biology of Being Frazzled," *Science* 280, no. 5370 (1998): 1711-12; S. Birnbaum, et al., "A Role for Norepinephrine in Stress-Induced Cognitive Deficits: α-1-adrenoceptor Mediation in the Prefrontal Cortex," *Biological Psychiatry* 46, no. 9(1999): 1266-74も参照のこと。

5. Y. D. Van Der Werf, et al. "Special Issue: Contributions of Thalamic Nuclei to Declarative Memory Functioning," *Cortex* 39 (2003): 1047-62. B. M. Elzinga and J. D. Bremner, "Are the Neural Substrates of Memory the Final Common Pathway in Posttraumatic Stress Disorder (PTSD)?" *Journal of Affective Disorders* 70 (2002): 1-17; L. M. Shin, et al., "A Functional Magnetic Resonance Imaging Study of Amygdala and Medial Prefrontal Cortex Responses to Overtly Presented Fearful Faces in Posttraumatic Stress Disorder," *Archives of General Psychiatry* 62 (2005): 273-81; L. M. Williams, et al., "Trauma Modulates Amygdala and Medial Prefrontal Responses to Consciously Attended Fear," *Neuroimage* 29 (2006): 347-57; R. A. Lanius, et al., "Brain Activation During Script-Driven Imagery Induced Dissociative Responses in PTSD: A Functional Magnetic Resonance Imaging Investigation," *Biological Psychiatry* 52 (2002): 305-11; H. D. Critchley, C. J. Mathias and R. J. Dolan, "Fear Conditioning in Humans: The Influence of Awareness and Autonomic Arousal on Functional Neuroanatomy," *Neuron* 33 (2002): 653-63; M. Beauregard. J. Levesque, and P. Bourgouin, "Neural Correlates of Conscious Self-Regulation of Emotion, "*Journal of Neuroscience* 21 (2001): RC165; K. N. Ochsner, et al., "For Better or for

界からの寄付や会費と並んで、同学会の主要な収入源となっている。

30. Gary Greenberg, *The Book of Woe: The DSM and the Unmaking of Psychiatry* (New York: Penguin, 2013), 239.

31. アメリカ精神医学会に宛てた公開書簡で、アメリカ心理学会の1部門の長であるデイヴィッド・エルキンズは、DSM-5が怪しげな証拠と、公衆保健に関する軽率な判断、おもに医学的現象として精神障害を概念化することに基づいていると苦情を述べた。彼の手紙には、5000人近い賛同者が署名した。アメリカカウンセリング学会の会長は、DSMを購入している11万5000人の会員を代表してアメリカ精神医学会の会長に手紙を送り、DSM-5の背景にある科学的根拠の質に対してやはり苦情を申し立て、「提案された変更を検討するために任命した科学的審査委員会の報告を公表」するとともに「外部の独立した専門家の諸グループに、あらゆる証拠とデータ」の評価を許すよう、アメリカ精神医学会に「催促」した。

32. トーマス・インセルは以前、人間以外の霊長類で愛着ホルモンのオキシトシンの研究を行なっている。

33. National Institute of Mental Health, "NIMH Research Domain Criteria (RDoC)," http://www.nimh.nih.gov/research-priorities/rdoc/nimh-research-domain-criteria-rdoc.shtml

34. *The Development of the Person: The Minnesota Study of Risk and Adaptation from Birth to Adulthood* (New York: Guilford Press, 2005).

35. B. A. van der Kolk, "Developmental Trauma Disorder: Toward a Rational Diagnosis for Children with Complex Trauma Histories," *Psychiatric Annals* 35, no. 5 (2005): 401-8; W. D'Andrea, et al., "Understanding Interpersonal Trauma in Children: Why We Need a Developmentally Appropriate Trauma Diagnosis," *American Journal of Orthopsychiatry* 82 (2012): 187-200. J. D. Ford, et al., "Clinical Significance of a Proposed Developmental Trauma Disorder Diagnosis: Results of an International Survey of Clinicians," *Journal of Clinical Psychiatry* 74, no. 8 (2013): 841-849. 発達性トラウマ障害フィールドトライアル研究の最新結果は、私たちのウェブサイトwww.traumacenter.orgで閲覧可能。

36. J. J. Heckman, "Skill Formation and the Economics of Investing in Disadvantaged Children," *Science* 312, no. 5782 (2006): 1900-2.

37. D. Olds, et al., "Long-Term Effects of Nurse Home Visitation on Children's Criminal and Antisocial Behavior: 15-Year Follow-up of a Randomized Controlled Trial," *JAMA* 280, no. 14 (1998): 1238-44. J. Eckenrode, et al., "Preventing Child Abuse and Neglect with a Program of Nurse Home Visitation: The Limiting Effects of Domestic Violence," *JAMA* 284, no. 11 (2000): 1385-91; D. I. Lowell, et al., "A Randomized Controlled Trial of Child FIRST: A Comprehensive Home-Based Intervention Translating Research into Early Childhood Practice," *Child Development* 82, no. 1 (January/February 2011): 193-208; S. T. Harvey and J. E. Taylor, "A Meta-Analysis of the Effects of Psychotherapy with Sexually Abused Children and Adolescents," *Clinical Psychology Review* 30, no. 5 (July

22. G. H. Elder Jr., T. Van Nguyen, and A. Caspi, "Linking Family Hardship to Children's Lives," *Child Development* 56, no. 2 (April 1985): 361-75.
23. 身体的に虐待された子供は、素行障害あるいは反抗挑戦性障害の診断を受ける率が3倍に高まった。ネグレクトあるいは性的虐待があると、不安障害を起こす率が倍増した。親が精神的に不在だったり性的に虐待をしたりすると、子供がのちにPTSDを発症する割合が倍増した。複数の診断を下される割合は、ネグレクトを受けた子供では54パーセント、身体的虐待を受けた子供では60パーセント、性的虐待を受けた子供では73パーセントだった。
24. これは、ハワイのカウアイ島生まれの698人の子供を1955年以来40年にわたって調べた、エミー・ワーナーの研究に基づく引用だった。この研究から、不安定な家庭で育った子供の大半は、長じて非行、精神的・身体的健康や家庭の安定の面での問題を経験することがわかった。危険性の高い子供の3分の1はレジリエンスを見せ、思いやりのある、有能で、自信に満ちた大人に育った。保護因子は、1. 魅力的な子供であること、2. 親以外の養育者(たとえば、伯母、子守、教師)との強い絆と、教会あるいは地域の団体への積極的な参加だった。E. E. Werner and R. S. Smith, *Overcoming the Odds: High Risk Children from Birth to Adulthood* (Ithaca, NY, and London: Cornell University Press, 1992).
25. P. K. Trickett, J. G. Noll, and F. W. Putnam, "The Impact of Sexual Abuse on Female Development: Lessons from a Multigenerational, Longitudinal Research Study," *Development and Psychopathology* 23 (2011): 453-76. J. G. Noll, P. K. Trickett, and F. W. Putnam, "A Prospective Investigation of the Impact of Childhood Sexual Abuse on the Development of Sexuality," *Journal of Consulting and Clinical Psychology* 71 (2003): 575-86; P. K. Trickett, C. McBride-Chang, and F. W. Putnam, "The Classroom Performance and Behavior of Sexually Abused Females," *Development and Psychopathology* 6 (1994): 183-94;P. K. Trickett and F. W. Putnam, *Sexual Abuse of Females: Effects in Childhood* (Washington: National Institute of Mental Health, 1990-1993); F. W. Putnam and P. K. Trickett, *The Psychobiological Effects of Child Sexual Abuse* (New York: W. T. Grant Foundation, 1987)も参照のこと。
26. 重篤気分調節症に関する63の研究では、愛着やPTSD、トラウマ、児童虐待、ネグレクトについては、誰も何も問わなかった。63の論文のうち、わずか1つに、「虐待」という言葉が付け足しのように使われているだけだ。育児、家庭内の動的な関係、家族療法については、何の記述もない。
27. DSMの巻末の付録には、いわゆる「Vコード」が見られる。Vコードというのは、保険金の支払いを受ける資格のない、公的に承認されていない診断分類名だ。そこには、児童への心理的虐待やネグレクト、身体的虐待、性的虐待が載っている。
28. 同上、p. 121。
29. 本書執筆の時点で、DSM-5はアマゾンのベストセラーリストの第7位だ。アメリカ精神医学会はDSMの前の版で1億ドルを稼いでいる。DSMの刊行は、製薬業

"The Impact of Child Maltreatment on Expressive Syntax at 60 Months," *Developmental Science* 7, no. 1 (2004): 88-102.

13. J. Spinazzola, et al., "Survey Evaluates Complex Trauma Exposure, Outcome, and Intervention Among Children and Adolescents," *Psychiatric Annals* 35, no. 5 (2005): 433-39.

14. R. C. Kessler, C. B. Nelson, and K. A. McGonagle, "The Epidemiology of Co-occuring Addictive and Mental Disorders," *American Journal of Orthopsychiatry* 66, no. 1 (1996): 17-31. Institute of Medicine of the National Academies, *Treatment of Posttraumatic Stress Disorder* (Washington: National Academies Press, 2008)およびC. S. North, et al., "Toward Validation of the Diagnosis of Posttraumatic Stress Disorder," *American Journal of Psychiatry* 166, no. 1 (2009): 34-40も参照のこと。

15. Joseph Spinazzola, et al., "Survey Evaluates Complex Trauma Exposure, Outcome, and Intervention Among Children and Adolescents," *Psychiatric Annals* (2005).

16. この作業グループは、ロバート・パイヌース博士、フランク・パトナム博士、グレン・サックス博士、ジュリアン・フォード博士、ジョゼフ・スピナッツォーラ博士、マリレーヌ・クロワトル博士、ブラッドリー・ストルバック博士、アレクサンダー・マクファーレン博士、アリシア・リーバーマン博士、ウェンディ・ダンドレア博士、マーチン・タイチャー博士、ダンテ・シチェッティ博士から成っていた。

17. 発達性トラウマ障害の基準案は付録に収録されている。

18. http://www.traumacenter.org/products/instruments.php.

19. スルーフについては、www.cehd.umn.edu/icd/people/faculty/Sroufe.htmlで、ミネソタ大学リスク・適応長期縦断研究とその刊行物については、http://www.cehd.umn.edu/icd/research/parent-child/とhttp://www.cehd.umn.edu/icd/research/parent-child/publications/でさらにお読みいただきたい。L. A. Sroufe and W. A. Collins, *The Development of the Person: The Minnesota Study of Risk and Adaptation from Birth to Adulthood* (New York: Guilford Press, 2009)およびL. A. Sroufe, "Attachment and Development: A Prospective, Longitudinal Study from Birth to Adulthood," *Attachment & Human Development* 7, no. 4 (2005): 349-67も参照のこと。

20. L. A. Sroufe, *The Development of the Person: The Minnesota Study of Risk and Adaptation from Birth to Adulthood* (New York: Guilford Press, 2005). ハーヴァード大学の研究者カーレン・ライオンズ=ルースは、約18年にわたって追跡した子供のサンプルで、同様の結果を得た。3歳のときの無秩序型の愛着、役割逆転、母親による意思疎通の不足は、その子が18歳のときにメンタルヘルス・サービス制度あるいは社会福祉サービス制度の世話になっているかどうかを予想するうえで、最も有力な判断材料となった。

21. D. Jacobvitz and L. A. Sroufe, "The Early Caregiver-Child Relationship and Attention-Deficit Disorder with Hyperactivity in Kindergarten: A Prospective Study," *Child Development* 58, no. 6 (December 1987): 1496-504.

Neuroscience 12, no. 3 (2009): 342-48; M. N. Davies, et al., "Functional Annotation of the Human Brain Methylome Identifies Tissue-Specific Epigenetic Variation Across Brain and Blood," *Genome Biology* 13, no. 6 (2012): R43; M. Gunnar and K. Quevedo, "The Neurobiology of Stress and Development," *Annual Review of Psychology* 58 (2007): 145-73; A. Sommershof, et al., "Substantial Reduction of Naïve and Regulatory T Cells Following Traumatic Stress," *Brain, Behavior, and Immunity* 23, no. 8 (2009): 1117-24; N. Provençal, et al., "The Signature of Maternal Rearing in the Methylome in Rhesus Macaque Prefrontal Cortex and T Cells," *Journal of Neuroscience* 32, no. 44 (2012): 15626-42; B. Labonté, et al., "Genome-wide Epigenetic Regulation by Early-Life Trauma," *Archives of General Psychiatry* 69, no. 7 (2012): 722-31; A. K. Smith, et al., "Differential Immune System DNA Methylation and Cytokine Regulation in Post-traumatic Stress Disorder,"*American Journal of Medical Genetics Part B: Neuropsychiatric Genetics* 156B, no.6 (2011): 700-8; M. Uddin, et al., "Epigenetic and Immune Function Profiles Associated with Posttraumatic Stress Disorder," *Proceedings of the National Academy of Sciences of the United States of America* 107, no. 20 (2010): 9470-75.

9. C. S. Barr, et al., "The Utility of the Non-human Primate Model for Studying Gene by Environment Interactions in Behavioral Research," *Genes, Brain and Behavior* 2, no. 6 (2003): 336-40.

10. A. J. Bennett, et al., "Early Experience and Serotonin Transporter Gene Variation Interact to Influence Primate CNS Function," *Molecular Psychiatry* 7, no. 1 (2002): 118-22. C. S. Barr, et al., "Interaction Between Serotonin Transporter Gene Variation and Rearing Condition in Alcohol Preference and Consumption in Female Primates," *Archives of General Psychiatry* 61, no. 11 (2004): 1146およびC. S. Barr, et al., "Serotonin Transporter Gene Variation Is Associated with Alcohol Sensitivity in Rhesus Macaques Exposed to Early-Life Stress," *Alcoholism: Clinical and Experimental Research* 27, no. 5 (2003): 812-17も参照のこと。

11. A. Roy, et al., "Interaction of FKBP5, a Stress-Related Gene, with Childhood Trauma Increases the Risk for Attempting Suicide," *Neuropsychopharmacology* 35, no. 8 (2010): 1674-83. M. A. Enoch, et al., "The Influence of GABRA2, Childhood Trauma, and Their Interaction on Alcohol, Heroin, and Cocaine Dependence," *Biological Psychiatry* 67 no. 1 (2010): 20-27およびA. Roy, et al., "Two HPA Axis Genes, CRHBP and FKBP5, Interact with Childhood Trauma to Increase the Risk for Suicidal Behavior," *Journal of Psychiatric Research* 46, no. 1 (2012): 72-79も参照のこと。

12. A. S. Masten and D. Cicchetti, "Developmental Cascades," *Development and Psychopathology* 22, no. 3 (2010): 491-95; S. L. Toth, et al., "Illogical Thinking and Thought Disorder in Maltreated Children," *Journal of the American Academy of Child & Adolescent Psychiatry* 50, no. 7 (2011): 659-68; J. Willis, "Building a Bridge from Neuroscience to the Classroom," *Phi Delta Kappan* 89, no. 6 (2008): 424; I. M. Eigsti and D. Cicchetti,

第10章 発達性トラウマ——隠れた蔓延

1. これらの事例は、ジュリアン・フォードとジョゼフ・スピナッツォーラと私が共同で行なった発達性トラウマ障害フィールドトライアルの一部だ。

2. H. J. Williams, M. J. Owen, and M. C. O'Donovan, "Schizophrenia Genetics: New Insights from New Approaches," *British Medical Bulletin* 91 (2009): 61-74. P. V. Gejman, A. R. Sanders, and K. S. Kendler, "Genetics of Schizophrenia: New Findings and Challenges," *Annual Review of Genomics and Human Genetics* 12 (2011): 121-44およびA. Sanders, et al., "No Significant Association of 14 Candidate Genes with Schizophrenia in a Large European Ancestry Sample: Implications for Psychiatric Genetics," *American Journal of Psychiatry* 165, no. 4 (April 2008): 497-506も参照のこと。

3. R. Yehuda, et al., "Putative Biological Mechanisms for the Association Between Early Life Adversity and the Subsequent Development of PTSD," *Psychopharmacology* 212, no. 3 (October 2010): 405-17; K. C. Koenen, "Genetics of Posttraumatic Stress Disorder: Review and Recommendations for Future Studies," *Journal of Traumatic Stress* 20, no. 5 (October 2007): 737-50; M. W. Gilbertson, et al., "Smaller Hippocampal Volume Predicts Pathologic Vulnerability to Psychological Trauma," *Nature Neuroscience* 5 (2002): 1242-47.

4. Koenen, "Genetics of Posttraumatic Stress Disorder." R. F. P. Broekman, M. Olff, and F. Boer, "The Genetic Background to PTSD," *Neuroscience & Biobehavioral Reviews* 31, no. 3 (2007): 348-62も参照のこと。

5. M. J. Meaney and A. C. Ferguson-Smith, "Epigenetic Regulation of the Neural Transcriptome: The Meaning of the Marks," *Nature Neuroscience* 13, no. 11 (2010): 1313-18. M. J. Meaney, "Epigenetics and the Biological Definition of Gene × Environment Interactions," *Child Development* 81, no. 1 (2010): 41-79およびB. M. Lester, et al., "Behavioral Epigenetics," *Annals of the New York Academy of Sciences* 1226, no. 1 (2011): 14-33も参照のこと。

6. M. Szyf, "The Early Life Social Environment and DNA Methylation: DNA Methylation Mediating the Long-Term Impact of Social Environments Early in Life," *Epigenetics* 6, no. 8 (2011): 971-78.

7. Moshe Szyf, Patrick McGowan, and Michael J. Meaney, "The Social Environment and the Epigenome," *Environmental and Molecular Mutagenesis* 49, no. 1 (2008): 46-60.

8. 今では、ありとあらゆる種類の人生経験が遺伝子の発現の仕方を変えるという厖大な証拠がある。以下にいくつか例を挙げておく。D. Mehta et al., "Childhood Maltreatment Is Associated with Distinct Genomic and Epigenetic Profiles in Posttraumatic Stress Disorder," *Proceedings of the National Academy of Sciences of the United States of America* 110, no. 20 (2013): 8302-7; P. O. McGowan, et al., "Epigenetic Regulation of the Glucocorticoid Receptor in Human Brain Associates with Childhood Abuse," *Nature*

treatment and Adult Mental Health: Results from the Adverse Childhood Experiences (ACE) Study," *American Journal of Psychiatry* 160, no. 8 (2003): 1453-60; S. R. Dube, et al., "Adverse Childhood Experiences and Personal Alcohol Abuse as an Adult," *Addictive Behaviors* 27, no. 5 (2002): 713-25; S. R. Dube, et al., "Childhood Abuse, Neglect, and Household Dysfunction and the Risk of Illicit Drug Use: The Adverse Childhood Experiences Study," *Pediatrics* 111, no. 3 (2003): 564-72も参照のこと。

16. S. A. Strassels, "Economic Burden of Prescription Opioid Misuse and Abuse," *Journal of Managed Care Pharmacy* 15, no. 7 (2009): 556-62.

17. C. B. Nemeroff, et al., "Differential Responses to Psychotherapy Versus Pharmacotherapy in Patients with Chronic Forms of Major Depression and Childhood Trauma," *Proceedings of the National Academy of Sciences of the United States of America* 100, no. 24 (2003): 14293-96. C. Heim, P. M. Plotsky, and C. B. Nemeroff, "Importance of Studying the Contributions of Early Adverse Experience to Neurobiological Findings in Depression," *Neuropsychopharmacology* 29, no. 4 (2004): 641-48も参照のこと。

18. B. E. Carlson, "Adolescent Observers of Marital Violence," *Journal of Family Violence* 5, no. 4 (1990): 285-99. B. E. Carlson, "Children's Observations of Interparental Violence," in *Battered Women and Their Families*, ed. A. R. Roberts (New York: Springer, 1984), 147-67; J. L. Edleson, "Children's Witnessing of Adult Domestic Violence," *Journal of Interpersonal Violence* 14, no. 8 (1999): 839-70; K. Henning, et al., "Long-Term Psychological and Social Impact of Witnessing Physical Conflict Between Parents," *Journal of Interpersonal Violence* 11, no. 1 (1996): 35-51; E. N. Jouriles, C. M. Murphy, and D. O'Leary, "Interpersonal Aggression, Marital Discord, and Child Problems," *Journal of Consulting and Clinical Psychology* 57, no. 3 (1989): 453-55; J. R. Kolko, E. H. Blakely, and D. Engelman, "Children Who Witness Domestic Violence: A Review of Empirical Literature," *Journal of Interpersonal Violence* 11, no. 2 (1996): 281-93およびJ. Wolak and D. Finkelhor, "Children Exposed to Partner Violence," in *Partner Violence: A Comprehensive Review of 20 Years of Research*, ed. J. L. Jasinski and L. Williams (Thousand Oaks, CA: Sage, 1998)も参照のこと。

19. これらの発言のほとんどは、ヴィンセント・フェリッティとの会話に基づいており、J. E. Stevens, "The Adverse Childhood Experiences Study—the Largest Public Health Study You Never Heard Of," *Huffington Post*, October 8, 2012, http://www.huffingtonpost.com/jane-ellen-stevens/the-adverse-childhood-exp_1_b_1943647.htmlに詳述されている。

20. 集団寄与危険割合。集団の抱える問題が特定の危険因子に帰せられる場合、その集団全体において、ある問題が占める割合。

21. National Cancer Institute, "Nearly 800,000 Deaths Prevented Due to Declines in Smoking" (プレスリリース), March 14, 2012. http://www.cancer.gov/newscenter/newsfromnci/2012/TobaccoControlCISNETで閲覧可能。

Neuroscience & Biobehavioral Reviews 22, no. 3 (1998): 437-52を参照のこと。J. Panksepp, et al., "Endogenous Opioids and Social Behavior," *Neuroscience & Biobehavioral Reviews* 4, no. 4 (1981): 473-87およびJ. Panksepp, E. Nelson, and S. Siviy, "Brain Opioids and Mother-Infant Social Motivation," *Acta paediatrica* 83, no. 397 (1994): 40-46も参照のこと。

10. ロバート・スピッツァーに会いにいった人には、ジュディス・ハーマン、ジム・チュー、デヴィッド・ペルコヴィッツらがいる。

11. B. A. van der Kolk, et al., "Disorders of Extreme Stress: The Empirical Foundation of a Complex Adaptation to Trauma," *Journal of Traumatic Stress* 18, no. 5 (2005): 389-99. J. L. Herman, "Complex PTSD: A Syndrome in Survivors of Prolonged and Repeated Trauma," *Journal of Traumatic Stress* 5, no. 3 (1992): 377-91; C. Zlotnick, et al., "The Long-Term Sequelae of Sexual Abuse: Support for a Complex Posttraumatic Stress Disorder," *Journal of Traumatic Stress* 9, no. 2 (1996): 195-205; S. Roth, et al., "Complex PTSD in Victims Exposed to Sexual and Physical Abuse: Results from the DSM-IV Field Trial for Posttraumatic Stress Disorder," *Journal of Traumatic Stress* 10, no. 4 (1997): 539-55および D. Pelcovitz, et al., "Development and Validation of the Structured Interview for Measurement of Disorders of Extreme Stress," *Journal of Traumatic Stress* 10 (1997): 3-16も参照のこと。

12. B. C. Stolbach, et al., "Complex Trauma Exposure and Symptoms in Urban Traumatized Children: A Preliminary Test of Proposed Criteria for Developmental Trauma Disorder," *Journal of Traumatic Stress* 26, no. 4 (August 2013): 483-91.

13. B. A. van der Kolk, et al., "Dissociation, Somatization and Affect Dysregulation: The Complexity of Adaptation to Trauma," *American Journal of Psychiatry* 153, suppl (1996): 83-93. D. G. Kilpatrick, et al., "Posttraumatic Stress Disorder Field Trial: Evaluation of the PTSD Construct—Criteria A Through E," in: *DSM-IV Sourcebook*, vol. 4 (Washington, DC: American Psychiatric Press, 1998), 803-844; T. Luxenberg, J. Spinazzola, and B. A. van der Kolk, "Complex Trauma and Disorders of Extreme Stress (DESNOS) Diagnosis, Part One: Assessment," *Directions in Psychiatry* 21, no. 25 (2001): 373-92およびB. A. van der Kolk, et al., "Disorders of Extreme Stress: The Empirical Foundation of a Compex Adaptation to Trauma," *Journal of Traumatic Stress* 18, no. 5 (2005): 389-99も参照のこと。

14. これらの質問は、ACEのウェブサイトhttp://acestudy.org/で閲覧可能。

15. http://www.cdc.gov/ace/findings.htm; http://acestudy.org/download; V. Felitti, et al., "Relationship of Childhood Abuse and Household Dysfunction to Many of the Leading Causes of Death in Adults: The Adverse Childhood Experiences (ACE) Study," *American Journal of Preventive Medicine* 14, no. 4 (1998): 245-58. R. Reading, "The Enduring Effects of Abuse and Related Adverse Experiences in Childhood: A Convergence of Evidence from Neurobiology and Epidemiology," *Child: Care, Health and Development* 32, no. 2 (2006): 253-56; V. J. Edwards, et al., "Experiencing Multiple Forms of Childhood Mal-

and Hurtful Words: Relative Effects of Various Forms of Childhood Maltreatment," *American Journal of Psychiatry* 163, no. 6 (2006): 993-1000; A. Bechara, et al., "Insensitivity to Future Consequences Following Damage to Human Prefrontal Cortex," *Cognition* 50 (1994): 7-15も参照のこと。この脳領域が損傷すると、過剰に罵ったり、社会的相互作用がお粗末になったり、衝動的にギャンブルに興じたり、アルコールや薬物を過剰に摂取したり、共感能力が落ちたりする。M. L. Kringelbach and E. T. Rolls, "The Functional Neuroanatomy of the Human Orbitofrontal Cortex: Evidence from Neuroimaging and Neuropsychology," *Progress in Neurobiology* 72 (2004): 341-72. タイチャーはもう1つ問題領域を突き止めた。それは楔前部《けつぜんぶ》で、自己の理解と、自分の知覚が他者の知覚と異なりうるという視点をとる能力にかかわる脳領域だ。A. E. Cavanna and M. R. Trimble "The Precuneus: A Review of Its Functional Anatomy and Behavioural Correlates," *Brain* 129 (2006): 564-83.

6. S. Roth, et al., "Complex PTSD in Victims Exposed to Sexual and Physical Abuse: Results from the DSM-IV Field Trial for Posttraumatic Stress Disorder," *Journal of Traumatic Stress* 10 (1997): 539-55; B. A. van der Kolk et al., "Dissociation, Somatization, and Affect Dysregulation: The Complexity of Adaptation to Trauma," *American Journal of Psychiatry* 153 (1996): 83-93; D. Pelcovitz, et al., "Development of a Criteria Set and a Structured Interview for Disorders of Extreme Stress (SIDES)," *Journal of Traumatic Stress* 10 (1997): 3-16; S. N. Ogata, et al., "Childhood Sexual and Physical Abuse in Adult Patients with Borderline Personality Disorder," *American Journal of Psychiatry* 147 (1990): 1008-1013; M. C. Zanarini, et al., "Axis I Comorbidity of Borderline Personality Disorder," *American Journal of Psychiatry* 155, no. 12. (December 1998): 1733-39; S. L. Shearer, et al., "Frequency and Correlates of Childhood Sexual and Physical Abuse Histories in Adult Female Borderline Inpatients," *American Journal of Psychiatry* 147 (1990): 214-16; D. Westen, et al., "Physical and Sexual Abuse in Adolescent Girls with Borderline Personality Disorder," *American Journal of Orthopsychiatry* 60 (1990): 55-66; M. C. Zanarini, et al., "Reported Pathological Childhood Experiences Associated with the Development of Borderline Personality Disorder," *American Journal of Psychiatry* 154 (1997): 1101-6.

7. J. Bowlby, *A Secure Base: Parent-Child Attachment and Healthy Human Development* (New York: Basic Books, 2008), 103［邦訳：『母と子のアタッチメント――心の安全基地』二木武監訳、医歯薬出版、1993年］.

8. B. A. van der Kolk, J. C. Perry, and J. L. Herman, "Childhood Origins of Self-Destructive Behavior," *American Journal of Psychiatry* 148 (1991): 1665-71.

9. この見解は、神経科学者ヤーク・パンクセップの研究によって、さらなる裏付けを与えられている。生後最初の1週間に母親に舐めてもらえなかった幼いラットは、所属や安心感に関連した脳の部位である前帯状皮質の麻薬様物質受容器が発達しないことを、パンクセップは発見した。E. E. Nelson and J. Panksepp, "Brain Substrates of Infant-Mother Attachment: Contributions of Opioids, Oxytocin, and Norepinephrine,"

ings of the National Academy of Sciences of the United States of America 107, no. 20 (2010): 9470-75; M. Altemus, M. Cloitre, and F. S. Dhabhar, "Enhanced Cellular Immune Response in Women with PTSD Related to Childhood Abuse," *American Journal of Psychiatry* 160, no. 9 (2003): 1705-7およびN. Kawamura, Y. Kim, and N. Asukai, "Suppression of Cellular Immunity in Men with a Past History of Posttraumatic Stress Disorder," *American Journal of Psychiatry* 158, no. 3 (2001): 484-86も参照のこと。
3. R. Summit, "The Child Sexual Abuse Accommodation Syndrome," *Child Abuse & Neglect* 7 (1983): 177-93.
4. スイスのローザンヌ大学で機能的磁気共鳴画像法(fMRI)を使って行なわれた研究から、人がこの手の体外離脱体験をして、天井から見下ろしているかのように自分自身を眺めているときには、脳の上側頭葉皮質を活性化していることがわかった。O. Blanke, et al., "Linking Out-of-Body Experience and Self Processing to Mental Own-Body Imagery at the Temporoparietal Junction," *Journal of Neuroscience* 25, no. 3 (2005): 550-57. O. Blanke and T. Metzinger, "Full-Body Illusions and Minimal Phenomenal Selfhood," *Trends in Cognitive Sciences* 13, no. 1 (2009): 7-13も参照のこと。
5. 大人が性欲の充足のために子供を利用すると、子供はきまって混乱した状態にはまり込み、忠誠心の葛藤で身動きがとれなくなる。虐待を暴露すれば、加害者(子供が安全と保護のために頼っている大人かもしれない)を裏切り、傷つけることになるが、虐待を隠せば、自分の羞恥心と脆弱性を深めることになる。このジレンマは、Sándor Ferencziが1933年に、"The Confusion of Tongues Between the Adult and the Child: The Language of Tenderness and the Language of Passion," *International Journal of Psychoanalysis* 30 no. 4 (1949): 225-30で初めて明示し、その後、数多くの研究者によって探究されてきた。

第9章 なぜ愛情が重要なのか

1. Gary Greenberg, *The Book of Woe: The DSM and the Unmaking of Psychiatry* (New York: Penguin, 2013).
2. http://www.thefreedictionary.com/ diagnosis.
3. トラウマ歴質問表は、トラウマセンターのウェブサイトwww.traumacenter.org/products/instruments.phpで閲覧可能。
4. J. L. Herman, J. C. Perry, and B. A. van der Kolk, "Childhood Trauma in Borderline Personality Disorder," *American Journal of Psychiatry* 146, no. 4 (April 1989): 490-95.
5. タイチャーは、眼窩前頭皮質に重大な変化が起こっていることを発見した。眼窩前頭皮質は、意思決定や、社会的要求に対する感受性に関連した行動の調節にかかわる脳領域だ。M. H. Teicher, et al., "The Neurobiological Consequences of Early Stress and Childhood Maltreatment," *Neuroscience & Biobehavioral Reviews* 27, no. 1 (2003): 33-44. M. H. Teicher, "Scars That Won't Heal: The Neurobiology of Child Abuse," *Scientific American* 286, no. 3 (2002): 54-61; M. Teicher, et al., "Sticks, Stones,

38. Mary S. Ainsworth and John Bowlby, "An Ethological Approach to Personality Development," *American Psychologist* 46, no. 4 (April 1991): 333-41.
39. K. Lyons-Ruth and D. Jacobvitz, 1999; Main, 1993; K. Lyons-Ruth, "Dissociation and the Parent-Infant Dialogue: A Longitudinal Perspective from Attachment Research," *Journal of the American Psychoanalytic Association* 51, no. 3 (2003): 883-911.
40. L. Dutra, et al., "Quality of Early Care and Childhood Trauma: A Prospective Study of Developmental Pathways to Dissociation," *Journal of Nervous and Mental Disease* 197, no. 6 (2009): 383. K. Lyons-Ruth, et al., "Borderline Symptoms and Suicidality/Self-Injury in Late Adolescence: Prospectively Observed Relationship Correlates in Infancy and Childhood," *Psychiatry Research* 206, nos. 2-3 (April 30, 2013): 273-81も参照のこと。
41. 無秩序型の愛着や児童虐待の相対的影響のメタ分析については、以下を参照のこと。C. Schuengel, et al., "Frightening Maternal Behavior Linking Unresolved Loss and Disorganized Infant Attachment," *Journal of Consulting and Clinical Psychology* 67, no. 1 (1999): 54.
42. K. Lyons-Ruth and D. Jacobvitz, "Attachment Disorganization: Genetic Factors, Parenting Contexts, and Developmental Transformation from Infancy to Adulthood," in *Handbook of Attachment: Theory, Research, and Clinical Applications*, 2nd ed., ed. J. Cassidy and R. Shaver (New York: Guilford Press, 2008), 666-97. E. O'connor, et al., "Risks and Outcomes Associated with Disorganized/Controlling Patterns of Attachment at Age Three Years in the National Institute of Child Health & Human Development Study of Early Child Care and Youth Development", *Infant Mental Health Journal* 32, no. 4 (2011): 450-72; and K. Lyons-Ruth, et al., "Borderline Symptoms and Suicidality/Self-Injury"も参照のこと。
43. 現時点では、こうした幼少期における調節上の異常の発生に、どのような要因が影響を与えるかについての情報はほとんどないが、その後の人生で起こる出来事や、他の人間関係の質、ことによると遺伝的要因さえもが、月日がたつうちにそうした異常を改変する可能性が高い。幼少期に虐待やネグレクトを経験した子供たちに対して、一貫した濃密な育児を行なえば、生物学的なシステムをどれだけ直せるかを研究することが重要であるのは明らかだ。
44. E. Warner, et al., "Can the Body Change the Score? Application of Sensory Modulation Principles in the Treatment of Traumatized Adolescents in Residential Settings,"*Journal of Family Violence* 28, no. 7 (2003): 729-38.

第8章 人間関係に閉じ込められる——虐待とネグレクトの代償

1. W. H. Auden, *The Double Man* (New York: Random House, 1941),
2. S. N. Wilson, et al., "Phenotype of Blood Lymphocytes in PTSD Suggests Chronic Immune Activation," *Psychosomatics* 40, no. 3 (1999): 222-25. M. Uddin, et al., "Epigenetic and Immune Function Profiles Associated with Posttraumatic Stress Disorder," *Proceed-*

(1998): 841-43; R. Yehuda, et al., "Parental Posttraumatic Stress Disorder as a Vulnerability Factor for Low Cortisol Trait in Offspring of Holocaust Survivors," *Archives of General Psychiatry* 64, no. 9 (2007): 1040およびR. Yehuda, et al., "Maternal, Not Paternal, PTSD Is Related to Increased Risk for PTSD in Offspring of Holocaust Survivors," *Journal of Psychiatric Research* 42, no. 13 (2008): 1104-11も参照のこと。

30. R. Yehuda, et al., "Transgenerational Effects of PTSD in Babies of Mothers Exposed to the WTC Attacks During Pregnancy," *Journal of Clinical Endocrinology and Metabolism* 90 (2005): 4115-18.

31. G. Saxe, et al., "Relationship Between Acute Morphine and the Course of PTSD in Children with Burns," *Journal of the American Academy of Child & Adolescent Psychiatry* 40, no. 8 (2001): 915-21. G. N. Saxe, et al., "Pathways to PTSD, Part I: Children with Burns," *American Journal of Psychiatry* 162, no. 7 (2005): 1299-304も参照のこと。

32. C. M. Chemtob, Y. Nomura, and R. A. Abramovitz, "Impact of Conjoined Exposure to the World Trade Center Attacks and to Other Traumatic Events on the Behavioral Problems of Preschool Children," *Archives of Pediatrics and Adolescent Medicine* 162, no. 2 (2008): 126. P. J. Landrigan, et al., "Impact of September 11 World Trade Center Disaster on Children and Pregnant Women," *Mount Sinai Journal of Medicine* 75, no. 2 (2008): 129-34も参照のこと。

33. D. Finkelhor, R. K. Ormrod, and H. A. Turner, "Polyvictimization and Trauma in a National Longitudinal Cohort," *Development and Psychopathology* 19, no. 1 (2007): 149-66; J. D. Ford, et al., "Poly-victimization and Risk of Posttraumatic, Depressive, and Substance Use Disorders and Involvement in Delinquency in a National Sample of Adolescents," *Journal of Adolescent Health* 46, no. 6 (2010): 545-52; J. D. Ford, et al., "Clinical Significance of a Proposed Development Trauma Disorder Diagnosis: Results of an International Survey of Clinicians," *Journal of Clinical Psychiatry* 74, no. 8 (2013): 841-49.

34. Family Pathways Project, http://www.challiance.org/academics/familypathwaysproject.aspx

35. K. Lyons-Ruth and D. Block, "The Disturbed Caregiving System: Relations Among Childhood Trauma, Maternal Caregiving, and Infant Affect and Attachment," *Infant Mental Health Journal* 17, no. 3 (1996): 257-75.

36. K. Lyons-Ruth, "The Two-Person Construction of Defenses: Disorganized Attachment Strategies, Unintegrated Mental States, and Hostile/Helpless Relational Processes," *Journal of Infant, Child, and Adolescent Psychotherapy* 2 (2003): 105.

37. G. Whitmer, "On the Nature of Dissociation," *Psychoanalytic Quarterly* 70, no. 4 (2001): 807-37. K. Lyons-Ruth, "The Two-Person Construction of Defenses: Disorganized Attachment Strategies, Unintegrated Mental States, and Hostile/Helpless Relational Processes," *Journal of Infant, Child, and Adolescent Psychotherapy* 2, no. 4 (2002): 107-19も参照のこと。

in Low-Risk Samples: Description, Discussion, and Interpretations," *Development and Psychopathology* 18, no. 2 (2006): 309-43. E. Hesse and M. Main, "Disorganized Infant, Child, and Adult Attachment: Collapse in Behavioral and Attentional Strategies," *Journal of the American Psychoanalytic Association* 48, no. 4 (2000): 1097-127も参照のこと
18. 前掲、Main, "Overview of the Field of Attachment."
19. 前掲、Hesse and Main, 1995, p. 310.
20. 第5章で、「身動きがとれない状態を恐れることなく経験する」ことについて述べたときには、生物学的な視点からこれを眺めた。S. W. Porges, "Orienting in a Defensive World: Mammalian Modifications of Our Evolutionary Heritage: A Polyvagal Theory, *Psychophysiology* 32 (1995): 301-18.
21. M. H. van Ijzendoorn, C. Schuengel, and M. Bakermans-Kranenburg, "Disorganized Attachment in Early Childhood: Meta-analysis of Precursors, Concomitants, and Sequelae," *Development and Psychopathology* 11 (1999): 225-49.
22. 前掲、Ijzendoorn.
23. N. W. Boris, M. Fueyo, and C. H. Zeanah, "The Clinical Assessment of Attachment in Children Under Five," *Journal of the American Academy of Child & Adolescent Psychiatry*, 36, no. 2 (1997): 291-93; K. Lyons-Ruth, "Attachment Relationships Among Children with Aggressive Behavior Problems: The Role of Disorganized Early Attachment Patterns," *Journal of Consulting and Clinical Psychology*, 64, no. 1 (1996), 64.
24. Stephen W. Porges, et al., "Infant Regulation of the Vagal 'Brake' Predicts Child Behavior Problems: A Psychobiological Model of Social Behavior," *Developmental Psychobiology* 29, no. 8 (1996): 697-712.
25. Louise Hertsgaard, et al., "Adrenocortical Responses to the Strange Situation in Infants with Disorganized/ Disoriented Attachment Relationships," *Child Development* 66, no. 4 (1995): 1100-6; Gottfried Spangler, and Klaus E. Grossmann, "Biobehavioral Organization in Securely and Insecurely Attached Infants," *Child Development* 64, no. 5 (1993): 1439-50.
26. 前掲、Main and Hesse, 1990.
27. 前掲、M. H. van Ijzendoorn, et al., "Disorganized Attachment in Early Childhood."
28. B. Beebe, and F. M. Lachmann, *Infant Research and Adult Treatment: Co-constructing Interactions* (New York: Routledge, 2013)［邦訳：『乳児研究と成人の精神分析——共構築され続ける相互交流の理論』富樫公一監訳、誠信書房、2008年］; B. Beebe, F. Lachmann, and J. Jaffe (1997). "Mother-Infant Interaction Structures and Presymbolic Self- and Object Representations," *Psychoanalytic Dialogues* 7, no. 2 (1997): 133-82.
29. R. Yehuda, et al., "Vulnerability to Posttraumatic Stress Disorder in Adult Offspring of Holocaust Survivors," *American Journal of Psychiatry* 155, no. 9 (1998): 1163-71. R. Yehuda, et al., "Relationship Between Posttraumatic Stress Disorder Characteristics of Holocaust Survivors and Their Adult Offspring," *American Journal of Psychiatry* 155, no. 6

榊原洋一監修、PHP研究所、2003年］.

6. E. Z. Tronick, "Emotions and Emotional Communication in Infants," *American Psychologist* 44, no. 2（1989）: 112. E. Tronick, *The Neurobehavioral and Social-Emotional Development of Infants and Children*（New York, WW Norton & Company, 2007）; E. Tronick and M. Beeghly, "Infants' Meaning-Making and the Development of Mental Health Problems," *American Psychologist* 66, no. 2（2011）: 107およびA. V. Sravish, et al., "Dyadic Flexibility During the Face-to-Face Still-Face Paradigm: A Dynamic Systems Analysis of Its Temporal Organization," *Infant Behavior and Development* 36, no. 3（2013）: 432-37も 参照のこと。

7. M. Main, "Overview of the Field of Attachment," *Journal of Consulting and Clinical Psychology* 64, no. 2（1996）: 237-43.

8. D. W. Winnicott, *Playing and Reality*（New York: Psychology Press, 1971）［邦訳：『遊ぶことと現実』橋本雅雄・大矢泰訳、岩崎学術出版社、2015年］. D. W. Winnicott, "The Maturational Processes and the Facilitating Environment,"（1965）およびD. W. Winnicott, *Through Paediatrics to Psycho-analysis: Collected Papers*（New York: Brunner/Mazel, 1975）［邦訳：『小児医学から精神分析へ――ウィニコット臨床論文集』北山修監訳、岩崎学術出版社、2005年］も参照のこと。

9. 第6章で見たとおり、そしてまた、ダマシオが実証したように、心の中で抱くこの「現実」の感覚は、少なくとも部分的には、島《とう》に根差している。島というのは、体と心の意思疎通において中心的役割を果たす脳組織で、慢性的なトラウマの病歴を持つ人では、しばしば損なわれている。

10. D. W. Winnicott, *Primary Maternal Preoccupation*（London: Tavistock, 1956）, 300-5.

11. S. D. Pollak, et al., "Recognizing Emotion in Faces: Developmental Effects of Child Abuse and Neglect," *Developmental Psychology* 36, no. 5（2000）: 679.

12. P. M. Crittenden, "Peering into the Black Box: An Exploratory Treatise on the Development of Self in Young Children," Rochester Symposium on Developmental Psychopathology, vol. 5, *Disorders and Dysfunctions of the Self* eds. D. Cicchetti and S. L. Toth（Rochester, NY: University of Rochester Press, 1994）, 79; P. M. Crittenden and A. Landini, *Assessing Adult Attachment: A Dynamic-Maturational Approach to Discourse Analysis*（New York: W. W. Norton & Company, 2011）.

13. Patricia M. Crittenden, "Children's Strategies for Coping with Adverse Home Environments: An Interpretation Using Attachment Theory," *Child Abuse & Neglect* 16, no. 3（1992）: 329-43.

14. 前掲、Main, 1990.

15. 前掲、Main, 1990.

16. 同上。

17. E. Hesse, and M. Main, "Frightened, Threatening, and Dissociative Parental Behavior

なく、身体的な経験だ。状況や人、出来事の身体的自覚のことをいう」。*Focusing* (New York, Random House Digital, 1982)［邦訳：『フォーカシング』村山正治・都留春夫・村瀬孝雄訳、福村出版、1982年］.

28. C. Steuwe, et al., "Effect of Direct Eye Contact in PTSD Related to Interpersonal Trauma: An fMRI Study of Activation of an Innate Alarm System," *Social Cognitive and Affective Neuroscience* 9, no. 1 (January 2012): 88-97.

第7章 波長を合わせる――愛着と同調

1. N. Murray, E. Koby, and B. van der Kolk, "The Effects of Abuse on Children's Thoughts," chapter 4 in *Psychological Trauma* (Washington, DC: American Psychiatric Press, 1987)［邦訳：『サイコロジカル・トラウマ』飛鳥井望・前田正治・元村直靖監訳、金剛出版、2004年］.

2. 愛着研究者のメアリー・メインは、母親がどこかに行ってしまった子供についての話を6歳児たちに語り、次にどうなったかについて、話を作るように頼んだ。赤ん坊のころ、母親と信頼に満ちた関係を築いていたことがわかっている6歳児の大半は、良い結末を迎える空想物語を思いついたのに対して、5年前に無秩序型の愛着関係にあると分類された子供たちは、悲劇的な空想をする傾向があり、「その親たちは死ぬ」とか「その子は自殺する」といった反応をおびえながら見せることが多かった。Mary Main, Nancy Kaplan, and Jude Cassidy. "Security in Infancy, Childhood, and Adulthood: A Move to the Level of Representation," *Monographs of the Society for Research in Child Development* (1985).

3. J. Bowlby, *Attachment and Loss*, vol. 1, *Attachment* (New York Random House, 1969)［邦訳：『母子関係の理論 I 愛着行動』(新版)黒田実郎・大羽蓁・岡田洋子・黒田聖一訳、岩崎学術出版社、1991年］; J. Bowlby, *Attachment and Loss*, vol. 2, *Separation: Anxiety and Anger* (New York: Penguin, 1975)［邦訳：『母子関係の理論 II 分離不安』(新版)黒田実郎・岡田洋子・吉田恒子訳、岩崎学術出版社、1995年］; J. Bowlby, *Attachment and Loss*, vol. 3, *Loss: Sadness and Depression* (New York: Basic, 1980)［邦訳：『母子関係の理論 III 対象喪失』(新版)黒田実郎・横浜恵三子・吉田恒子訳、岩崎学術出版社、1991年］; J. Bowlby, "The Nature of the Child's Tie to His Mother," *International Journal of Psycho-Analysis*, 39, no.5 (1958): 350-73.

4. C. Trevarthen, "Musicality and the Intrinsic Motive Pulse: Evidence from Human Psychobiology and Rhythms, Musical Narrative, and the Origins of Human Communication," *Muisae Scientiae*, special issue, 1999, 157-213.

5. A. Gopnik and A. N. Meltzoff, *Words, Thoughts, and Theories* (Cambridge, MA: MIT Press, 1997); A. N. Meltzoff and M. K. Moore, "Newborn Infants Imitate Adult Facial Gestures," *Child Development* 54, no. 3 (June 1983): 702-9; A. Gopnik, A. N. Meltzoff, and P. K. Kuhl, *The Scientist in the Crib: Minds, Brains, and How Children Learn* (New York: HarperCollins, 2009)［邦訳：『0歳児の「脳力」はここまで伸びる』峯浦厚子訳、

posure to Extreme Stress (Washington, DC: American Psychological Association, 2004).
17. P. K. Trickett, J. G. Noll, and F. W. Putnam, "The Impact of Sexual Abuse on Female Development: Lessons from a Multigenerational, Longitudinal Research Study," *Development and Psychopathology* 23, no. 2 (2011): 453.
18. K. Kosten and F. Giller Jr., "Alexithymia as a Predictor of Treatment Response in Post-Traumatic Stress Disorder," *Journal of Traumatic Stress* 5, no. 4 (October 1992): 563-73.
19. G. J. Taylor and R. M. Bagby, "New Trends in Alexithymia Research," *Psychotherapy and Psychosomatics* 73, no. 2 (2004): 68-77.
20. R. D. Lane, et al., "Impaired Verbal and Nonverbal Emotion Recognition in Alexithymia," *Psychosomatic Medicine* 58, no. 3 (1996): 203-10.
21. H. Krystal and J. H. Krystal, *Integration and Self-Healing: Affect, Trauma, Alexithymia* (New York: Analytic Press, 1988).
22. P. Frewen, et al., "Clinical and Neural Correlates of Alexithymia in Posttraumatic Stress Disorder," *Journal of Abnormal Psychology* 117, no. 1 (2008): 171-81.
23. D. Finkelhor, R. K. Ormrod, and H. A. Turner, "Re-Victimization Patterns in a National Longitudinal Sample of Children and Youth," *Child Abuse & Neglect* 31, no. 5 (2007): 479-502; J. A. Schumm, S. E. Hobfoll, and N. J. Keogh, "Revictimization and Interpersonal Resource Loss Predicts PTSD Among Women in Substance-Use Treatment, *Journal of Traumatic Stress*, 17, no. 2 (2004): 173-81; J. D. Ford, J. D. Elhai, D. F. Connor, and B. C. Frueh, "Poly-Victimization and Risk of Posttraumatic, Depressive, and Substance Use Disorders and Involvement in Delinquency in a National Sample of Adolescents," *Journal of Adolescent Health*, 46, no. 6 (2010): 545-52.
24. P. Schilder, "Depersonalization," in *Introduction to a Psychoanalytic Psychiatry* (New York: International Universities Press, 1952), p. 120.
25. S. Arzy, et al., "Neural Mechanisms of Embodiment: Asomatognosia Due to Premotor Cortex Damage," *Archives of Neurology* 63, no. 7 (2006): 1022-25. S. Arzy et al., "Induction of an Illusory Shadow Person," *Nature* 443, no. 7109 (2006): 287; S. Arzy et al., "Neural Basis of Embodiment: Distinct Contributions of Temporoparietal Junction and Extrastriate Body Area," *Journal of Neuroscience* 26, no. 31 (2006): 8074-81; O. Blanke et al., "Out-of-Body Experience and Autoscopy of Neurological Origin," *Brain* 127, part 2 (2004): 243-58およびM. Sierra, et al., "Unpacking the Depersonalization Syndrome: An Exploratory Factor Analysis on the Cambridge Depersonalization Scale," *Psychological Medicine* 35 (2005): 1523-32も参照のこと。
26. A. A. T. Reinders, et al., "Psychobiological Characteristics of Dissociative Identity Disorder: A Symptom Provocation Study," *Biological Psychiatry* 60, no. 7 (2006): 730-40.
27. ユージン・ジェンドリンは著書『フォーカシング』の中で、「フェルトセンス (felt sense)」という造語を使っている。「フェルトセンスとは、精神的な経験では

Press, 1994), 251-65およびF. W. Putnam, *Dissociation in Children and Adolescents: A Developmental Perspective* (New York: Guilford, 1997)も参照のこと。

12. A. D'Argembeau, et al., "Distinct Regions of the Medial Prefrontal Cortex Are Associated with Self-Referential Processing and Perspective Taking," *Journal of Cognitive Neuroscience* 19, no. 6 (2007): 935-44. N. A. Farb, et al., "Attending to the Present: Mindfulness Meditation Reveals Distinct Neural Modes of Self-Reference," *Social Cognitive and Affective Neuroscience* 2, no. 4 (2007): 313-22およびB. K. Hölzel, et al., "Investigation of Mindfulness Meditation Practitioners with Voxel-Based Morphometry," *Social Cognitive and Affective Neuroscience* 3, no. 1 (2008): 55-61も参照のこと。

13. P. A. Levine, *Healing Trauma: A Pioneering Program for Restoring the Wisdom of Your Body* (Berkeley, CA: North Atlantic Books, 2008)およびP. A. Levine, *In an Unspoken Voice: How the Body Releases Trauma and Restores Goodness* (Berkeley, CA: North Atlantic Books, 2010)[邦訳:『身体に閉じ込められたトラウマ』池島良子・西村もゆ子・福井義一・牧野有可里訳、星和書店、2016年].

14. P. Ogden and K. Minton, "Sensorimotor Psychotherapy: One Method for Processing Traumatic Memory," *Traumatology* 6, no. 3 (2000): 149-73およびP. Ogden, K. Minton, and C. Pain, *Trauma and the Body: A Sensorimotor Approach to Psychotherapy*, Norton Series on Interpersonal Neurobiology (New York: WW Norton & Company, 2006).

15. D. A. Bakal, *Minding the Body: Clinical Uses of Somatic Awareness* (New York: Guilford Press, 2001).

16. このテーマについては無数の研究がある。さらなる研究のために、そのうちのほんの一部を挙げておく。J. Wolfe, et al., "Posttraumatic Stress Disorder and War-Zone Exposure as Correlates of Perceived Health in Female Vietnam War Veterans," *Journal of Consulting and Clinical Psychology* 62, no. 6 (1994): 1235-40; L. A. Zoellner, M. L. Goodwin, and E. B. Foa, "PTSD Severity and Health Perceptions in Female Victims of Sexual Assault," *Journal of Traumatic Stress* 13, no. 4 (2000): 635-49; E. M. Sledjeski, B. Speisman, and L. C. Dierker, "Does Number of Lifetime Traumas Explain the Relationship Between PTSD and Chronic Medical Conditions? Answers from the National Comorbidity Survey-Replication (NCS-R)," *Journal of Behavioral Medicine* 31 (2008): 341-49; J. A. Boscarino, "Posttraumatic Stress Disorder and Physical Illness: Results from Clinical and Epidemiologic Studies," *Annals of the New York Academy of Sciences* 1032 (2004): 141-53; M. Cloitre, et al., "Posttraumatic Stress Disorder and Extent of Trauma Exposure as Correlates of Medical Problems and Perceived Health Among Women with Childhood Abuse," *Women & Health* 34, no. 3 (2001): 1-17; D. Lauterbach, R. Vora, and M. Rakow, "The Relationship Between Posttraumatic Stress Disorder and Self-Reported Health Problems," *Psychosomatic Medicine* 67, no. 6 (2005): 939-47; B. S. McEwen, "Protective and Damaging Effects of Stress Mediators," *New England Journal of Medicine* 338, no. 3 (1998): 171-79; P. P. Schnurr and B. L. Green, *Trauma and Health: Physical Health Consequences of Ex-*

15. V. Felitti, et al., "Relationship of Childhood Abuse and Household Dysfunction to Many of the Leading Causes of Death in Adults: The Adverse Childhood Experiences (ACE) Study," *American Journal of Preventive Medicine* 14, no. 4 (1998): 245-58.
16. S. W. Porges, "Orienting in a Defensive World: Mammalian Modifications of Our Evolutionary Heritage: A Polyvagal Theory," *Psychophysiology* 32 (1995): 301-18.
17. B. A. Van der Kolk, "The Body Keeps the Score: Memory and the Evolving Psychobiology of Posttraumatic Stress," *Harvard Review of Psychiatry* 1, no. 5 (1994): 253-65.

第6章 体の喪失、自己の喪失

1. K. L. Walsh, et al., "Resiliency Factors in the Relation Between Childhood Sexual Abuse and Adulthood Sexual Assault in College-Age Women," *Journal of Child Sexual Abuse* 16, no. 1 (2007): 1-17.
2. A. C. McFarlane, "The Long-Term Costs of Traumatic Stress: Intertwined Physical and Psychological Consequences," *World Psychiatry* 9, no. 1 (2010): 3-10.
3. W. James, "What Is an Emotion?" *Mind* 9: 188-205.
4. R. L. Bluhm, et al., "Alterations in Default Network Connectivity in Posttraumatic Stress Disorder Related to Early-Life Trauma," *Journal of Psychiatry & Neuroscience* 34, no. 3 (2009): 187. J. K. Daniels, et al., "Switching Between Executive and Default Mode Networks in Posttraumatic Stress Disorder: Alterations in Functional Connectivity," *Journal of Psychiatry & Neuroscience* 35, no. 4 (2010): 258も参照のこと。
5. A. Damasio, *The Feeling of What Happens: Body and Emotion in the Making of Consciousness* (New York: Hartcourt Brace, 1999)［邦訳：『無意識の脳　自己意識の脳——身体と情動と感情の神秘』田中三彦訳、講談社、2003年］. ダマシオはじつは次のように述べている。「意識は私たちが命を知ることができるように発明された」。p. 31.
6. Damasio, *Feeling of What Happens*, 28［邦訳：前掲『無意識の脳　自己意識の脳』].
7. 同上、p. 29.
8. A. Damasio, *Self Comes to Mind: Constructing the Conscious Brain* (New York, Random House Digital, 2012), 17.
9. Damasio, *Feeling of What Happens*, 256［邦訳：前掲『無意識の脳　自己意識の脳』].
10. Antonio R. Damasio, et al., "Subcortical and Cortical Brain Activity During the Feeling of Self-Generated Emotions." *Nature Neuroscience* 3, vol. 10 (2000):1049-56.
11. A. A. T. S. Reinders, et al., "One Brain, Two Selves," *NeuroImage* 20 (2003): 2119-25. E. R. S. Nijenhuis, O. Van der Hart, and K. Steele, "The Emerging Psychobiology of Trauma-Related Dissociation and Dissociative Disorders," in *Biological Psychiatry*, vol. 2., eds. H. A. H. D'Haenen, J. A. den Boer, and P. Willner (West Sussex, UK: Wiley 2002), 1079-198; J. Parvizi and A. R. Damasio, "Consciousness and the Brain Stem," *Cognition* 79 (2001): 135-59; F. W. Putnam, "Dissociation and Disturbances of Self," in *Dysfunctions of the Self*, vol. 5, eds. D. Cicchetti and S. L. Toth (Rochestes, NY: University of Rochester

第5章 体と脳のつながり

1. C. Darwin, *The Expression of the Emotions in Man and Animals* (London: Oxford University Press, 1998)［邦訳：『人及び動物の表情について』浜中浜太郎訳、岩波文庫、1991年］.

2. 同上、p. 71.

3. 同上。

4. 同上、pp. 71-72.

5. P. Ekman, *Facial Action Coding System: A Technique for the Measurement of Facial Movement* (Palo Alto, CA: Consulting Psychologists Press, 1978). C. E. Izard, *The Maximally Discriminative Facial Movement Coding System (MAX)* (Newark, DE: University of Delaware Instructional Resource Center, 1979)も参照のこと。

6. S. W. Porges, *The Polyvagal Theory: Neurophysiological Foundations of Emotions, Attachment, Communication, and Self-Regulation*, Norton Series on Interpersonal Neurobiology (New York: WW Norton & Company, 2011).

7. これは、スティーヴン・ポージズとスー・カーターが腹側迷走神経系に与えた名称だ。http://www.pesi.com/bookstore/A_Neural_Love_Code_ _The_Body_s_Need_to_Engage_and_Bond-details.aspx

8. S. S. Tomkins, *Affect, Imagery, Consciousness* (vol. 1, *The Positive Affects*) (New York: Springer, 1962); S. S. Tomkin, *Affect, Imagery, Consciousness* (vol. 2, *The Negative Affects*) (New York: Springer, 1963).

9. P. Ekman, *Emotions Revealed: Recognizing Faces and Feelings to Improve Communication and Emotional Life* (New York: Macmillan, 2007); P. Ekman, *The Face of Man: Expressions of Universal Emotions in a New Guinea Village* (New York: Garland STPM Press, 1980).

10. たとえば、B. M. Levinson, "Human/ Companion Animal Therapy," *Journal of Contemporary Psychotherapy* 14, no. 2 (1984): 131-44; D. A. Willis, "Animal Therapy," *Rehabilitation Nursing* 22, no. 2 (1997): 78-81およびA. H. Fine, ed., *Handbook on Animal-Assisted Therapy: Theoretical Foundations and Guidelines for Practice* (Waltham, MA: Academic Press, 2010)を参照のこと。

11. P. Ekman, R. W. Levenson, and W. V. Friesen, "Autonomic Nervous System Activity Distinguishes Between Emotions," *Science* 221 (1983): 1208-10.

12. J. H. Jackson, "Evolution and Dissolution of the Nervous System," in *Selected Writings of John Hughlings Jackson*, ed. J. Taylor (London: Stapes Press, 1958), 45-118.

13. このペット店の例は、ポージズが私に教えてくれた。

14. S. W. Porges, J. A. Doussard-Roosevelt, and A. K. Maiti, "Vagal Tone and the Physiological Regulation of Emotion," in *The Development of Emotion Regulation: Biological and Behavioral Considerations*, ed. N. A. Fox, Monographs of the Society for Research in Child Development, vol. 59 (2-3, serial no. 240) (1994), 167-86. http://www.amazon.com/The-Development-Emotion-Regulation-Considerations/dp/0226259404

:109-13; L. M. Shin, S. L. Rauch, and R. K. Pitman, "Amygdala, Medial Prefrontal Cortex, and Hippocampal Function in PTSD," *Annals of the New York Academy of Sciences* 1071, no. 1 (2006): 67-79; L. M. Williams, et al., "Trauma Modulates Amygdala and Medial Prefrontal Responses to Consciously Attended Fear," *Neuroimage*, 29, no. 2 (2006): 347-57; M. Koenig and J. Grafman, "Posttraumatic Stress Disorder: The Role of Medial Prefrontal Cortex and Amygdala," *Neuroscientist* 15, no. 5 (2009): 540-48およびM. R. Milad, I. Vidal-Gonzalez, and G. J. Quirk, "Electrical Stimulation of Medial Prefrontal Cortex Reduces Conditioned Fear in a Temporally Specific Manner," *Behavioral Neuroscience* 118, no. 2 (2004): 389を参照のこと。

13. B. A. van der Kolk, "Clinical Implications of Neuroscience Research in PTSD," *Annals of the New York Academy of Sciences* 1071 (2006): 277-93.

14. P. D. MacLean, *The Triune Brain in Evolution: Role in Paleocerebral Functions* (New York, Springer, 1990).

15. Ute Lawrence, *The Power of Trauma: Conquering Post Traumatic Stress Disorder*, iUniverse, 2009.

16. Rita Carter and Christopher D. Frith, *Mapping the Mind* (Berkeley: University of California Press, 1998)[邦訳：前掲『脳と心の地形図』]. A. Bechara, et al., "Insensitivity to Future Consequences Following Damage to Human Prefrontal Cortex," *Cognition* 50, no. 1 (1994): 7-15; A. Pascual-Leone, et al., "The Role of the Dorsolateral Prefrontal Cortex in Implicit Procedural Learning," *Experimental Brain Research* 107, no. 3 (1996): 479-85およびS. C. Rao, G. Rainer, and E. K. Miller, "Integration of What and Where in the Primate Prefrontal Cortex," *Science* 276, no. 5313 (1997): 821-24も参照のこと。

17. H. S. Duggal, "New-Onset PTSD After Thalamic Infarct," *American Journal of Psychiatry* 159, no. 12 (2002): 2113-a. R. A. Lanius, et al., "Neural Correlates of Traumatic Memories in Posttraumatic Stress Disorder: A Functional MRI Investigation," *American Journal of Psychiatry* 158, no. 11 (2001): 1920-22およびI. Liberzon, et al., "Alteration of Corticothalamic Perfusion Ratios During a PTSD Flashback," *Depression and Anxiety* 4, no. 3 (1996): 146-50も参照のこと。

18. R. Noyes Jr. and R. Kletti, "Depersonalization in Response to Life-Threatening Danger," *Comprehensive Psychiatry* 18, no. 4 (1977): 375-84. M. Sierra, and G. E. Berrios, "Depersonalization: Neurobiological Perspectives," *Biological Psychiatry* 44, no. 9 (1998): 898-908も参照のこと。

19. D. Church, et al., "Single-Session Reduction of the Intensity of Traumatic Memories in Abused Adolescents After EFT: A Randomized Controlled Pilot Study," *Traumatology* 18, no. 3 (2012): 73-79およびD. Feinstein and D. Church, "Modulating Gene Expression Through Psychotherapy: The Contribution of Noninvasive Somatic Interventions," *Review of General Psychology* 14, no. 4 (2010): 283-95. www.vetcases.comも参照のこと。

7. E. Goldberg, *The Executive Brain: Frontal Lobes and the Civilized Mind* (London, Oxford University Press, 2001).
8. G. Rizzolatti and L. Craighero "The Mirror-Neuron System," *Annual Review of Neuroscience* 27 (2004): 169-92. M. Iacoboni, et al., "Cortical Mechanisms of Human Imitation," *Science* 286, no. 5449 (1999): 2526-28; C. Keysers and V. Gazzola, "Social Neuroscience: Mirror Neurons Recorded in Humans," *Current Biology* 20, no. 8 (2010): R353-54; J. Decety and P. L. Jackson, "The Functional Architecture of Human Empathy," *Behavioral and Cognitive Neuroscience Reviews* 3 (2004): 71-100; M. B. Schippers, et al., "Mapping the Information Flow from One Brain to Another During Gestural Communication," *Proceedings of the National Academy of Sciences of the United States of America* 107, no. 20 (2010): 9388-93およびA. N. Meltzoff and J. Decety, "What Imitation Tells Us About Social Cognition: A Rapprochement Between Developmental Psychology and Cognitive Neuroscience," *Philosophical Transactions of the Royal Society, London* 358 (2003): 491-500も参照のこと。
9. D. Goleman, *Emotional Intelligence* (New York: Random House, 2006)[邦訳:『EQ——こころの知能指数』土屋京子訳、講談社+α文庫、1998年]. V. S. Ramachandran, "Mirror Neurons and Imitation Learning as the Driving Force Behind 'the Great Leap Forward' in Human Evolution," Edge (May 31, 2000), http://edge.org/conversation/mirror-neurons-and-imitation-learning-as-the-driving-force-behind-the-great-leap-forward-in-human-evolution (2013年4月13日検索)も参照のこと。
10. G. M. Edelman, and J. A. Gally, "Reentry: A Key Mechanism for Integration of Brain Function," *Frontiers in Integrative Neuroscience* 7 (2013).
11. J. LeDoux, "Rethinking the Emotional Brain," *Neuron* 73, no. 4 (2012): 653-76. J. S. Feinstein, et al., "The Human Amygdala and the Induction and Experience of Fear," *Current Biology* 21, no. 1 (2011): 34-38も参照のこと。
12. 内側前頭前皮質は脳の中央の部位だ(神経科学者は、「正中線構造」と呼ぶ)。脳のこの領域は、眼窩《がんか》前頭皮質や下内側前頭前皮質、背内側前頭前皮質、前帯状皮質と呼ばれる大きな構造という、関連した組織の集合体から成り、これらの組織はすべて、生体の内部状態を監視し、適切な反応を選ぶことに関与している。たとえば、D. Diorio, V. Viau, and M. J. Meaney, "The Role of the Medial Prefrontal Cortex (Cingulate Gyrus) in the Regulation of Hypothalamic-Pituitary-Adrenal Responses to Stress," *Journal of Neuroscience* 13, no. 9 (September 1993): 3839-47; J. P. Mitchell, M. R. Banaji, and C. N. Macrae, "The Link Between Social Cognition and Self-Referential Thought in the Medial Prefrontal Cortex," *Journal of Cognitive Neuroscience* 17, no. 8. (2005): 1306-15; A. D'Argembeau, et al., "Valuing One's Self: Medial Prefrontal Involvement in Epistemic and Emotive Investments in Self-Views," *Cerebral Cortex* 22 (March 2012): 659-67; M. A. Morgan, L. M. Romanski, J. E. LeDoux, "Extinction of Emotional Learning: Contribution of Medial Prefrontal Cortex," *Neuroscience Letters* 163 (1993)

イムズ」紙に寄せた書簡で、エンジェルとレルマンは、前年、ある製薬会社が収益の28パーセント(60億ドル超)をマーケティングと経営に費やす一方、研究と開発にはその半分しか回さなかったこと、3割を純利益として取っておくのが、製薬業界では典型的であることを指摘した。2人はこう結論している。「医療従事者は、製薬業界への依存を断ち切り、自らを教育しなければならない」。あいにくこれは、政治家が選挙運動の資金を出してくれる献金者と縁を切るのと同じぐらい、ありそうもない。

第3章 脳の中を覗く——神経科学革命

1. B. Roozendaal, B. S. McEwen, and S. Chattarji, "Stress, Memory and the Amygdala," *Nature Reviews Neuroscience* 10, no. 6 (2009): 423-33.

2. R. Joseph, *The Right Brain and the Unconscious* (New York: Plenum Press, 1995).

3. 1986年にアカデミー外国語映画賞を獲得した映画『追想のかなた』(原作はハリー・ムリシュの小説『襲撃(*De Aanslag*)』)は、幼少期に受けた深い情動的印象が、成人期にどのような強力な感情を抱きうるかを決める力を持つことを、雄弁に物語っている。

4. これは認知行動療法の核心だ。Foa, Friedman, and Keane, 2000 *Treatment Guidelines for PTSD*を参照のこと。

第4章 命からがら逃げる——サバイバルの分析

1. R. Sperry, "Changing Priorities," *Annual Review of Neuroscience* 4 (1981): 1-15.

2. A. A. Lima, et al., "The Impact of Tonic Immobility Reaction on the Prognosis of Posttraumatic Stress Disorder," *Journal of Psychiatric Research* 44, no. 4 (March 2010): 224-28.

3. P. Janet, *L'automatisme psychologique* (Paris: Félix Alcan, 1889)[邦訳:『心理学的自動症——人間行動の低次の諸形式に関する実験心理学試論』松本雅彦訳、みすず書房、2013年].

4. R. R. Llinás, *I of the Vortex: From Neurons to Self* (Cambridge, MA: MIT Press, 2002). R. Carter and C. D. Frith, *Mapping the Mind* (Berkeley: University of California Press, 1998)[邦訳:『脳と心の地形図——感情・意識の深淵に向かって　ビジュアル版』養老孟司監修、藤井留美訳、原書房、1999年]; R. Carter, *The Human Brain Book* (Penguin, 2009)およびJ. J. Ratey, *A User's Guide to the Brain* (New York: Pantheon Books, 2001), 179 [邦訳:『脳のはたらきのすべてがわかる本』堀千恵子訳、角川書店、2002年]も参照のこと。

5. B. D. Perry, et al., "Childhood Trauma, the Neurobiology of Adaptation, and Use Dependent Development of the Brain: How States Become Traits," *Infant Mental Health Journal* 16, no. 4 (1995): 271-91.

6. この部位の区別は、著書*The Instinct to Heal*の中で最初にそれを行なった、私の友人、故ダヴィド・セルヴァン=シュレベールに負っている。

of Acquired Motivation"も参照のこと。
18. J. A. Gray and N. McNaughton, "The Neuropsychology of Anxiety: Reprise," in *Nebraska Symposium on Motivation* (Lincoln: University of Nebraska Press, 1996), 43, 61-134. C. G. DeYoung and J. R. Gray, "Personality Neuroscience: Explaining Individual Differences in Affect, Behavior, and Cognition, in *The Cambridge Handbook of Personality Psychology* (Cambrdge, UK: Cambridge University Press, 2009), 323-46も参照のこと。
19. M. J. Raleigh, et al., "Social and Environmental Influences on Blood Serotonin Concentrations in Monkeys," *Archives of General Psychiatry* 41 (1984): 505-10.
20. B. A. van der Kolk, et al., "Fluoxetine in Post Traumatic Stress," *Journal of Clinical Psychiatry* (1994): 517-22.
21. ロールシャッハテストの熱烈な愛好家のために言っておくと、プロザックはC + CF/FC の比率を逆転させた。
22. Grace E. Jackson, *Rethinking Psychiatric Drugs: A Guide for Informed Consent* (Bloomington, IN: AuthorHouse, 2005); Robert Whitaker, *Anatomy of an Epidemic: Magic Bullets, Psychiatric Drugs and the Astonishing Rise of Mental Illness in America* (New York: Random House, 2011).
23. この点については第15章で再び取り上げる。同章では、プロザックとEMDR(眼球運動による脱感作と再処理法)を比較した私たちの研究について論じる。その研究では、少なくとも成人になってから負ったトラウマの場合は、うつの治療でEMDRのほうがプロザックよりも長期的には良い結果が出た。
24. J. M. Zito, et al., "Psychotropic Practice Patterns for Youth: A 10-Year Perspective," *Archives of Pediatrics and Adolescent Medicine* 157 (January 2003): 17-25.
25. http://en.wikipedia.org/wiki/List_of_largest_selling_pharmaceutical_products.
26. Lucette Lagnado, "U.S. Probes Use of Antipsychotic Drugs on Children," *Wall Street Journal*, August 11, 2013.
27. Katie Thomas, "J.& J. to Pay $2.2 Billion in Risperdal Settlement," *New York Times*, November 4, 2013.
28. M. Olfson, et al., "Trends in Antipsychotic Drug Use by Very Young, Privately Insured Children," *Journal of the American Academy of Child & Adolescent Psychiatry* 49, no.1 (2010): 13-23.
29. M. Olfson, et al., "National Trends in the Outpatient Treatment of Children and Adolescents with Antipsychotic Drugs," *Archives of General Psychiatry* 63, no. 6 (2006): 679.
30. A. J. Hall, et al., "Patterns of Abuse Among Unintentional Pharmaceutical Overdose Fatalities," *Journal of the American Medical Association* 300, no. 22 (2008): 2613-20.
31. 過去10年間に、アメリカで最も権威のある医学専門誌「ニューイングランド・ジャーナル・オヴ・メディシン」の2人の編集長、マーシャ・エンジェル医師とアーノルド・レルマン医師が辞任している。医学研究や病院、医師に対して製薬業界があまりに強大な力を持っているからだ。2004年12月28日に「ニューヨーク・タ

Plenum, 1979).
7. E. F. Torrey, *Out of the Shadows: Confronting America's Mental Illness Crisis* (New York: John Wiley & Sons, 1997). だが、1963年のケネディ大統領の地域精神保健法のような、他の要因も同じく重要だ。この法律により、連邦政府が精神医療の費用を引き受け、州が精神疾患の人々を地域社会で治療すれば補助金を出した。
8. American Psychiatric Association, Committee on Nomenclature. Work Group to Revise DSM-III. *Diagnostic and Statistical Manual of Mental Disorders* (American Psychiatric Publishing, 1980)［邦訳：『DSM-Ⅲ-R精神疾患の診断・統計マニュアル』高橋三郎訳、医学書院、1988年］.
9. S. F. Maier and M. E. Seligman, "Learned Helplessness: Theory and Evidence," *Journal of Experimental Psychology: General* 105, no. 1 (1976): 3. M. E. Seligman, S. F. Maier, and J. H. Geer, "Alleviation of Learned Helplessness in the Dog," *Journal of Abnormal Psychology* 73, no. 3 (1968): 256およびR. L. Jackson, J. H. Alexander, and S. F. Maier, "Learned Helplessness, Inactivity, and Associative Deficits: Effects of Inescapable Shock on Response Choice Escape Learning," *Journal of Experimental Psychology: Animal Behavior Processes* 6, no. 1 (1980): 1も参照のこと。
10. G. A. Bradshaw and A. N. Schore, "How Elephants Are Opening Doors: Developmental Neuroethology, Attachment and Social Context," *Ethology* 113 (2007): 426-36.
11. D. Mitchell, S. Koleszar, and R. A. Scopatz, "Arousal and T-Maze Choice Behavior in Mice: A Convergent Paradigm for Neophobia Constructs and Optimal Arousal Theory," *Learning and Motivation* 15 (1984): 287-301. D. Mitchell, E. W. Osborne, and M. W. O'Boyle, "Habituation Under Stress: Shocked Mice Show Nonassociative Learning in a T-maze," *Behavioral and Neural Biology* 43 (1985): 212-17も参照のこと。
12. B. A. van der Kolk, et al., "Inescapable Shock, Neurotransmitters and Addiction to Trauma: Towards a Psychobiology of Post Traumatic Stress," *Biological Psychiatry* 20 (1985): 414-25.
13. C. Hedges, *War Is a Force That Gives Us Meaning* (New York: Random House Digital, 2003)［邦訳：『戦争の甘い誘惑』中谷和男訳、河出書房新社、2003年］.
14. B. A. van der Kolk, "The Compulsion to Repeat Trauma: Revictimization, Attachment and Masochism," *Psychiatric Clinics of North America* 12 (1989): 389-411.
15. R. L. Solomon, "The Opponent-Process Theory of Acquired Motivation: The Costs of Pleasure and the Benefits of Pain," *American Psychologist* 35 (1980): 691-712.
16. H. K. Beecher, "Pain in Men Wounded in Battle," *Annals of Surgery* 123, no. 1 (January 1946): 96-105.
17. B. A. van der Kolk, et al., "Pain Perception and Endogenous Opioids in Post Traumatic Stress Disorder," *Psychopharmacology Bulletin* 25 (1989): 117-21. R. K. Pitman, et al., "Naloxone Reversible Stress Induced Analgesia in Post Traumatic Stress Disorder," *Archives of General Psychiatry* 47 (1990): 541-47およびSolomon, "Opponent-Process Theory

103,788 U.S. Veterans Returning from Iraq and Afghanistan Seen at Department of Veterans Affairs Facilities," *Archives of Internal Medicine* 167, no. 5 (2007): 476-82; C. W. Hoge, J. L. Auchterlonie, and C. S. Milliken, "Mental Health Problems, Use of Mental Health Services, and Attrition from Military Service After Returning from Deployment to Iraq or Afghanistan," *Journal of the American Medical Association* 295, no. 9 (2006): 1023-32.

11. D. G. Kilpatrick and B. E. Saunders, *Prevalence and Consequences of Child Victimization: Results from the National Survey of Adolescents: Final Report* (Charleston, SC: National Crime Victims Research and Treatment Center, Department of Psychiatry and Behavioral Sciences, Medical University of South Carolina 1997).

12. U.S. Department of Health and Human Services, Administration on Children, Youth and Families, *Child Maltreatment 2007*, 2009. U.S. Department of Health and Human Services, Administration for Children and Families, Administration on Children, Youth and Families, Children's Bureau, *Child Maltreatment 2010*, 2011も参照のこと。

第2章 心と脳の理解における大変革

1. G. Ross Baker, et al., "The Canadian Adverse Events Study: The Incidence of Adverse Events Among Hospital Patients in Canada," *Canadian Medical Association Journal* 170, no. 11 (2004): 1678-86; A. C. McFarlane, et al., "Posttraumatic Stress Disorder in a General Psychiatric Inpatient Population," *Journal of Traumatic Stress* 14, no. 4 (2001): 633-45; Kim T. Mueser, et al., "Trauma and Posttraumatic Stress Disorder in Severe Mental Illness," *Journal of Consulting and Clinical Psychology* 66, no. 3 (1998): 493; National Trauma Consortium.

2. E. Bleuler, *Dementia Praecox or the Group of Schizophrenias*, trans. J. Zinkin (Washington, DC: International Universities Press, 1950), 227［邦訳：『早発性痴呆または精神分裂病群』飯田真・下坂幸三・保崎秀夫・安永浩訳、医学書院、1974年］.

3. L. Grinspoon, J. Ewalt, and R. I. Shader, "Psychotherapy and Pharmacotherapy in Chronic Schizophrenia," *American Journal of Psychiatry* 124, no. 12 (1968): 1645-52. L. Grinspoon, J. Ewalt, and R. I. Shader, *Schizophrenia: Psychotherapy and Pharmacotherapy* (Baltimore: Williams and Wilkins, 1972) も参照のこと。

4. T. R. Insel, "Neuroscience: Shining Light on Depression," *Science* 317, no. 5839 (2007): 757-58. C. M. France, P. H. Lysaker, and R. P. Robinson, "The 'Chemical Imbalance' Explanation for Depression: Origins, Lay Endorsement, and Clinical Implications," *Professional Psychology: Research and Practice* 38 (2007): 411-20も参照のこと。

5. B. J. Deacon, and J. J. Lickel, "On the Brain Disease Model of Mental Disorders," *Behavior Therapist* 32, no. 6 (2009).

6. J. O. Cole, et al., "Drug Trials in Persistent Dyskinesia (Clozapine)," in *Tardive Dyskinesia, Research and Treatment*, ed. R. C. Smith, J. M. Davis, and W. E. Fahn (New York:

原注

プロローグ　トラウマと向き合う

1. V. Felitti, et al. "Relationship of Childhood Abuse and Household Dysfunction to Many of the Leading Causes of Death in Adults: The Adverse Childhood Experiences (ACE) Study." *American Journal of Preventive Medicine* 14, no. 4 (1998): 245-58.

第1章 ヴェトナム帰還兵に学ぶ

1. A. Kardiner, *The Traumatic Neuroses of War* (New York: P. Hoeber, 1941). 第一次と第二次のどちらの大戦のころにも、戦争のトラウマに関する教科書が非常に多く出版されたことに、私はのちに気づいたが、1947年にエイブラム・カーディナーが書いているように、「戦争が引き起こす神経障害というテーマは、過去25年間に、移り気な世間の関心と精神医学の気まぐれにさんざんさらされてきた。世間の関心は、第一次大戦後に非常な高まりを見せたが、持続しないし、精神医学の関心にしても同じことだ。したがって、これらの症状は、継続的に研究されてはいない」

2. 前掲書p. 7.

3. B. A. van der Kolk, "Adolescent Vulnerability to Post Traumatic Stress Disorder," *Psychiatry* 48 (1985): 365-70.

4. S. A. Haley, "When the Patient Reports Atrocities: Specific Treatment Considerations of the Vietnam Veteran," *Archives of General Psychiatry* 30 (1974): 191-96.

5. E. Hartmann, B. A. van der Kolk, and M. Olfield, "A Preliminary Study of the Personality of the Nightmare Sufferer," *American Journal of Psychiatry* 138 (1981): 794-97; B. A. van der Kolk, et al., "Nightmares and Trauma: Life-long and Traumatic Nightmares in Veterans," *American Journal of Psychiatry* 141 (1984): 187-90.

6. B. A. van der Kolk and C. Ducey, "The Psychological Processing of Traumatic Experience: Rorschach Patterns in PTSD," *Journal of Traumatic Stress* 2 (1989): 259-74.

7. 通常の記憶と違い、トラウマ記憶は感覚や情動、反応、心象の断片のようなもので、それが今この瞬間に再経験され続ける。イェール大学でドリ・ローブとナネット・C.アウアーハーンがホロコーストの記憶について行なった研究や、ローレンス・L.ランガーの著書『ホロコーストの証言——記憶の廃墟(*Holocaust Testimonies: The Ruins of Memory*)』、そして何より、ピエール・ジャネによる、1889年、1893年、1905年の、トラウマ記憶の性質についての記述が、私たちが目にしているものをまとめるうえで役立った。ジャネの記述については、記憶に関する章で論じる。

8. D. J. Henderson, "Incest," in *Comprehensive Textbook of Psychiatry*, eds. A. M. Freedman and H. I. Kaplan, 2nd ed. (Baltimore: Williams & Wilkins, 1974), 1536.

9. 同上。

10. K. H. Seal, et al., "Bringing the War Back Home: Mental Health Disorders Among

ヤ

ラ

ワ

索引

＊ページ数にnが付いている場合、それが原注にあることを示す。ページ数がイタリック体の場合は、それが図にあることを示す。

英数字

ア

著者紹介
ベッセル・ヴァン・デア・コーク　Bessel van der Kolk, M.D.
米国マサチューセッツ州ブルックラインのトラウマセンターの創立者・メディカルディレクター。ボストン大学医学部精神科教授。国立複雑性トラウマトリートメントネットワークのディレクター。ボストン在住。世界各地で教鞭を執っている。邦訳された著書に、『サイコロジカル・トラウマ』（金剛出版）、『トラウマティック・ストレス』（共著、誠信書房）がある。

訳者紹介
柴田裕之　しばた・やすし
翻訳家。訳書に、ハラリ『サピエンス全史』（河出書房新社）、リフキン『限界費用ゼロ社会』（NHK出版）、ミシェル『マシュマロ・テスト』（早川書房）、ベジャン＆ゼイン『流れとかたち』、ドゥ・ヴァール『道徳性の起源』、ジェインズ『神々の沈黙』（以上、紀伊國屋書店）ほか多数。

解説者紹介
杉山登志郎　すぎやま・としろう
精神科医。あいち小児保健医療総合センター保健センター長などを経て、現在は浜松医科大学児童青年期精神医学講座客員教授。著書に、『発達障害の薬物療法――ASD・ADHD・複雑性PTSDへの少量処方』『発達障害のいま』ほか多数。

＊本書の医学的な専門用語、専門的な記述については、浜松医科大学児童青年期精神医学講座の杉山登志郎先生にご校閲いただきました。
＊「第16章　自分の体の中に棲むことを学ぶ――ヨーガ」は、日本ヨーガ療法学会・木村慧心理事長にご校閲いただきました。

身体はトラウマを記録する
脳・心・体のつながりと回復のための手法

二〇一六年一〇月二一日　第一刷発行
二〇二五年　三　月二七日　第一八刷発行

著　者　ベッセル・ヴァン・デア・コーク
訳　者　柴田裕之
解説者　杉山登志郎

発行所　株式会社 紀伊國屋書店
東京都新宿区新宿三―一七―七
出版部（編集）電話＝〇三（六九一〇）〇五〇八
ホールセール部（営業）電話＝〇三（六九一〇）〇五一九
〒一五三―八五〇四　東京都目黒区下目黒三―七―一〇

装幀　間村俊一
本文組版　明昌堂
印刷・製本　シナノパブリッシングプレス

Cover Image: Icarus, plate VIII from *Jazz*, 1947, Henri Matisse (1869-1954)
/ Photo Credits: Scottish National Gallery of Modern Art/ Bridgeman Images

ISBN 978-4-314-01140-2 C0011
Printed in Japan
定価は外装に表示してあります。